1	X線撮影
2	血管造影
3	消化管造影・その他の造影検査
4	CT
5	MRI
6	エコー
7	眼底
8	核医学

診療放射線技師
画像攻略テク・ナビ・ガイド

監修 **福士政広** 首都大学東京健康福祉学部放射線学科教授

編集 **高橋満弘** 桐生厚生総合病院放射線科部長
村松博之 桐生厚生総合病院放射線科部長
小屋栄一 桐生厚生総合病院放射線科技師長
長島宏幸 群馬県立県民健康科学大学診療放射線学部診療放射線学科講師

MEDICAL VIEW

Text of Imaging for Radiological Technologists : Technique & Navigation Guide
(ISBN 978-4-7583-1149-6 C3047)

Chief Editor: Masahiro Fukushi
Editors: Mitsuhiro Takahashi
　　　　　Hiroyuki Muramatsu
　　　　　Eichi Koya
　　　　　Hiroyuki Nagashima

2012. 9.10　1st ed

©MEDICAL VIEW, 2012
Printed and Bound in Japan

Medical View Co., Ltd.
2-30 Ichigayahonmuracho, Shinjyukuku, Tokyo, 162-0845, Japan
E-mail　ed@medicalview.co.jp

監修の序

　2010年4月に厚生労働省より，「医療スタッフの協働・連携によるチーム医療の推進について」の中で臨床重視の姿勢が示され，特に診療放射線技師においてはこれまで以上に画像診断能力が求められています。

　近年，医療技術の進展により画像診断が一般化し，画像検査に関する業務が大幅に拡大する中，業務の専門家として医療現場で果たし得る役割は大変大きなものとなっています。また，厚生労働省の通達では，診療放射線技師が「画像診断における読影の補助を行うこと」と明示されました。

　そこで，実際に診療業務に携わっている放射線専門医，診療放射線技師を中心に臨床重視を主眼に置き国家試験で出題される画像呈示問題の解説書『診療放射線技師　画像攻略テク・ナビ・ガイド』の編集に至った次第です。

　しかし，本書は従来の単なる画像解説書ではなく，「問題 ページ」，「解説 ページ」，「レベル・アップ ページ」および「演習問題」の4つの構成からなる新たな取り組みを採用しました。過去問を精査し，重要度の高い問題をモダリティ毎に分別し，読影問題に対応できる学力が身に付くよう配慮しました。また，臨床現場に着いてからも本書を活用できるようプラスアルファの知識も織り交ぜてあり，他の画像解析書とは異なる斬新な趣が感じられると思います。

　さらに，医療画像に関する知識が必要なのは，医師，診療放射線技師は勿論のこと，臨床医学を学ぶ学生，研修医，看護師，理学療法士，作業療法士の方々にも今や欠かせない知識となっております。本書が医療スタッフの多くの方々にも役立ち活かされることを心から期待しております。そして，日々進歩する医療技術に関しても，読者の要望に応えるよう最大限の努力を致しました。

　本書の不備な点については，読者の皆様のご教示をお願いできれば幸甚であります。

　発刊に当たり，本書の編集にご協力戴いたメジカルビュー社スタッフの皆様に感謝致します。

2012年7月

首都大学東京　福士政広

編集の序

　近年，診療放射線技師国家試験で出題される問題は非常に難易度を増しており，特に，診療画像検査学や核医学検査技術学，エックス線撮影技術学のような画像診断に関する分野では，医用画像を観察して画像所見を判読するといった高度な読影能力を問う問題が数多く出題されております。

　各診療放射線技師養成校では，学生の読影知識の習得を目的として，坐学とともに，実際に臨床の場で撮影(撮像)された画像を観察しながら，指導教員もしくは臨床現場で勤務されている方々が読影指導を行うといった実習形態が採用されているものと思われます。読影知識の習得には数多くの画像を観察することが必須であるのは周知の事実であります。しかし，診療放射線技師として，これから医療現場で力を発揮する学生諸君にとって，多くの画像を観察し，判読するという学習時間は限られており，さらに，国家試験では他分野に関する学習も必要であることから，画像所見の判読に関する問題に対して正解を導くのは容易ではないと推察されます。

　本書『診療放射線技師　画像攻略　テク・ナビ・ガイド』は，国家試験を受験される皆様が医用画像に関係する難問を簡便且つ正確に攻略できるよう，単純明快に執筆されております。また，この参考書は，臨床の場で勤務され，新人教育に携わっておられる診療放射線技師の方々のご協力の下で完成した一冊であり，知っておくべき基礎的な内容と併せて，画像の判読に関する内容についても数多く掲載されております。したがって，学生諸君のみならず，すでに臨床の場で勤務されている新人の診療放射線技師の皆様にとっても多くの知識を習得でき，レベル・アップにつながる非常に優れた参考書となっていると確信しております。

　是非，本書を手にとって頂いて多くの知識を習得され，これから臨床の場でご活躍される数多くの学生諸君が難関の国家試験を突破されること，そして，今後の医療を担う若い皆様が患者様からの期待に応え，更なるご活躍をなされることを切に願う次第であります。

　最後に，本書を発刊するに当たり，多大なご尽力を戴きましたメジカルビュー社スタッフの皆様に深く感謝申し上げます。

2012年7月

群馬県立県民健康科学大学　長島宏幸

執筆者一覧

監修　福士政広　　首都大学東京 健康福祉学部 放射線学科　教授

編集
高橋満弘　　桐生厚生総合病院 放射線科 部長
村松博之　　桐生厚生総合病院 放射線科 部長
小屋栄一　　桐生厚生総合病院 放射線科 技師長
長島宏幸　　群馬県立県民健康科学大学 診療放射線学部 診療放射線学科 講師

執筆者(執筆順)
菊池　薫　　桐生厚生総合病院 放射線科 診療放射線技師
髙林啓司　　桐生厚生総合病院 放射線科 診療放射線技師
磯　昌宏　　桐生厚生総合病院 放射線科 診療放射線技師
佐瀬裕美　　桐生厚生総合病院 放射線科 診療放射線技師
松下由佳利　桐生厚生総合病院 放射線科 診療放射線技師
飯塚知也　　桐生厚生総合病院 放射線科 診療放射線技師
岡田佐知子　桐生厚生総合病院 放射線科 診療放射線技師
中島悠介　　桐生厚生総合病院 放射線科 診療放射線技師
見留豊久　　桐生厚生総合病院 放射線科 診療放射線技師
林　克政　　桐生厚生総合病院 放射線科 診療放射線技師
峯岸　翼　　桐生厚生総合病院 放射線科 診療放射線技師
小林　誠　　桐生厚生総合病院 放射線科 診療放射線技師
渡邉真理子　桐生厚生総合病院 放射線科 診療放射線技師
須永眞一　　桐生厚生総合病院 放射線科 診療放射線技師
中重富夫　　桐生厚生総合病院 放射線科 診療放射線技師
中村昌弘　　桐生厚生総合病院 放射線科 診療放射線技師
鈴木浩司　　桐生厚生総合病院 放射線科 診療放射線技師
白石明久　　群馬県立県民健康科学大学 診療放射線学部 診療放射線学科 准教授
西村宜子　　群馬県立県民健康科学大学 診療放射線学部 診療放射線学科
長島宏幸　　群馬県立県民健康科学大学 診療放射線学部 診療放射線学科 講師
嶋田博孝　　群馬大学医学部附属病院 放射線部 診療放射線技師
高橋康幸　　群馬県立県民健康科学大学 診療放射線学部 診療放射線学科 准教授
齋藤享子　　群馬県立県民健康科学大学 診療放射線学部 診療放射線学科
井野利彦　　群馬県立心臓血管センター 放射線課 診療放射線技師
石村隼人　　愛媛大学医学部附属病院 診療支援部 診療放射線技術部門 診療放射線技師
清水正挙　　公立藤岡総合病院 診療支援部 放射線室 診療放射線技師
船津幸夫　　くすの木病院 画像診断部 診療放射線技師

企画協力
小山貴之　　日本大学 文理学部 体育学科 専任講師
小林　賢　　慶應義塾大学病院 リハビリテーション科

CONTENTS

疾患別一覧 ………………………………………………………………………… xvi
略語一覧 …………………………………………………………………………… xix
本書の特徴と使い方 ……………………………………………………………… xxii

1章　X線撮影 …………………………………………………………………… 1

【菊池　薫・髙林啓司・磯　昌宏・佐瀬裕美・松下由佳利・飯塚知也・岡田佐知子】

■1　頭部：撮影法と観察部位 ……………………………………………… 2
- 頭蓋骨撮影法のポイント ……………………………………………… 4
- 副鼻腔撮影法のポイント ……………………………………………… 6
- 側頭骨錐体部(聴器)撮影法のポイント ……………………………… 7
- 眼窩・視神経管撮影法のポイント …………………………………… 8
- 顎関節撮影法のポイント ……………………………………………… 8
- 鼻骨撮影法のポイント ………………………………………………… 9

■2　胸部：画像所見 ………………………………………………………… 10
- 胸部高管電圧(120～140kV)撮影の特長 …………………………… 13
- シルエットサイン ……………………………………………………… 13
- 胸部X線像でみられる陰影 …………………………………………… 14
- 胸部における組織の違いによるX線透過性 ………………………… 15
- X線透過性が亢進あるいは低下する要因 …………………………… 15
- 心胸郭比(CTR) ………………………………………………………… 15
- 各種胸部疾患 …………………………………………………………… 15

■3　腹部：撮影法と代表疾患 ……………………………………………… 20
- 腹部立位正面像・側臥位腹部正面(デクビタス)像における代表的疾患の画像所見 …… 22
- 腹部背臥位正面像における腹腔内液体貯留の代表的な画像所見(サイン) …… 22
- 側臥位腹部正面(デクビタス)像 ……………………………………… 22
- 胸部背臥位正面(AP)像・胸部立位正面(PA)像 …………………… 23
- 腹部背臥位正面像・腹部立位正面像 ………………………………… 25
- 骨盤背臥位正面(AP)像 ……………………………………………… 25

■4　四肢：撮影法と観察部位① …………………………………………… 26
- 手指骨・手根骨撮影法のポイント …………………………………… 28
- 前腕骨撮影法のポイント ……………………………………………… 30
- 肘関節・尺骨神経溝撮影法のポイント ……………………………… 30
- 上腕骨撮影法のポイント ……………………………………………… 30

■5　四肢：撮影法と観察部位② …………………………………………… 32
- 肩関節撮影法のポイント ……………………………………………… 33
- 肩甲骨撮影法のポイント ……………………………………………… 33

■6　四肢：撮影法と観察部位③ …………………………………………… 34
- 足部撮影法のポイント ………………………………………………… 36
- 足関節撮影法のポイント ……………………………………………… 36

- ●下腿骨撮影法のポイント ……………………………… 36
- ●膝関節撮影法のポイント ……………………………… 37
- ●大腿骨撮影法のポイント ……………………………… 38
- ●股関節撮影法のポイント ……………………………… 38

■7 **脊椎：撮影法と観察部位①** …………………………… 40
- ●頸椎撮影法のポイント ………………………………… 40

■8 **脊椎：撮影法と観察部位②** …………………………… 42
- ●腰椎撮影法のポイント ………………………………… 43
- ●胸椎撮影法のポイント ………………………………… 45
- ●仙骨撮影法のポイント ………………………………… 46
- ●全脊椎撮影法のポイント ……………………………… 46

■9 **乳房：撮影法と観察部位** ……………………………… 48
- ●乳房撮影法のポイント ………………………………… 49
- ●MLO撮影 ……………………………………………… 50
- ●CC撮影 ………………………………………………… 50
- ●圧迫撮影の利点 ………………………………………… 51

2章　血管造影 …………………………………………… 57

【中島悠介・磯　昌宏・見留豊久】

■1 **脳：画像解剖** …………………………………………… 58

■2 **心臓・大血管：画像解剖①** …………………………… 60
- ●頸部・胸部血管 ………………………………………… 61
- ●冠状動脈：解剖とAHA segment分類 ………………… 61
- ●左心室造影(LVG) ……………………………………… 64

■3 **心臓・大血管：画像解剖②** …………………………… 67

■4 **腹部：描出血管** ………………………………………… 69
- ●腹腔動脈 ………………………………………………… 70
- ●上腸間膜動脈 …………………………………………… 71
- ●腎動脈 …………………………………………………… 72
- ●下腸間膜動脈 …………………………………………… 72
- ●門脈 ……………………………………………………… 72

■5 **静脈：下肢静脈造影** …………………………………… 74
- ●検査方法 ………………………………………………… 75
- ●適用疾患 ………………………………………………… 75
- ●肺塞栓症の予防 ………………………………………… 75

■6 **IVR：経カテーテル動脈塞栓術(TAE)** ……………… 77
- ●経皮経管血栓溶解術(PTR) …………………………… 77
- ●経カテーテル抗癌剤動脈内注入術(TAI) ……………… 78
- ●経皮経管血管形成術(PTA) …………………………… 78
- ●動脈塞栓術(TAE) ……………………………………… 80
- ●内視鏡的食道・胃静脈瘤硬化療法(EIS) ……………… 81

3章　消化管造影・その他の造影検査 ... 83

【林　克政・見留豊久】

- **1　胃：撮影法・体位と観察部位** ... 84
  - 画像解剖 ... 86
  - 背臥位でのバリウムの溜り方 ... 86
  - 各体位によるバリウムの流動性 ... 86
  - 任意型検診撮影法（従来の直接撮影法）と観察部位 ... 87
  - 各種撮影法の解説 ... 90
  - X線造影像と内視鏡像の所見 ... 92
  - 使用製剤 ... 96
- **2　大腸：撮影法と代表的所見** ... 98
  - 検査目的と特徴 ... 99
  - 造影検査法 ... 99
  - 注腸造影像 ... 99
- **3　その他：脊髄腔・泌尿器・子宮卵管・胆道系造影およびIVR** ... 102
  - ■造影検査 ... 103
    - 脊髄腔造影（ミエログラフィ） ... 103
    - 椎間板造影 ... 104
    - 経静脈性腎盂造影（IVP） ... 104
    - 点滴注入腎盂造影（DIP） ... 106
    - 逆行性尿道造影（RUG） ... 106
    - 子宮卵管造影（HSG） ... 107
    - 内視鏡的逆行性胆道膵管造影（ERCP） ... 108
  - ■IVR ... 109
    - 食道ステント留置術 ... 109
    - 経皮経肝胆道ドレナージ（PTBD）・経皮経肝胆嚢ドレナージ（PTGBD） ... 110
    - 腸重積整復術 ... 112

4章　CT ... 113

【峯岸　翼・小林　誠・渡邉真理子】

- **1　頭頸部：画像解剖** ... 114
  - 頭部領域 ... 116
  - 顔面領域 ... 117
  - 頸部領域 ... 118
- **2　頭頸部：画像読影①** ... 120
  - 脳内出血 ... 121
  - 硬膜下血腫 ... 122
  - 硬膜外血腫 ... 122
  - くも膜下出血 ... 123
  - 髄膜腫 ... 123
  - 神経膠芽腫：星細胞系腫瘍 ... 123
  - 転移性脳腫瘍 ... 124

- 脳膿瘍 ·· 124
- 水頭症 ·· 124
- 脳梗塞：左中大脳動脈塞栓 ·· 124
- 脳血管支配領域 ·· 125
- 頭頸部血管の画像解剖 ·· 126

■3　頭頸部：画像読影② ·· 128
- 石灰化像 ·· 129

■4　頭頸部：画像表示 ·· 130
- 各種画像表示 ·· 131

■5　頭頸部：側頭骨CT ·· 132
- 画像解剖 ·· 133
- 側頭骨CT検査 ·· 134
- 疾患と好発部位 ·· 134

■6　胸部：画像解剖 ·· 137
- 冠状動脈の画像解剖 ·· 138
- 冠状動脈の分類（AHA分類）：冠状動脈の各部位と名称 ······················ 138
- 表示回転角度による冠状動脈の見え方 ···································· 139
- 冠状動脈CT検査法 ·· 140
- 胸部領域の画像解剖 ·· 141
- 古典的な縦隔区分 ·· 141
- 心内腔領域の画像解剖 ·· 142
- 血液の循環（肺循環と体循環） ·· 143

■7　胸部：画像読影 ·· 144
- 循環器系疾患 ·· 145
- 大動脈解離に対する撮影のポイント ······································ 145
- 肺血栓塞栓症に対する撮影のポイント ···································· 146
- 大動脈炎症候群に対する撮影のポイント ·································· 148
- 閉塞性動脈硬化症に対する撮影のポイント ································ 148
- 呼吸器系疾患 ·· 149

■8　胸部：画像表示① ·· 151
- VE（virtual endoscopy）：仮想内視鏡画像 ································ 152
- VR（volume rendering） ·· 152
- 2値化 ·· 153
- Ray Sum ·· 153
- Curved MPR（curved multiplanar reconstruction） ······················· 153
- その他の画像表示法 ·· 154
- カルシウムスコア：冠状動脈石灰化指数（CACS） ·························· 154

■9　胸部：画像表示② ·· 155
- 各種表示画像 ·· 156
- 高分解能CT（HRCT） ·· 156

■10　腹部：画像解剖① ··· 157
- 肝臓の解剖・区域 ·· 159
- 上腹部血管の走行 ·· 161
- 後腹膜臓器 ·· 161

- **11 腹部：画像解剖②** ……………………………………………… 162
  - 腹部の3次元画像 ……………………………………………… 164
  - 上・下腸間膜動脈の支配領域 ………………………………… 165
- **12 腹部：画像解剖③** ……………………………………………… 166
  - 女性骨盤 ………………………………………………………… 167
  - 男性骨盤 ………………………………………………………… 168
- **13 腹部：画像読影** ………………………………………………… 169
  - 肝細胞癌（HCC） ……………………………………………… 170
  - 肝血管腫 ………………………………………………………… 170
  - 転移性肝腫瘍：原発胃癌 ……………………………………… 170
  - その他の肝疾患 ………………………………………………… 170
  - 腎細胞癌：RCC ………………………………………………… 171
  - 腎盂癌 …………………………………………………………… 171
  - 副腎腫瘍 ………………………………………………………… 172
  - ナットクラッカー症候群 ……………………………………… 172
  - 胆嚢癌 …………………………………………………………… 173
  - 総胆管結石 ……………………………………………………… 173
  - 胆管気腫 ………………………………………………………… 173
  - 門脈気腫 ………………………………………………………… 174
  - 膵臓癌 …………………………………………………………… 174
  - 膵管内乳頭粘液性腫瘍：IPMN ……………………………… 175
  - 食道癌 …………………………………………………………… 175
  - 大腸癌 …………………………………………………………… 175
  - 十二指腸穿孔（腹腔内遊離ガス：free air） ……………… 176
  - 膀胱癌 …………………………………………………………… 176
  - 内臓脂肪面積測定 ……………………………………………… 177
  - CT装置による内臓脂肪面積の測定 ………………………… 177
- **14 腹部：画像表示** ………………………………………………… 178
  - MIP（maximum intensity projection） …………………… 179
  - MPR（multiplanar reconstruction） ……………………… 179
  - MinIP（minimum intensity projection） ………………… 179
  - CPR（curved multiplanar reconstruction） ……………… 180
- **15 腹部：ダイナミックCT** ……………………………………… 181
  - 各撮影時相における画像 ……………………………………… 183
  - 肝細胞癌および膵臓癌の血流動態 …………………………… 185
  - 画像解剖 ………………………………………………………… 185
  - 造影剤の急速注入時に起こりえる現象 ……………………… 186
  - 造影剤注入条件 ………………………………………………… 186
  - 生理食塩水の後押し …………………………………………… 186
  - 造影検査における撮影タイミングの最適化方法 …………… 186
  - 造影剤注入時における血管外漏出 …………………………… 187
- **16 その他：アーチファクト** ……………………………………… 188
  - 画像解剖 ………………………………………………………… 191
  - リングアーチファクト ………………………………………… 191

- ●ストリークアーチファクト ... 191
- ●シャワーアーチファクト ... 191
- ●ヤスリ状アーチファクト ... 191
- ●モーションアーチファクト ... 192
- ●ビームハードニング ... 192
- ●ダークバンドアーチファクト ... 193
- ●部分体積(パーシャルボリューム)効果 ... 193
- ●金属(メタル)アーチファクト ... 194
- ●造影剤によるアーチファクト ... 194
- ●ヘリカルアーチファクト(風車状) ... 194
- ●ステアステップアーチファクト ... 195
- ●コーンビームアーチファクト ... 195
- ●アンダーシュート ... 196

5章　MRI ... 197

【須永眞一・中重富夫・中村昌弘・鈴木浩司】

- ■1　**頭頸部：画像解剖①** ... 198
  - ●画像解剖 ... 199
- ■2　**頭頸部：画像解剖②** ... 201
  - ●頭部(下垂体中心)の解剖 ... 202
  - ●撮像時のスライス設定(位置決め) ... 202
- ■3　**頭頸部：画像解剖③** ... 203
  - ●頭部MRA解剖・撮影法 ... 203
  - ●疾患を伴うMRA像 ... 204
- ■4　**頭頸部：各種画像①** ... 205
  - ●各組織の信号強度 ... 206
  - ●各種MRI撮像法 ... 207
- ■5　**頭頸部：各種画像②** ... 208
  - ●脳梗塞巣の信号強度 ... 208
  - ●脳内出血巣の信号強度 ... 209
  - ●脳内出血巣の経時的変化 ... 210
  - ●急性硬膜下血腫 ... 211
  - ●脳腫瘍(星細胞腫) ... 211
  - ●転移性脳腫瘍(原発：乳癌) ... 212
  - ●髄膜腫 ... 212
  - ●多発性硬化症 ... 213
  - ●海綿状血管腫 ... 213
  - ●下垂体腺腫 ... 214
  - ●下垂体微小腺腫(micro adenoma) ... 214
  - ●ラトケ嚢胞 ... 215
  - ●聴神経腫瘍 ... 215
- ■6　**胸部：心臓①** ... 216
  - ●心筋の信号強度 ... 216

- 脂肪の信号強度 217
- 骨の信号強度 217
- 脳脊髄液の信号強度 217
- 靱帯の信号強度 217

7 胸部：心臓② 218
- 脊髄腔の描出 218
- 急性期脳梗塞の描出 219
- 心臓MRI検査 219
- 遅延造影MRI検査 220
- 冠状動脈MRA像 220
- 大血管の描出 220

8 胸部：乳房 221
- 乳房に対する各種画像検査の特徴 221
- 症例画像 223

9 腹部：画像解剖 224
- 画像解剖：腹部 225
- 画像解剖：男性骨盤内 226
- 画像解剖：女性骨盤内 227

10 腹部：画像読影① 228
- 腹部大動脈瘤 229

11 腹部：画像読影② 230
- MRI検査用造影剤 231
- 典型的な造影パターン 232
- 症例画像 234

12 腹部：MRCP 241
- MRCPの特徴 243
- MRCPとERCPとの比較 243
- 症例画像 244

13 脊髄：撮像法 249
- 撮像シーケンス 249
- 脳脊髄液の拍動によるアーチファクト 251
- 脳脊髄液の流れ 251
- 画像解剖 252
- 症例画像 254

14 四肢：膝関節 259
- 画像解剖 260
- スライス設定(位置決め：スカウト) 262
- 撮像シーケンスの特徴 262
- 症例画像 263

15 その他：アーチファクト 266
- 磁場によるアーチファクト 272
- 被検者(患者)によるアーチファクト 273
- 画像処理によるアーチファクト 273
- RF(radio frequency)パルスによるアーチファクト 274

- ●特有なアーチファクト ……………………………………… 276
- ●アーチファクトの出現方向のまとめ …………………… 277
- **16 その他：コイル** …………………………………………… 278
  - ●RFコイルの役割と種類 …………………………………… 279

6章　エコー　281

【白石明久・西村宜子】

- **1 頸部：頸動脈** ……………………………………………… 282
  - ●局所脳血流値 ……………………………………………… 283
  - ●糸球体濾過率 ……………………………………………… 283
  - ●内臓脂肪面積 ……………………………………………… 283
  - ●頸動脈の内中膜複合体厚 ………………………………… 283
- **2 乳房：検査法** ……………………………………………… 285
  - ●乳房超音波検査の特性 …………………………………… 286
- **3 上腹部：画像解剖** ………………………………………… 288
  - ●上腹部(肝，胆，膵，脾，腎)超音波検査における走査方法 … 290
- **4 上腹部：肝臓** ……………………………………………… 294
  - ●特徴的な超音波所見(サイン・パターン) ……………… 297
  - ●各種肝疾患の超音波所見 ………………………………… 298
- **5 上腹部：胆嚢** ……………………………………………… 300
  - ●特徴的な超音波所見 ……………………………………… 301
  - ●各種肝疾患の超音波所見 ………………………………… 302
- **6 上腹部：ドップラー** ……………………………………… 305
  - ●超音波造影剤 ……………………………………………… 308
  - ●連続波とパルス波 ………………………………………… 308
  - ●モニタ表示方式 …………………………………………… 308
- **7 骨盤腔内：子宮** …………………………………………… 310
  - ●骨盤腔内の超音波検査 …………………………………… 311
- **8 その他：アーチファクト** ………………………………… 312
  - ●超音波アーチファクト …………………………………… 314
- **9 その他：プローブ** ………………………………………… 316
  - ●スキャン方式の種類と用途 ……………………………… 317
  - ●プローブ(探触子)の構造 ………………………………… 317

7章　眼底　319

【長島宏幸】

- **1 写真：画像解剖** …………………………………………… 320
  - ●眼底写真撮影 ……………………………………………… 320
  - ●眼底の解剖と色調 ………………………………………… 322
- **2 診断：疾患** ………………………………………………… 324
  - ●眼底写真の所見 …………………………………………… 325
  - ●全身疾患と所見 …………………………………………… 326

- ●眼底疾患と所見 ……………………………………………… 327
- **■3 その他：アーチファクト** ……………………………………… 331
  - ●眼底写真でみられるアーチファクトとその原因 …………… 332

8章　核医学 …………………………………………………… 333

【嶋田博孝・高橋康幸・齋藤享子・井野利彦・石村隼人・清水正挙・船津幸夫】

- **■1 中枢神経系：脳血流シンチグラフィ** ………………………… 334
  - ●中枢神経系に関する放射性医薬品 …………………………… 337
  - ●脳血流製剤の比較 ……………………………………………… 337
  - ●SPECT横断断層像と血管支配領域 …………………………… 337
  - ●定量解析法 ……………………………………………………… 338
  - ●統計学的解析法 ………………………………………………… 338
  - ●その他の中枢神経の検査 ……………………………………… 339
- **■2 内分泌系：甲状腺シンチグラフィ** …………………………… 341
  - ●甲状腺・副甲状腺に関する放射性医薬品 …………………… 342
  - ●甲状腺シンチグラムの正常像 ………………………………… 342
  - ●甲状腺機能関連のインビトロ検査 …………………………… 343
  - ●甲状腺腫瘍シンチグラフィ …………………………………… 343
  - ●甲状腺治療時のシンチグラム ………………………………… 344
  - ●核医学検査における負荷試験 ………………………………… 344
- **■3 内分泌系：副甲状腺シンチグラフィ** ………………………… 345
  - ●副甲状腺に関する放射性医薬品 ……………………………… 346
  - ●副甲状腺シンチグラフィ ……………………………………… 346
  - ●放射性医薬品と最近追加された効能 ………………………… 347
- **■4 内分泌系：副腎シンチグラフィ** ……………………………… 348
  - ●副腎シンチグラフィに関する放射性医薬品 ………………… 350
  - ●副腎シンチグラム ……………………………………………… 350
  - ●禁忌事項 ………………………………………………………… 351
  - ●放射性医薬品の集積機序 ……………………………………… 352
- **■5 呼吸器系：肺血流・肺換気シンチグラフィ** ………………… 353
  - ●呼吸器系に関する放射性医薬品 ……………………………… 355
  - ●静態画像と区域解剖略図 ……………………………………… 356
  - ●^{81}Rb-^{81m}Krジェネレータについて ……………………………… 357
  - ●^{133}Xeガスについて …………………………………………… 358
  - ●肺血流シンチグラムと肺換気シンチグラムのミスマッチ像 … 358
  - ●^{99m}Tc ガスについて …………………………………………… 358
- **■6 循環器系：心筋血流シンチグラフィ** ………………………… 359
  - ●循環器系に関する放射性医薬品 ……………………………… 361
  - ●心筋血流製剤の比較 …………………………………………… 361
  - ●^{201}Tl負荷心筋シンチグラフィ ………………………………… 361
  - ●心筋SPECT像 …………………………………………………… 362
  - ●Bull's eye map ………………………………………………… 362

■7 循環器系：その他 …………………………………… 363
- 心筋血流シンチグラフィと障害心筋シンチグラフィの比較 ………… 364
- 循環器系に関する放射性医薬品 ……………………………… 365
- ^{123}I-MIBGの評価 ………………………………………… 365

■8 消化器系：肝受容体シンチグラフィ …………………… 366
- 消化器系に関する放射性医薬品 ……………………………… 367
- 動態(Dynamic)収集と時間放射能曲線(TAC)による解析：HH15とLHL15 … 367
- その他の消化器系の検査 …………………………………… 369
- 核医学検査で用いられる定量評価指標 ……………………… 370
- ^{99}Mo-^{99m}Tcジェネレータについて …………………………… 370

■9 泌尿器系：腎動態シンチグラフィ …………………… 371
- 泌尿生殖器に関する放射性医薬品 …………………………… 372
- 腎臓の機能評価 …………………………………………… 372
- レノグラムパターン ………………………………………… 374
- その他の泌尿器系の検査 …………………………………… 374

■10 骨系：骨シンチグラフィ ……………………………… 375
- ^{99m}Tc-MDPによる骨シンチグラム ………………………… 376
- アーチファクト ……………………………………………… 377

■11 腫瘍系：ガリウムシンチグラフィ …………………… 378
- 全身撮像に関する放射性医薬品 ……………………………… 379
- ^{67}Ga-クエン酸ガリウムによる腫瘍シンチグラム ……………… 380
- 検査注意事項(前処置) ……………………………………… 380
- その他の全身撮像 ………………………………………… 381
- Random labelingについて ………………………………… 381
- 腫瘍マーカー ……………………………………………… 381

■12 PET：^{18}F-FDG ……………………………………… 382
- PET検査で使用される放射性医薬品(陽電子断層撮像診療用放射性同位元素) … 383
- 生理的集積 ………………………………………………… 384
- 半定量解析(SUV) ………………………………………… 384
- 悪性腫瘍以外の効能または効果 ……………………………… 384
- 吸収補正 …………………………………………………… 385
- アーチファクト ……………………………………………… 386

演習問題 ………………………………………………………… 388
索引 ……………………………………………………………… 414

疾患別一覧

あ
- 悪性黒色腫 … 136

い
- 胃潰瘍 … 93
- 胃癌 … 72, 94
  - 進行── … 94
  - 早期── … 94
- 胃腺腫 … 93
- 胃底腺ポリープ … 92, 93
- 胃粘膜下腫瘍 … 94
- 胃ポリープ … 92

か
- 海綿状血管腫 … 213
- 過形成性ポリープ … 93
- 下肢静脈瘤 … 76
- 下垂体腺腫 … 214
- 褐色細胞腫 … 350
- 化膿性脊椎炎 … 258
- 肝炎 … 299
  - 急性── … 299
  - 慢性── … 299
- 肝海綿状血管腫 … 297
- 肝血管腫 … 170, 298
- 肝硬変 … 299
- 肝細胞癌 … 80, 170, 232, 234, 297, 298
- 間質性肺炎 … 18, 149
- 肝内胆管癌 … 299
- 肝囊胞 … 297, 298
- 肝膿瘍 … 298
- 肝門部胆管癌 … 111, 247

き
- 気管支炎 … 19
- 気胸 … 11, 16, 149
- 奇形腫 … 135, 136
- 急性肝炎 … 299
- 急性気管支炎 … 19
- 急性期脳梗塞 … 209, 219
- 急性硬膜下血腫 … 211
- 急性心筋梗塞 … 79, 364
- 胸腺腫 … 13

く
- くも膜下出血 … 123

け
- 頸椎症 … 254
- 頸椎脊髄空洞症 … 255

こ
- 光視症 … 329
- 後縦靭帯骨化症 … 254
- 甲状腺腫瘍 … 343
- 硬膜外血腫 … 122
- 硬膜下血腫 … 122
- 股関節脱臼 … 39
- 骨折
  - 舟状骨── … 265
  - 大腿骨大転子部── … 263
  - 腰椎圧迫── … 257

し
- 子宮筋腫 … 238
- 子宮頸癌 … 237
- 子宮腺筋症 … 238
- 子宮体癌 … 237
- 視床出血 … 210
- 脂肪肝 … 299
- 縦隔腫瘍 … 17
- 舟状骨骨折 … 265
- 十二指腸穿孔 … 176
- 上大静脈症候群 … 76
- 食道癌 … 175
- 腎盂癌 … 171
- 神経膠芽腫 … 123
- 心原性肺水腫 … 19
- 進行胃癌 … 94, 95
- 腎細胞癌 … 171
- 深部静脈血栓症 … 68, 75

す
- 膵管内乳頭粘液性腫瘍 … 175, 248
- 水腎症 … 105, 373
- 膵臓癌 … 174
- 水頭症 … 124
- 髄膜腫 … 123, 212

せ
- 星細胞系腫瘍 … 123
- 星細胞腫 … 211
- 脊索腫 … 134, 135
- 腺腫性ポリープ … 93
- 前立腺癌 … 236

そ
- 早期胃癌 … 94
- 増殖前糖尿病網膜症 … 326, 327
- 増殖糖尿病網膜症 … 327

疾患別一覧

	総胆管結石	173, 244
	僧帽弁閉鎖不全症	65
	足関節損傷	265
	側副靱帯損傷	263
	側彎症	47
た	大腿骨大転子部骨折	263
	大腸癌	110, 175
	大腸憩室	101
	大腸進行癌	101
	大動脈炎症候群	148, 327
	大動脈解離	145, 146
	大動脈弁閉鎖不全症	66
	大動脈瘤	18, 147
	高安動脈炎	148, 327
	多発性硬化症	213
	多発肺塞栓症	358
	胆管癌	111
	肝門部──	111
	胆管気腫	173
	単純糖尿病網膜症	326
	胆嚢炎	111
	胆嚢癌	173, 246, 303
	胆嚢管低位合流	245
	胆嚢結石	302
	胆嚢腺筋腫症	245, 304
	胆嚢ポリープ	303
ち	腸重積	112
	聴神経腫瘍	136, 215
	直腸癌	240
	チョコレート嚢胞	239
	陳旧性脳梗塞	209
つ	椎間板ヘルニア	103, 256
て	鉄沈着症	299
	転移性肝癌	170, 233, 234, 235, 297, 299
	転移性脳腫瘍	124, 212
	てんかん	384
と	糖尿病網膜症	326
	増殖前──	326, 327
	増殖──	327
	単純──	326
な	内頸動脈狭窄症	79
	内膜症性嚢胞	239
	ナットクラッカー症候群	172
	軟骨腫	136
に	乳癌脊髄播種	255
	乳頭腺管癌	222, 223
	乳幼児股関節脱臼	39
	尿管癌	106
	尿管結石	105, 106
の	脳梗塞	124, 209, 219
	急性期──	209, 219
	陳旧性──	209
	脳腫瘍	211
	嚢状動脈瘤	148
	脳内出血	121, 210
	脳膿瘍	124
は	肺炎	18
	間質性──	149
	肺癌	15, 149
	──骨転移	264
	──脊椎転移	256
	肺気腫	17, 150
	肺血栓塞栓症	75, 146, 147
	胚細胞腫瘍	135
	肺水腫	19
	半月板損傷	263
ひ	非心原性肺水腫	19
	飛蚊症	329
	皮様嚢腫	239
ふ	副甲状腺腺腫	347
	副腎腫瘍	172
	副腎腺腫	235, 350
	腹部大動脈瘤	229
へ	閉塞性動脈硬化症	78, 148
	ヘモクロマトーシス	299
	変視症	329

疾患別一覧

ほ
- 膀胱癌 …………………………………… 176, 236
- 紡錘状動脈瘤 ……………………………………… 147
- 母趾捻挫 ……………………………………………… 265

ま
- 慢性胃炎 ………………………………………………… 93
- 慢性肝炎 ……………………………………………… 299
  - C型―― …………………………………………… 81

み
- 脈なし病 …………………………………… 148, 327

む
- 無気肺 ………………………………………………… 150

も
- 網膜静脈閉塞症 ………………………… 327, 328
- 網膜動脈閉塞症 ………………………………… 327
- 門脈圧亢進症 …………………………………… 299
- 門脈気腫 ……………………………………………… 174

ゆ
- 遊走腎 ………………………………………………… 106

よ
- 腰椎圧迫骨折 …………………………………… 257
- 腰椎変性すべり症 ……………………………… 257
- 腰部脊柱管狭窄症 ……………………………… 257

ら
- ラトケ囊胞 ………………………………………… 215
- 卵巣癌 ………………………………………………… 238
- 卵巣成熟囊胞性奇形腫 ……………………… 239

り
- 緑内障 ………………………………………………… 327

A
- acute hepatitis ……………………………………… 299
- acute myocardial infarction ………………………… 79
- aortic aneurysm …………………………………… 147
- aortic dissection …………………………………… 145
- aortic regurgitation ………………………………… 66
- aortitis syndrome ………………………………… 148
- arteriosclerosis obliterans(ASO) …… 78, 148

C
- cholecystolithiasis ………………………………… 302
- chronic hepatitis …………………………………… 299
- cirrhosis ……………………………………………… 299
- C型慢性肝炎 ……………………………………… 81

D
- deep vein thrombosis …………………… 68, 75
- Dermoid cyst ……………………………………… 239

F
- fatty liver …………………………………………… 299

G
- gallbladder adenomyomatosis ……………… 304
- gallbladder cancer ……………………………… 303
- gallbladder polyp ………………………………… 303

H
- hemangioma of liver …………………………… 298
- hepatocellular carcinoma(HCC)
  …………………………………… 170, 232, 298

I
- intraductal papillary mucinous neoplasm
  (IPMN) ……………………………… 175, 248
- intrahepatic bile duct carcinoma ………… 299

L
- liver abscess ……………………………………… 298
- liver cyst …………………………………………… 298

M
- metastatic liver carcinoma …………………… 299
- micro adenoma …………………………………… 214
- mitral regurgitation ………………………………… 65

O
- ossification of posterior longitudinal
  ligament(OPLL) ……………………………… 254

P
- portal hypertension ……………………………… 299
- pulmonary thromboembolism(PTE) …75, 146

S
- siderosis …………………………………………… 299
- S状結腸癌 ………………………………………… 175

略語一覧

A

AC	atrial circumflex branch	心房回旋枝	62
ACS	acute coronary syndrome	急性冠状動脈症候群	64
ADC	apparent diffusion coefficient	見かけの拡散係数	207
AEC	auto exposure control	自動露出制御	49
AGV	angiographic view	血管造影像類似表示	154
AHA	American heart association	米国心臓協会	61
AM	acute marginal branch	鋭縁枝	61
AMI	acute myocardial infarction	急性心筋梗塞	79
AR	aortic regurgitation	大動脈弁閉鎖不全症	66
ASL	arterial spin labeling	動脈ラベル標識法	207
ASO	arteriosclerosis obliterans	閉塞性動脈硬化症	78, 148
AV	atrioventricular node branch	房室結節枝	61
AVB	atrioventricular block	房室ブロック	64

B

BMS	bare metal stent	金属性ステント	78
BRTO	balloon-occluded retrograde transvenous obliteration	バルーン下逆行性経静脈的塞栓術	80
BZR	benzodiazepine receptor	ベンゾジアゼピン受容体	339

C

CABG	coronary artery bypass grafting	冠状動脈バイパス手術	79
CACS	coronary artery calcification scoring	冠状動脈石灰化指数，カルシウムスコア	154
CAS	carotid angioplasty and stenting	頸動脈ステント留置術	78
CB	conus branch	円錐枝	61
CC	craniocaudal	頭尾方向	50
CDI	color doppler imaging	カラードプラ法	309
CEA	carotid endarterectomy	頸動脈内膜剥離術	78
CEC	central echo complex	中央複合エコー	292
CHESS	chemical shift selective	化学シフト選択法	250
CPR (curved MPR)	curved multiplanar reconstruction	カーブド多断面再構成	153, 180
CTR	cardio thoracic ratio	心胸郭比	15
CWD	continuous wave doppler	連続波ドプラ	308

D

DES	drug-eluting stent	薬剤溶出性ステント	78
DIP	drip infusion pyelography	点滴注入腎盂造影	106
DSA	digital subtraction angiography	ディジタル差分血管造影	58
DSM	degradable starch microspheres	微小デンプン球	80
DTI	diffusion tensor image	拡散テンソル画像	207
DVT	deep vein thrombosis	深部静脈血栓症	68, 75
DWI	diffusion weighted image	拡散強調画像	207

E

eGFR	estimate glomerular filtration rate	推定糸球体濾過量	231
EIS	endoscopic injection sclerotherapy	内視鏡的硬化療法	80, 81
EPI	echo planar imaging	エコー・プラナー・イメージング	250
ERCP	endoscopic retrograde cholangiopancreatography	内視鏡的逆行性胆道膵管造影	108, 109
ERPF	effective renal plasma flow	有効腎血漿流量	372
EVL	endoscopic variceal ligation	内視鏡的静脈瘤結紮術	81

F

FFT	fast fourier transform	高速フーリエ変換	308
FLAIR	fluid attenuated inversion recovery	水抑制法	250
fMRI	functional magnetic resonance imaging	機能MRI	207
FOV	field of view	有効視野	156

G

GFR	glomerular filtration rate	糸球体濾過率	372
GGO	ground glass opacity	すりガラス状陰影	149
GRE	gradient echo	グラジエント・エコー	250

H

HCC	hepatocellular carcinoma	肝細胞癌	170, 232
HRCT	high resolution computed tomography	高分解能CT	156
HSG	hystero salpingo graphy	子宮卵管造影	107, 108

I

IPMN	intraductal papillary mucinous neoplasm	膵管内乳頭粘液性腫瘍	175, 248
IR	inversion recovery	反転回復，インバージョンリカバリ	207, 250
IVP	intravenous pyelography	経静脈性腎盂造影	104
IVR	Interventional Radiology	インターベンショナルラジオロジー	77, 109

K

KUB	kidney, ureter, bladder	腎臓，尿管，膀胱	104

L

LAD	left ascending artery	左前下行枝	62
LCA	left coronary artery	左冠状動脈	62
LCX	left circumflex artery	左回旋枝	62
LMT	left main trunk	左主幹部	62
LVEF	left ventricular ejection fraction	左室駆出率，駆出分画	64
LVG	left ventriculography	左心室造影	64

M

MinIP	minimum intensity projection	最小値投影法	179, 207
MIP	maximum intensity projection	最大値投影法	179
MLO	mediolateral oblique	内外斜位方向	50
MPR	multiplanar reconstruction	多断面再構成	179
MR	mitral regurgitation	僧帽弁閉鎖不全症	65
MRA	magnetic resonance angiography	MR血管造影	203
MRCP	magnetic resonance cholangiopancreatography	MR胆管膵管撮像	243
MTT	mean transit time	平均通過時間	207

N

NBCA	n-butyl-cyanoacrylate	n-ブチルシアノアクリレート	80
NSF	nephrogenic systemic fibrosis	腎性全身性線維症	231

O

OM	obtuse marginal branch	鈍縁枝	62
OML	orbitomeatal line	眼窩耳孔線	3, 202
OPLL	ossification of posterior longitudinal ligament	後縦靱帯骨化症	254

P

PC	phase contrast	位相コントラスト法	203
PCI	percutaneous coronary intervention	経皮的冠状動脈形成術	78, 79
PD	posterior descending branch	後下行枝	61, 62
PDI	power doppler imaging	パワードプラ法	309

PET	positron emission tomography	陽電子放出コンピュータ断層撮像	383
PL	posterolateral branch	後外側枝	62
PSE	partial splenic embolization	部分脾動脈塞栓術	81
PTA	percutaneous transluminal angioplasty	経皮経管血管形成術	78
PTBD	percutaneous transhepatic biliary drainage	経皮経肝胆道ドレナージ	110
PTE	pulmonary thromboembolism	肺血栓塞栓症	75, 146
PTGBD	percutaneous transhepatic gallbladder drainage	経皮経肝胆囊ドレナージ	110
PTPE	percutaneous transhepatic portal vein embolization	経皮経管門脈塞栓術	73
PTR	percutaneous transluminal recanalization	経皮経管血栓溶解術	77
PWD	pulsed wave doppler	パルスドプラ	308
Q			
QD	quadrature detection	直交検出	280
R			
RAS	Rokitansky Achoff sinus	ロキタンスキーアショフ洞	301
RCA	right coronary artery	右冠状動脈	61
rCBV	regional cerebral blood volume	局所脳血液量	207
RCC	renal cell carcinoma	腎細胞癌	171
RF	radio frequency	ラジオ波	274
rt-PA	recombinant tissue plasminogen activator	組織プラスミノーゲンアクチベータ	78
RUG	retrograde urethrography	逆行性尿道造影	106
RV	right ventricular branch	右室枝	61
S			
SE	spin echo	スピン・エコー	249
SN	sinus node branch	洞結節枝	61, 62
SPECT	single photon emission computed tomography	単一光子放出コンピュータ断層撮像	336
SPIO	superparamagnetic iron oxide	超常磁性酸化鉄	235
SSS	sick sinus syndrome	洞不全症候群	64
STIR	short TI inversion recovery	非選択的脂肪抑制法	250
SUV	standardized uptake value	標準摂取率	383
SWI	susceptibility weighted image	磁化率強調画像	207
T			
TAE	transcatheter arterial embolization	経カテーテル動脈塞栓術	77, 80
TAI	transcatheter arterial infusion chemotherapy	経カテーテル抗癌剤動脈内注入術	78
TDC	time density curve	時間濃度曲線	186
TI	inversion time	反転時間	207
TOF	time of flight	タイム・オブ・フライト法, 流入効果	203
V			
VE	virtual endoscopy	仮想内視鏡	152
VR	volume rendering	ボリュームレンダリング	152
W			
WL	window level	ウィンドウレベル	131
WW	window width	ウィンドウ幅	131

本書の特徴と使い方

- 本書は，診療放射線技師国家試験で出題された「画像問題」対策のテクニカル・ガイドです。
- 各項目は，「問題・解説」と，より発展的な内容を解説した「レベル・アップ」で構成されています。
- 本文の最後には「演習問題」を付け，自らの達成度を確認できるようになっています。

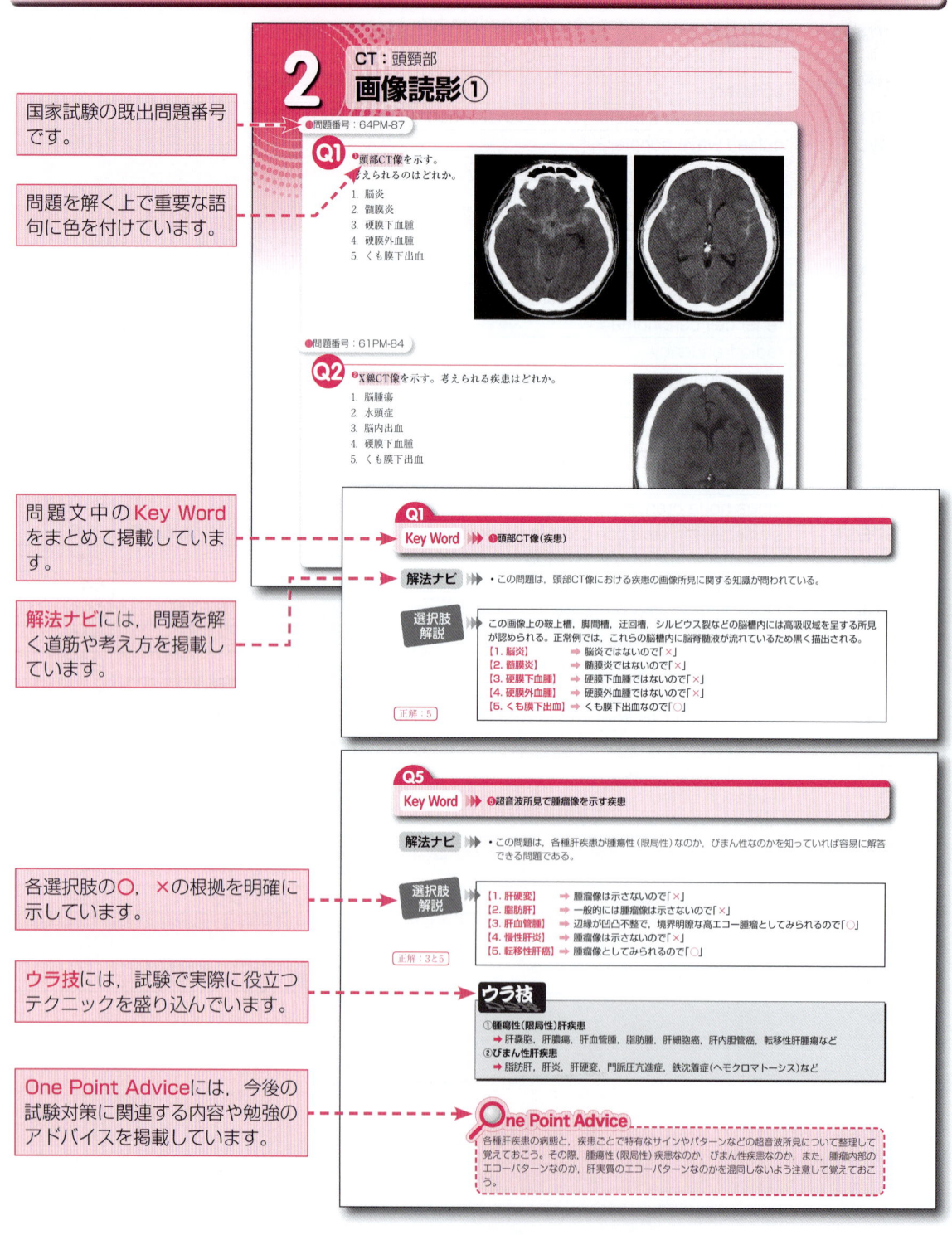

問題・解説ページ

国家試験の既出問題番号です。

問題を解く上で重要な語句に色を付けています。

2 CT：頭頸部
画像読影①

●問題番号：64PM-87

Q1 ❶頭部CT像を示す。考えられるのはどれか。
1. 脳炎
2. 髄膜炎
3. 硬膜下血腫
4. 硬膜外血腫
5. くも膜下出血

●問題番号：61PM-84

Q2 ❷X線CT像を示す。考えられる疾患はどれか。
1. 脳腫瘍
2. 水頭症
3. 脳内出血
4. 硬膜下血腫
5. くも膜下出血

問題文中のKey Wordをまとめて掲載しています。

解法ナビには，問題を解く道筋や考え方を掲載しています。

Q1
Key Word ▶▶ ❶頭部CT像（疾患）

解法ナビ ▶▶ ・この問題は，頭部CT像における疾患の画像所見に関する知識が問われている。

選択肢解説
この画像上の鞍上槽，脚間槽，迂回槽，シルビウス裂などの脳槽内には高吸収域を呈する所見が認められる。正常例では，これらの脳槽内に脳脊髄液が流れているため黒く描出される。
- [1. 脳炎] ⇒ 脳炎ではないので「×」
- [2. 髄膜炎] ⇒ 髄膜炎ではないので「×」
- [3. 硬膜下血腫] ⇒ 硬膜下血腫ではないので「×」
- [4. 硬膜外血腫] ⇒ 硬膜外血腫ではないので「×」
- [5. くも膜下出血] ⇒ くも膜下出血なので「○」

正解：5

各選択肢の○，×の根拠を明確に示しています。

ウラ技には，試験で実際に役立つテクニックを盛り込んでいます。

One Point Adviceには，今後の試験対策に関連する内容や勉強のアドバイスを掲載しています。

Q5
Key Word ▶▶ ❸超音波所見で腫瘤像を示す疾患

解法ナビ ▶▶ ・この問題は，各種肝疾患が腫瘤性（限局性）なのか，びまん性なのかを知っていれば容易に解答できる問題である。

選択肢解説
- [1. 肝硬変] ⇒ 腫瘤像は示さないので「×」
- [2. 脂肪肝] ⇒ 一般的には腫瘤像は示さないので「×」
- [3. 肝血管腫] ⇒ 辺縁が凹凸不整で，境界明瞭な高エコー腫瘤としてみられるので「○」
- [4. 慢性肝炎] ⇒ 腫瘤像は示さないので「×」
- [5. 転移性肝癌] ⇒ 腫瘤像としてみられるので「○」

正解：3と5

ウラ技
① 腫瘤性（限局性）肝疾患
⇒ 肝嚢胞，肝膿瘍，肝血管腫，脂肪腫，肝細胞癌，肝内胆管癌，転移性肝腫瘍など
② びまん性肝疾患
⇒ 脂肪肝，肝炎，肝硬変，門脈圧亢進症，鉄沈着症（ヘモクロマトーシス）など

🔍 One Point Advice
各種肝疾患の病態と，疾患ごとに特有なサインやパターンなどの超音波所見について整理して覚えておこう。その際，腫瘤性（限局性）疾患なのか，びまん性疾患なのか，また，腫瘤内部のエコーパターンなのか，肝実質のエコーパターンなのかを混同しないよう注意して覚えておこう。

レベル・アップ

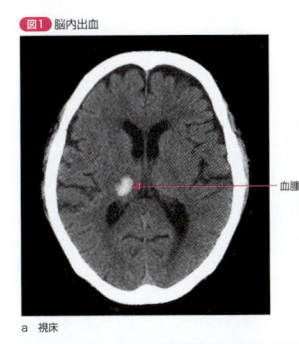

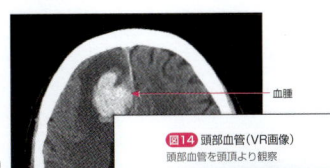

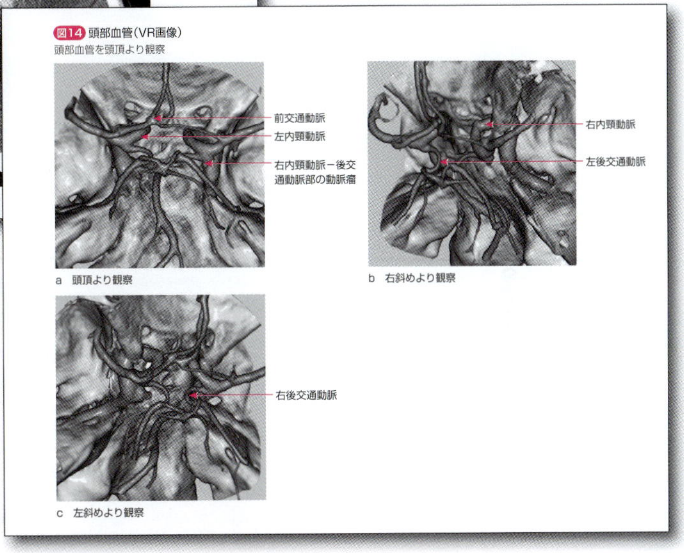

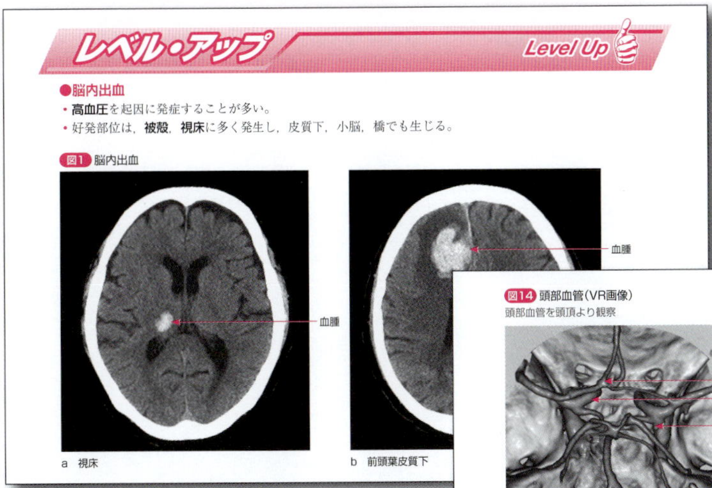

- より理解度を深めるための解説を**レベル・アップ**に掲載しています。
- ポジショニングから**画像解剖，画像読影**にいたるまでパーフェクトに対応しています。
- 数多くのイラストと症例写真を満載し，画像解剖や画像読影の力がみるみるアップする内容になっています。
- 国試対策のみならず，講義や学内試験対策にも威力を発揮すること請け合いです。
- 国試の類似・発展問題にも対応できるように，こちらのページは是非チェックしてください。

レベル・アップ Level Up

●脳内出血
- **高血圧**を起因に発症することが多い。
- 好発部位は，**被殻，視床**に多く発生し，皮質下，小脳，橋でも生じる。

図1 脳内出血
a 視床
b 前頭葉皮質下

図14 頭部血管（VR画像）
頭部血管を頭頂より観察
a 頭頂より観察
b 右斜めより観察
c 左斜めより観察

演習問題

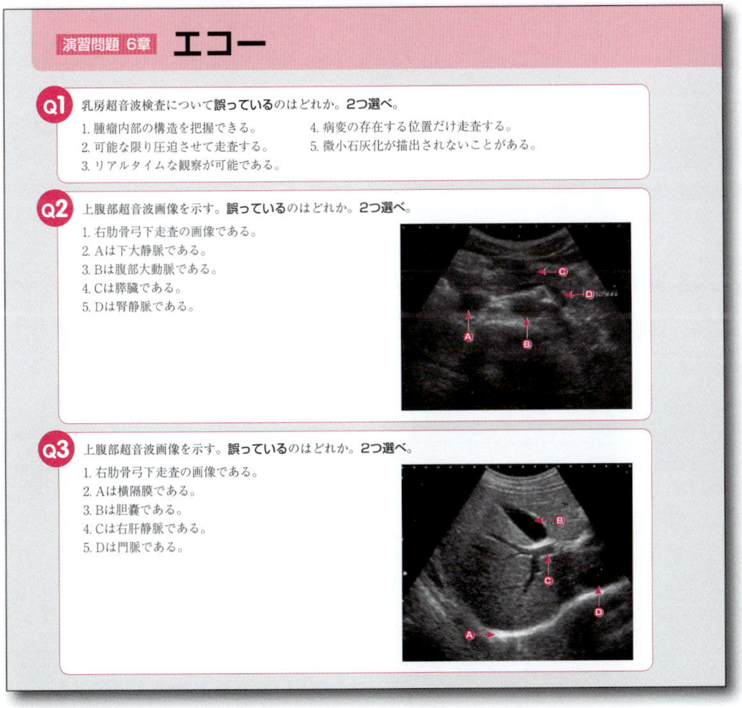

- 全ての章に関係した「演習問題」をつけました。
- 本書を一通り理解できていれば，簡単に解ける問題です。
- 本文で学んだ内容が確実に身に付いているかを確かめるためにも，是非トライしてみてください。

演習問題 6章 エコー

Q1 乳房超音波検査について**誤っている**のはどれか。**2つ選べ**。
1. 腫瘤内部の構造を把握できる。
2. 可能な限り圧迫させて走査する。
3. リアルタイムな観察が可能である。
4. 病変の存在する位置だけ走査する。
5. 微小石灰化が描出されないことがある。

Q2 上腹部超音波画像を示す。**誤っている**のはどれか。**2つ選べ**。
1. 右肋骨弓下走査の画像である。
2. Aは下大静脈である。
3. Bは腹部大動脈である。
4. Cは膵臓である。
5. Dは腎静脈である。

Q3 上腹部超音波画像を示す。**誤っている**のはどれか。**2つ選べ**。
1. 右肋骨弓下走査の画像である。
2. Aは横隔膜である。
3. Bは胆嚢である。
4. Cは右肝静脈である。
5. Dは門脈である。

1
X線撮影

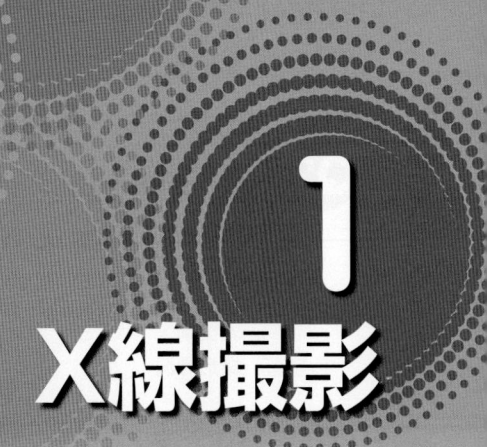

1 撮影法と観察部位

X線撮影：頭部

●問題番号：63PM-73

Q1 ❶OMラインよりも頭側に位置するのはどれか。
1. 上顎骨
2. 前頭洞
3. 茎状突起
4. 乳様突起
5. オトガイ孔

●問題番号：63PM-83

Q2 ❷頭部X線写真を示す。矢印で示すのはどれか。
1. 前頭洞
2. 上顎洞
3. 篩骨洞
4. 乳突洞
5. 蝶形骨洞

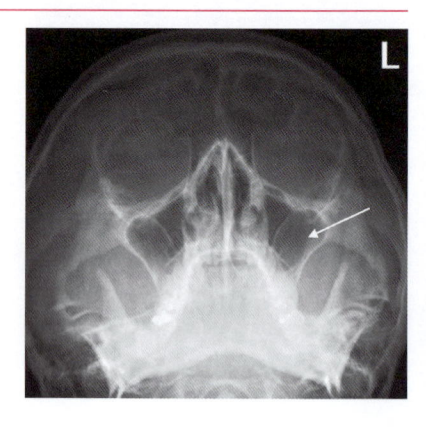

●問題番号：62PM-72

Q3 ❸上顎洞の観察に最も適している撮影法はどれか。
1. レーゼ法
2. タウン法
3. シュラー法
4. ウォータース法
5. コールドウェル法

●問題番号：60PM-69

Q4 ❹副鼻腔のX線撮影法はどれか。
1. レーゼ法
2. シュラー法
3. ウォータース法
4. ステンバース法
5. ゾンネンカルプ法

●問題番号：59PM-74

Q5 ❺頭部X線CTの骨条件画像を示す。❻矢印が示す構造を評価するのに適したX線撮影法はどれか。2つ選べ。
1. 頭蓋正面撮影
2. 頭蓋側面撮影
3. ウォータース法
4. コールドウェル法
5. ステンバース法

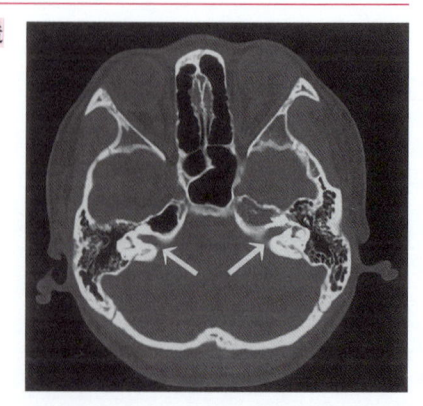

Q1

Key Word ▶▶▶ ❶OMライン（外耳孔中心と眼窩中心を結ぶ線）

解法ナビ ▶▶▶ ・この問題は，頭部の基準線と頭頸部の解剖学的知識が問われている。

選択肢解説 ▶▶▶

【1. 上顎骨】 → 眼窩の下部に存在するので「×」
【2. 前頭洞】 → 眼窩の上部に存在するので「○」
【3. 茎状突起】 → 側頭骨から突出して存在するので「×」
【4. 乳様突起】 → OMラインと同程度の高さから下部に位置するので「×」
【5. オトガイ孔】 → 下顎骨前面に位置する孔なので「×」

正解：2

One Point Advice

頭部撮影を実施する際には，基準線であるドイツ水平線や眼窩耳孔線（OMライン）の知識が必要となる。**ドイツ水平線は，外耳孔上縁と眼窩下縁を結ぶ線**で，「人類学的基準線」とも呼ばれる。**眼窩耳孔線（OMライン）は，外耳孔中心と外眼角を結ぶ線**である。両基準線は，約10°の角度をなしている。また，「耳垂直線」と呼ばれる基準線は，ドイツ水平線と垂直で外耳孔中心を通る線である。上記した基準線以外にも頭頸部にはいくつかの基準線があるので是非覚えて戴きたい。

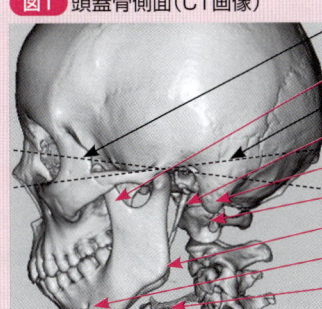

図1 頭蓋骨側面（CT画像）
- 眼窩耳孔線（OMライン）
- 筋突起
- ドイツ水平線
- 茎状突起
- 乳様突起
- 第1頸椎（環椎）
- 下顎角
- オトガイ孔
- 舌骨

Q2

Key Word ▶▶▶ ❷頭部X線写真（ウォータース法）

解法ナビ ▶▶▶ ・この問題は，副鼻腔撮影法であるウォータース法での観察部位の画像解剖についての知識が問われている。

選択肢解説 ▶▶▶ ウォータース法は，主に上顎洞の観察において適用され，眼窩周囲や頬骨，正円孔の観察でも撮影される。矢印は眼窩下縁に位置する上顎洞を示している。

正解：2

Q3

Key Word ▶▶▶ ❸上顎洞

解法ナビ ▶▶▶ ・この問題は，副鼻腔である上顎洞の観察に最も適している撮影法を知っていれば簡単に解ける問題である。

選択肢解説 ▶▶▶

【1. レーゼ法】 → 視神経管の観察が主なので「×」
【2. タウン法】 → 後頭骨や錐体部の観察が目的なので「×」
【3. シュラー法】 → 錐体内器官や顎関節の観察が目的なので「×」
【4. ウォータース法】 → 上顎洞や頬骨，正円孔の観察が主なので「○」
【5. コールドウェル法】 → 副鼻腔観察の撮影法であるが，上顎洞は錐体と重複するため観察できないので「×」

正解：4

Q4

Key Word ▶▶ ❹副鼻腔

解法ナビ ▶▶ ・この問題の設問は，すべて耳鼻科領域の撮影法である。しかし，副鼻腔を観察するための撮影法を知っていると容易に解くことができる

選択肢解説 ▶▶
- 【1. レーゼ法】 → 視神経管の観察が主なので「×」
- 【2. シュラー法】 → 錐体内器官や顎関節の観察が目的なので「×」
- 【3. ウォータース法】 → 上顎洞や頬骨の観察が主なので「○」
- 【4. ステンバース法】 → 側頭骨錐体部，特に内耳道の観察が目的なので「×」
- 【5. ゾンネンカルプ法】 → 側頭骨岩様部の観察が目的なので「×」

正解：3

One Point Advice

Q2〜Q4は副鼻腔に対する撮影法と観察部位についての問題である。副鼻腔の構造（4空洞）と代表的な撮影法（正面撮影法，ウォータース法，コールドウェル法），および画像解剖については是非覚えて戴きたい。

Q5

Key Word ▶▶ ❺頭部X線CT骨条件画像，❻矢印が示す構造（＝内耳道）

解法ナビ ▶▶ ・この問題を解くには，2つの知識が必要となる。第1に頭部CT画像の解剖学的知識である。矢印が示す構造が内耳道であることを知らないとこの問題を解くことはできない。第2に，内耳道を観察するための撮影法の知識が必要となる。

選択肢解説 ▶▶
- 【1. 頭蓋正面撮影】 → 頭蓋骨や副鼻腔，下顎骨の観察に加え，眼窩内には内耳道が観察されるため「○」
- 【2. 頭蓋側面撮影】 → 外耳孔と内耳道が同一軸上に投影されて観察されるため「×」
- 【3. ウォータース法】 → 上顎洞や頬骨，正円孔の観察が主なので「×」
- 【4. コールドウェル法】 → 副鼻腔や眼窩，正円孔の観察が主なので「×」
- 【5. ステンバース法】 → 側頭骨錐体部，特に内耳道の観察が目的なので「○」

正解：1と5

One Point Advice

側頭骨錐体部内に存在する聴器構造の観察を目的とした撮影法には，シュラー法，ゾンネンカルプ法，ステンバース法，マイヤー法がある。上記の副鼻腔と同様，撮影法に併せて画像解剖についても是非覚えて戴きたい。また，Q5のように，CTやMRI画像を利用したX線撮影法に関する問題が今後出題されても正確に解答できるように，他のモダリティで得られた画像の解剖についても覚えて戴きたい。

レベル・アップ / Level Up

●頭蓋骨撮影法のポイント

【正面：前後（AP）または後前方向（PA）】（図2）
- 体位 ：背臥位（AP）または坐位（PA）
- 整位 ：正中矢状面および眼窩耳孔面（OMライン）を検出器に対して垂直にする。
- 中心線 ：正中矢状面と眼窩耳孔面との交点〔眉間（AP）または外後頭隆起（PA）〕へ検出器に対して垂直に入射する。
- 観察部位：頭蓋骨や顔面骨，副鼻腔など。眼窩内に内耳道も描出される。

【側面】(図3)

- **体位**：側臥位または坐位。
- **整位**：正中矢状面を検出器に対して平行にする。
- **中心線**：トルコ鞍部(ドイツ水平線上において外耳孔より前方2.5cm, 上方2.5cmの位置)へ検出器に対して垂直に入射する。
- **観察部位**：トルコ鞍，**蝶形骨洞**，後頭環椎接合部，上部頸椎など。

【タウン(Towne)法(半軸位撮影)】(図4)

- **体位**：背臥位
- **整位**：正中矢状面および眼窩耳孔面を検出器に対して垂直にする。
- **中心線**：正中矢状面と両側外耳孔を結ぶ線の交点へ頭尾方向40°で斜入する。
- **観察部位**：**後頭骨**やトルコ鞍，側頭骨岩様部，大後頭孔部，顎関節など。

【軸位(頭蓋底撮影)】(図5)

- **体位**：背臥位または坐位。
- **整位**：頸部を後屈させてドイツ水平線を検出器に対して平行，正中矢状面を垂直にする。
- **中心線**：正中矢状面と両側外耳孔を結ぶ線の交点へ尾頭方向10°で斜入する。
- **観察部位**：頬骨弓，副鼻腔，大後頭孔，側頭骨錐体部など。頭蓋底にある**卵円孔**，**棘孔**，**破裂孔**が描出される。

図2 正面像

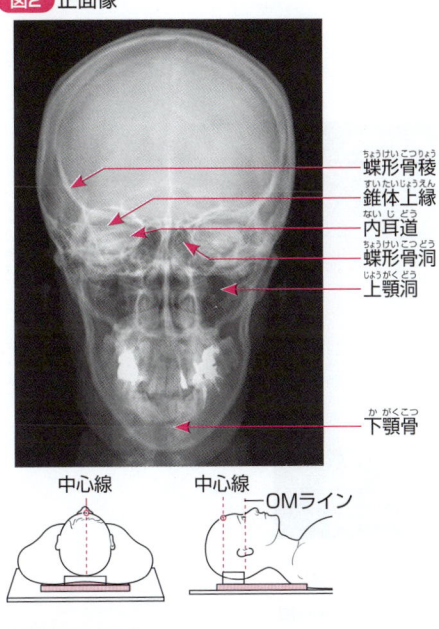

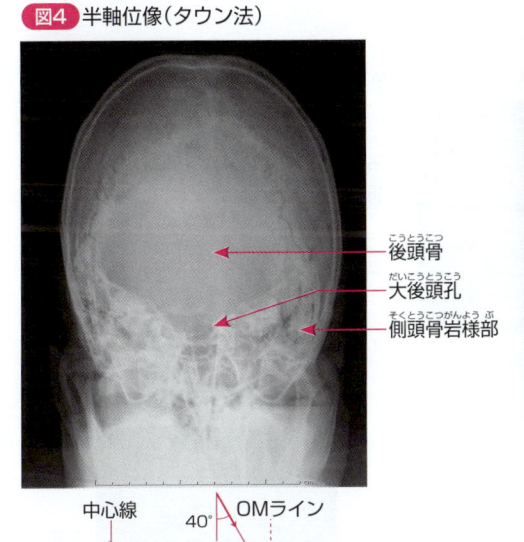

- 蝶形骨稜
- 錐体上縁
- 内耳道
- 蝶形骨洞
- 上顎洞
- 下顎骨

図3 側面像

- 前頭洞
- トルコ鞍
- 蝶形骨洞
- 外耳道

図4 半軸位像(タウン法)

- 後頭骨
- 大後頭孔
- 側頭骨岩様部

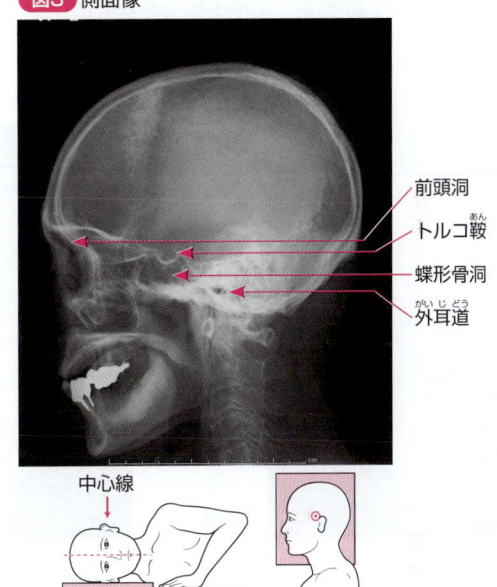

図5 軸位像

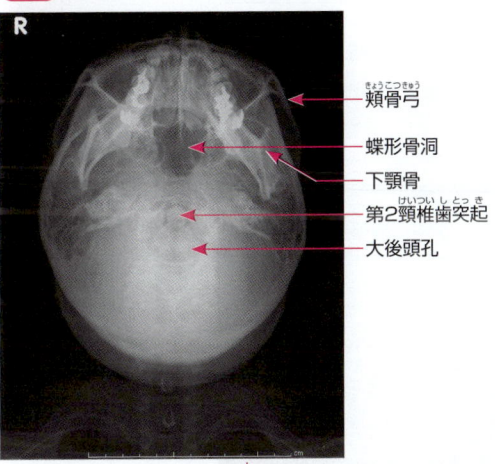

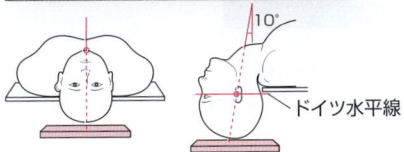

- 頬骨弓
- 蝶形骨洞
- 下顎骨
- 第2頸椎歯突起
- 大後頭孔

● 副鼻腔撮影法のポイント

【正面(後前方向)】(図6)
- 体位　　：立位または坐位〔貯留した粘液の状態（液面形成）を観察するため〕。
- 整位　　：正中矢状面および眼窩耳孔面を検出器に対して垂直にする。
- 中心線　：正中矢状面上の鼻根部を射出点として検出器に対し垂直に入射する。
- 観察部位：前頭洞・上顎洞は明瞭に描出されるが、篩骨洞、蝶形骨洞は他構造と重複するため観察しにくい。

【ウォータース(Waters)法】(図7)
- 体位　　：立位または坐位。
- 整位　　：顎を突き出してドイツ水平線を検出器に対して45°傾斜、正中矢状面を垂直にする。
- 中心線　：後前方向にて前鼻棘を射出点として検出器に対し垂直に入射する。
- 観察部位：前頭洞、**上顎洞**、鼻腔、眼窩、頬骨、**正円孔**など。特に上顎洞全体の観察に適する。顔面外傷の診断に有用である。

【コールドウェル(Caldwell)法】(図8)
- 体位　　：立位または坐位。
- 整位　　：顎を突き出してドイツ水平線を検出器に対して20°傾斜させ、正中矢状面を垂直にする。
- 中心線　：後前方向にて眉間を射出点として検出器に対し垂直に入射する。
- 観察部位：前頭洞、**眼窩**、篩骨洞、**正円孔**など。上顎洞は錐体と重複するため観察しにくい。

図6　正面像

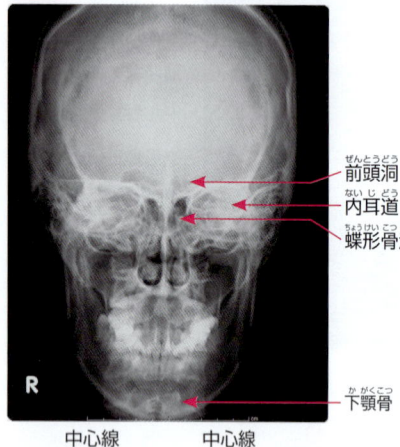

図7　ウォータース像

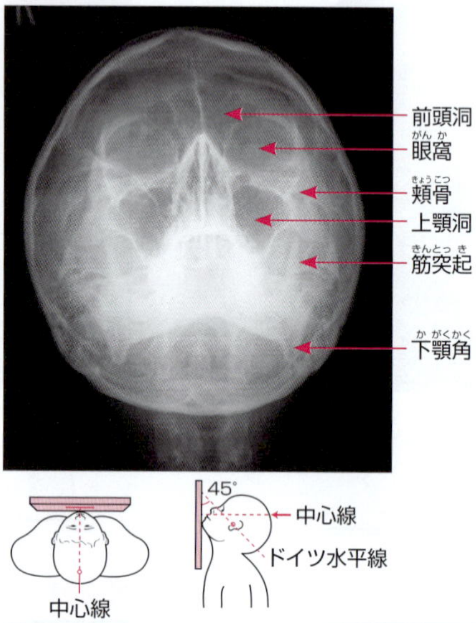

図8　コールドウェル像

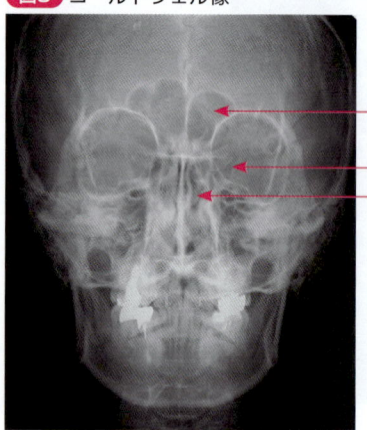

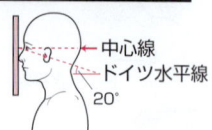

図9　CT骨表示条件水平断像

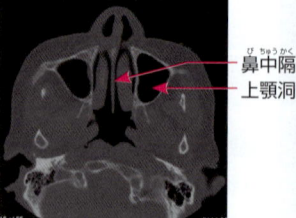

図10　CT骨表示条件矢状断像

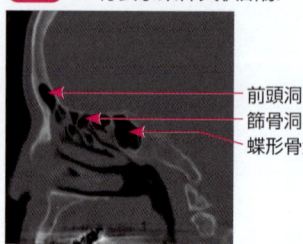

図11　CT骨表示条件冠状断像

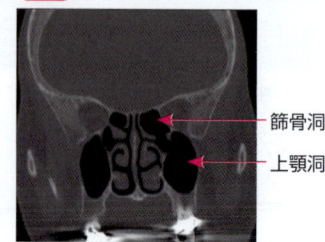

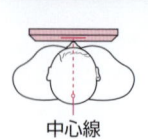

●側頭骨錐体部（聴器）撮影法のポイント

【シュラー(Schüller)法】（図12）
- 体位　：側臥位または坐位。
- 整位　：検側の耳介を検出器側にして正中矢状面を検出器に対して平行にする。
- 中心線：**検側外耳孔**を射出点として耳垂直線上へ**頭尾方向**25°で斜入する。
- 観察部位：鼓室，乳突蜂巣，**顎関節**（開閉口による機能評価）など。

【ゾンネンカルプ(Sonnenkalb)法】（図13）
- 体位　：側臥位または坐位。
- 整位　：正中矢状面を検出器に対して15°傾斜，ドイツ水平面を垂直より15°尾側へ傾斜させる。
- 中心線：検側外耳孔を射出点として非検側外耳孔後方3.5cm，上方3.5cmの位置へ検出器に対して垂直に入射する。
- 観察部位：外耳道，鼓室，乳突蜂巣など。

【ステンバース(Stenvers)法】（図14）
- 体位　：腹臥位または坐位。
- 整位　：正中矢状面を検側へ45°傾斜，顎を引いてドイツ水平面を垂直より12°頭側へ傾斜させる。
- 中心線：非検側外耳孔と外後頭隆起を結ぶ線上で，外耳孔より6cmの位置へ検出器に対して垂直に入射する（錐体軸に対して垂直入射）。
- 観察部位：**内耳道**，耳小骨，三半規管，前庭，鼓室など。内耳道が最も**長く**描出される。

【マイヤー(Mayer)法】
- 体位　：背臥位または坐位。
- 整位　：正中矢状面を検側へ45°傾斜，ドイツ水平面を検出器に対して垂直にする。
- 中心線：検側外耳孔を射出点として頭尾方向45°で斜入（錐体軸に対して平行入射）する。
- 観察部位：内耳道，鼓室など。内耳道が最も**短く**描出される。

図12 シュラー像

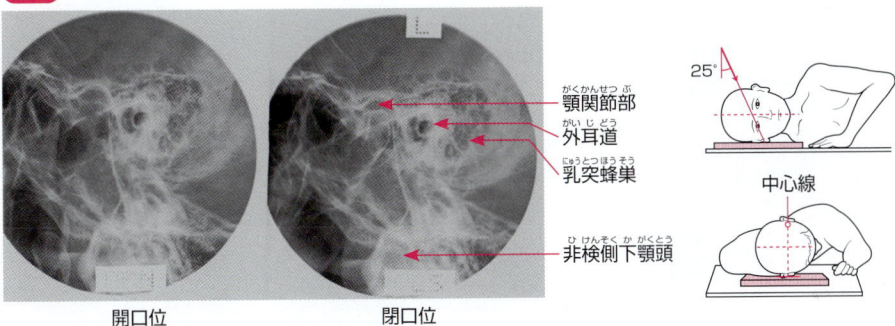

開口位　　閉口位

顎関節部
外耳道
乳突蜂巣
非検側下顎頭

図13 ゾンネンカルプ像

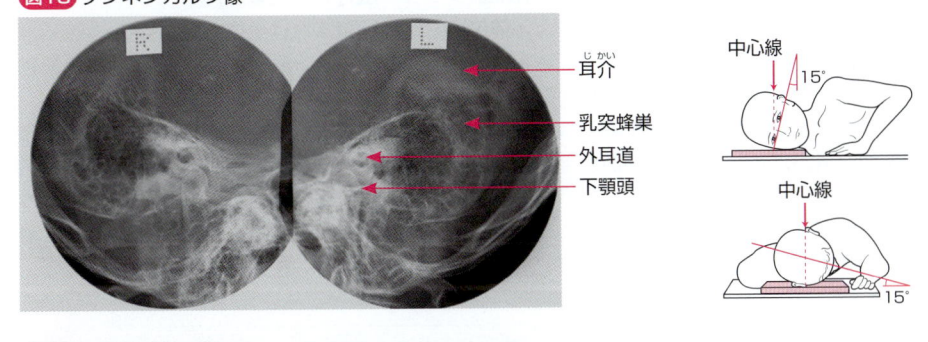

耳介
乳突蜂巣
外耳道
下顎頭

図14 ステンバース像

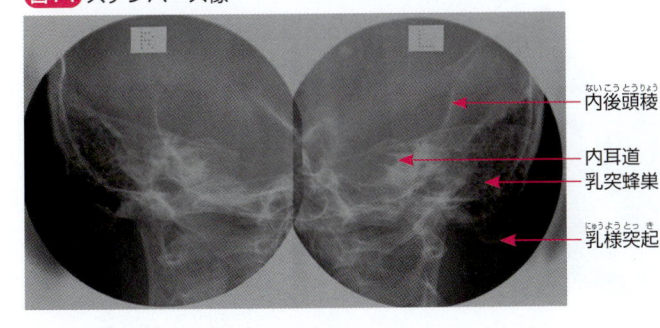

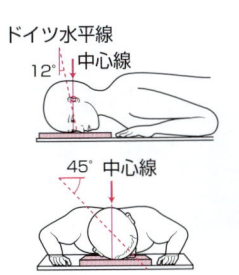

内後頭稜
内耳道
乳突蜂巣
乳様突起

●眼窩・視神経管撮影法のポイント

【正面(後前方向)】
- 体位　　：腹臥位または坐位。
- 整位　　：正中矢状面および眼窩下縁と耳介上部を結ぶ線を検出器に対して垂直にする。
- 中心線　：後前方向にて眉間中央を射出点として検出器に対し垂直に入射する。
- 観察部位：眼窩上下壁，上眼窩裂など。眼窩底の吹き抜け骨折(blow-out fracture)や眼窩内異物なども観察できる。

【側面】
- 体位　　：側臥位または坐位。
- 整位　　：正中矢状面を検出器に対して平行にする。
- 中心線　：眼窩へ検出器に対して垂直に入射する。
- 観察部位：眼窩周囲の骨構造など。眼窩の奥行き情報が観察できる。

【戸塚法・レーゼ(Rhese)法】(図15)
- 体位　　：腹臥位または坐位。
- 整位　　：正中矢状面を検出器に対して35°傾斜，ドイツ水平面を垂直より12°尾側へ傾斜させる。
- 中心線　：外眼角を射出点として検出器に対し垂直に入射する。
- 観察部位：眼科および脳神経疾患に対して，視神経孔の大きさや形態，骨折の有無などを左右比較して評価される。

図15 レーゼ像(右視神経管)

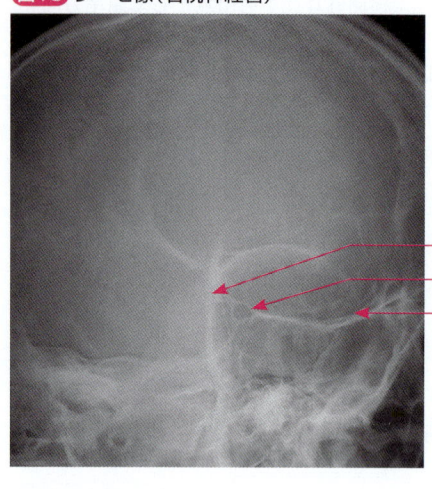

- 眼窩外側縁
- 視神経孔
- 蝶形骨小翼

中心線　ドイツ水平線　12°

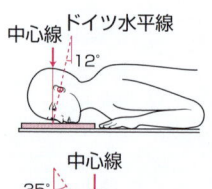

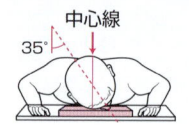

中心線　35°

●顎関節撮影法のポイント

【顎関節経眼窩法】(図16)
- 体位　　：背臥位
- 整位　　：正中矢状面を検側に20°傾斜，眼窩耳孔面を検出器に対して垂直，開口させる。
- 中心線　：検側顎関節を射出点として頭尾方向20°で斜入する。
- 観察部位：眼窩内に下顎窩や下顎頭が観察される。顎関節症や骨折の診断に有用である。

【側面(シュラー法)】(図12参照)
- 体位　　：側臥位または坐位。
- 整位　　：検側の耳介を検出器側にして正中矢状面を検出器に対して平行にする。
- 中心線　：検側外耳孔より2cm前方を射出点として頭尾方向25°で斜入する。
- 観察部位：開口時と閉口時の撮影により下顎頭の移動や関節間隙を評価する。

図16 顎関節経眼窩像

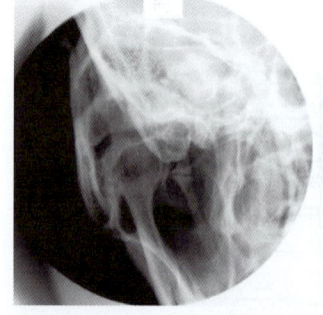

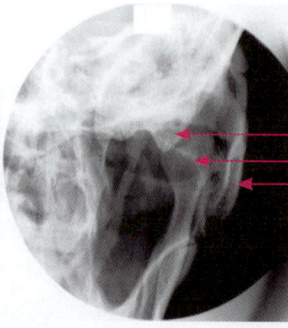

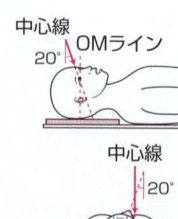

- 乳様突起
- 下顎頭
- 頬骨

中心線　OMライン　20°

中心線　20°

● 鼻骨撮影法のポイント

【側面】（図17）
- 体位　：側臥位または坐位。
- 整位　：正中矢状面を検出器に対して平行にする。
- 中心線：鼻根部へ検出器に対して垂直に入射する（グリッド未使用で低管電圧撮影）。
- 観察部位：鼻骨の前後方向への骨折や変形を評価する。

【軸位】（図18）
- 体位　：腹臥位または坐位。
- 整位　：正中矢状面を検出器に対して垂直，顎を突き出して鼻背（鼻筋）を検出器に対して垂直にする。
- 中心線：鼻根部へ検出器に対して垂直に入射させ，さらに頭尾方向10°，尾頭方向10°に入射させて，3種類の画像を得る。
- 観察部位：鼻骨の左右方向への骨折や変形を評価する。

図17 側面像
鼻骨（びこつ）
前鼻棘（ぜんびきょく）
中心線

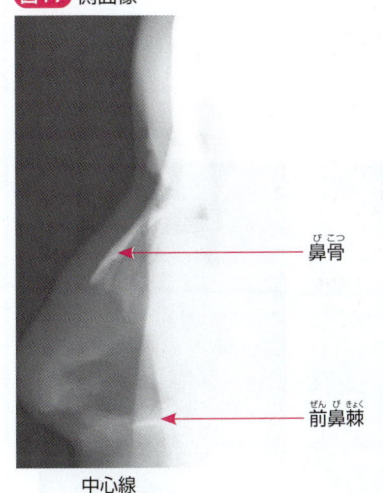

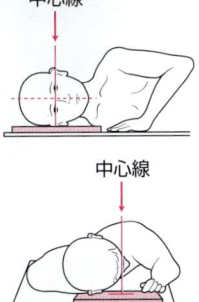

図18 軸位像
鼻骨（びこつ）
鼻中隔（びちゅうかく）
眼窩下縁（がんかかえん）
中心線

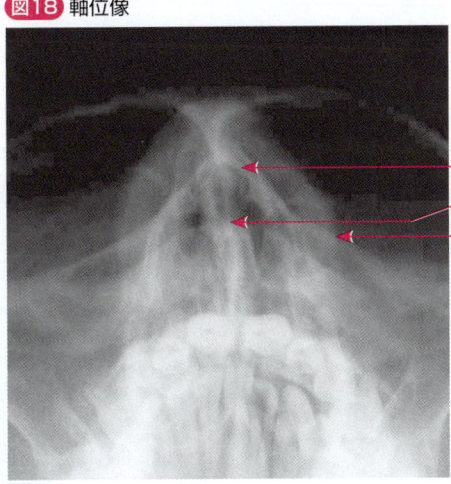

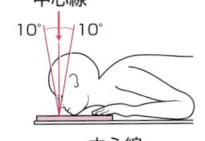

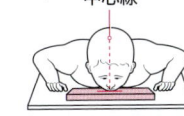

MEMO

2 X線撮影：胸部
画像所見

●問題番号：63AM-45

Q1 ❶胸部X線写真で透過性の亢進がみられるものはどれか。**2つ選べ。**

1. 肺炎
2. 気胸
3. 肺水腫
4. 肺気腫
5. 気管支炎

●問題番号：62PM-87

Q2 ❷胸部X線写真を示す。考えられるのはどれか。

1. 肺癌
2. 気胸
3. 肺気腫
4. 縦隔腫瘍
5. 大動脈瘤

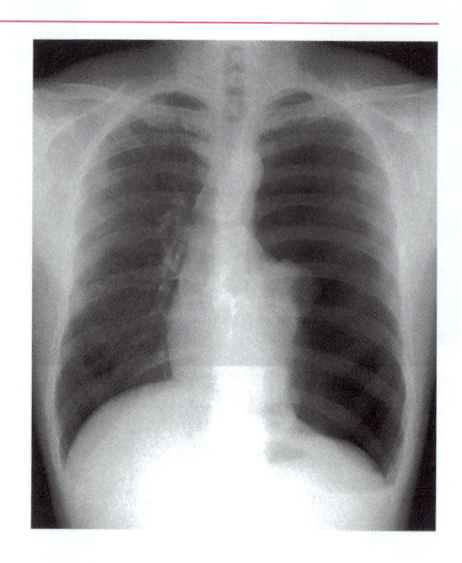

●問題番号：58PM-85

Q3 63歳，男性の❸胸部X線写真正面像を示す。異常陰影と❹シルエットサインが陽性であるのはどれか。**2つ選べ。**

1. 上大静脈
2. 大動脈弓
3. 心左縁
4. 下行大動脈
5. 左横隔膜

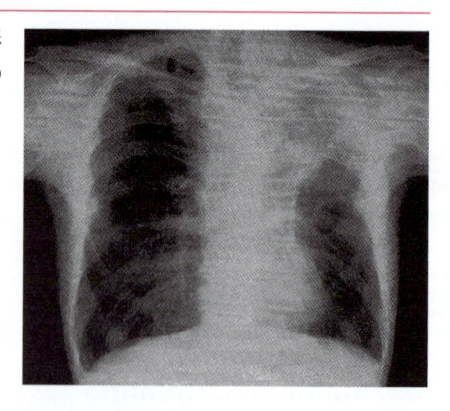

Q1

Key Word ▶▶ ❶胸部X線写真

解法ナビ ▶▶ ・この問題は，X線透過性が亢進する要因と各種胸部疾患における画像所見の特徴に関する理解度が問われている。

選択肢解説

【1. 肺炎】 → 炎症に伴う水分の増加によりX線透過性は低下するので「×」
【2. 気胸】 → 胸膜腔内に貯留した空気によりX線透過性は亢進するので「○」
【3. 肺水腫】 → 肺間質や肺胞に貯留した水分によりX線透過性は低下するので「×」
【4. 肺気腫】 → 肺の過膨張により肺野全域のX線透過性が亢進するので「○」
【5. 気管支炎】 → 気管支粘膜の炎症により気管支周囲のX線透過性は低下するので「×」

正解：2と4

One Point Advice

各種疾患からX線透過性が亢進あるいは低下するのかを推測することは可能である。
⇒ X線透過性の亢進 ＝ 気体：空気の増加 → 気胸，肺気腫
⇒ X線透過性の低下 ＝ 液体：水分の増加 → 肺炎，肺水腫，気管支炎

ウラ技

- 透過性の亢進，つまり肺野濃度が正常よりも黒く描出される胸部疾患は，主に気胸と肺気腫である。

Q2

Key Word ▶▶▶ ❷胸部X線写真

解法ナビ ▶▶▶
- この問題は，胸部X線写真上に描出された画像所見の特徴に関する知識と画像読影の能力が問われている。

選択肢解説

【1. 肺癌】 → 主に辺縁不整な結節影や腫瘤影を示すので「×」
【2. 気胸】 → 肺の虚脱により，X線透過性が亢進した無血管領域が認められるので「○」
【3. 肺気腫】 → 肺過膨張による肺野全域のX線透過性の亢進，横隔膜の低位・平坦化，滴状心などが画像所見の特徴であるので「×」
【4. 縦隔腫瘍】 → 虚脱した肺が縦隔腫瘍と間違えやすいが，縦隔腫瘍では同側に無血管領域が認められないので「×」
【5. 大動脈瘤】 → 大動脈の偏位，拡張，突出として認められるので「×」

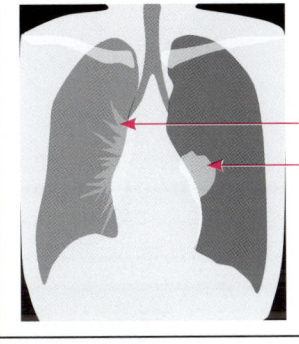

肺血管
萎縮した左肺

左肺では肺血管が消失し，右肺に比べ肺野全体が黒く描出されている。このX線透過性の亢進した無血管領域は，肺の虚脱と肺野外側の胸膜腔内への空気の貯留が考えられる。また，萎縮した左肺（→）は肺門部に一塊となって認められ，気胸の画像所見である。

正解：2

ウラ技

- 肺血管陰影の消失した無血管領域 ⇒ 気胸

Q3

Key Word ▶▶▶ ❸胸部X線写真正面像，❹シルエットサイン

解法ナビ ▶▶▶ ・この問題は，胸部X線写真正面像でみられる縦隔辺縁部の陰影（右第1弓〜左第4弓）とシルエットサインについての理解度が問われている。

選択肢解説

【1. 上大静脈】 → 上大静脈は右第1弓の陰影であり，正常に描出されているので「×」

【2. 大動脈弓】 → 大動脈弓は左第1弓の陰影であり，異常陰影により輪郭が不明瞭になっているので「○」

【3. 心左縁】 → 心左縁は左第3弓（左心耳）と左第4弓（左心室）の陰影であり，異常陰影により左心耳の輪郭が不明瞭になっているので「○」

【4. 下行大動脈】 → 下行大動脈は肺動脈や心臓に重なって見える線状の陰影であり，正常に描出されているので「×」

【5. 左横隔膜】 → 左横隔膜は肺野下縁の陰影であり，正常に描出されているので「×」

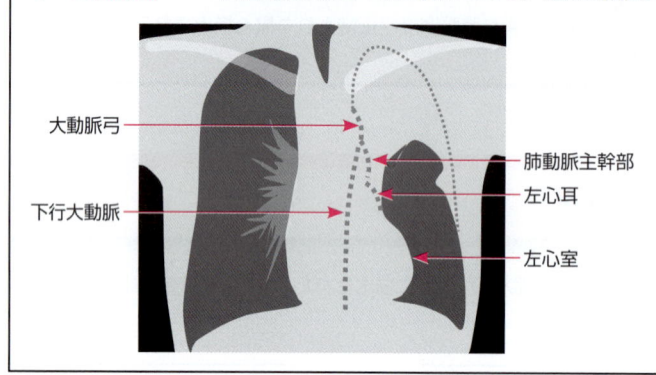

正解：2と3

（図：大動脈弓，下行大動脈，肺動脈主幹部，左心耳，左心室）

One Point Advice

胸部X線写真は，各種画像のなかで最も多く撮影されている。そのため，国家試験では出題される可能性が極めて高い。撮影法のみならず，各種胸部疾患における画像所見の特徴についても是非覚えて戴きたい。

MEMO

レベル・アップ / Level Up

●胸部高管電圧（120～140kV）撮影の特長
- 鎖骨や肋骨，心臓，横隔膜と重複する肺病巣を描出できる。
- 気管や気管支などの含気臓器を描出できる。
- 診断領域の広い（肺野および縦隔内全体の）情報を得ることができる。
- 被検者の被ばく線量を低減できる。
- 短時間撮影が可能となり，X線管の負荷も軽減する。

●シルエットサイン
- X線透過性の等しい組織が接している場合，つまり，心臓や大血管，横隔膜などに病変が接している場合，その境界のコントラストが失われて不明瞭になることを「シルエットサイン陽性」という。すなわち，心臓，大血管，横隔膜などの輪郭が認められない場合，これに接する肺野の異常が疑われる。

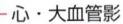

図1 シルエットサインの説明

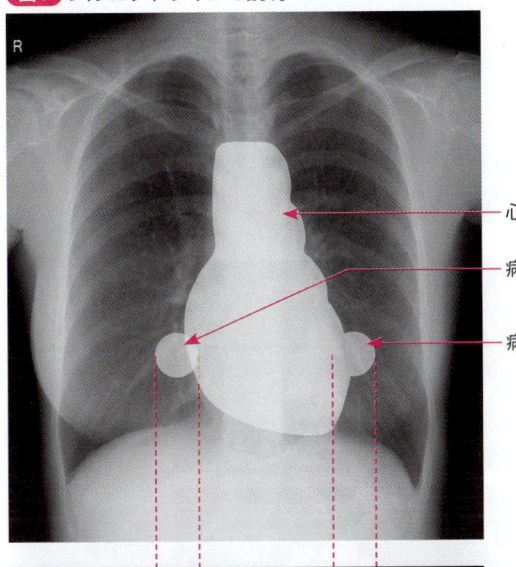

実線の病変は心臓と接しているため境界は不明瞭となる（シルエットサイン陽性）。点線の病変は心臓と接しておらず，その間に肺内ガスの空気層が存在するため境界は明瞭となる（シルエットサイン陰性）。

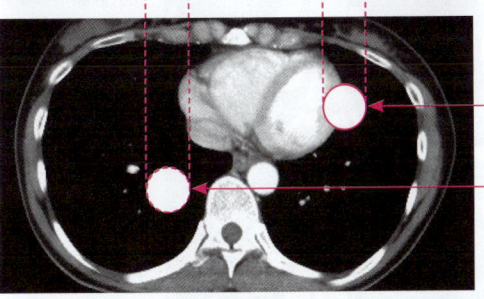

図2 シルエットサイン像（胸腺腫）

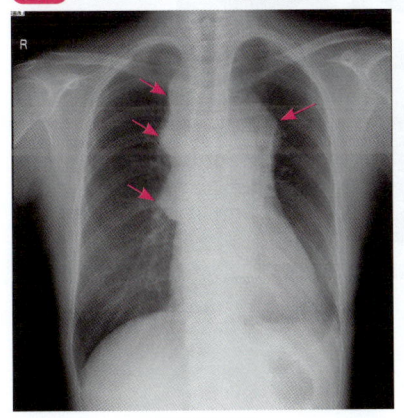

胸部X線写真　　胸部造影CT画像

縦隔陰影の左右に辺縁平滑な腫瘤影（→）が認められる。

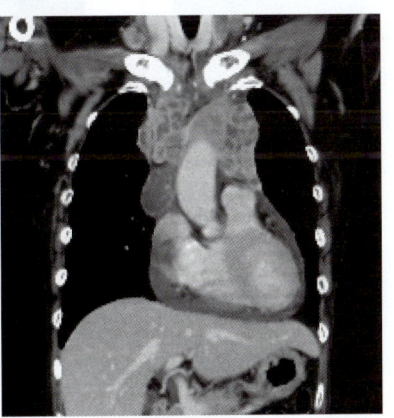

● 胸部X線像でみられる陰影

図3 縦隔辺縁部

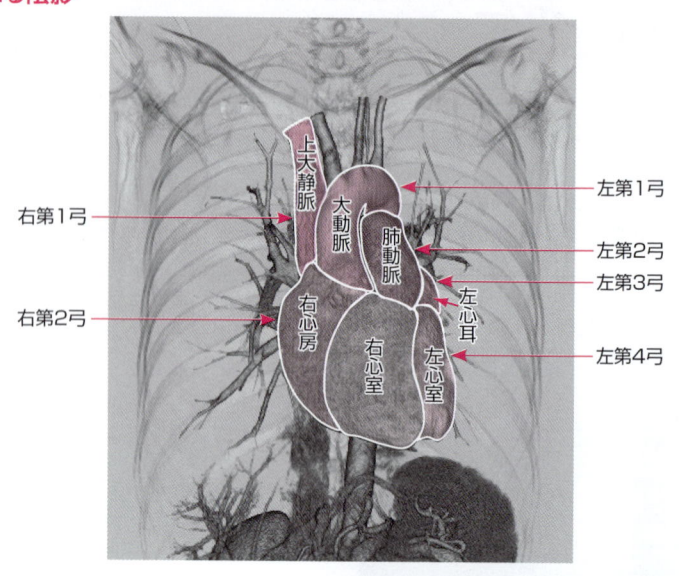

- 右第1弓
- 右第2弓
- 左第1弓
- 左第2弓
- 左第3弓
- 左第4弓

(上大静脈、大動脈、肺動脈、左心耳、右心房、右心室、左心室)

図4 心臓・大血管の画像解剖

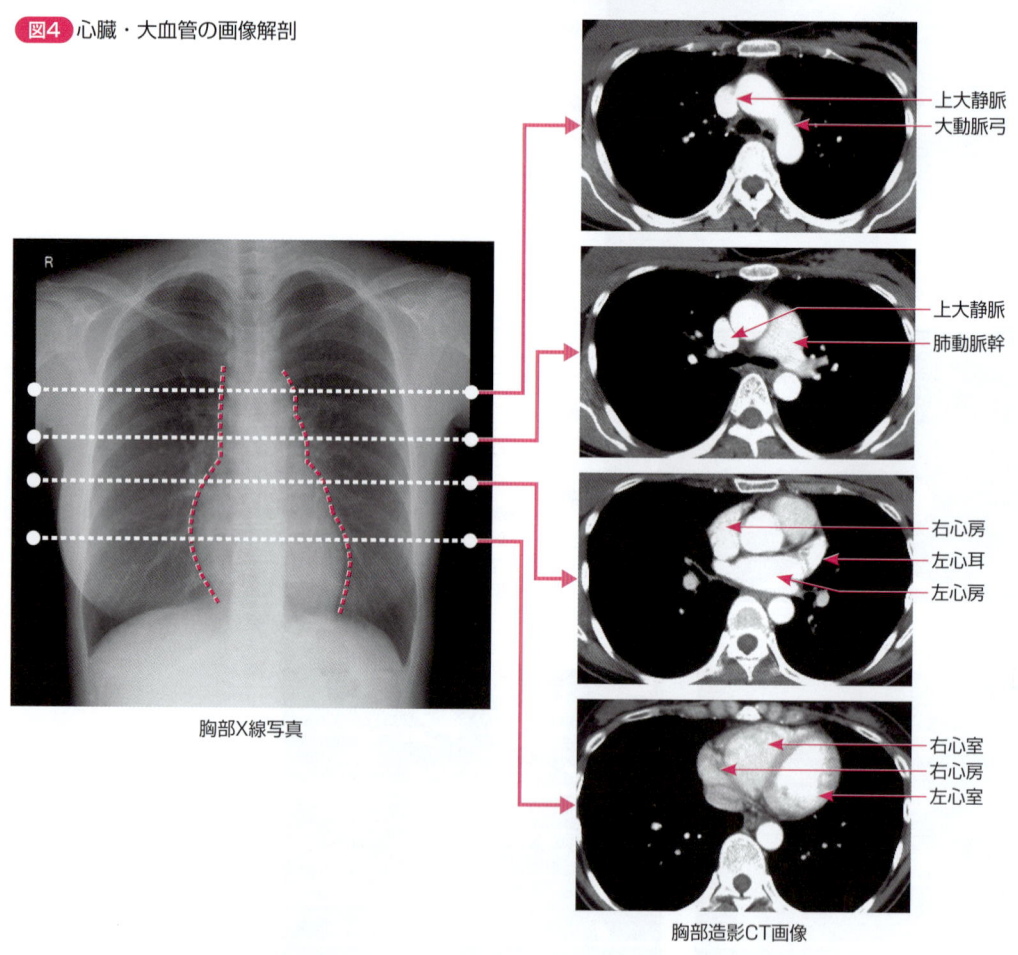

胸部X線写真

胸部造影CT画像

- 上大静脈
- 大動脈弓
- 上大静脈
- 肺動脈幹
- 右心房
- 左心耳
- 左心房
- 右心室
- 右心房
- 左心室

●胸部における組織の違いによるX線透過性

表1 X線透過性と臓器との関係

X線透過性	X線画像	物質	臓器
高い ↕ 低い	黒 ↕ 白	空気	気管，気管支，肺内ガス
		脂肪組織	皮下脂肪
		水・軟部組織	心臓，大血管，肺血管，縦隔，横隔膜
		金属・骨	肋骨，鎖骨，肩甲骨，胸椎，石灰化

●X線透過性が亢進あるいは低下する要因

- X線透過性は，透過物質の原子番号が大きく，密度が高く，厚いほど低下する。
  - ・透過性が亢進する要因と各種疾患
    - ①含気量の増加　　　：肺気腫，気胸，気腫性肺囊胞
    - ②水・軟部組織の減少：肺血栓塞栓症，乳房切除後
  - ・透過性が低下する要因と各種疾患
    - ①含気量の減少　　　：無気肺
    - ②水・軟部組織の増加：胸水，肺水腫，肺腫瘍，肺炎

●心胸郭比（CTR：cardio thoracic ratio）

- 最大胸郭内径における最大心臓横径の比であり，胸部X線写真から心肥大の程度を知る簡便な方法である。正常値は成人で50％以下とされる。

図5 心胸郭比

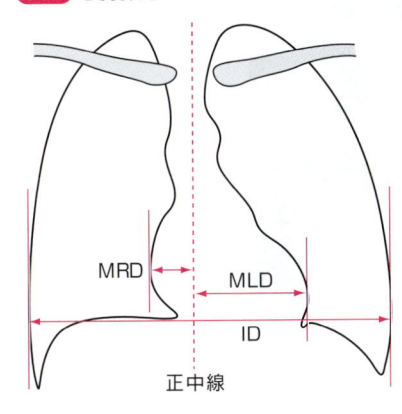

$$CTR = \frac{MRD + MLD}{ID} \times 100$$

MRD（mid-right distance）：正中線から心臓右縁までの最大距離
MLD（mid-left distance）　：正中線から心臓左縁までの最大距離
ID（maximum internal thoracic diameter）：最大胸郭内径

●各種胸部疾患

【肺癌】

- **疾患概念**：肺に発生する上皮性の悪性腫瘍であり，組織学的には小細胞癌と非小細胞癌（腺癌，扁平上皮癌，大細胞癌）に分類される。
- **画像所見**：主に辺縁不整な結節影や腫瘤影を示す。また，肺癌により気管支が閉塞・狭窄を起こし，無気肺や閉塞性肺炎を併発して**コンソリデーション**※を示す場合もある。

※**コンソリデーション**：肺胞腔内が液体，細胞成分，組織などで充満された状態であり，肺野条件で肺血管と同等の高信号陰影を示す。

図6 肺癌

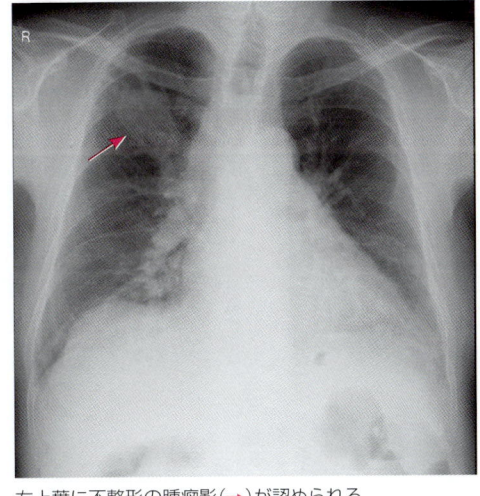

右上葉に不整形の腫瘤影（→）が認められる。

【気胸】
- **疾患概念**：胸膜が破れることにより空気が肺野外側の胸膜腔内に貯留し，肺が虚脱した（しぼんだ）状態である。

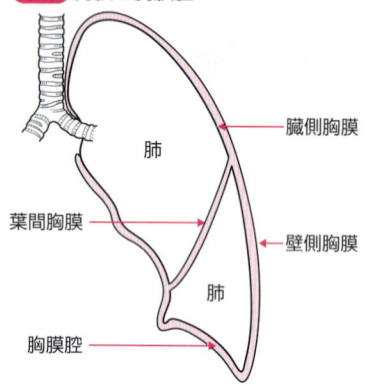

図7 胸膜と胸膜腔

- **画像所見**：軽度な気胸では，胸膜腔内に貯留した空気が胸郭に沿って，正常の肺よりもX線透過性の高い無血管領域として認められる。また，肺と胸膜腔との境界は，萎縮した肺の辺縁（**臓側胸膜**※）によって細い線状陰影として描出される。

※**臓側胸膜**：肺を覆う胸膜を「臓側胸膜」と呼び，胸壁や縦隔を覆う胸膜を「壁側胸膜」と呼ぶ。臓側胸膜と壁側胸膜間の閉じた空間を「胸膜腔」と呼ぶ。「葉間胸膜」は2枚の臓側胸膜である。
（土屋一洋 監修：診療放射線技師 画像診断マスター・ノート，p.129, メジカルビュー社, 2005.改変引用）

図8 気胸

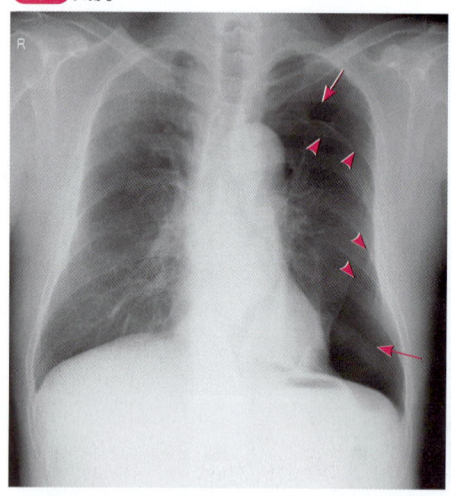

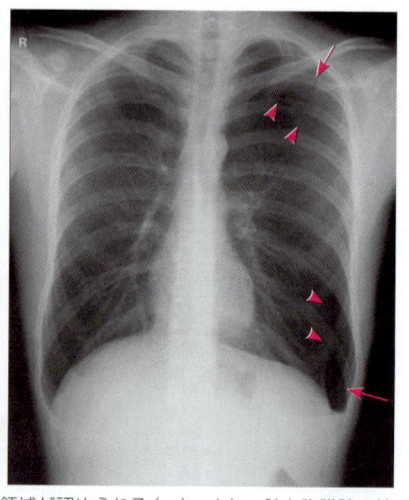

左の胸郭に沿って**肺紋理**※の消失したX線透過性の高い領域が認められる（→）。また，肺と胸膜腔の境界は，萎縮した肺の辺縁によって細い線状陰影（▶）として描出されている。

※**肺紋理**：胸部X線写真で肺門から末梢に向かう樹枝状の陰影であり，肺動脈と肺静脈の走行を示している。

【肺気腫】
- **疾患概念**：肺胞壁の破壊・消滅により融合し，拡大した肺胞（含気領域）が弾性力を失って過度に膨張した状態である。

- **画像所見**：肺過膨張により，肺野全域のX線透過性の亢進，肺動脈による肺血管陰影の低下，横隔膜の低位や平坦化，肋間腔の開大を伴うビール樽型胸郭，心縦隔陰影の狭小化（滴状心）などが認められる。また，これらの特徴は，正面像よりも側面像で描出される。

図9 肺気腫

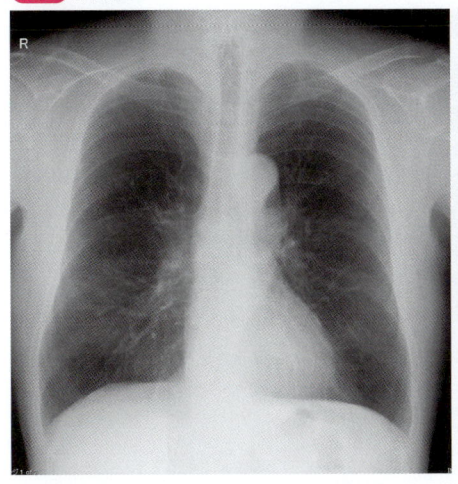

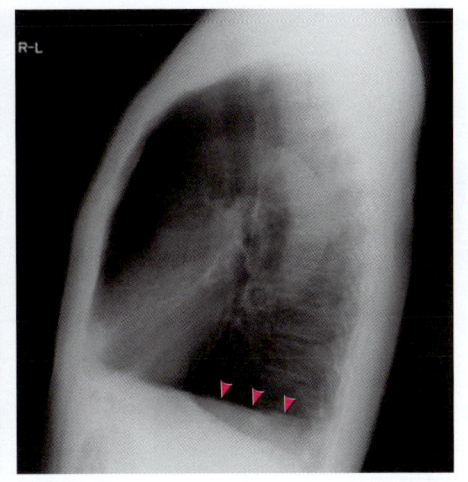

横隔膜は平坦化しており（▶），肺野は全体的に黒く描出されている。

【縦隔腫瘍】
- **疾患概念**：胸膜によって左右の肺の間に隔てられた縦隔内組織と臓器に発生する腫瘍の総称である。ただし，心臓，大血管，食道，気管・気管支から発生した腫瘍は含まない。
- **画像所見**：縦隔陰影に重なる辺縁明瞭な腫瘤影，または縦隔陰影の拡大として認められる。

図10 縦隔腫瘍

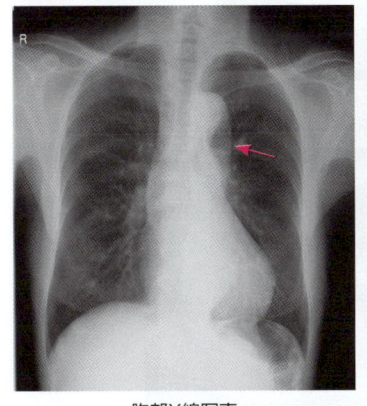

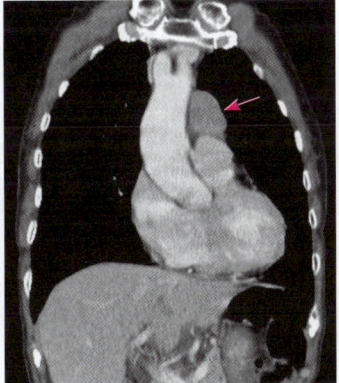

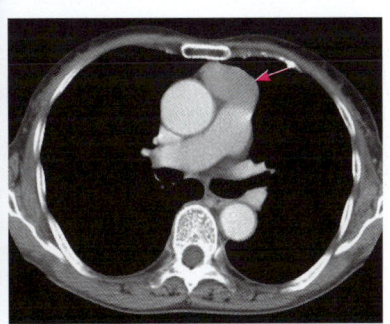

胸部X線写真　　　　　　　　　　　　　　　　　　胸部造影CT画像

胸部X線写真において大動脈弓陰影の下方に淡く突出した陰影（→）が認められる。

【大動脈瘤】
- **疾患概念**：主に動脈硬化症や高血圧症が原因で，限局性に大動脈が拡張した状態である。胸部大動脈に瘤が形成されたものを「**胸部大動脈瘤**」と呼び，発生部位により，上行大動脈瘤，弓部大動脈瘤，下行大動脈瘤に分類される。
- **画像所見**：大動脈陰影の偏位，拡張，突出として認められる。胸部大動脈瘤の場合，弓部大動脈では囊胞状，上行・下行大動脈では紡錘状の瘤が多くみられる。また，上行大動脈瘤は右前方へ，弓部および下行大動脈瘤は左へ突出することが多い。

図11 大動脈瘤

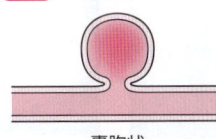

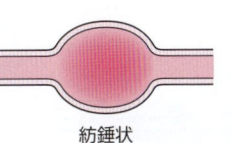

囊胞状　　　　　紡錘状

囊胞状動脈瘤：動脈壁の一部がふくろ（囊）状に拡張したものであり，より限局的な瘤である。紡錘状に比べ破裂しやすい。

紡錘状動脈瘤：動脈壁が左右対称に樽形に拡張したものであり，両端は正常の形態を示す。囊状に比べ多くみられる。

（土屋一洋 監修：診療放射線技師 画像診断マスター・ノート，p.198，メジカルビュー社，2005．改変引用）

図12 大動脈瘤

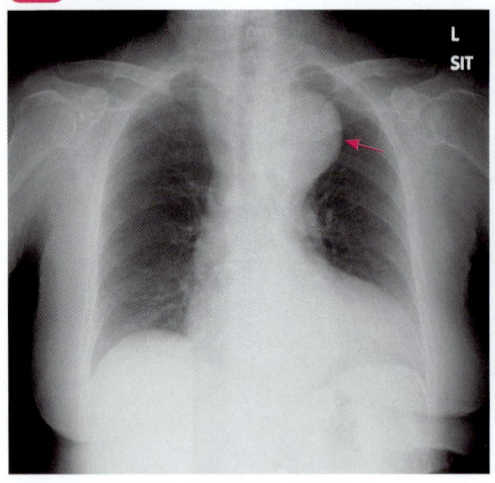

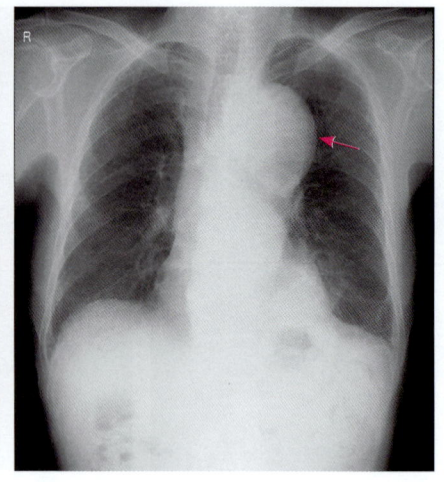

大動脈弓陰影の拡張・突出が認められる(→)。

【肺炎】
- **疾患概念**：細菌やウイルスなどの病原体による感染が原因で肺実質に炎症が起こり，その結果，肺胞腔内が滲出液で満たされた状態である。一般に，肺実質に起こる炎症を「肺炎」と呼び，肺間質に起こる間質性肺炎とは区別することが多い。
- **画像所見**：炎症に伴う水分の増加によりX線透過性は低下するため，炎症部分が浸潤影として白く描出される（コンソリデーション）。その内部にみられる気管支透亮像※は肺胞性肺炎の代表的な所見である。

※**間質性肺炎**：なんらかの原因で肺間質（肺胞隔壁など）に炎症が起き，次第に線維化して肺機能が低下する疾患である。肺胞隔壁の肥厚により肺胞壁のX線吸収が高まり，すりガラス状陰影（微細顆粒状陰影）や網状影を呈する。

※**気管支透亮像（エアーブロンコグラム）**：通常，胸部X線写真では描出されない気管支内の空気が周囲の高濃度陰影（コンソリデーションなど）によって黒く樹枝状に描出された所見である。肺胞性病変を示唆する所見とされている。

図13 すりガラス状陰影

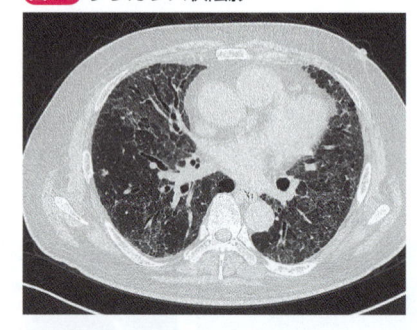

図14 気管支透亮像

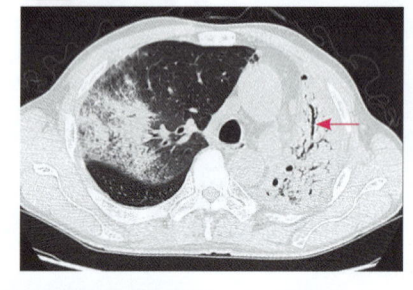

図15 肺炎

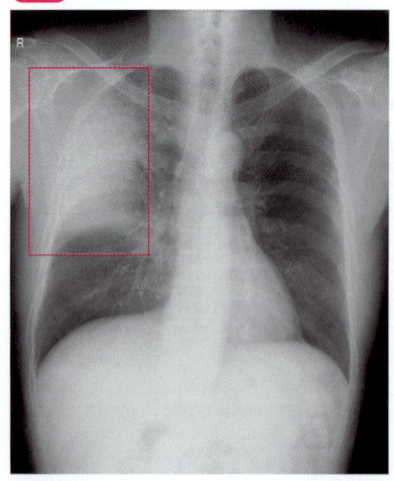

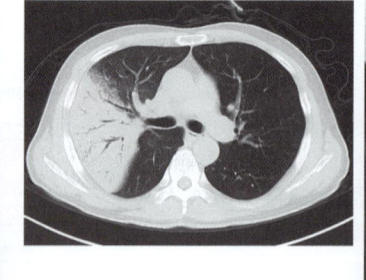

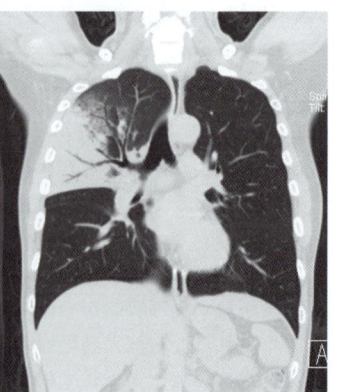

胸部X線写真

胸部CT画像

右上葉にコンソリデーション(□)と気管支透亮像が認められ，肺炎が疑われる。

【肺水腫】
- **疾患概念**：「心原性肺水腫」と「非心原性肺水腫※」に分けられ，多くの場合が前者である。心原性肺水腫は，心筋梗塞などの心不全により全身に血液を送り出す能力が低下し，血漿成分が肺血管外に漏出して肺間質や肺胞に貯留した状態である。
- **画像所見**：蝶形陰影※，気管支透亮像，心陰影拡大，胸水貯留，上肺野の肺動静脈の拡張などが認められる。

※**非心原性肺水腫**：心臓以外に原因があるもので，特に，ARDS（急性呼吸窮迫症候群）や，ALI（急性肺損傷）では，肺血管の炎症により血管から漏出した血漿成分が肺に貯留した状態となる。

※**蝶形陰影**：心陰影を中心に両肺野へ蝶が羽を広げたように分布する肺胞性陰影である。

図16 肺水腫

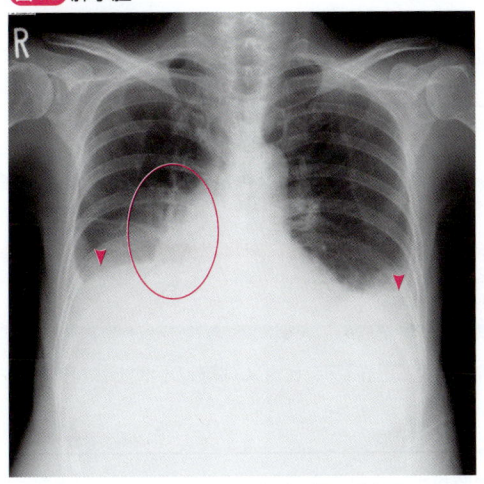

右肺門にコンソリデーション（○）が認められる。また，著しい心陰影拡大と，胸水の貯留を示唆する肋骨横隔膜角の鈍化（▶）が認められる。

【気管支炎】
- **疾患概念**：主に細菌やウイルスによる感染が原因で気管支粘膜に炎症が起こり，気道分泌（痰）が増加した状態である。急性と慢性があり，咳や痰などの症状が3カ月以内に改善される場合を「**急性気管支炎**」という。
- **画像所見**：気管支炎初期では異常はほとんど認められないが，ある程度進行すると全肺野，特に中肺野から下肺野にかけて，びまん性に粒状影が認められる。

図17 気管支炎

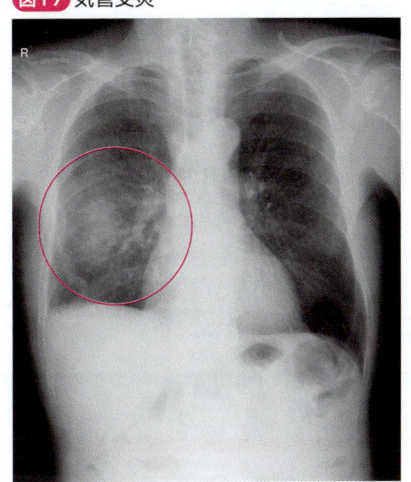

MEMO

3 撮影法と代表疾患

X線撮影：腹部

●問題番号：61PM-73

Q1 急性腹症患者の❶左側臥位腹部正面撮影で正しいのはどれか。

1. 腹水貯留の診断に用いる。
2. 尿管結石の診断に用いる。
3. 消化管穿孔の診断に用いる。
4. 発泡剤を飲ませてから撮影する。
5. ポジショニング後，素早く撮影する。

●問題番号：58PM-68

Q2 ❷急性腹症で用いる撮影法はどれか。

a. 胸部仰臥位正面AP撮影　　d. 腹部立位正面AP撮影
b. 胸部立位正面PA撮影　　　e. 骨盤仰臥位正面AP撮影
c. 腹部仰臥位正面AP撮影

1. a, b, c　　2. a, b, e　　3. a, d, e　　4. b, c, d　　5. c, d, e

Q1

Key Word ❶左側臥位腹部正面撮影

解法ナビ
・この問題は，急性腹症の診断に有用な左側臥位腹部正面（デクビタス）撮影の目的および方法に関する理解度が問われている。

選択肢解説

【1】→ 腹水貯留の診断には，腹部臥位正面像が用いられるので「×」。立位像では，腹水が消化管とともに骨盤内に落ち込むため診断が困難となる。超音波検査やCT検査では，少量の腹水貯留の診断が可能である。

【2】→ 尿管結石の診断には，画像コントラストが良好な腹部臥位正面像が用いられるので「×」。腹部臥位正面撮影は，背臥位により腹部が平坦化され，臓器の重積が少ないため腹部全体の観察に有用である。しかし，尿路系（腎臓，尿管，膀胱）結石の約10％はX線透過性であるため，画像上には描出されず，超音波画像やCT画像で観察される。

【3】→ 胸部立位正面撮影とともに消化管穿孔による腹腔内遊離ガス像（フリーエア像）の検出に適した撮影法であるので「○」。

【4】→ 上部消化管造影検査において胃を膨大させる目的で使用するので「×」。消化管穿孔やその疑いのある患者では，発泡剤の使用により消化管の膨張が生じ，穿孔部位が伸展して腹痛などの症状を悪化させる恐れがあるため，禁忌である。

【5】→ 臥位の患者を左側臥位で撮影する場合，腹腔内遊離ガス（フリーエア）が右腹壁下に移動するまで多少の時間を要するため，ポジショニング後，3〜5分以上経過した後に撮影するので「×」。急性腹症の診断目的で胸部や腹部の立位または坐位の正面撮影を実施する場合も同様である。

正解：3

One Point Advice

急性腹症は，突発する激しい腹痛を主徴とし，緊急手術を必要とする腹部疾患，およびこれとの鑑別を要する疾患群である。疾患には，消化管閉塞（イレウス），消化管穿孔，尿管結石症などがあり，これらの診断に腹部X線写真は有用である。

Q2

Key Word ▶▶▶ ❷急性腹症

解法ナビ ▶▶▶ ・この問題は，急性腹症を起こす代表的な疾患とその疾患の診断に適した撮影法についての知識が問われている。

選択肢解説 ▶▶▶
- 【a】→ 急性腹症における胸部撮影の目的は，腹腔内遊離ガス（フリーエア）の検出が主であり，立位での撮影が必須となるので「×」
- 【b】→ 腹腔内遊離ガス（フリーエア）の検出に最も適した撮影法なので「○」
- 【c】→ 立位に比べて，臓器の輪郭や消化管内ガスの観察，腫瘍像や石灰化像の描出が容易となり，急性腹症の診断に有用なので「○」
- 【d】→ 消化管閉塞（イレウス）による鏡面像（ニボー像）や消化管穿孔による腹腔内遊離ガス（フリーエア）像，腸管拡張像の描出に適した撮影法なので「○」
- 【e】→ 主に骨盤骨折や脱臼などの検出を目的とした撮影法なので「×」

正解：4

ウラ技

・急性腹症の診断に適した撮影法は，①胸部立位正面PA撮影，②腹部立位正面AP撮影，③腹部背臥位正面AP撮影である。

One Point Advice

腹部X線写真は，消化管閉塞（イレウス）や穿孔などの急性腹症の診断に用いられている。撮影法のみならず，代表的な疾患における画像所見の特徴についても是非覚えて戴きたい。

MEMO

レベル・アップ　Level Up

- **腹部立位正面像・側臥位腹部正面（デクビタス）像における代表的疾患の画像所見**
  - **鏡面像（気体液面像：ニボー）**：消化管内の通過障害（閉塞：イレウス）により，口腔側の消化管に貯留する内容物中の液体成分が下側へ，気体成分が上側に移動して境界面を形成し，腹部立位像で線状陰影として描出される。

- **腹腔内遊離ガス（フリーエア）**：消化管穿孔や開腹手術により，空気が腹腔内に漏出したもので，体位変換によって移動し，立位像では横隔膜下に描出される。消化管穿孔は，胃・十二指腸・大腸に生じることが多く，細菌などを含めた消化管の内容物が腹腔内に漏出すると腹膜炎を併発する。

図1　代表的疾患の画像所見

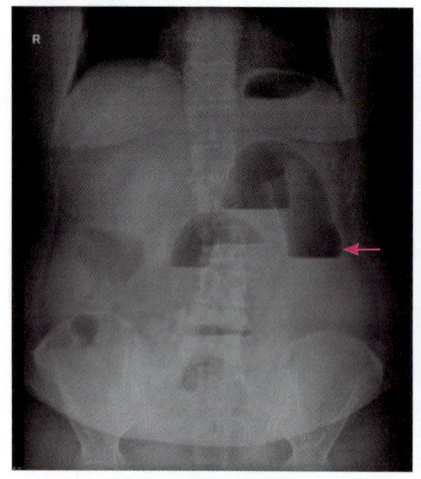

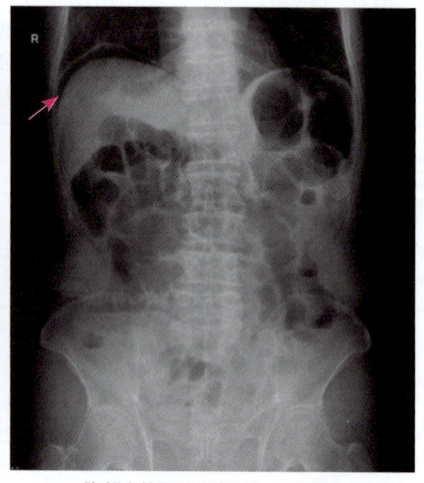

腹部立位正面像（ニボー像）　　　腹部立位正面像（フリーエア像）

- **腹部背臥位正面像における腹腔内液体貯留の代表的な画像所見（サイン）**
  - 腹腔内の液体は，肝臓側方，骨盤部，結腸傍溝などの腹腔内臓器の外方に貯留しやすい。
  - **肝角徴候（Hepatic angle sign）**：少量の腹水が肝臓と右腎臓の間隙（モリソン窩）に貯留し，肝右葉下角の輪郭が不明瞭となる。
  - **犬の耳徴候（Dog's ear sign）**：200〜300ml程度の腹水が骨盤腔内に貯留し，膀胱（犬の顔）の両外側の腹水が犬の耳のように見える。
  - **側腹線条徴候（Flank stripe sign）**：多量の腹水が上行および下行結腸外側の結腸傍溝に貯留することで腸管と腹壁の間隔が開き，側腹部の腹横筋膜と壁側腹膜との間に存在する腹膜外脂肪層が黒い帯状として描出される。

- **側臥位腹部正面（デクビタス）像**
  - 患者の状態が重篤であり，立位または坐位での撮影が困難な場合に用いられる。

  【右側臥位】
  - 消化管穿孔で頻度の高い十二指腸球部穿孔の場合，解剖学的な胃の位置関係から胃の内容物が腹腔内に漏出しやすくなり，腹膜炎を起こすなどのさらなる病態の悪化につながる危険性がある。また，右側臥位では，遊離ガス（フリーエア）と，胃・小腸・結腸内ガスとの判別が困難となる。

  【左側臥位】
  - 右側臥位とは逆に，十二指腸球部穿孔部位から胃内ガスが腹腔内に漏出しやすくなり，消化管内容物は胃内に貯留しやすくなる。また，左側臥位では，遊離ガス（フリーエア）が腹部右側壁と肝臓右葉外側縁との間に移動するため障害陰影が存在せず，判定が容易となる。

図2 十二指腸球部穿孔

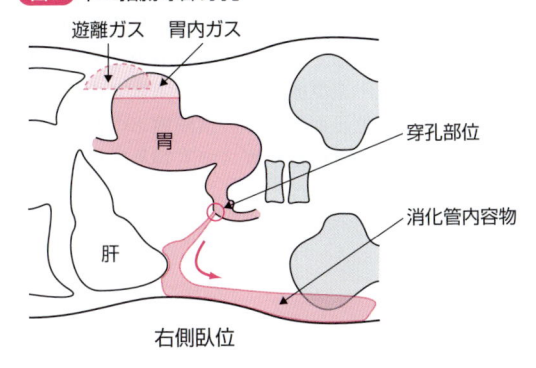

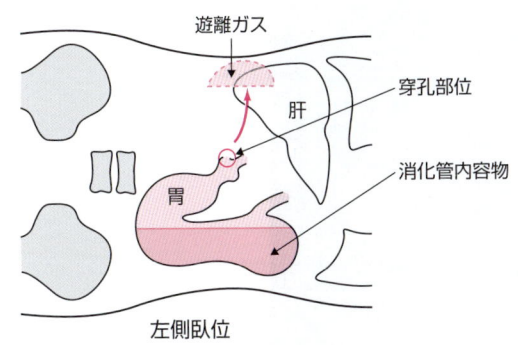

遊離ガス　胃内ガス
胃
肝
穿孔部位
消化管内容物
右側臥位

遊離ガス
肝
穿孔部位
胃
消化管内容物
左側臥位

(日本放射線技術学会近畿部会:「腹部領域の撮影技術」, 雑誌第11巻2号: p.64, 2005.)

図3 左側臥位腹部正面像

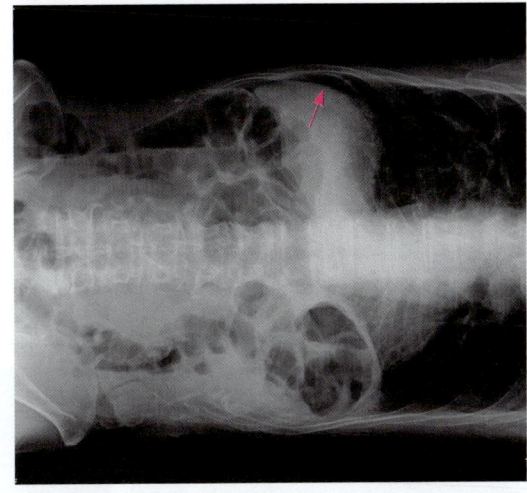

腹部右側壁と肝右葉外側縁に遊離ガス(フリーエア)像(→)が認められる。

●胸部背臥位正面(AP)像・胸部立位正面(PA)像
- **胸部背臥位**：重症患者や新生児, 乳児など, 立位や坐位での撮影が困難な患者を対象とする。背臥位像では, 気胸, 胸水, 心不全などの観察が困難となる。
- **胸部立位**：胸部X線写真の基本となる撮影法であるが, 腹腔内遊離ガス(フリーエア)の検出に最も適した撮影法である。この理由は, ①X線管の高さと距離, ②X線画像の濃度(撮影条件), が関係している。急性腹症における胸部撮影のその他の目的としては, 腹部症状の原因となる胸部疾患(肺炎, 心筋梗塞など)の観察, 手術が必要になった際の胸部概観などである。

図4 同一患者の胸部背臥位正面(AP)像と胸部立位正面(PA)像

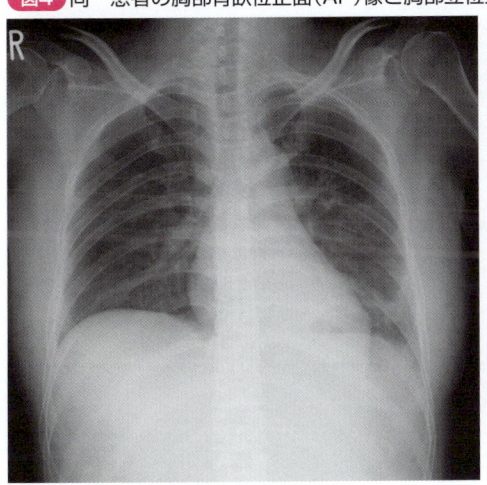

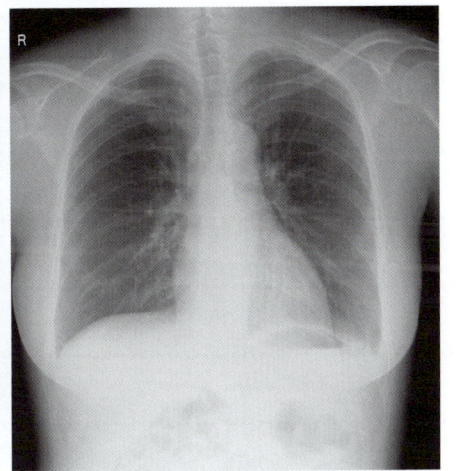

胸部背臥位正面(AP)像　　　　　胸部立位正面(PA)像

背臥位正面像は, 立位正面像に比べて心陰影が拡大され, 横隔膜の位置が高く, 肺野が狭く描出されている。また, 胃内ガスは不明瞭となっている。

X線撮影：腹部

◆胸部立位正面(PA)像が腹腔内遊離ガス(フリーエア)の検出に有用である理由
①X線管の高さと距離の違い
- 腹部立位正面(AP)像では，撮影距離が短くX線管が横隔膜よりも低い位置に存在するため，横隔膜下の遊離ガスに対してX線が尾頭方向から斜入することになり，遊離ガスが不明瞭となりやすい。それに対して，胸部立位正面(PA)像では，撮影距離が長く遊離ガスに対してX線束が平行となるため，遊離ガスを描出しやすい。

②X線画像濃度(撮影条件)の違い
- 腹部立位正面像では，腹部臓器の観察を目的とした画像濃度で出力されるため，横隔膜下部がやや黒く描出され，空気濃度の観察が困難となる。しかし，胸部立位正面像では，横隔膜下の画像濃度が白くなり，少量の遊離ガスでも容易に観察可能となる。

図5 X線画像の濃度(撮影条件)の違いによる腹腔内遊離ガスの描出能

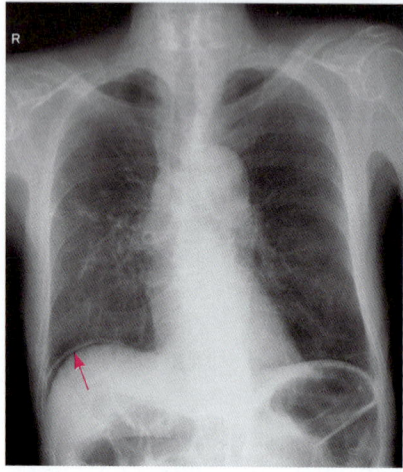

胸部立位正面像　　　　腹部立位正面像

MEMO

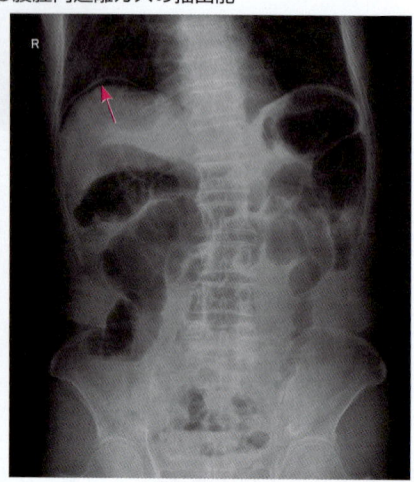

●腹部背臥位正面像・腹部立位正面像

- **腹部背臥位**：腹部X線写真の基本となる撮影法であり，最も情報量が多く，画像コントラストも良好であるため，腹部全体の観察に適する。また，立位に比べ，各腹部臓器が腹腔内に均等に分布し平坦化することから，臓器の輪郭や消化管内ガス（ケルクリング襞など）の観察，および腫瘍像や石灰化像の描出が容易となり，急性腹症の診断に有用である。
- **腹部立位**：消化管閉塞（イレウス）による鏡面像や消化管穿孔による腹腔内遊離ガス（フリーエア）像の描出に適した撮影法である。しかし，立位に伴う腹部臓器の沈下により各臓器が重複して画像コントラストが低下するため，腹部全体の観察には不適である。

図6 同一患者の腹部背臥位正面像と腹部立位正面像

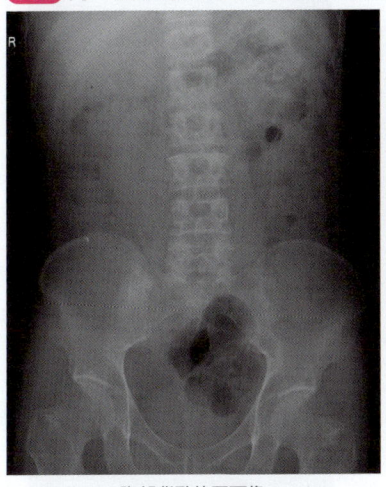

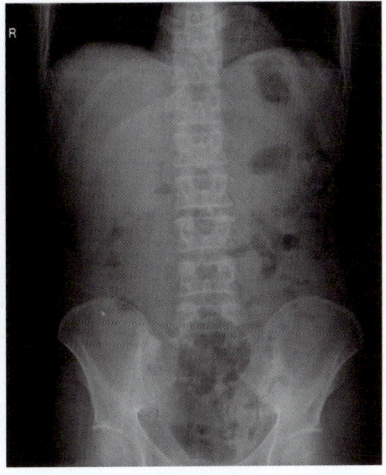

腹部背臥位正面像　　　　　腹部立位正面像

背臥位正面像は，立位正面像に比べて画像コントラストが良好であり，臓器輪郭や消化管内ガスが明瞭に描出されている。

●骨盤背臥位正面（AP）像

- 腸骨，恥骨，坐骨で形成される寛骨や，第5腰椎，仙椎，尾骨，股関節を対象に，骨折，脱臼，腫瘍，炎症，恥骨結合のずれ・離開，仙腸関節の緩みの状態などを観察する目的で撮影される。

図7 骨盤背臥位正面（AP）像

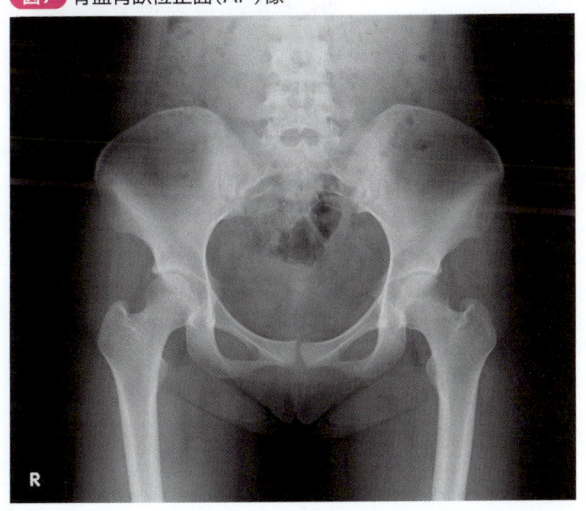

4 X線撮影：四肢
撮影法と観察部位①

●問題番号：62PM-82

Q1 指骨のX線写真を示す。矢印で示すのはどれか。

1. MP関節
2. PIP関節
3. DIP関節
4. 手根骨間関節
5. 手根中手関節

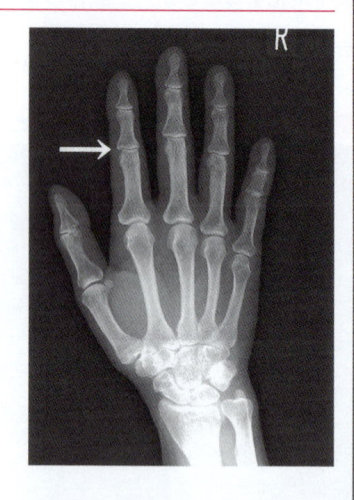

●問題番号：59PM-84

Q2 右手X線撮影PA像の部分像を示す。舟状骨はどれか。

1. A
2. B
3. C
4. D
5. E

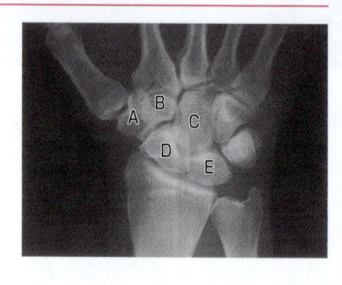

●問題番号：61PM-83

Q3 背掌方向で撮影したX線写真を示す。正しいのはどれか。**2つ選べ。**

1. 尺屈位撮影像である。
2. 手根管が観察できる。
3. 舟状骨が観察できる。
4. 右手を撮影している。
5. 手掌面を傾斜させて撮影している。

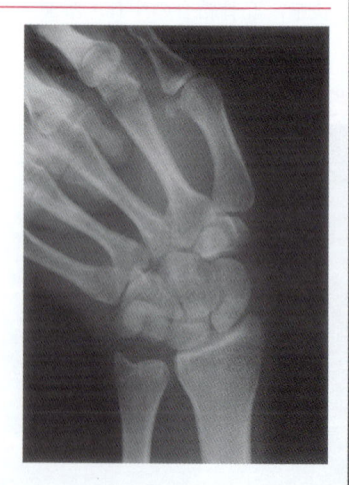

●問題番号：61PM-87

Q4 茎状突起があるのはどれか。**2つ選べ。**

1. 上腕骨
2. 尺骨
3. 橈骨
4. 中手骨
5. 基節骨

Q1

Key Word ▶▶▶ ❶指骨X線正面像

解法ナビ ▶▶▶ ・この問題は，指骨における画像解剖の理解度が問われている。

選択肢解説 ▶▶▶
- 【1. MP関節】 → metacarpopalangeal joint（中手指節関節）は中手骨と基節骨との関節なので「×」
- 【2. PIP関節】 → proximal interphalangeal joint（近位指節間関節）は基節骨と中節骨との関節なので「○」
- 【3. DIP関節】 → distal interphalangeal joint（遠位指節間関節）は中節骨と末節骨との関節なので「×」
- 【4. 手根骨間関節】 → intercarpal jointは手根骨間の関節なので「×」
- 【5. 手根中手関節】 → carpometacarpal joint（CM関節）は手根骨と中手骨の関節なので「×」

正解：2

Q2

Key Word ▶▶▶ ❷手根骨X線正面像

解法ナビ ▶▶▶ ・この問題は，手根骨における画像解剖の理解度が問われている。

選択肢解説 ▶▶▶
- 【1】 → Aは大菱形骨なので「×」
- 【2】 → Bは小菱形骨なので「×」
- 【3】 → Cは有頭骨なので「×」
- 【4】 → Dは舟状骨なので「○」
- 【5】 → Eは月状骨なので「×」

正解：4

ウラ技

・以下に手根骨を覚えるための語呂を示す。
「お**舟**さん（舟状骨）が**月**（月状骨）を見ながら**三角**形（三角骨）の**豆**（豆状骨）を食べた。それには，**大**きい（大菱形骨）のや**小**さい（小菱形骨）のが**有**った（有頭骨・有鉤骨）」

Q3

Key Word ▶▶▶ ❸手根骨正面像：機能ストレス撮影

解法ナビ ▶▶▶ ・この問題は，手根骨X線撮影法と観察部位の理解度が問われている。

選択肢解説 ▶▶▶
- 【1】 → 尺骨側に屈曲されているので「○」
- 【2】 → 手根管は観察できないので「×」
- 【3】 → 舟状骨が観察できるので「○」
- 【4】 → 背掌方向で撮影した左手の画像であるので「×」
- 【5】 → 正面像なので「×」

正解：1と3

Q4

Key Word ▶▶▶ ❹茎状突起

解法ナビ ▶▶▶ ・この問題は，茎状突起の存在位置を理解していれば簡単に解ける問題である。

選択肢解説 ▶▶ 茎状突起は細く尖った突起状の骨で，側頭骨，橈骨，尺骨，第3中手骨に存在する。

図1 頭頸部CT画像（VR像）

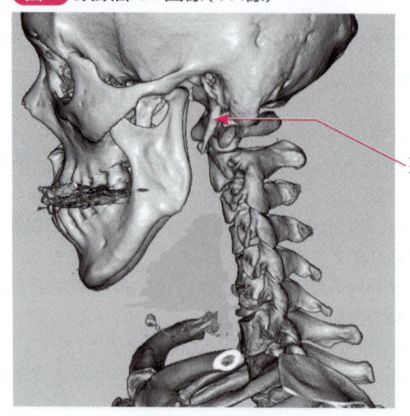

図2 右顎関節経眼窩像

茎状突起

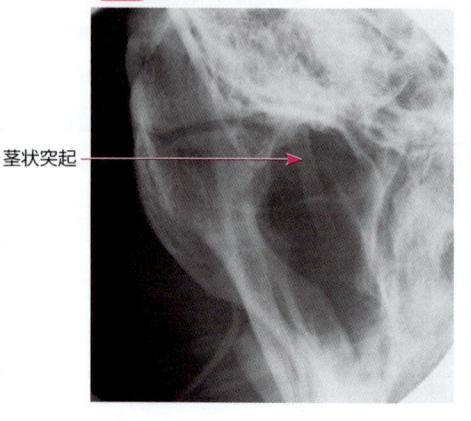

図3 右手指骨正面像

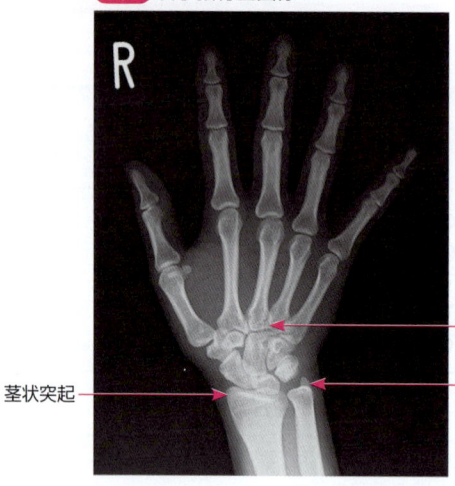

茎状突起

茎状突起

茎状突起

【1. 上腕骨】 ➡ 「×」
【2. 尺骨】 ➡ 「○」
【3. 橈骨】 ➡ 「○」
【4. 中手骨】 ➡ 「○」
【5. 基節骨】 ➡ 「×」

正解：2と3と(4)
茎状突起は中手骨にも存在するので，「選択肢4」は正解とした。

レベル・アップ　Level Up

●**手指骨・手根骨撮影法のポイント（図4）**

【正面】
- 整位　：手掌を検出器につけ，手指は伸展させる。
- 中心線：第3指中手指節関節（MP関節）へ検出器に対して垂直に入射する。

【斜位】
- 整位　：第5指を検出器につけて手掌面を45°傾斜させる。
- 中心線：第3指MP関節へ検出器に対して垂直に入射する。

【手根溝（管）軸位撮影】
- 整位　：肘関節を伸展させて手掌を検出器につけ，手関節を最大背屈，5°橈骨側へ傾斜させる。

- 中心線：手掌側第4指の中手骨底へ手掌面に対して30°下方に斜入する。

【舟状骨撮影】
- 目的　：舟状骨の骨折，骨変形，骨配列の異常などの有無を観察する。手関節2方向（正面・側面）撮影において骨折線が不明の場合に追加される。

- **手根骨にみられる主な疾患**
　　　　：手根不安定症，変形性手関節症，舟状骨偽関節，Kienböck病（月状骨壊死），月状骨脱臼など。

- **撮影法（図5）**
　①**舟状骨Iまたはa**
　　舟状骨の中央部から近位部が明瞭に描出できる

撮影法である。舟状骨は前傾しているため軽く背屈させ，隣接した月状骨，大菱形骨，有頭骨との重複を少なくするために尺屈位とする。

② **舟状骨Ⅱまたはb**
舟状骨の遠位部が明瞭に描出できる撮影法である。手指を屈曲させることで，隣接した橈骨，月状骨，有頭骨との重複が少なくなり，関節腔を明瞭に描出できる。

③ **舟状骨Ⅲまたはc**
舟状骨の遠位端が月状骨の内側に描出できる撮影法である。手関節側面像とほぼ同一である。

④ **舟状骨Ⅳまたはd**
舟状骨を広く描出できる撮影法である。手関節斜位像とほぼ同一である。月状骨も側方に広く描出できるが，橈骨や舟状骨，三角骨と重複する。

⑤ **舟状骨Ⅴまたはe**
舟状骨の中央部から遠位部が明瞭に描出できる撮影法である。手背側を検出器につけ，橈骨側をわずかに挙上させる。

図4 手部X線写真

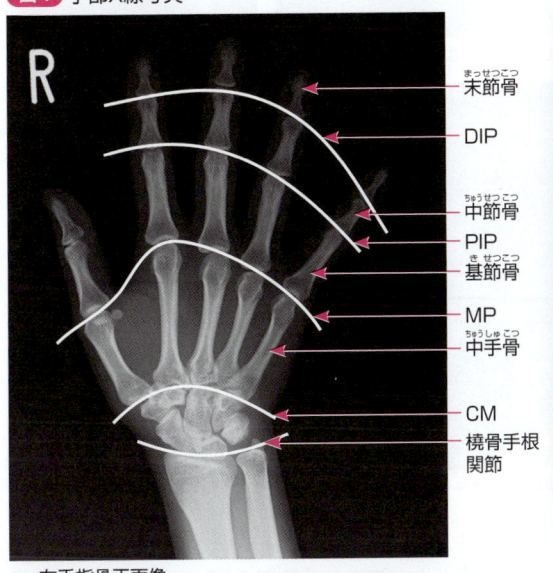

a 右手指骨正面像

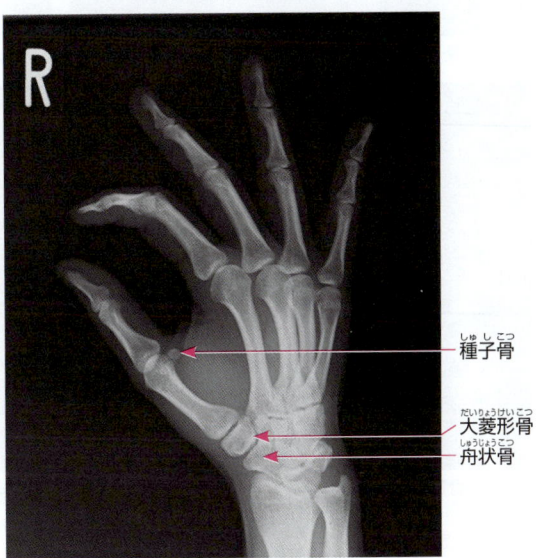

b 右手指骨斜位像

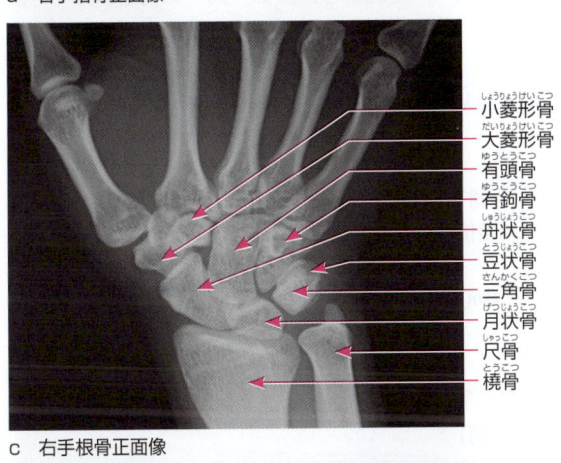

c 右手根骨正面像

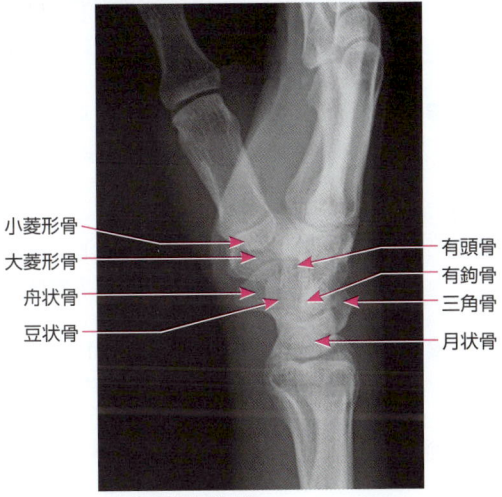

d 右手関節側面像

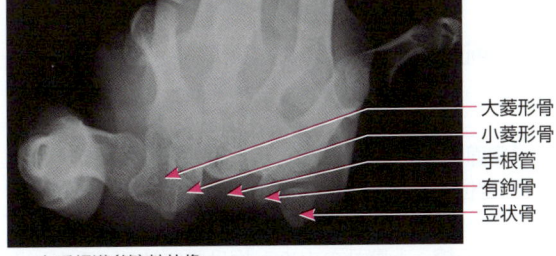

e 右手根溝(管)軸位像

図5 舟状骨X線写真

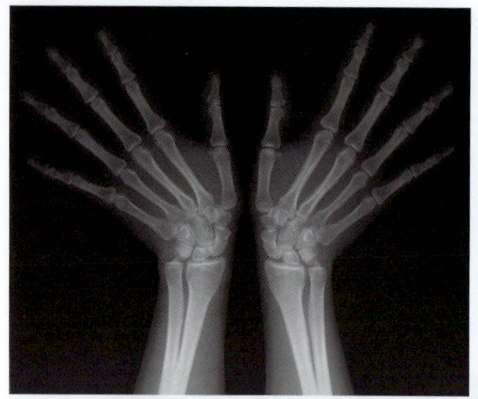

a　舟状骨Ⅰまたはa

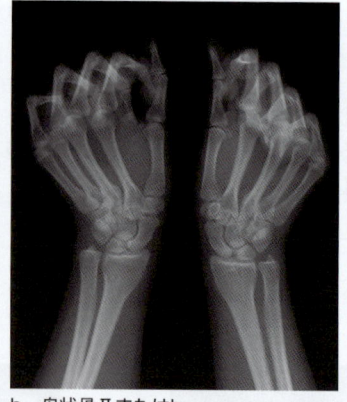

b　舟状骨Ⅱまたはb

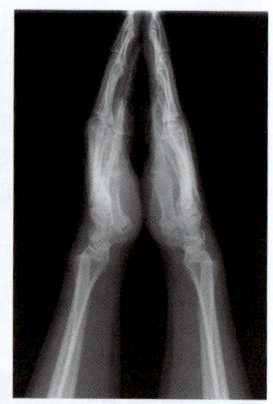

c　舟状骨Ⅲまたはc

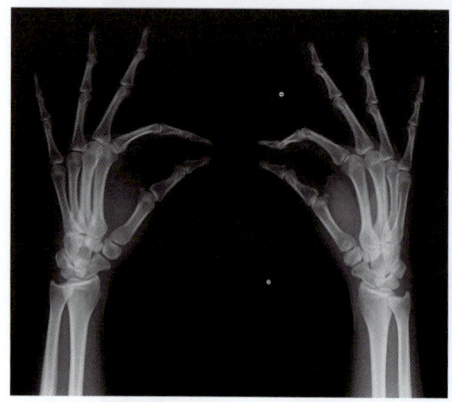

d　舟状骨Ⅳまたはd

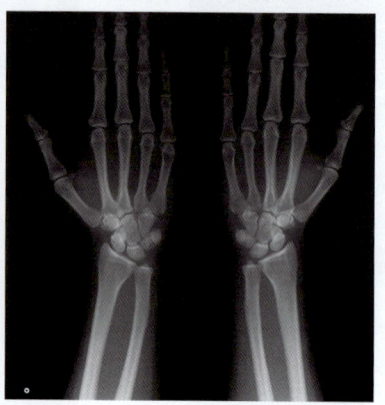

e　舟状骨Ⅴまたはe

●前腕骨撮影法のポイント（図6）
【正面】
- 整位　：上腕部と前腕部を同一の高さにして肘関節を伸展させ，**手掌を上方へ向けて軽度回外させる。**
- 中心線：前腕部の中央へ検出器に対して垂直に入射する（掌背方向）。

【側面】
- 整位　：上腕部と前腕部を同一の高さにして肘関節を90°屈曲させ，手掌を垂直にて軽度回内させる。
- 中心線：前腕部の中央やや外側へ検出器に対して垂直に入射する。

●肘関節・尺骨神経溝撮影法のポイント（図7）
【正面】
- 整位　：上腕部と前腕部を同一の高さにして肘関節を伸展させ，手掌を軽度回外させる。
- 中心線：上腕骨内側上顆と外側上顆を結ぶ線の中点から前腕側1.5cmへ検出器に対して垂直に入射する（掌背方向）。

【側面】
- 整位　：上腕部と前腕部を同一の高さにして肘関節を90°屈曲させ，手掌を垂直にて3cm挙上させる。
- 中心線：外側上顆突起部から前内方1cmへ検出器に対して垂直に入射する。

【尺骨神経溝（軸位）】
- 整位　：上腕骨を水平にして後面を検出器につけ，肘関節を最大屈曲にて30°外旋させる。
- 中心線：上腕骨内側上顆に対して30°下方に斜入する。

●上腕骨撮影法のポイント（図8）
【正面】
- 整位　：上腕骨後面を検出器につけ，肘関節を伸展させる。
- 中心線：上腕骨の中央へ検出器に対して垂直に入射する。

【側面】
- 整位　：肘関節を90°屈曲させて上腕骨内側面を検出器につける。
- 中心線：上腕骨の中央へ検出器に対して垂直に入射する。

図6 前腕骨X線写真

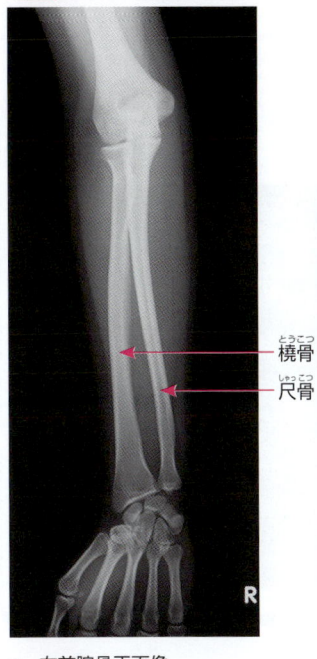

a 右前腕骨正面像 — 橈骨／尺骨

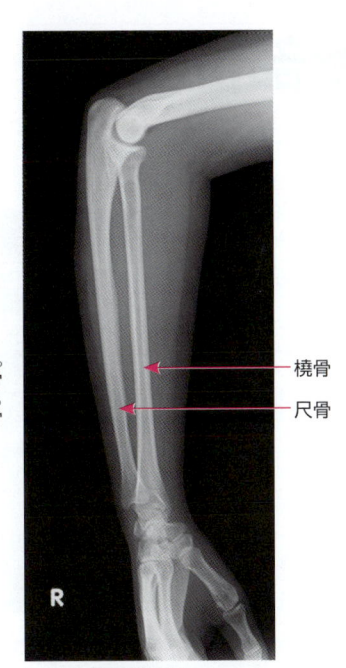

b 右前腕骨側面像 — 橈骨／尺骨

図7 肘関節X線写真

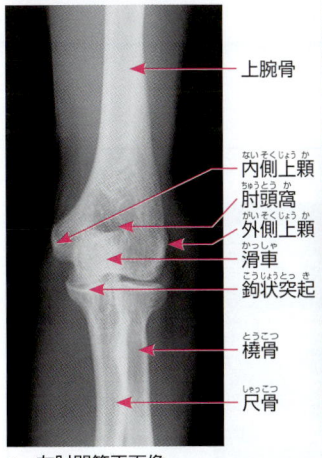

a 左肘関節正面像 — 上腕骨／内側上顆／肘頭窩／外側上顆／滑車／鉤状突起／橈骨／尺骨

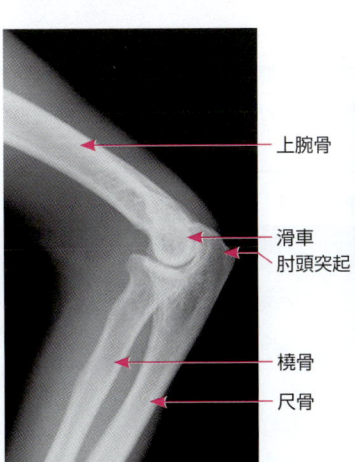

b 左肘関節側面像 — 上腕骨／滑車／肘頭突起／橈骨／尺骨

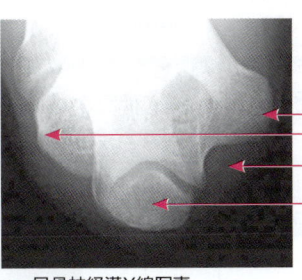

c 尺骨神経溝X線写真 — 内側上顆／外側上顆／尺骨神経溝／肘頭

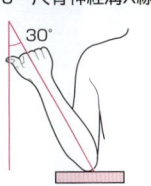

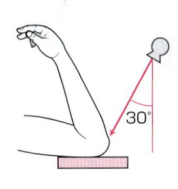

図8 上腕骨X線写真

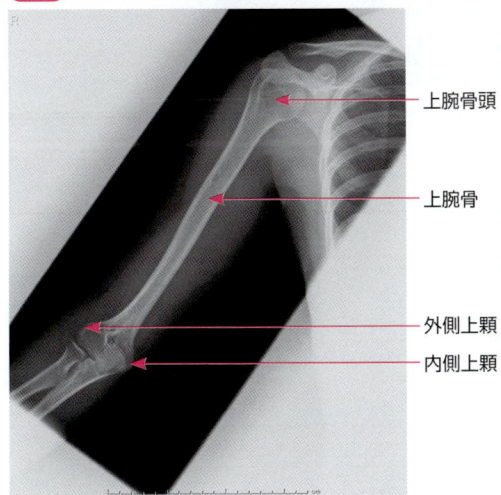

a 右上腕骨正面像 — 上腕骨頭／上腕骨／外側上顆／内側上顆

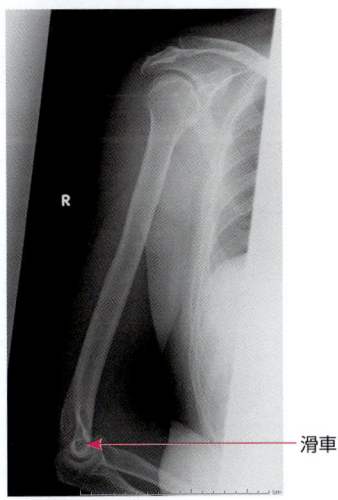

b 右上腕骨側面像 — 滑車

X線撮影：四肢

5 X線撮影：四肢
撮影法と観察部位②

●問題番号：59PM-05

Q1 ❶右肩関節部の三次元CT画像を示す。矢印が示すのはどれか。

1. 肩峰
2. 烏口突起
3. 大結節
4. 肩甲棘
5. 関節窩

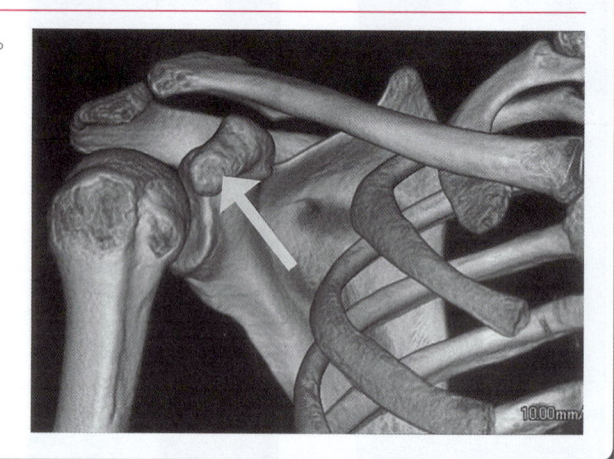

Q1

Key Word ▶▶ ❶肩関節部

解法ナビ ▶▶ ・この問題は，肩関節周囲における画像解剖の理解度が問われている。

選択肢解説

図1 右肩関節部

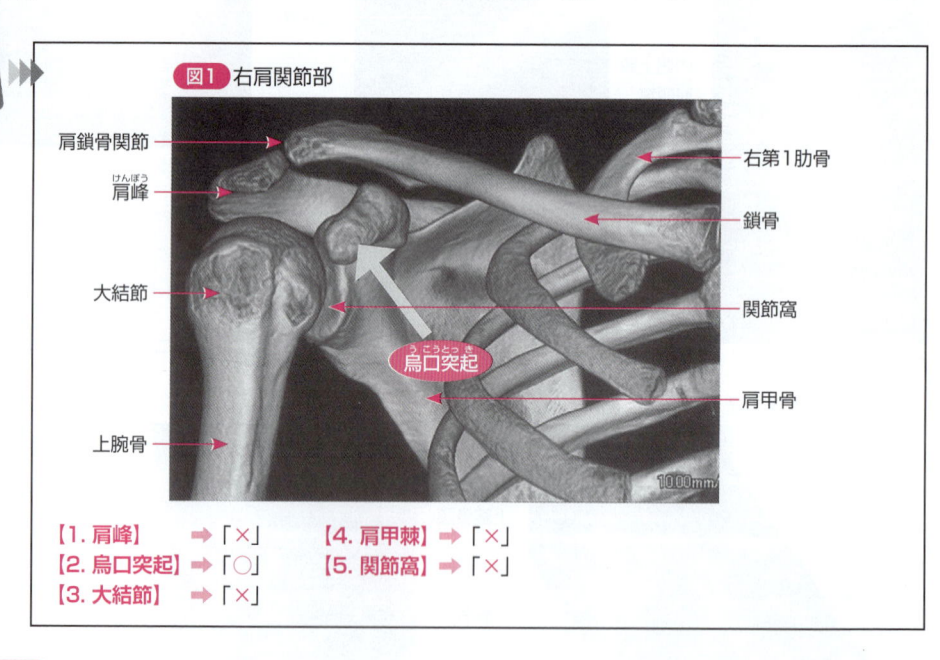

ラベル：肩鎖骨関節／肩峰（けんぽう）／大結節／上腕骨／烏口突起（うこうとっき）／右第1肋骨／鎖骨／関節窩／肩甲骨

- 【1. 肩峰】 ➡ 「×」
- 【2. 烏口突起】 ➡ 「○」
- 【3. 大結節】 ➡ 「×」
- 【4. 肩甲棘】 ➡ 「×」
- 【5. 関節窩】 ➡ 「×」

正解：2

MEMO

レベル・アップ　Level Up

●肩関節撮影法のポイント

【正面】
- 整位　：検側背面を検出器につけ，前額面を検出器に対して30°にし，手掌面は軽度回内させる。
- 中心線：上腕骨頭内側へ頭尾方向20°で斜入する。
- ポイント：肩峰下腔や肩甲上腕関節腔を明瞭に描出でき，上腕骨・鎖骨の骨折や肩関節脱臼などの有無を観察する。

【正面（概観）】
- 整位　：検側背面を検出器につけ，前額面を検出器と平行にする。
- 中心線：上腕骨頭内側へ検出器に対して垂直に入射する。
- ポイント：肩関節の概観に用いられるほか，肩関節機能撮影の基準体位である。肩関節の後方脱臼状態の観察や上腕骨・鎖骨の骨折などの有無を観察する。

【軸位】
- 整位　：検側上腕を90°外転させてフレキシブル（カーブド）カセッテを肩部下方（腋窩側）に配置させる。
- 中心線：腋窩を射出点として検出器に対し垂直に入射する。

【その他】
- ウエストポイント法，ストライカー法，最大挙上位法は肩関節撮影法の1つである。
- 手に重りを持たせた状態で撮影を行うストレス撮影も実施される。

●肩甲骨撮影法のポイント

【正面】
- 整位　：検側背面を検出器につけ，前額面を検出器に対して20°とし，上肢を90°外転させる。
- 中心線：肩甲骨中心へ検出器に対して垂直に入射する。

【側面】
- 整位　：検側の手で非検側の肩部を持ち，検側前面を検出器につけて前額面を検出器に対して20°傾斜させる。
- 中心線：後前方向で肩甲骨内側縁中央へ検出器に対して垂直に入射する。

図2　肩関節X線写真

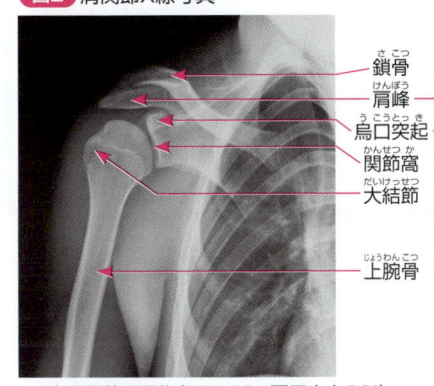

a　右肩関節正面像（RPO30° 頭尾方向20°） 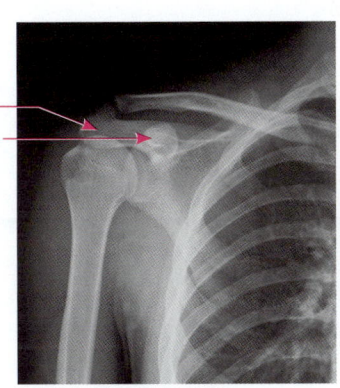
b　右肩関節正面（概観）像 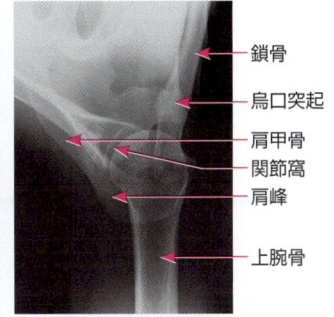
c　右肩関節軸位像

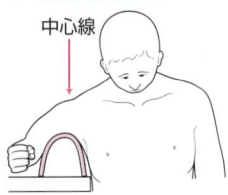

図3　肩甲骨画像

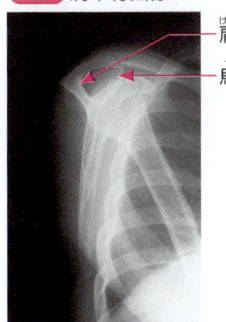

a　右肩甲骨側面像
b　右肩甲骨CT画像（VR背面像）

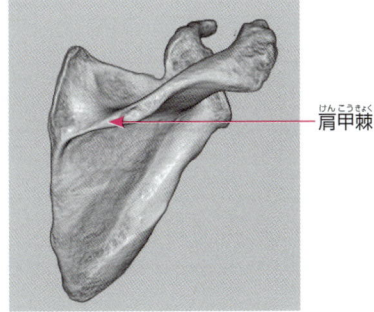

6 X線撮影：四肢
撮影法と観察部位③

●問題番号：61PM-86

Q1
❶左足趾骨X線写真正面像を示す。矢印で示すのはどれか。

1. 距骨
2. 踵骨
3. 舟状骨
4. 立方骨
5. 第1楔状骨

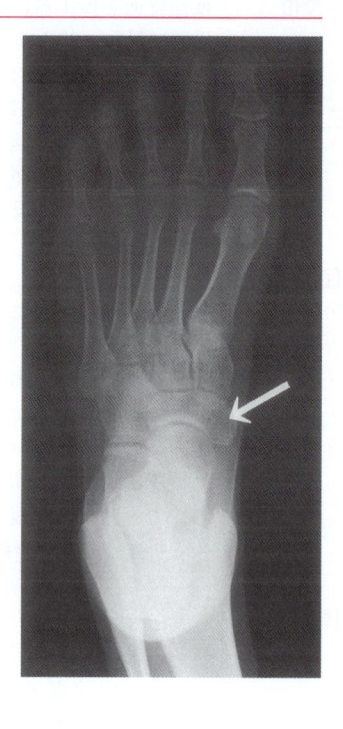

●問題番号：60PM-87

Q2
❷外果があるのはどれか。

1. 上腕骨
2. 尺骨
3. 橈骨
4. 脛骨
5. 腓骨

MEMO

Q1

Key Word ▶▶▶ ❶足部X線正面像

解法ナビ ▶▶▶ ・この問題は，足根骨における画像解剖の理解度が問われている。

選択肢解説 ▶▶▶

図1 左足部X線写真

第3楔状骨 / 第2楔状骨 / 第1楔状骨
立方骨 / 舟状骨
踵骨 / 距骨

【1. 距骨】 ➡ 「×」
【2. 踵骨】 ➡ 「×」
【3. 舟状骨】 ➡ 「○」
【4. 立方骨】 ➡ 「×」
【5. 第1楔状骨】 ➡ 「×」

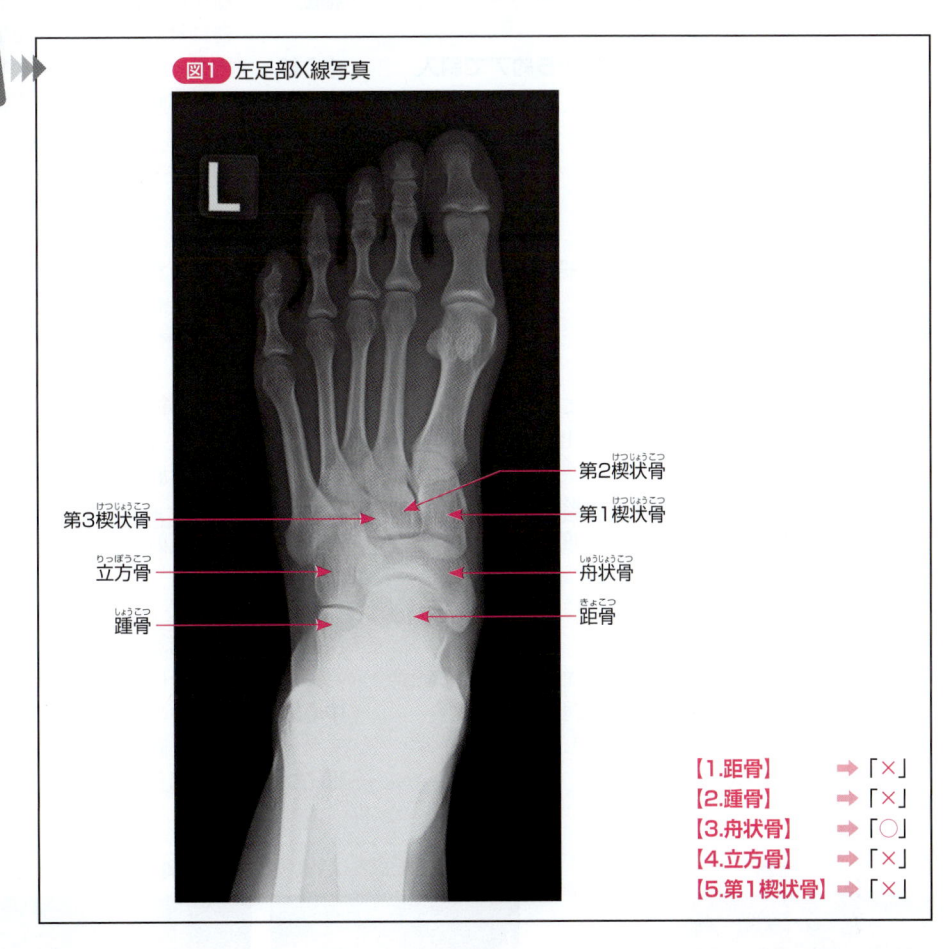

正解：3

Q2

Key Word ▶▶▶ ❷外果

解法ナビ ▶▶▶ ・この問題は，外果の存在位置を理解していれば簡単に解ける問題である。

選択肢解説 ▶▶▶

外果は，腓骨下端の突出した位置(外側のくるぶし)である。
【1. 上腕骨】 ➡ 「×」　　【4. 脛骨】 ➡ 「×」
【2. 尺骨】 ➡ 「×」　　　【5. 腓骨】 ➡ 「○」
【3. 橈骨】 ➡ 「×」

正解：5

One Point Advice

四肢の撮影では，再現性向上のために正確なポジショニングが要求される。そのため，国家試験では，体位変換や角度などの撮影法に関する問題が出題されている。今後，撮影された画像を利用した問題も数多く出題されると考えられるため，画像解剖についても是非覚えて戴きたい。

X線撮影：四肢

レベル・アップ / Level Up

●足部撮影法のポイント（図2）

【正面】
- 整位　：膝関節を屈曲，足関節を伸展させて足底部を検出器につける。
- 中心線：第3趾中足骨中央へ**足先から約7°で斜入**する。

【斜位】
- 整位　：第1趾側を検出器につけ，足底部を検出器に対して30°傾斜させる。
- 中心線：第3趾中足骨中央へ検出器に対して垂直に入射する。

【側面】
- 整位　：足底部を検出器に対して垂直にする。
- 中心線：第1趾中足骨中央へ検出器に対して垂直に入射する。
- ポイント：立位にて片足荷重で撮影する方法を「**横倉法**」という。足底角度を計測して扁平足を診断する。

【踵骨軸位】
- 整位　：足底部と足の基準線（第2趾と踵骨尖端を結ぶ線）を検出器に対して垂直にする。
- 中心線：足底部中央へ足底面に対して40°で下方へ斜入する。

●足関節撮影法のポイント（図3）

【正面】
- 整位　：膝関節を伸展させ，足の基準線を検出器に対して垂直より10°内旋させる。
- 中心線：内果と外果を結ぶ線の中央へ検出器に対して垂直に入射する。
- ポイント：骨折時では45°内旋および外旋させて追加撮影することもある。

【側面】
- 整位　：腓骨側を検出器につけ，足の基準線を検出器に対して10°**内旋**させる。
- 中心線：脛骨内果へ検出器に対して垂直に入射する。

●下腿骨撮影法のポイント（図4）

【正面】
- 整位　：膝部を伸展させ，下腿を軽度内旋させる。
- 中心線：下腿中央よりやや外側へ検出器に対して垂直に入射する。

【側面】
- 整位　：腓骨側を検出器につけ，足の基準線を検出器に対して10°**外旋**させる。
- 中心線：下腿中央で，**後部皮膚面**へ検出器に対して垂直に入射する。
- ポイント：観察部位の中心とX線中心線は一致しない。

図2　足部X線写真

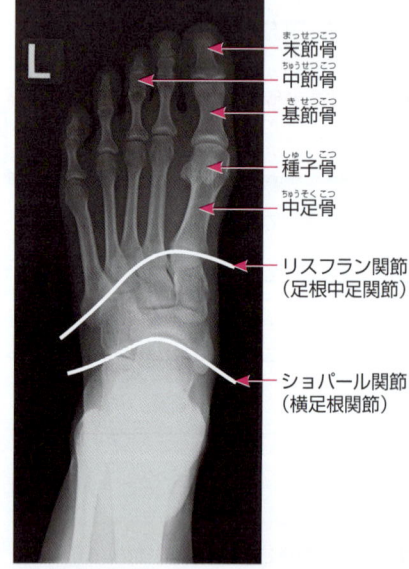

a　左足部正面像
- 末節骨
- 中節骨
- 基節骨
- 種子骨
- 中足骨
- リスフラン関節（足根中足関節）
- ショパール関節（横足根関節）

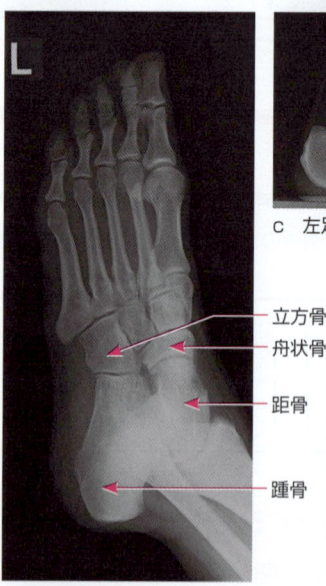

b　左足部斜位像
- 立方骨
- 舟状骨
- 距骨
- 踵骨

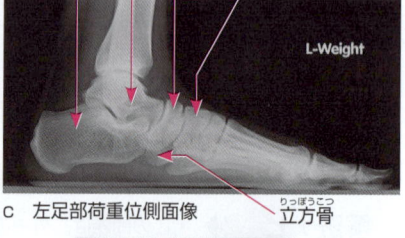

c　左足部荷重位側面像
- 踵骨
- 距骨
- 舟状骨
- 楔状骨
- 立方骨

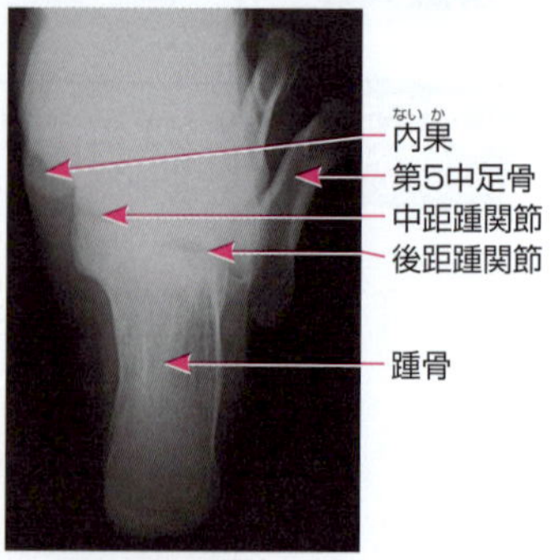

d　左踵骨軸位像
- 内果
- 第5中足骨
- 中距踵関節
- 後距踵関節
- 踵骨

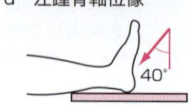

●膝関節撮影法のポイント

【正面】（図5a）
- **整位**：膝部を伸展させ，膝蓋骨が膝の中央となるよう内旋させる。
- **中心線**：膝蓋骨の**尖端下方**へ検出器に対して垂直に入射する。

【側面】（図5b）
- **整位**：外側を検出器につけ，膝関節の内角を**130°**にし，内外側上顆軸を7°前傾，足関節部を8°**挙上**させる。
- **中心線**：膝蓋骨尖端部と後方のくびれの位置を結ぶ中点へ検出器に対して垂直に入射する。

図3 足関節X線写真

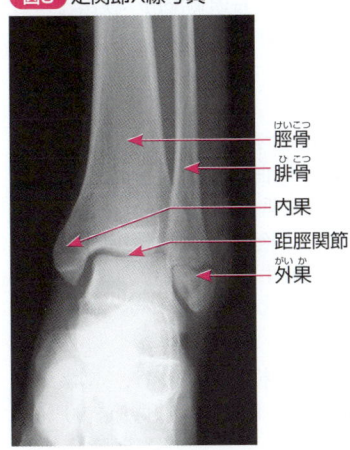

a　左足関節正面像
- 脛骨
- 腓骨
- 内果
- 距脛関節
- 外果

b　左足関節側面像
- 腓骨
- 脛骨
- 距脛関節
- 距舟関節
- 踵立方関節

図4 下腿骨X線写真

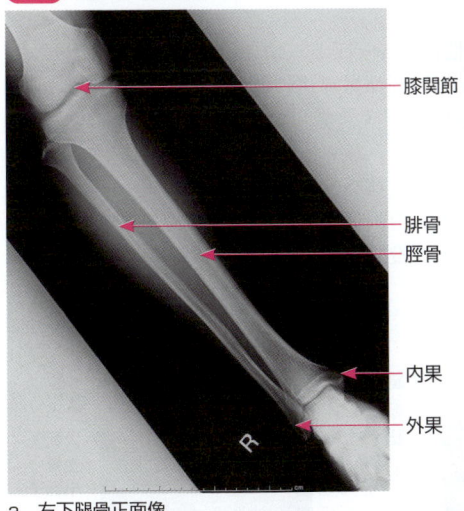

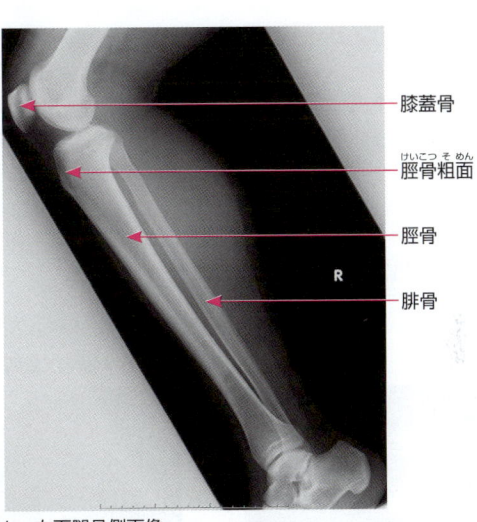

a　右下腿骨正面像
- 膝関節
- 腓骨
- 脛骨
- 内果
- 外果

b　右下腿骨側面像
- 膝蓋骨
- 脛骨粗面
- 脛骨
- 腓骨

図5 膝関節X線写真

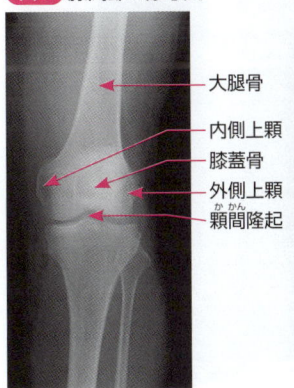

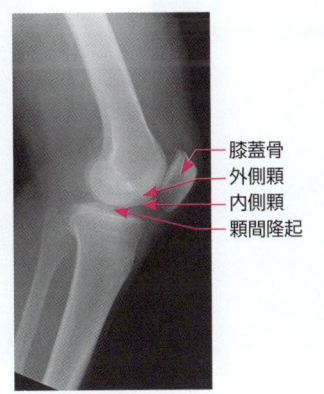

a　左膝関節正面像
- 大腿骨
- 内側上顆
- 膝蓋骨
- 外側上顆
- 顆間隆起

b　左膝関節側面像
- 膝蓋骨
- 外側顆
- 内側顆
- 顆間隆起

【軸位(スカイラインビュー)】(図6)
- 整位　：膝関節の屈曲角を150°にし，大腿骨前面に検出器を配置させる。
- 中心線：膝蓋骨前面に平行な角度にて斜入する。

【ローゼンバーグ法】
- 整位　：**立位**にて膝蓋骨前面を検出器につけて**片足荷重**させ，膝関節の屈曲角を135°にする。
- 中心線：膝関節面に対して**後前方向**から頭尾方向10°で斜入する。
- ポイント：関節間隙の観察により変形性膝関節症の重症度を診断する。

【その他】
- 顆間窩の観察には，**ホルムラッド法**(トンネルビュー)が適用される。
- ストレス正面撮影にて，**内反**ストレスでは**外側**側副靱帯，**外反**ストレスでは**内側**側副靱帯の損傷が診断される。また，ストレス側面撮影にて，**前方引出**ストレスでは**前十字靱帯**，**後方押込**ストレスでは**後十字靱帯**の損傷が診断される。

●**大腿骨撮影法のポイント**(図7)
【正面】
- 整位　：膝部を伸展させ，膝蓋骨が膝の中央となるよう内旋させる。
- 中心線：大腿骨中央へ検出器に対して垂直に入射する。

【側面】
- 整位　：外側を検出器につけ，膝関節を軽度屈曲させる。

- 中心線：大腿骨中央へ検出器に対して垂直に入射する。

●**股関節撮影法のポイント**(図8)
【正面】
- 整位　：正中矢状面を検出器に対して垂直にし，下肢を伸展，軽度外転，軽度内旋させる。
- 中心線：恥骨結合上縁から頭側3cmへ検出器に対して垂直に入射する。

【軸位】
- 整位　：下肢を伸展，内旋させ，非検側股関節と膝関節を90°屈曲させる。検側腸骨稜の位置に検出器を垂直に立てる。
- 中心線：大腿骨頸部へ検出器に対して水平方向から垂直に入射する。

【ラウエンシュタイン】
- 整位　：大腿骨外側を検出器につけ，骨盤部を**45°傾斜**させ，股関節と膝関節を90°屈曲させる。
- 中心線：上前腸骨棘と恥骨結合上縁を結ぶ中点へ検出器に対して垂直に入射する。

【その他】(図9〜10)
- 乳幼児股関節撮影法には，伸展位，ローレンツ位(開排位)，リップステイン位，トーマス位(蹲踞位)，フロッグレッグ位(開脚位)，ファンローゼン位(外転内旋位)がある。
- 撮影された画像から求めた角度や基準線を利用して**先天性股関節脱臼**が診断される。

図6　左膝蓋骨軸位像

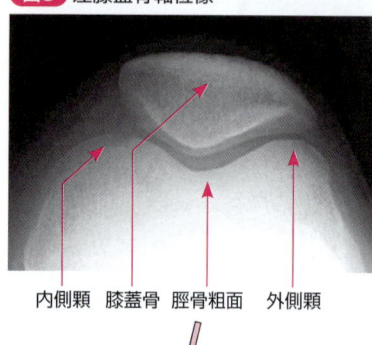

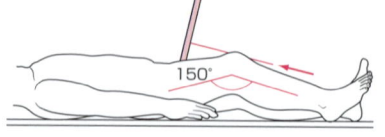

内側顆　膝蓋骨　脛骨粗面　外側顆

図7　大腿骨X線写真

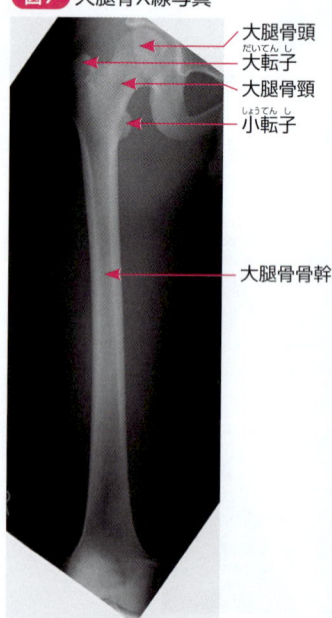

大腿骨頭
大転子
大腿骨頸
小転子
大腿骨骨幹

a　右大腿骨正面像

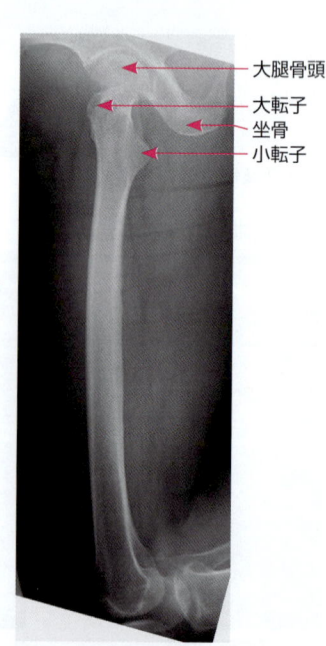

大腿骨頭
大転子
坐骨
小転子

b　右大腿骨側面像

図8 股関節X線写真

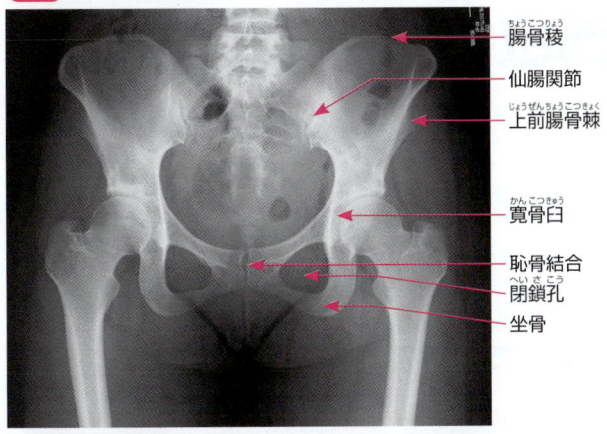

a 両股関節正面像

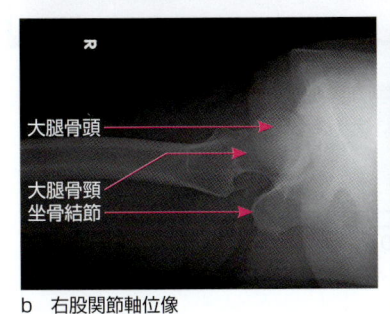

腸骨稜
仙腸関節
上前腸骨棘
寛骨臼
恥骨結合
閉鎖孔
坐骨

b 右股関節軸位像

大腿骨頭
大腿骨頸
坐骨結節

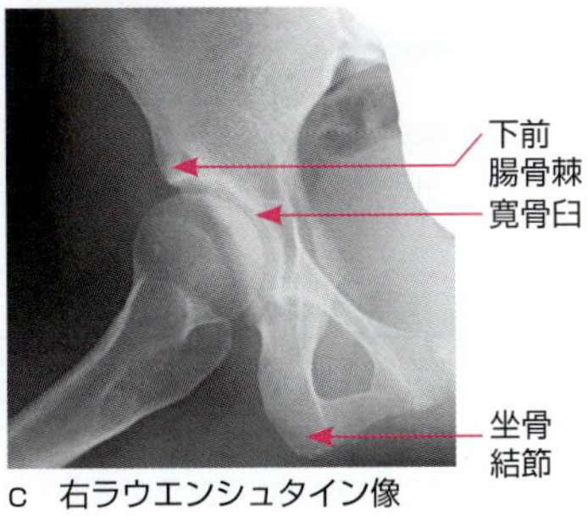

c 右ラウエンシュタイン像

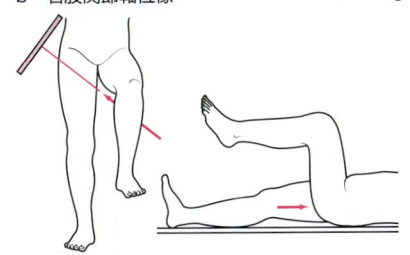

下前腸骨棘
寛骨臼
坐骨結節

図9 乳幼児股関節X線写真

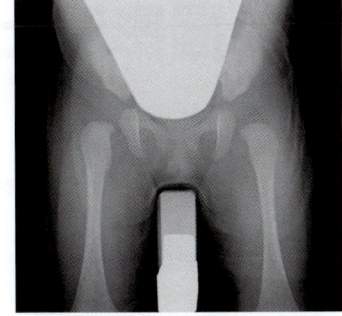

a 乳幼児股関節伸展位像

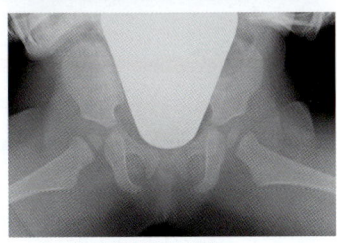

b 乳幼児股関節開排位像

図10 乳幼児股関節脱臼の診断に用いられる基準線および角度

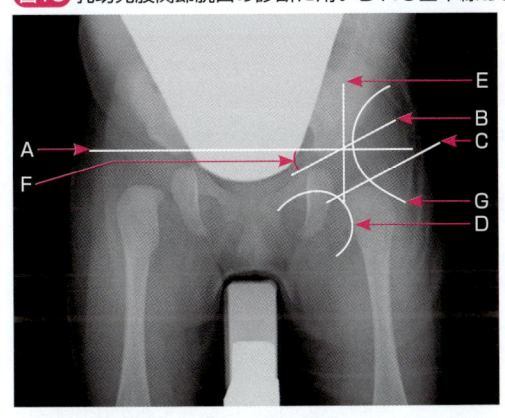

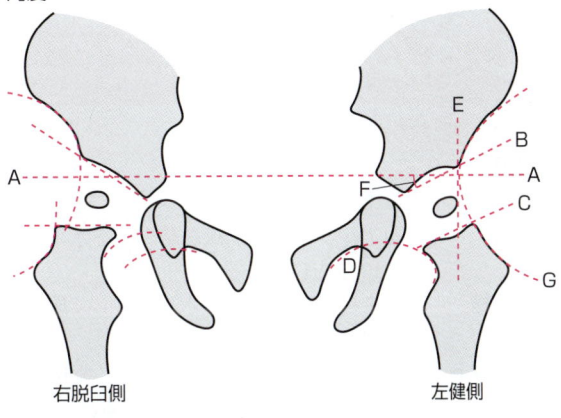

右脱臼側　　　左健側

A：Wollenberg線，Hilgenreiner線，Y線
　両側のY軟骨を結ぶ線である。正常では骨頭がこの線より下方に位置するが，脱臼ではこの線をこえて位置する。
B：寛骨臼蓋線
C：Metaphysis線
　正常では寛骨臼蓋線と平行になるが，脱臼では交差する。
D：Shenton線
　正常では，閉鎖孔上縁（恥骨の内側下縁）と大腿骨頸内縁のなす曲線は一致するが，脱臼では連続性が失われる。
E：Ombredanne線，Perkins線
　Wollenberg線に対して臼蓋縁からの垂線である。正常では骨頭がこの線より内側に位置するが，脱臼では外側に位置する。
F：臼蓋角，臼蓋傾斜角
　寛骨臼蓋線とWollennberg線のなす角度である。正常では20°～25°であり，30°以上の場合は臼蓋形成不全となる。
G：Calve線
　正常では，腸骨外縁と大腿骨頸外縁のなす曲線はほぼ一致するが，脱臼では連続性が失われる。

7 X線撮影：脊椎
撮影法と観察部位①

●問題番号：61PM-82

Q1
❶頚椎斜位像で最も重要な観察対象はどれか。
1. 椎弓
2. 椎体
3. 椎間孔
4. 関節突起
5. 頚椎の配列

Q1 Key Word ▶▶ ❶頚椎X線撮影法（斜位像）

解法ナビ ▶▶
- この問題は，頚椎X線撮影法における観察部位と画像解剖の理解度が問われている。
- 問題は斜位像であるが，正面および側面像の観察部位や画像解剖についても理解しておく必要がある。

選択肢解説
- 【1. 椎弓】 → 斜位像のほか正面でも観察できるので「×」
- 【2. 椎体】 → 正面像や側面像で観察できるので「×」
- 【3. 椎間孔】 → 斜位像でのみ観察できるので「○」
- 【4. 関節突起】 → 斜位像のほか側面像でも観察できるので「×」
- 【5. 頚椎の配列】 → 側面像で観察できるので「×」

正解：3

ウラ技
- 頚椎斜位像は，主に椎間孔の拡大または狭小の有無を観察する撮影法であるので，「椎間孔＝頚椎斜位像」と覚えておくとよい。

レベル・アップ / Level Up

●頚椎撮影法のポイント

【正面】
- 体位　：立位または坐位
- 整位　：下顎下縁と後頭骨下縁を結ぶ線を水平より10°下方にする。
- 中心線：喉頭隆起（甲状軟骨）へ水平に対して**尾頭方向10°**で斜入する。
- ポイント：椎骨には，椎弓根，上関節突起，下関節突起がそれぞれ左右に存在する。第1頚椎（環椎）や第2頚椎（軸椎）は後頭骨や下顎骨と重なるため描出できない。

【側面】
- 体位　：立位または坐位
- 整位　：正中矢状面を検出器と平行にし，軽度上方を向かせて両肩部を下げる。
- 中心線：喉頭隆起の高さへ検出器に対して**垂直に入射**する。
- ポイント：後縦靱帯骨化症（椎体後縁石灰化）や圧迫骨折の評価が行える。
前屈および後屈させる機能撮影では，椎体の可動性や椎体間隙，椎間関節を観察する。
椎弓上部には上関節突起，下部には下関節突起，後部には棘突起が存在する。
ルシュカ関節（鉤状関節）は正面および斜位像で観察できるが，側面像では観察できない。
椎体の配列（アライメント）とはそれぞれの椎体の連続性のことを指す。
アライメントが不連続のときは骨折や脱臼などの可能性がある。

【斜位】
- 体位　：立位または坐位
- 整位　：検側を検出器から離して前額面を検出器に対して50°傾斜させ，軽度上方を向かせる。
- 中心線：喉頭隆起の高さへ水平に対して**尾頭方向10°**で斜入する。
- ポイント：**椎間孔**は斜位像のみ観察できる。椎間孔は上下重なり合った椎弓根間の孔であり，神経や血管が通っている。検出器から離れた側の椎間孔が観察される〔LPO（左後斜位）では右椎間孔，RPO（右後斜位）では左椎間孔〕。左右の比較観察のため両側の斜位像を撮影する。

【上部頸椎正面開口位】
- 体位　：立位または坐位
- 整位　：正中矢状面および，前歯列と乳様突起尖端を結ぶ線を検出器に対して垂直にし，開口する。
- 中心線：**近接撮影**にて前歯列尖端と正中矢状面との交点へ検出器に対して垂直に入射する。
- ポイント：環椎や軸椎歯突起の観察に適している。正中環軸関節の計測も目的であるため，頭部に傾きがないように撮影する。

図1　頸椎X線写真

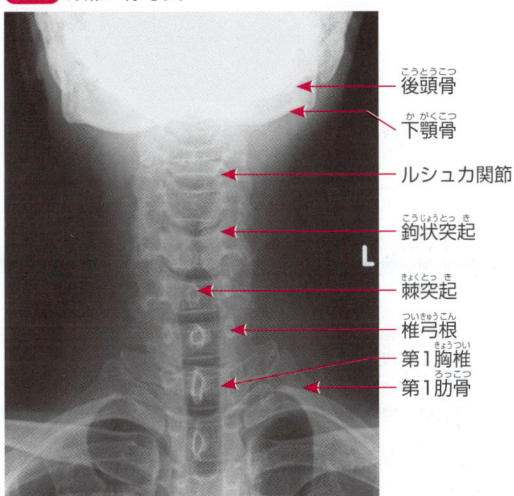

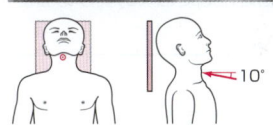

a　頸椎正面像

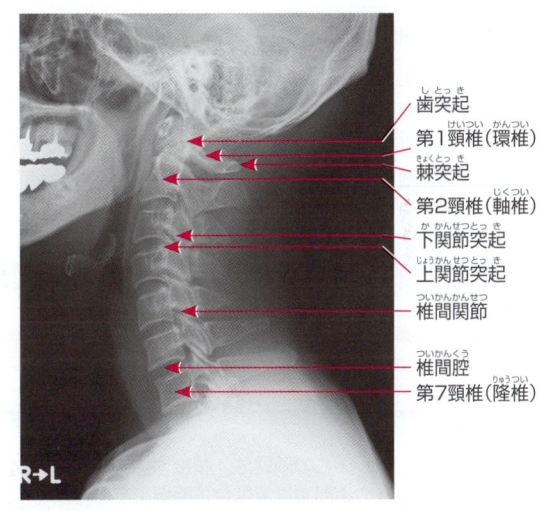

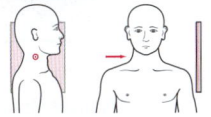

b　頸椎側面像

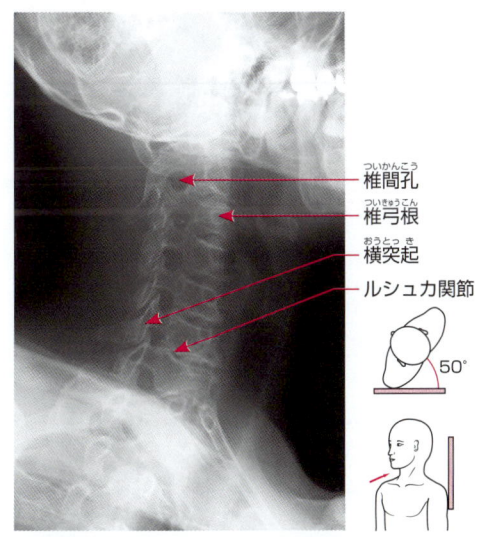

c　頸椎斜位像（LPO）

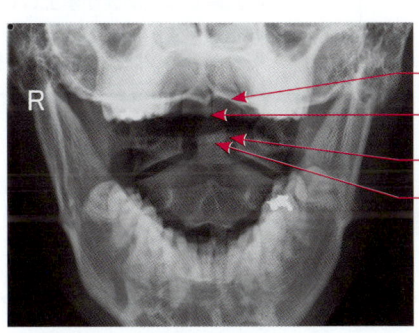

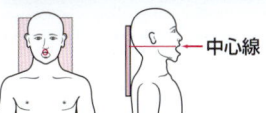

d　上部頸椎開口位像

8 X線撮影：脊椎
撮影法と観察部位②

●問題番号：60PM-72

Q1 成人の❶腰椎背臥位正面X線撮影で正しいのはどれか。**2つ選べ。**

1. グリッドを使用する。
2. 両膝を屈曲させて撮影する。
3. 第3腰椎に向けて頭尾30°で入射する。
4. 吸気時に撮影する。
5. ドッグラインが描出される。

●問題番号：59PM-85

Q2 ❷腰椎椎間関節の観察評価に最も適しているのはどれか。

1. 正面像
2. 側面像
3. 斜位像
4. 軸位像
5. デクビタス像

Q1

Key Word ▶▶ ❶腰椎X線撮影法（腰椎背臥位正面像）

解法ナビ ▶▶ ・この問題は、腰椎X線撮影における撮影方法と観察部位の理解度が問われている。
・問題は背臥位正面撮影であるが、側面や斜位の撮影方法についても理解しておく必要がある。

選択肢解説
- 【1】→ 被写体厚が厚いためグリッドを使用するので「○」
- 【2】→ 腰椎の生理的彎曲（前彎）を緩和させるために両膝を屈曲させて撮影するので「○」
- 【3】→ 第3腰椎に向けて垂直に入射するので「×」
- 【4】→ 呼気時では横隔膜が挙上して体厚が薄くなるため、被ばく線量の低減と画質の向上が図れるので「×」
- 【5】→ ドッグラインは斜位像でのみ観察されるので「×」

正解：1と2

MEMO

Q2

Key Word ▶▶ ❷腰椎X線撮影法

解法ナビ ▶▶ ・この問題は，腰椎X線撮影法における観察部位と画像解剖の理解度が問われている。

選択肢解説 ▶▶ 腰椎椎間関節は上位椎体の下関節突起と下位椎体の上関節突起とで構成された関節であり，斜位像で明瞭に描出される。

【1. 正面像】 ➡「×」
【2. 側面像】 ➡「×」
【3. 斜位像】 ➡「○」
【4. 軸位像】 ➡「×」
【5. デクビタス像】 ➡「×」

正解：3

ウラ技

・ドッグラインと腰椎椎間関節の観察には，斜位撮影法が最も適していることを覚えておきたい。

One Point Advice

脊椎撮影に関しては，撮影体位と観察部位についてしっかり覚えておこう。また，画像解剖に関する問題も出題される可能性が高いので，代表的な疾患の画像所見と併せてしっかり覚えておこう。

レベル・アップ / Level Up

●腰椎撮影法のポイント（図2）

【正面】
- 体位　：背臥位
- 整位　：頭の下に**枕を置いて両膝を立て**，前額面を検出器と平行にする。
- 中心線：第3腰椎（肋骨弓下縁の高さ）へ検出器に対して垂直に入射する。
- ポイント：腰椎は，生理的に前側へ彎曲（**前彎**）しており，緩和させて椎間間隙を明瞭に描出させるために膝を立てる。左右の照射野は大腰筋辺縁が含まれる程度に限局させ，呼気時に撮影する。

【側面】
- 体位　：側臥位
- 整位　：両膝を屈曲させ，頭の下に枕を置いて正中矢状面を検出器に対して平行にする。
- 中心線：肋骨弓下縁の高さで，背側皮膚面より7cm前方へ検出器に対して垂直に入射する。
- ポイント：椎間間隙を明瞭に描出させるために，第3腰椎付近の検出器側に透過性の高い補助具を配置し，正中矢状面を検出器面と平行にする。

  頸椎側面撮影と同様，前屈および後屈させることで，椎体の可動性や椎間間隙を観察する。

  アライメントが不連続のときは「**腰椎すべり症**」の可能性がある。

  ハレーション防止のために背側に鉛板を置くとよい。

【斜位】
- 体位　：背臥位
- 整位　：検側を検出器につけ，前額面を検出器に対して30°または45°傾斜する。
- 中心線：第3腰椎へ検出器に対して垂直に入射する。
- ポイント：ドッグラインは**斜位撮影のみ**描出される。

  30°の傾斜では椎弓頸部（骨折や腰椎分

X線撮影：脊椎

離症の診断）を描出でき，45°の傾斜では椎間関節を描出できる。
LPO（左後斜位）では左椎間関節，RPO（右後斜位）では右椎間関節を観察する。画像において，ドッグラインの向く方向に体が傾斜している。

左右の比較観察のため両側の斜位像を撮影する。

やせ型の被検者ではハレーションの防止に努め，肥満型の被検者では散乱線による画質劣化を抑えるため可能な限り照射野を絞る。

図1 ドックライン上のスコッチテリアサイン

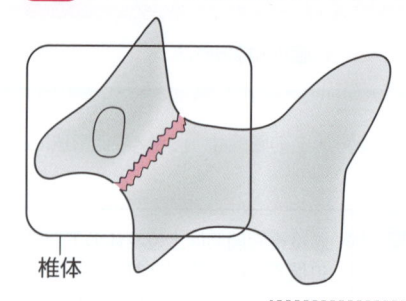

- 鼻：横突起
- 目：非検側椎弓根
- 耳：上関節突起
- 前足：下関節突起
- 首：検側椎弓頸部
- 首輪：検側椎弓頸部の間隙

椎弓根頸部に間隙が生じ，腰椎斜位像にて子犬の首に首輪が見えるように描出される画像所見を「スコッチテリアサイン」といい，「腰椎分離症」の診断に利用される。

図2 腰椎X線写真

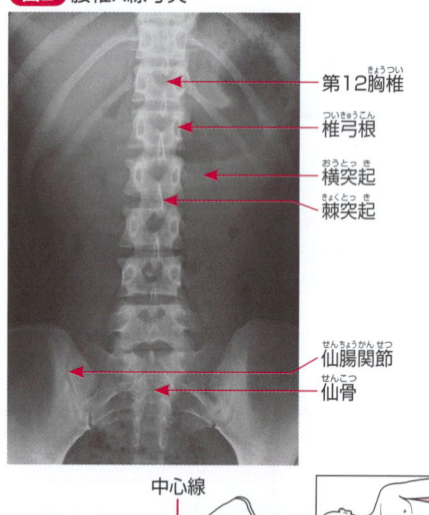

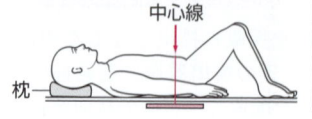

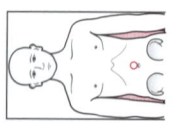

a 腰椎正面像
- 第12胸椎
- 椎弓根
- 横突起
- 棘突起
- 仙腸関節
- 仙骨

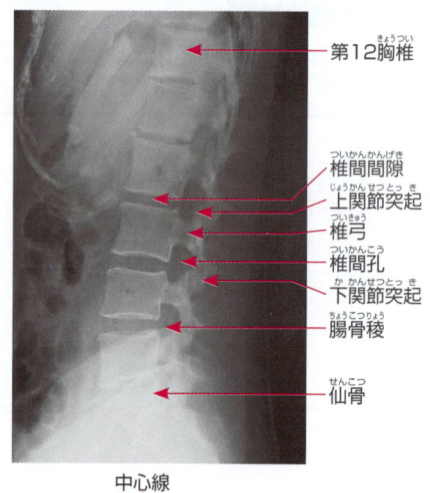

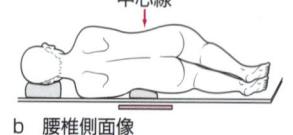

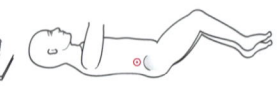

b 腰椎側面像
- 第12胸椎
- 椎間間隙
- 上関節突起
- 椎弓
- 椎間孔
- 下関節突起
- 腸骨稜
- 仙骨

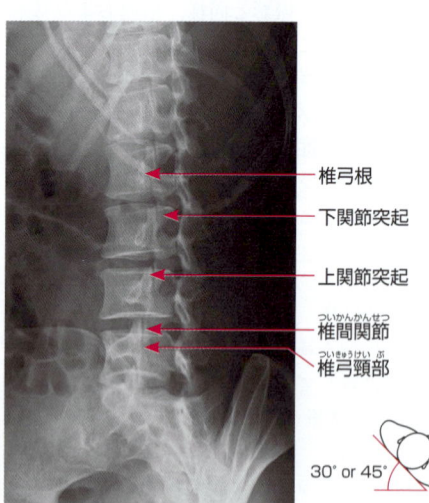

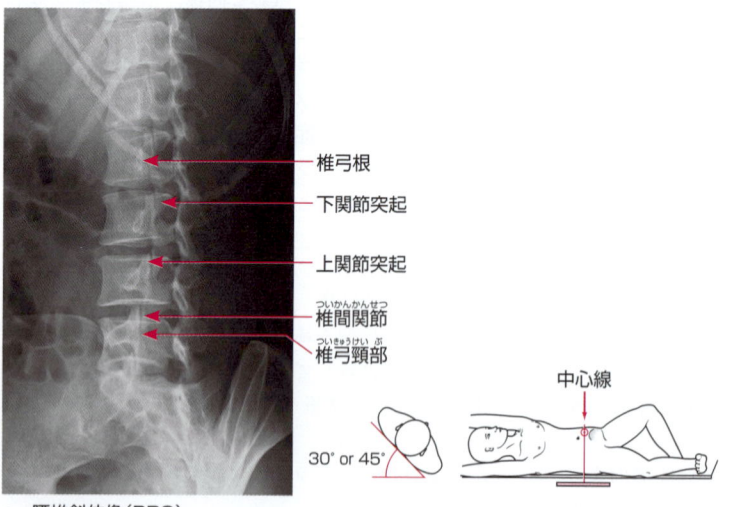

c 腰椎斜位像（RPO）
- 椎弓根
- 下関節突起
- 上関節突起
- 椎間関節
- 椎弓頸部

30° or 45°

●胸椎撮影法のポイント

【正面】
- 体位　：背臥位
- 整位　：**枕を利用せず両膝を立て**，前額面を検出器と平行にする。
- 中心線：第7胸椎（胸骨上窩と剣状突起の中央）へ検出器に対して垂直に入射する。
- ポイント：胸椎は，生理的に後側へ彎曲（後彎）しており，緩和させて椎間間隙を明瞭に描出させるために枕を外して膝を立てる。
  上部の胸椎と下部の胸椎は同一濃度にならない。

【側面】
- 体位　：側臥位
- 整位　：両上肢を挙上，両膝を屈曲させ，頭の横に枕を置いて正中矢状面を検出器に対して平行にする。
- 中心線：肩甲骨下縁の高さで，背側皮膚面より7cm前方へ検出器に対して垂直に入射する。
- ポイント：椎間間隙を明瞭に描出させるために，第3腰椎付近の検出器側に補助具を配置し，正中矢状面を検出器面と平行にする。
  第4胸椎より上方の胸椎は肩甲骨や上腕骨と重複するため観察が困難となる。息止めは，上部胸椎の観察では深吸気，下部胸椎の観察では呼気とする。
  下部胸椎における撮影線量は上部胸椎よりも高く設定する。
  胸椎と腰椎の移行部は生理的彎曲の境界部であり，**圧迫骨折**が生じやすい。

図3 胸椎X線写真

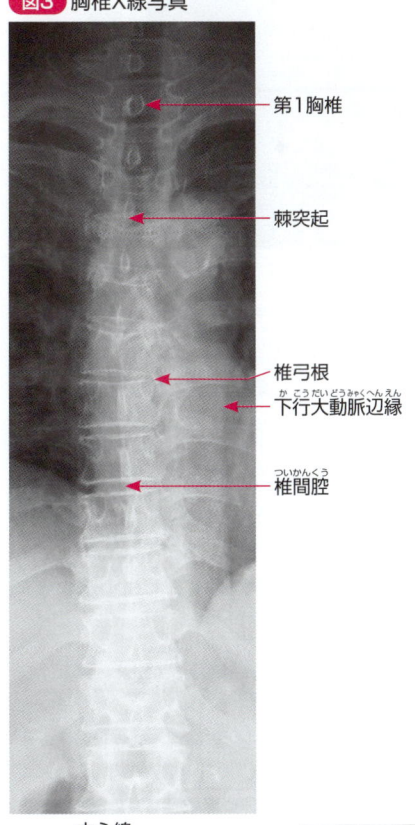

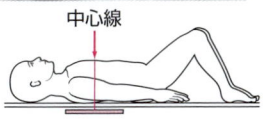

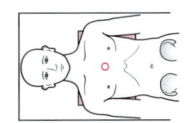

a　胸椎正面像

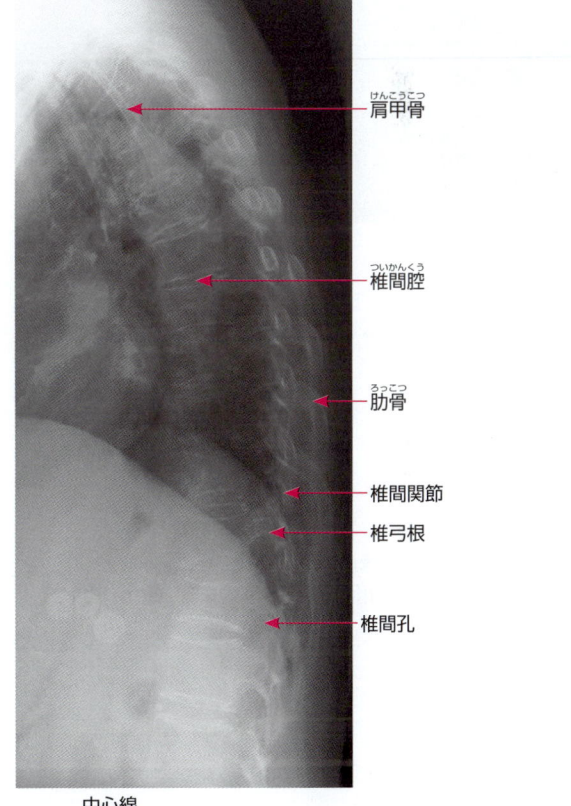

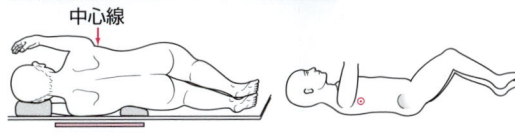

（ラベル：第1胸椎，棘突起，椎弓根，下行大動脈辺縁，椎間腔）

b　胸椎側面像

（ラベル：肩甲骨，椎間腔，肋骨，椎間関節，椎弓根，椎間孔）

●仙骨撮影法のポイント

【正面】
- 体位 ：背臥位
- 整位 ：前額面を検出器と平行にし，男性では膝を屈曲，女性では両下肢を伸展する。
- 中心線：男性では上前腸骨棘の高さへ**垂直入射**，女性では恥骨結合上縁へ**尾頭方向15°**で斜入する。

【側面】
- 体位 ：側臥位
- 整位 ：両膝を屈曲させ，正中矢状面を検出器に対して平行にする。
- 中心線：仙骨中央の高さで，背側皮膚面より6cm前方へ検出器に対して垂直に入射する。
- ポイント：ハレーション防止のため，可能な限り照射野を絞り，背側に鉛板を置く。

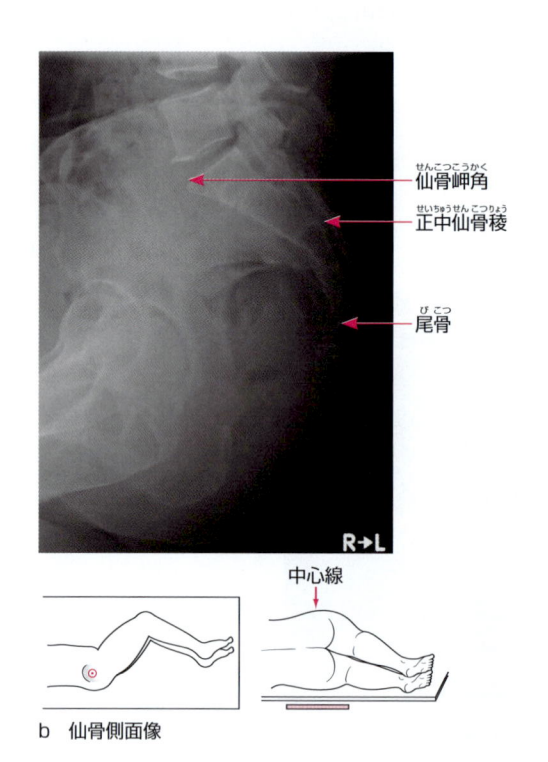

図4 仙骨X線写真

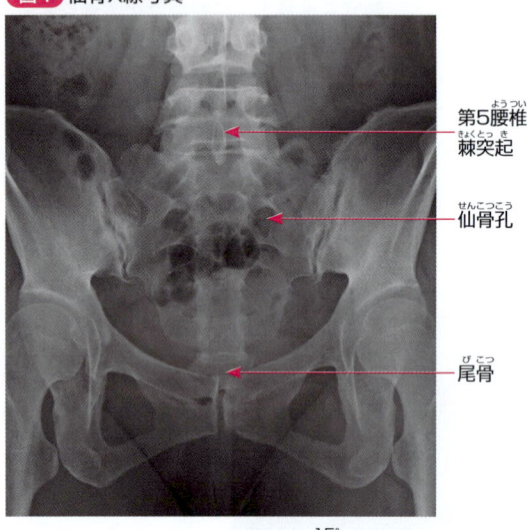

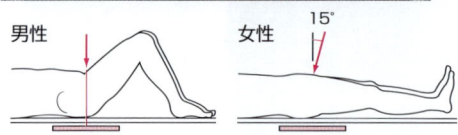

a 仙骨正面像

b 仙骨側面像

●全脊椎撮影法のポイント

- X線の入射方向は，乳房や甲状腺の被ばく線量の低減を考慮して，後前方向とする。
- **長尺カセッテ**を利用し，撮影距離を**200cm**程度とする。
- 脊柱側彎症による椎体の移動方向や部位，変形の程度を観察する。
- 側彎症の程度を評価するために，**Cobb法**などの画像計測が行われる。

図5 側彎症：Cobb角

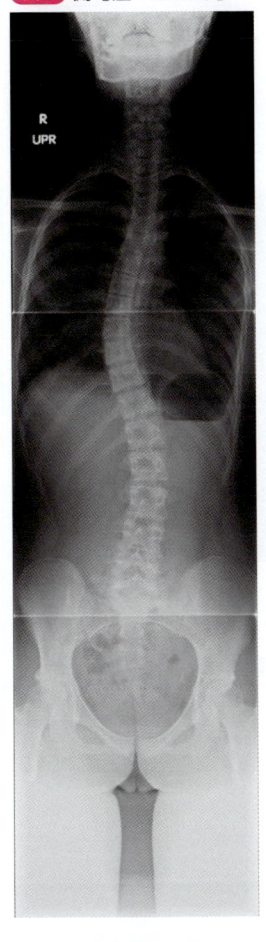

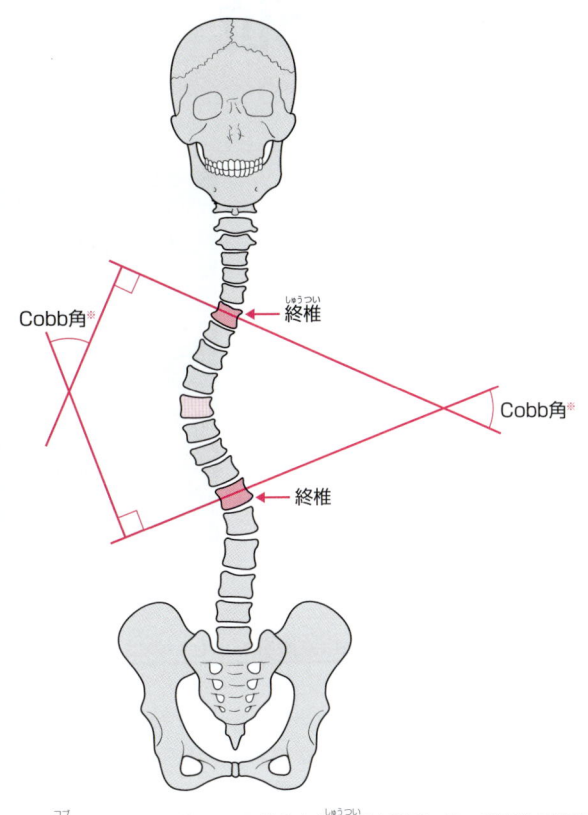

※Cobb角：最も傾斜している椎体を「終椎」と呼ぶ。2つの終椎の横軸上に延長線を描き，その延長線の交わった角度がCobb角である。

図6 全脊椎撮影で使用するカセッテと配置

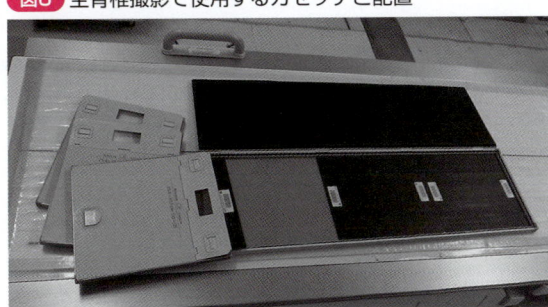

a　長尺カセッテ（CR用）

既存のカセッテから輝尽性蛍光板を抜き出し，長尺カセッテ内に3枚装填する。

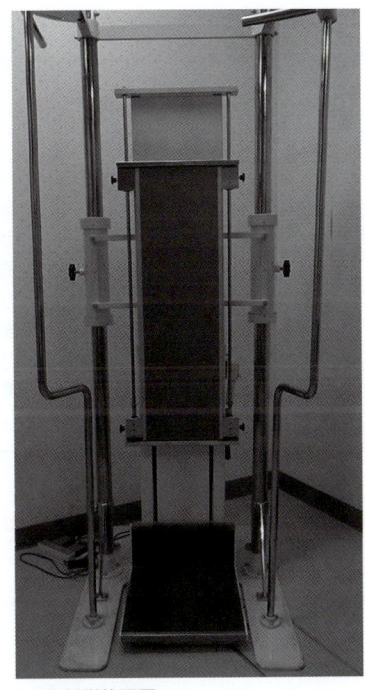

b　幾何学的配置

長尺カセッテを撮影台のフォルダに配置し，頸椎から尾骨まで含まれるよう高さを調節した後に撮影する。

9 撮影法と観察部位

X線撮影：乳房

● 問題番号：64PM-78

Q1
❶乳房X線写真を示す。正しいのはどれか。
1. C-C方向の撮影である。
2. 脂肪性乳房の画像である。
3. 大胸筋が描出されている。
4. 拡大スポット撮影像である。
5. 乳房下軟部組織が描出されていない。

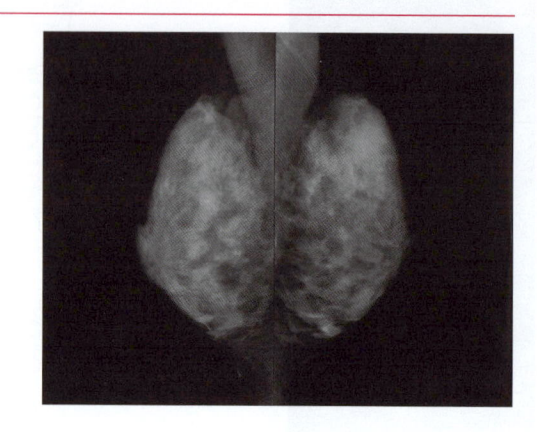

● 問題番号：60PM-71

Q2
マンモグラフィの❷内外斜位方向（MLO）撮影で正しいのはどれか。2つ選べ。
1. 圧迫は乳房の外側から行う。
2. 圧迫後にカセッテホルダ面の角度を決定する。
3. カセッテホルダは大胸筋外側と90度交差させた状態で固定する。
4. 左右を示すマーカは乳房から離れた位置に置く。
5. 乳房の上部内側がブラインドエリアとなりやすい。

Q1

Key Word ▶▶ ❶乳房X線写真

解法ナビ ▶▶ ・この問題は，乳房X線写真（マンモグラム）の理解度が問われている。

選択肢解説

【1. C-C方向撮影】	➡ 大胸筋が描出されていることからMLO方向での画像なので「×」
【2. 脂肪性乳房画像】	➡ 高吸収域（高濃度）を呈する乳腺の割合が多いので「×」
【3. 大胸筋】	➡ 乳房の上部に高吸収域を呈する大胸筋が描出されているので「○」
【4. 拡大スポット撮影像】	➡ 画像の拡大や照射野の限局はなく，通常のマンモグラムなので「×」
【5. 乳房下軟部組織】	➡ 乳房の下部に淡い信号を呈する軟部組織が描出されているので「×」

正解：3

Q2

Key Word ▶▶ ❷内外斜位方向（MLO）撮影

解法ナビ ▶▶ ・この問題は，マンモグラフィにおける撮影方法の理解度が問われている。

選択肢解説

[1] ➡ 圧迫は内側から行うので「×」。
[2] ➡ 圧迫後にカセッテホルダの角度や高さを変えると乳房に無理な力が加わり大変危険であるので「×」。
[3] ➡ カセッテホルダは大胸筋外側と平行となる状態で固定するので「×」。
[4] ➡ 乳房内に左右と撮影方向を示すマーカが入り込むと障害陰影となるので「○」。
[5] ➡ 胸郭の形状により上部内側がブラインドエリアとなりやすいので「○」。

正解：4と5

One Point Advice

マンモグラフィは，ピンクリボン運動による健康診断の推進活動により多くの施設で実施されている。今後，マンモグラフィに関する問題が数多く出題されるであろう。装置や画像に関する知識のみならず，撮影法や精度管理についてもしっかり覚えておこう。

レベル・アップ / Level Up

●乳房撮影法のポイント

【装置】（図1）

- 焦点（ターゲット，陽極）の材質には，モリブデン（Mo），ロジウム（Rh）のほか，最近ではタングステン（W）も存在する。
- 付加フィルタの材質には，モリブデン（Mo），ロジウム（Rh）のほか，アルミニウム（Al）が利用され，厚さは0.03mm程度である。
- 放射窓の材質には，X線吸収が少ない**ベリリウム（Be）**が利用され，厚さは0.8〜1.0mm程度である。
- 焦点寸法（公称値）は，大焦点で0.3mm，小焦点で0.1mmである。
- 陰極が胸壁側に，陽極が乳頭側に配置され，**ヒール効果**が利用される。
- 管電圧は，低管電圧（25〜32kV程度）が使用される。
- 低管電圧撮影であるが，**グリッド（移動式）は使用**する。
- 適正なX線量にて再現性よく撮影するため，自動露出制御（auto exposure control：AEC）が利用されている。
- AECは，検出器の**後面**に配置されている。
- 拡大撮影は，1.5〜2.0程度の拡大率にて**グリッドを利用せず**に撮影する。
- 圧迫スポット撮影は，画像コントラストの向上が図れるため，異常陰影が乳房組織と重複された際などに実施される。

図1 幾何学的配置

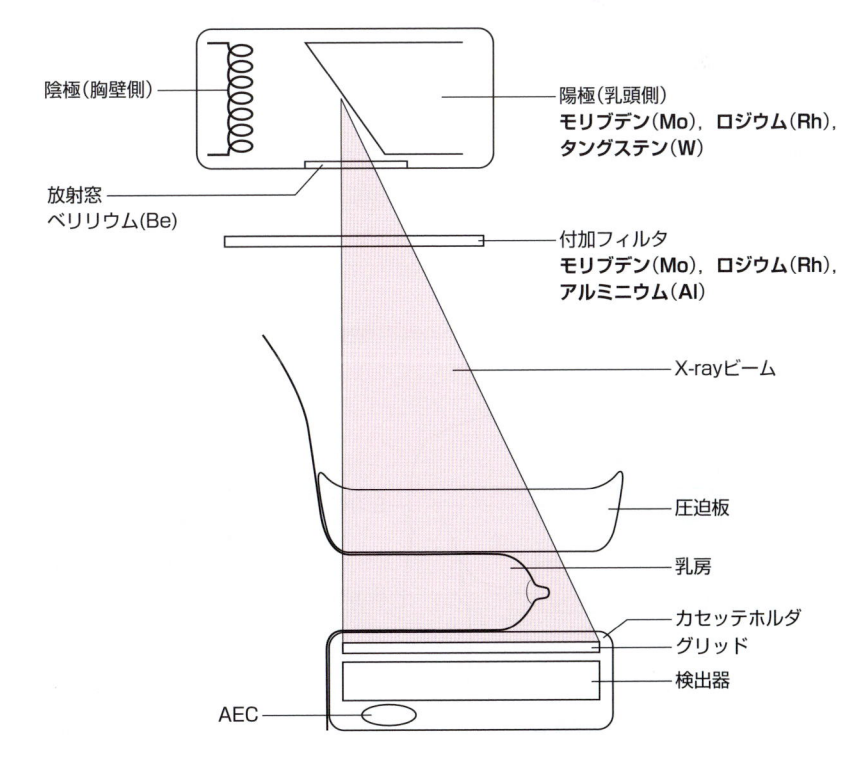

陰極（胸壁側）
陽極（乳頭側）　**モリブデン（Mo），ロジウム（Rh），タングステン（W）**
放射窓　ベリリウム（Be）
付加フィルタ　**モリブデン（Mo），ロジウム（Rh），アルミニウム（Al）**
X-rayビーム
圧迫板
乳房
カセッテホルダ
グリッド
検出器
AEC

【整位】

表1 MLOとCCの比較

	MLO（内外斜位方向撮影）	CC（頭尾方向撮影）
特徴	乳腺組織全体を最も広く描出することができる	MLOでブラインドエリアになりやすい乳房内側を描出することができる
圧迫方向	内側上部 → 外側下部	上部 → 下部
描出良好部位	上部外側の深部組織	乳房内側組織
ブラインドエリア	上部内側，乳房下部組織	乳房上部組織
カセッテホルダの角度	大胸筋外側と平行	0度（床と平行）

●MLO撮影

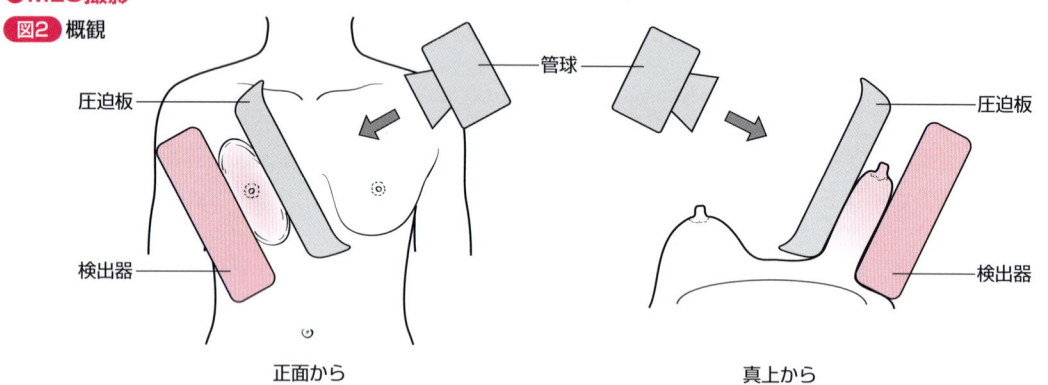

図2 概観

正面から　　真上から

図3 ブラインドエリア

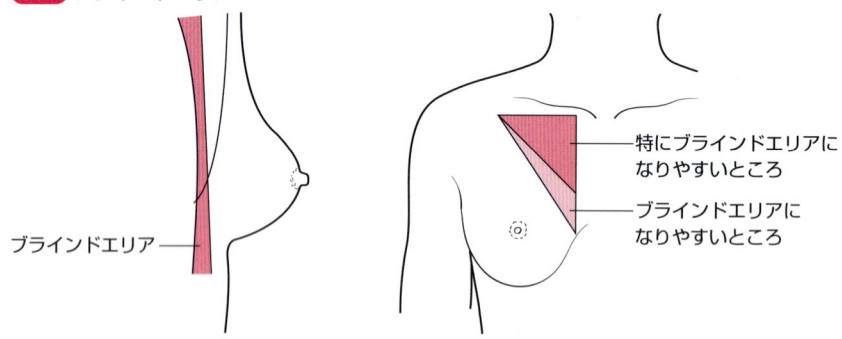

- MLO撮影では乳房内側上部（胸骨側）がブラインドエリア※となる。

※ブラインドエリアとは，マンモグラフィにおいて，胸壁が彎曲しているために生じる描出困難な領域のことである。

●CC撮影

図4 概観

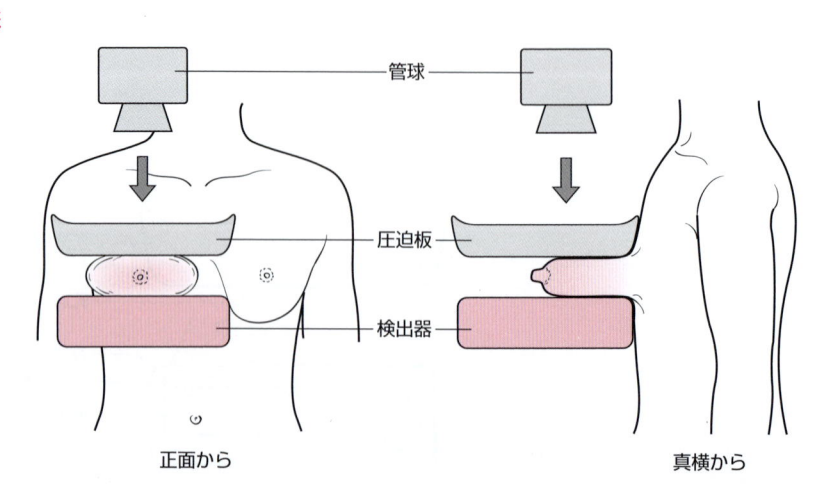

正面から　　真横から

図5 ブラインドエリア

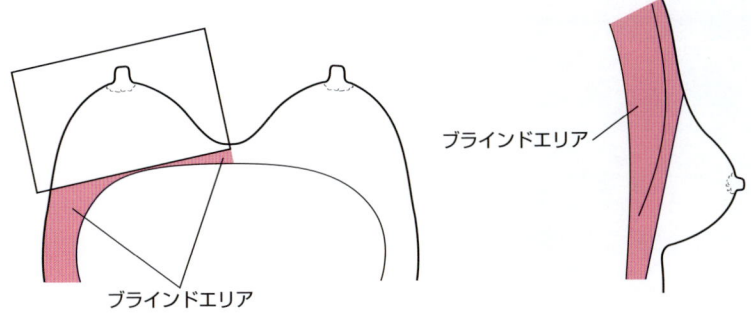

（参考文献: 乳房撮影精度管理マニュアル）

- CC撮影では乳房上部と外側がブラインドエリアとなる。

● **圧迫撮影の利点**
- 乳房の胸壁側と乳頭側の画像濃度が均一になりやすい。
- 散乱線を低減できるため画像コントラストが向上する。
- より低管電圧での撮影が可能となる。
- 乳房組織を広く描出できるため病変が発見しやすい。
- 被ばく線量を低減できる。
- 乳房を固定できるため体動による画像のボケがなくなる。

【画像解剖】

図6 MLO像

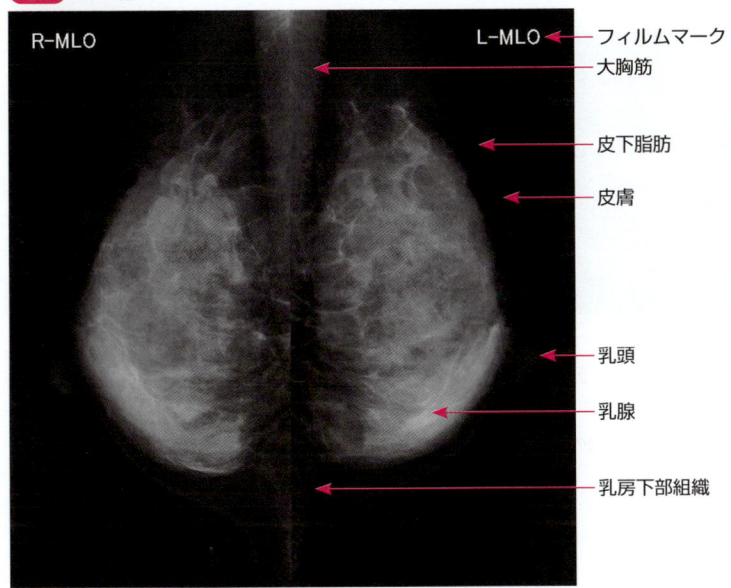

R-MLO　L-MLO ← フィルムマーク
← 大胸筋
← 皮下脂肪
← 皮膚
← 乳頭
← 乳腺
← 乳房下部組織

MEMO

図7 CC像

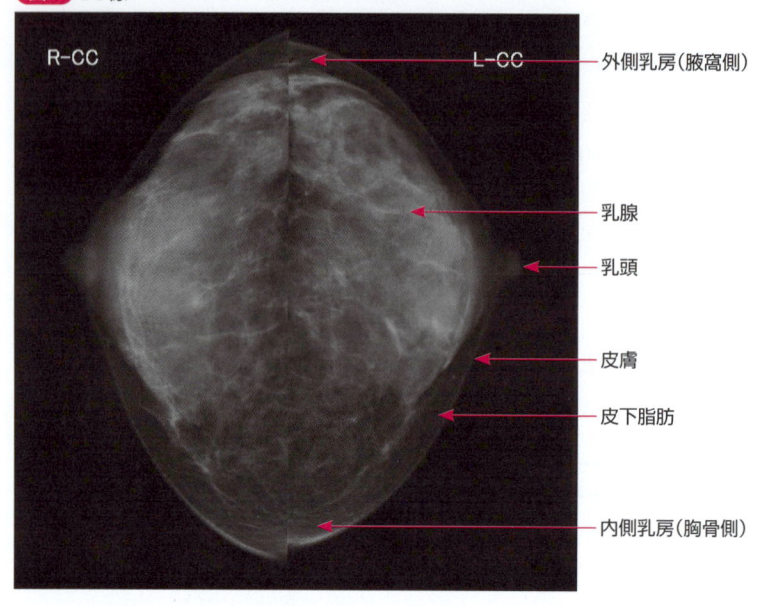

- 外側乳房（腋窩側）
- 乳腺
- 乳頭
- 皮膚
- 皮下脂肪
- 内側乳房（胸骨側）

【乳房の構成】
- 乳腺の割合によって4種類に分類する。

図8 乳房の構成

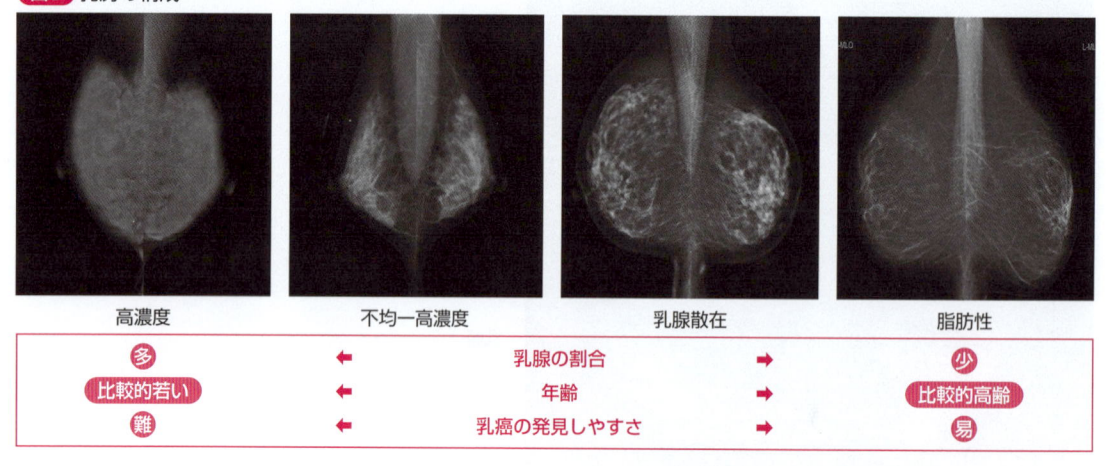

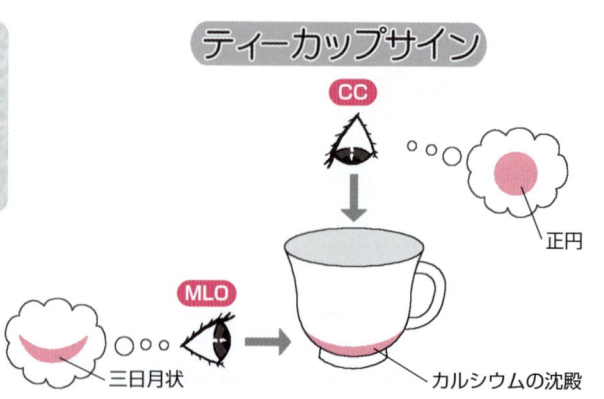

高濃度　　不均一高濃度　　乳腺散在　　脂肪性

多 ←	乳腺の割合	→ 少
比較的若い ←	年齢	→ 比較的高齢
難 ←	乳癌の発見しやすさ	→ 易

【良性石灰化の種類】
- マンモグラフィは石灰化や腫瘤などの病変を見つけるための検査である。
- 明らかな良性石灰化には次のようなものがある。

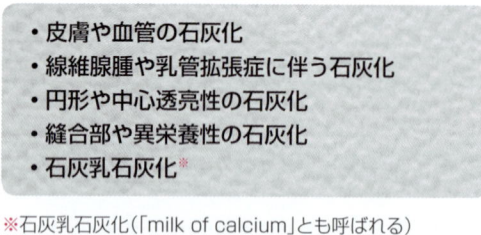

- 皮膚や血管の石灰化
- 線維腺腫や乳管拡張症に伴う石灰化
- 円形や中心透亮性の石灰化
- 縫合部や異栄養性の石灰化
- 石灰乳石灰化※

※石灰乳石灰化（「milk of calcium」とも呼ばれる）
MLO撮影で三日月状に描出され，CC撮影では淡く円形に描出される石灰化の画像所見を「ティーカップサイン」という。
乳房内の嚢胞の中に液体状のカルシウムが沈殿している場合に描出され，良性石灰化の1つである。

ティーカップサイン

CC → 正円

MLO → 三日月状 → カルシウムの沈殿

図9 良性石灰化のマンモグラフィ像

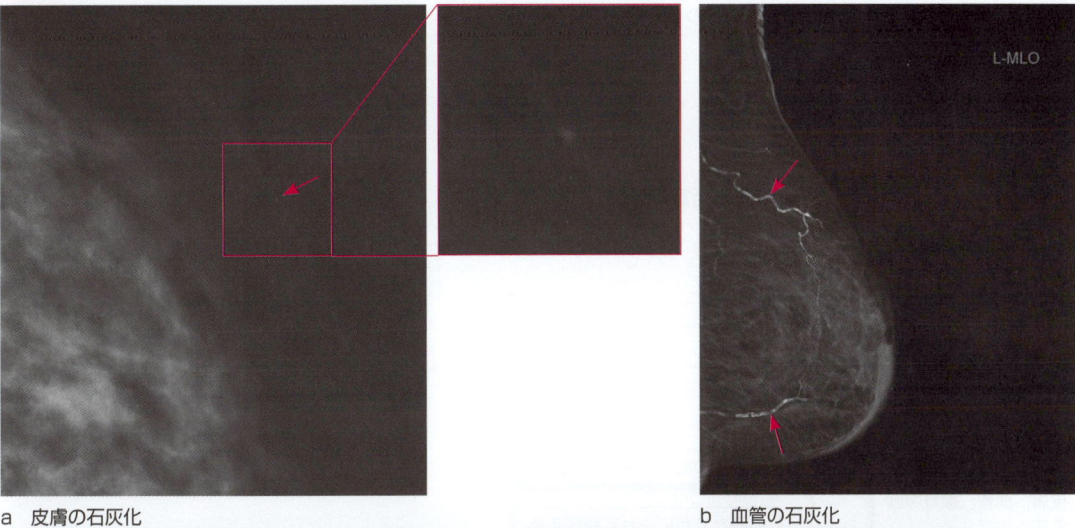

a 皮膚の石灰化

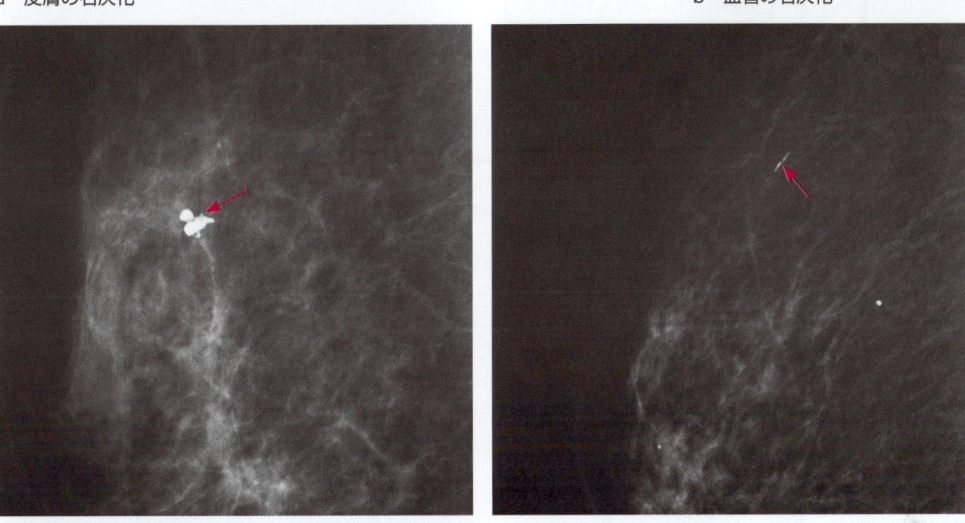

b 血管の石灰化

c 線維腺腫に伴う石灰化

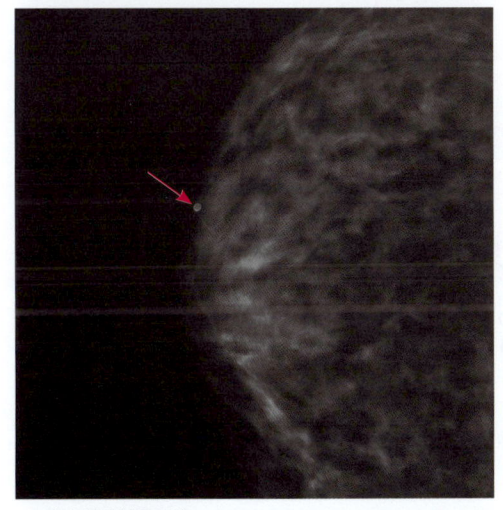

d 乳管拡張症に伴う石灰化

e 中心透亮性石灰化

【石灰化および腫瘤性病変の判定（カテゴリー分類）】
- 判定は悪性の可能性を考慮して以下のカテゴリーに分類する。
- カテゴリー3以上を要精査とする。

> カテゴリー1：異常なし
> カテゴリー2：良性
> カテゴリー3：良性，しかし悪性を否定できず
> カテゴリー4：悪性の疑い
> カテゴリー5：悪性

図10 石灰化の診断フローチャート

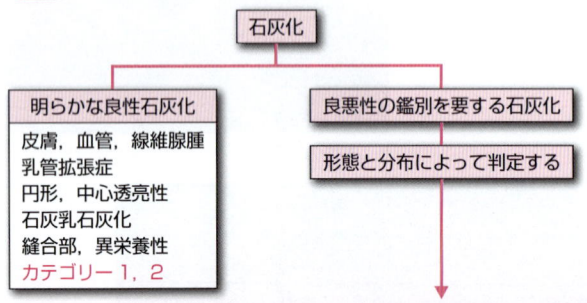

```
                    石灰化
            ┌─────────┴─────────┐
    明らかな良性石灰化      良悪性の鑑別を要する石灰化
    皮膚，血管，線維腺腫              │
    乳管拡張症             形態と分布によって判定する
    円形，中心透亮性
    石灰乳石灰化
    縫合部，異栄養性
    カテゴリー1, 2
```

分布＼形態	微小円形	淡く不明瞭	多形性不均一	微細線状細分枝状
びまん性 領域性	カテゴリー2	カテゴリー2	カテゴリー3	カテゴリー5
集簇性	カテゴリー3	カテゴリー3	カテゴリー4	カテゴリー5
線状 区域性	カテゴリー3, 4	カテゴリー4	カテゴリー5	カテゴリー5

（参考文献：マンモグラフィによる乳がん検診の手引き―精度管理マニュアル―第4版）

図11 腫瘤の診断フローチャート

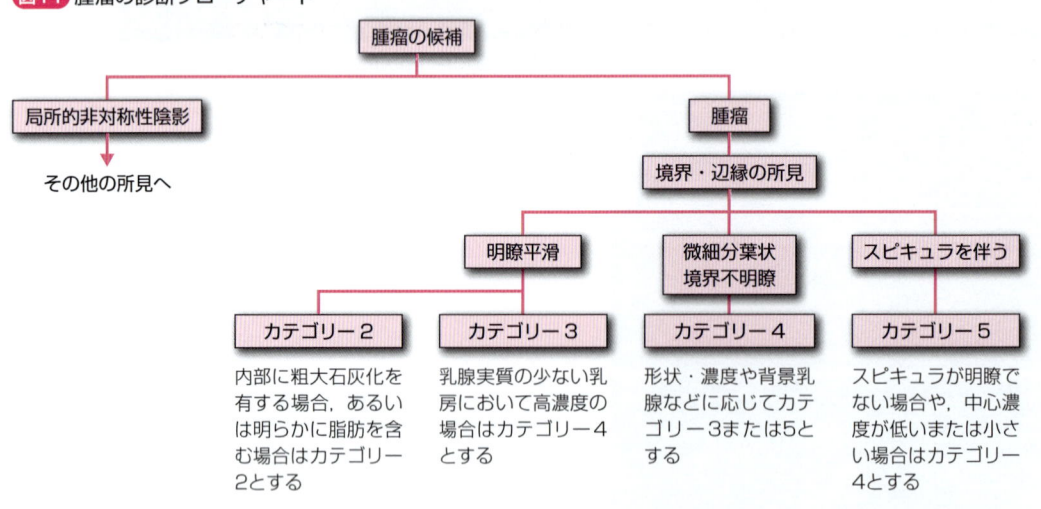

```
                    腫瘤の候補
            ┌───────────┴───────────┐
        局所的非対称性陰影              腫瘤
             │                     境界・辺縁の所見
         その他の所見へ      ┌──────────┼──────────┐
                         明瞭平滑   微細分葉状     スピキュラを伴う
                            │      境界不明瞭           │
                        カテゴリー2   │             │
                                 カテゴリー3   カテゴリー4   カテゴリー5
                        ┌───────┘
                   カテゴリー3
```

カテゴリー2：内部に粗大石灰化を有する場合，あるいは明らかに脂肪を含む場合はカテゴリー2とする

カテゴリー3：乳腺実質の少ない乳房において高濃度の場合はカテゴリー4とする

カテゴリー4：形状・濃度や背景乳腺などに応じてカテゴリー3または5とする

カテゴリー5：スピキュラが明瞭でない場合や，中心濃度が低いまたは小さい場合はカテゴリー4とする

（参考文献：マンモグラフィによる乳がん検診の手引き―精度管理マニュアル―第4版）

【マンモグラフィと超音波検査の比較】

- マンモグラフィでは主に腫瘤性陰影と石灰化陰影を観察し，超音波検査では乳腺組織中に存在する腫瘤性陰影を観察する。
- マンモグラフィでは**微細石灰化**の検出能力が高く，石灰化の形状，分布まで観察できる。一方，超音波検査では，腫瘤を形成しない乳癌の微細石灰化の描出は困難である。
- 乳腺組織が発達している若年者のマンモグラフィでは，広範囲が高吸収域として描出されるため（高濃度乳房：dense breast），その中に存在する腫瘤性病変の識別が困難となるが，超音波検査では，乳腺組織が高エコー（白く描出），腫瘤性病変が低エコーを呈するため識別可能となる。
- 高齢者などの脂肪の多い乳房に対する超音波検査では，脂肪組織が低エコーを呈するため腫瘤性病変の識別が困難となるが，マンモグラフィでは脂肪組織が低吸収域を呈するため病巣の検出が容易となる。

図12 症例1

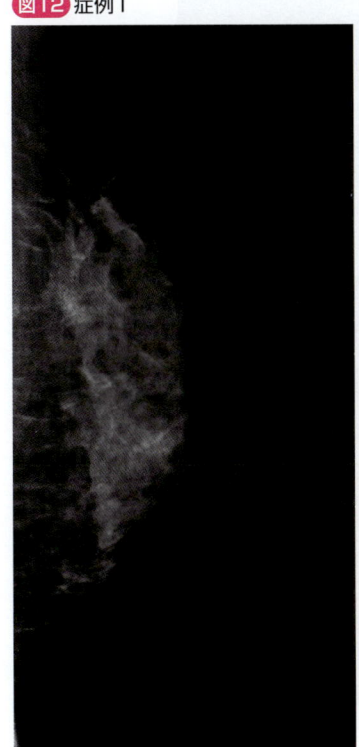

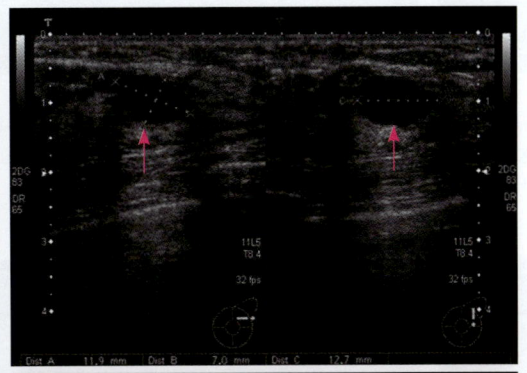

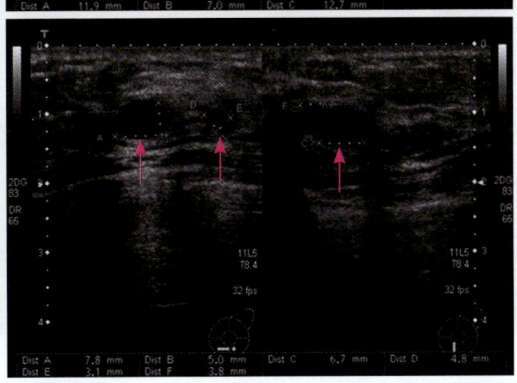

a マンモグラフィ像　　b 超音波画像

マンモグラフィ像において淡い腫瘤性病変が確認できるが，小さい病巣の場合，存在を指摘することが困難となる。超音波画像では腫瘤性病変（→）の内部構造まで明瞭に描出されており，後方エコー増強（音響増強）がみられることから嚢胞性病変であることがわかる。

MEMO

図13 症例2

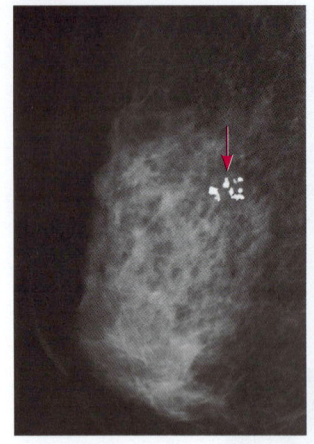

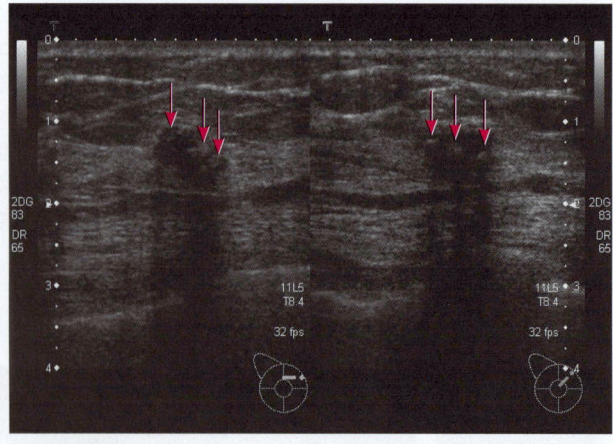

a　マンモグラフィ像　　b　超音波画像

マンモグラフィ像では極めて明瞭な石灰化陰影（→）が描出されている。超音波画像では腫瘤性病変内に高エコー（→）が認められ，後方に音響陰影（アコースティックシャドー）がみられることから石灰化であることがわかる。極めて大きい石灰化や腫瘤内に存在する石灰化は超音波でも描出可能である。

図14 症例3

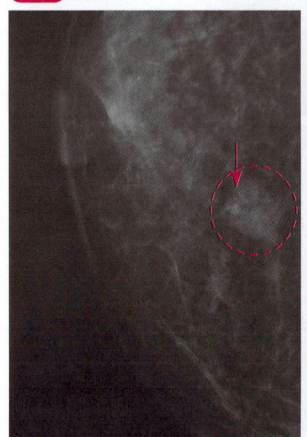

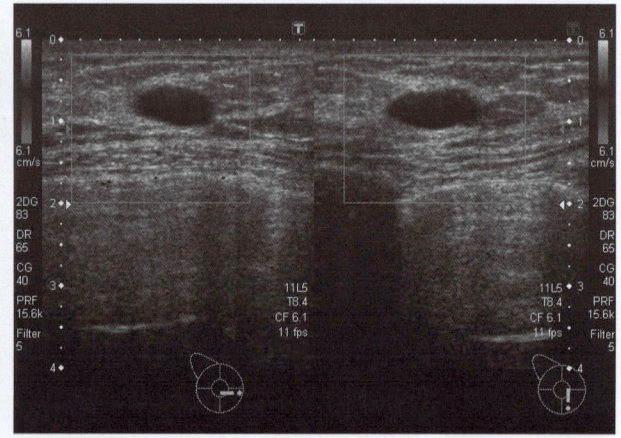

a　マンモグラフィ像　　b　超音波画像

マンモグラフィ像では腫瘤性病変（領域）と石灰化（→）が描出されている。超音波画像では腫瘤性病変は確認できるが，石灰化は描出されていない。超音波画像では石灰化が微小，かつ腫瘤外に存在する場合には描出困難となる。

■参考文献
1) 中村　實 監：診療画像検査法　X線撮影法，医療科学社，1998.
2) 東田善治 ほか 編：医用画像検査技術学　第2版，南山堂，2007.
3) 福士政広 編：診療放射線技師　イエロー・ノート　臨床編　3rd edition，メジカルビュー社，2012.

MEMO

2
血管造影

1 血管造影：脳
画像解剖

●問題番号：58PM-86

Q1

❶脳血管造影のAP像を示す。
矢印で示すのはどれか。

1. 中大脳動脈
2. 後大脳動脈
3. 椎骨動脈
4. 外頸動脈
5. 内頸動脈

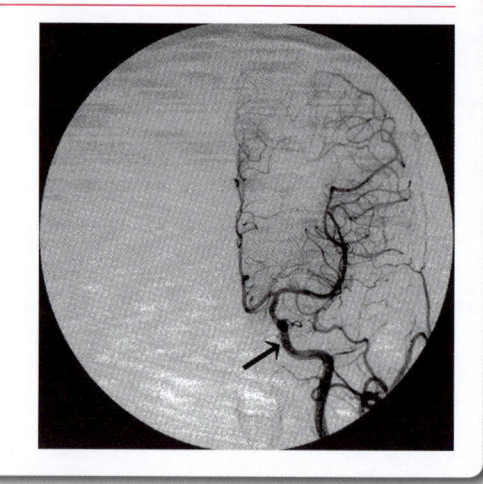

Q1

Key Word ▶▶ ❶脳血管造影AP像

解法ナビ ▶▶
- この問題は，左総頸動脈のDSA（digital subtraction angiography）における画像解剖の理解度が問われている。問題は正面像（AP方向）であるが，側面像もあわせて解剖学的位置を理解しておく必要がある。

選択肢解説
- 【1. 中大脳動脈】⇒ 総頸動脈造影像なので中大脳動脈は描出されているが，矢印の血管ではないので「×」
- 【2. 後大脳動脈】⇒ 後大脳動脈は椎骨動脈造影像で描出されるので「×」
- 【3. 椎骨動脈】⇒ 総頸動脈造影像なので「×」
- 【4. 外頸動脈】⇒ 総頸動脈造影像なので外頸動脈は描出されているが，矢印の血管ではないので「×」
- 【5. 内頸動脈】⇒ 矢印の血管は内頸動脈なので「○」

正解：5

レベル・アップ / Level Up

- 脳実質を栄養する血管には，左右1本ずつの内頸動脈と椎骨動脈がある。
- 大脳には，内頸動脈から分岐する左右1対の前大脳動脈，中大脳動脈と，左右の椎骨動脈の融合による脳底動脈から分岐する左右1対の後大脳動脈が灌流する。
- これらの主幹動脈は脳底部で前交通動脈，後交通動脈により吻合している（Willis動脈輪）。

図1 大脳動脈輪（Willis動脈輪）

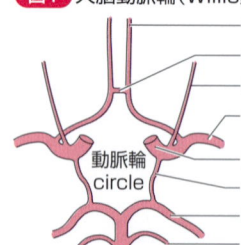

- 前大脳動脈（anterior cerebral artery）
- 前交通動脈（anterior communicating artery）
- 眼動脈（ophthalmic artery）
- 中大脳動脈（middle cerebral artery）
- 動脈輪 circle
- 内頸動脈（internal carotid artery）
- 後交通動脈（posterior communicating artery）
- 後大脳動脈（posterior cerebral artery）
- 上小脳動脈（superior cerebellar artery）
- 脳底動脈（basilar artery）
- 前下小脳動脈（anterior inferior cerebellar artery）
- 後下小脳動脈（posterior inferior cerebellar artery）
- 椎骨動脈（vertebral artery）
- 前脊髄動脈（anterior spinal artery）

（グラント解剖学図譜第3版より改変して転載）

図2 右内頸動脈造影像

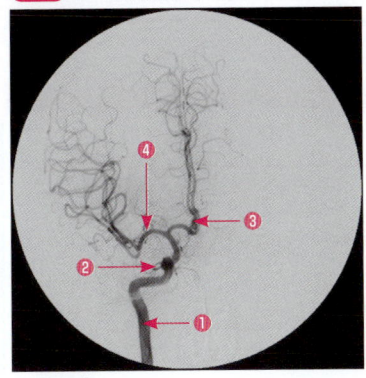

a 正面像

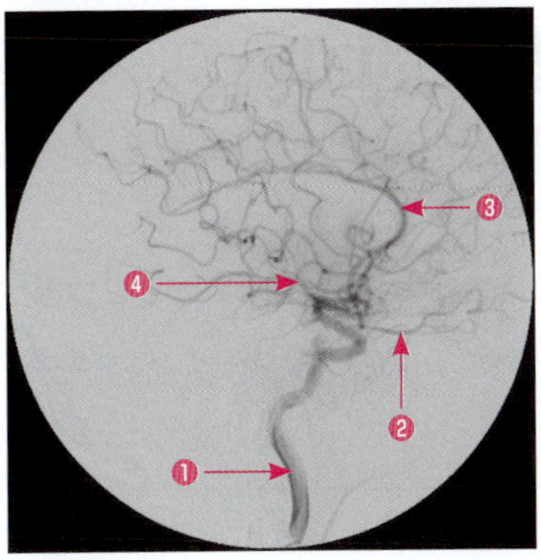

❶ 内頸動脈
❷ 眼動脈
❸ 前大脳動脈
❹ 中大脳動脈

b 側面像

図3 右椎骨動脈造影像

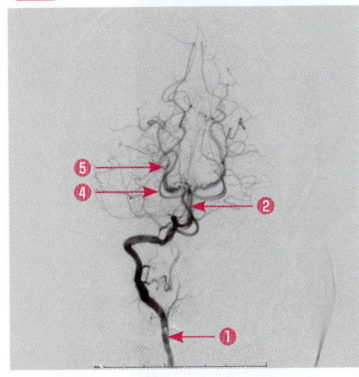

a 正面像

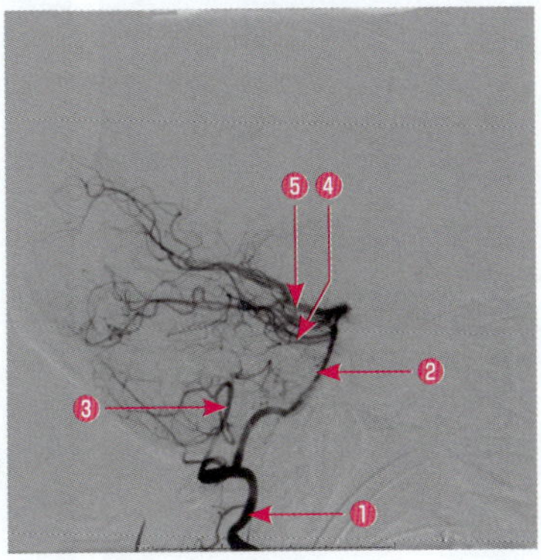

❶ 椎骨動脈
❷ 脳底動脈
❸ 後下小脳動脈
❹ 上小脳動脈
❺ 後大脳動脈

b 側面像

図4 外頸動脈造影像（側面像）

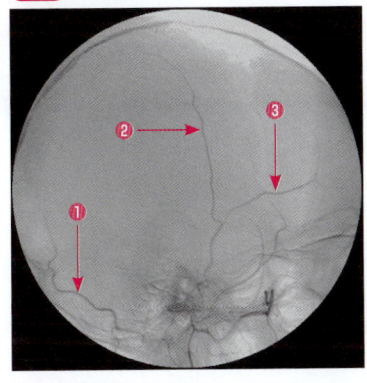

❶ 後頭動脈
❷ 浅側頭動脈
❸ 中硬膜動脈

図5 内頸動脈造影静脈相

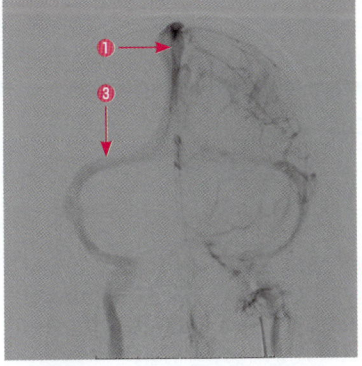

a 正面像

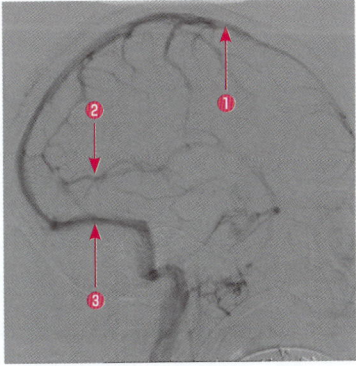

❶ 上矢状静脈洞
❷ Galen大静脈（大大脳静脈）
❸ 横静脈洞

b 側面像

血管造影：脳

2 血管造影：心臓・大血管
画像解剖①

●問題番号：62PM-11

Q1 ❶大動脈から直接分岐するのはどれか。**2つ選べ**。

1. 右総頸動脈　2. 左総頸動脈　3. 左椎骨動脈　4. 肺動脈幹　5. 右冠動脈

●問題番号：60PM-81

Q2 ❷頭頸部3D-CT angiographyを示す。矢印で示す血管はどれか。

1. 腕頭動脈　2. 胸大動脈　3. 左椎骨動脈　4. 左総頸動脈　5. 左鎖骨下動脈

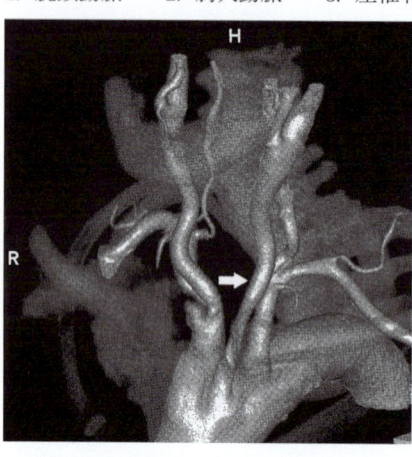

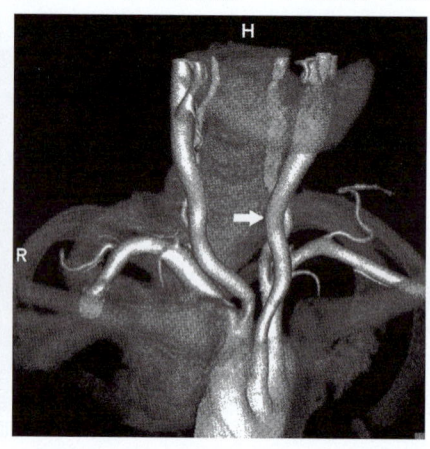

Q1
Key Word ▶▶▶ ❶（胸部）大動脈

解法ナビ ▶▶▶ ・この問題は，胸部血管造影における画像解剖の理解度が問われている。胸部血管の解剖学的位置を理解しておく必要がある。

選択肢解説
- 【1. 右総頸動脈】→ 腕頭動脈から分岐するので「×」
- 【2. 左総頸動脈】→ 大動脈(弓部)から直接分岐するので「○」
- 【3. 左椎骨動脈】→ 左鎖骨下動脈から分岐するので「×」
- 【4. 肺動脈幹】→ 右心室から肺へ駆出される部位なので「×」
- 【5. 右冠動脈】→ 上行大動脈から直接分岐するので「○」

正解：2と5

Q2
Key Word ▶▶▶ ❷頭頸部血管

解法ナビ ▶▶▶ ・この問題は，頭頸部血管の画像解剖の理解度が問われている。

選択肢解説
- 【1. 腕頭動脈】→ 腕頭動脈ではないので「×」
- 【2. 胸大動脈】→ 胸部大動脈ではないので「×」
- 【3. 左椎骨動脈】→ 左椎骨動脈ではないので「×」
- 【4. 左総頸動脈】→ 左総頸動脈なので「○」
- 【5. 左鎖骨下動脈】→ 左鎖骨下動脈ではないので「×」

正解：4

One Point Advice
頭頸部血管の解剖において，動脈と静脈で混同しやすい名称があるので，動脈と静脈をあわせて理解しておく必要がある。

レベル・アップ / Level Up

●頸部・胸部血管

- 大動脈は心臓（左心室）から駆出される動脈血を全身に送り出す主幹動脈である。
- 大動脈起始部には大動脈弁があり，「バルサルバ洞」と呼ばれている3つの膨らみがある。
- 大動脈（上行大動脈）から1番最初に分岐する血管は冠状動脈であり，**左右1本ずつ分岐している**。
- 上行大動脈は大動脈弓に移行して回旋し，下行大動脈に移行する。
- 大動脈弓は，①**腕頭動脈**，②**左総頸動脈**，③**左鎖骨下動脈**の3本の主要動脈を分岐する。
- 大動脈弓から分岐する3本の動脈や胸部大動脈全体の観察には第2斜位が適する。
- 腕頭動脈は右総頸動脈と右鎖骨下動脈に分かれる。

図1 上行大動脈造影像（正面像）

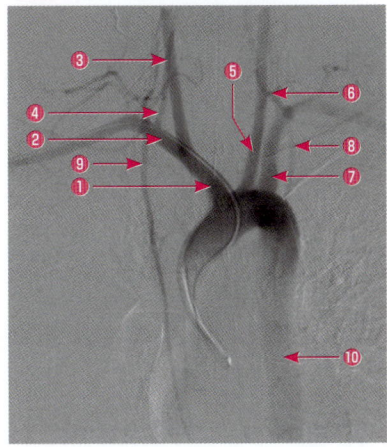

① 腕頭動脈
② 右鎖骨下動脈
③ 右総頸動脈
④ 右椎骨動脈
⑤ 左総頸動脈
⑥ 左椎骨動脈
⑦ 左鎖骨下動脈
⑧ 左内胸動脈
⑨ 右内胸動脈
⑩ 下行大動脈

図2 心内腔の解剖

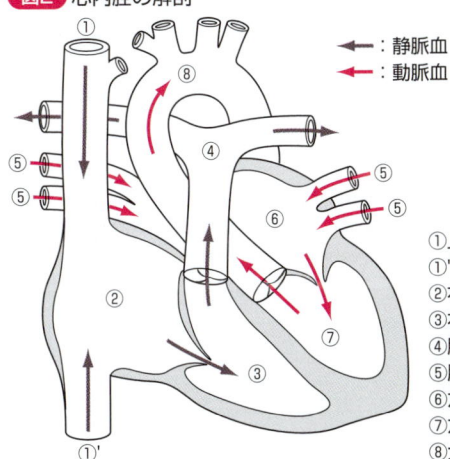

→：静脈血
→：動脈血

① 上大静脈
①' 下大静脈
② 右心房
③ 右心室
④ 肺動脈
⑤ 肺静脈
⑥ 左心房
⑦ 左心室
⑧ 大動脈

●冠状動脈：解剖とAHA segment分類

- 冠状動脈は心筋を栄養する動脈であり，右冠状動脈と左冠状動脈が別々に分岐する。
- 左冠状動脈は左前下行枝と左回旋枝に分岐する。
- 冠状動脈は米国心臓協会（AHA：American heart association）のsegment分類にて**15 segment**に分けられる。
- 冠状動脈の狭窄度は，多方向から撮影した造影像から最も狭窄度が高い画像で評価され，狭窄度0〜25％を「25％」，26〜50％を「50％」，51〜75％を「75％」，76〜90％を「90％」，91〜99％を「99％」（99％では造影遅延を伴う），完全閉塞を「100％」とする。

【AHA segment分類の定義】
①右冠状動脈（right coronary artery：RCA）

- Seg 1およびSeg 2
  ：入口部から鋭縁部（鋭角枝）までを2等分した近位側および遠位側である。2等分点の周囲に右室枝がある場合には，その分枝より近位側および遠位側とする。
- Seg 3 ：鋭縁部（鋭角枝）から後下行枝と後外側枝の分岐までとする。
- Seg 4 ：後下行枝と後外側枝の分岐から末梢側とする。房室結節枝があるものを「4AV」，後下行枝を「4PD」と呼ぶ。

図3 AHA冠状動脈segment分類

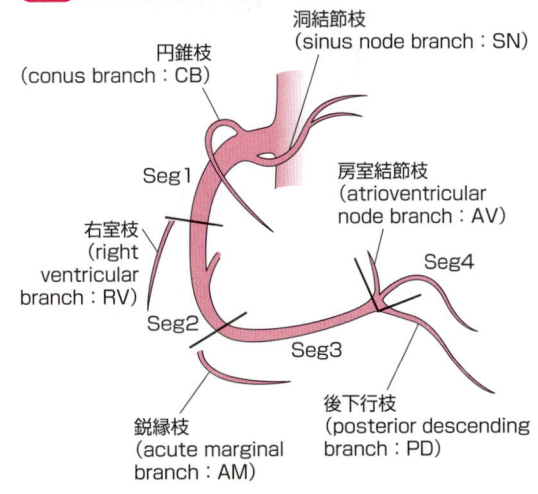

円錐枝（conus branch：CB）
洞結節枝（sinus node branch：SN）
Seg1
房室結節枝（atrioventricular node branch：AV）
右室枝（right ventricular branch：RV）
Seg4
Seg2
Seg3
鋭縁枝（acute marginal branch：AM）
後下行枝（posterior descending branch：PD）

右冠状動脈（right coronary artery：RCA）

参考文献
（American Heart Association：Report of the Ad Hoc Committee for Granding of Coronary Artery Disease：a reporting system on patients evaluated for coronary artery disease. Circulation, 51: 5-40, 1975. より改変して転載）

血管造影：心臓・大血管

②**左冠状動脈(left coronary artery：LCA)**
《左主幹部(left main trunk：LMT)》
- Seg 5 ：左冠状動脈入口部から左前下行枝と左回旋枝の分岐部までとする。

《左前下行枝(left ascending artery：LAD)》
- Seg 6 ：左前下行枝入口部から第1中隔枝までとする。
- Seg 7 ：第1中隔枝分岐部から第2対角枝分岐部までとする。第2対角枝が明瞭でない場合には，第1中隔枝分岐部から先端までを2等分した近位側とする。
- Seg 8 ：第2対角枝分岐部から先端までとする。第2対角枝が明瞭でない場合には，第1中隔枝分岐部から先端までを2等分した遠位側とする。
- Seg 9 ：第1対角枝とする。
- Seg 10：第2対角枝とする。

《左回旋枝(left circumflex artery：LCX)》
- Seg 11：左回旋枝入口部から鈍縁部分岐部までとする。
- Seg 12：鈍縁枝とする。
- Seg 13：鈍縁部分岐部から末梢で後房室間溝を走行する部分とする。
- Seg 14：後外側枝とする。
- Seg 15：後下行枝とする。

図4 左冠状動脈(left coronary artery：LCA)

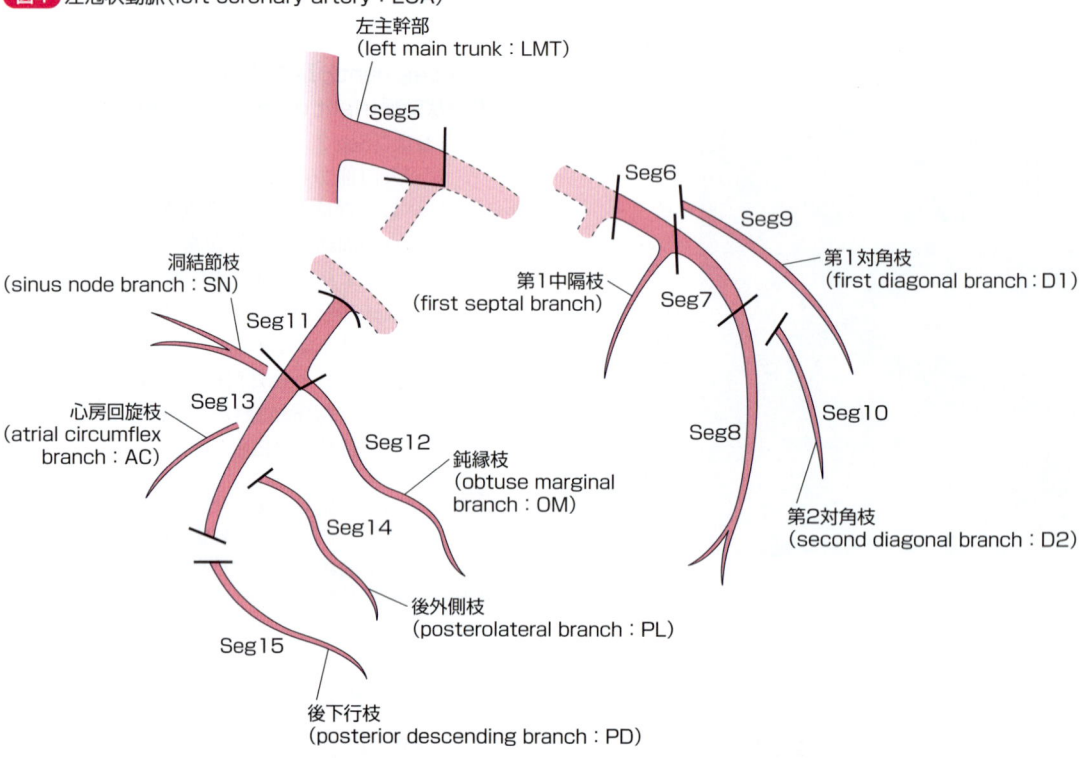

参考文献
(American Heart Association：Report of the Ad Hoc Committee for Granding of Coronary Artery Disease：a reporting system on patients evaluated for coronary artery disease. Circulation, 51: 5-40, 1975. より改変して転載)

【冠状動脈撮影像と観察部位】

図5 右冠状動脈像

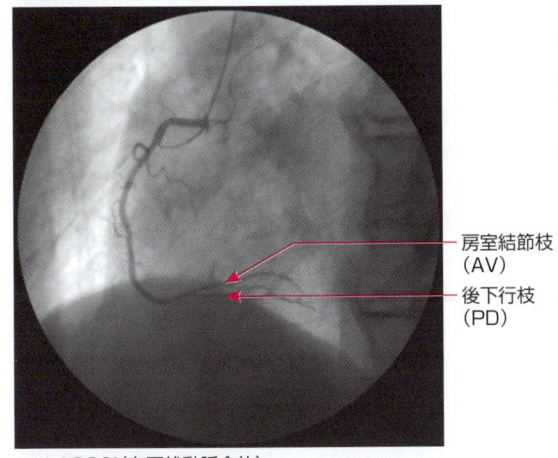

a　LAO60°（右冠状動脈全体）
　　房室結節枝（AV）
　　後下行枝（PD）

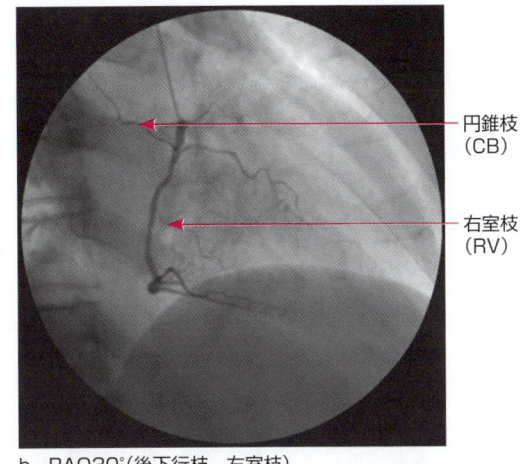

b　RAO30°（後下行枝，右室枝）
　　円錐枝（CB）
　　右室枝（RV）

図6 左冠状動脈像

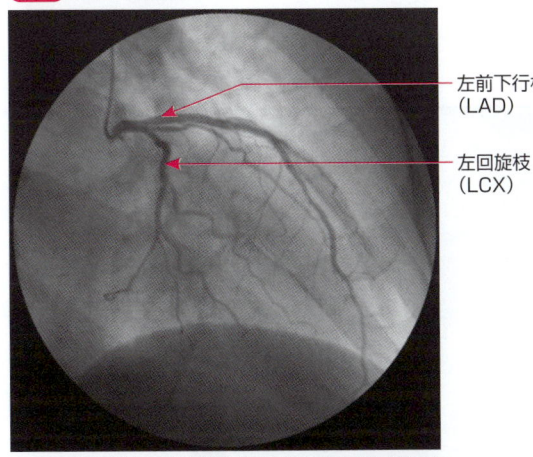

a　RAO30°〔左冠状動脈全体（対角枝起始部は除く）と回旋枝近位部〕
　　左前下行枝（LAD）
　　左回旋枝（LCX）

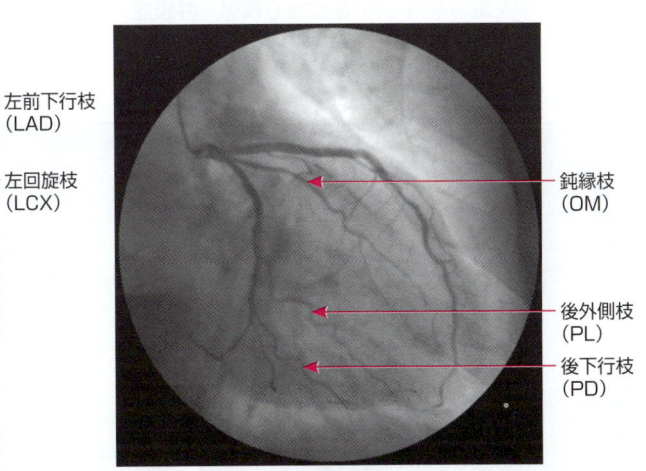

b　RAO30°・CAUD（尾頭方向）25°（左主幹部，前下行枝と回旋枝の分岐部，回旋枝全体）
　　鈍縁枝（OM）
　　後外側枝（PL）
　　後下行枝（PD）

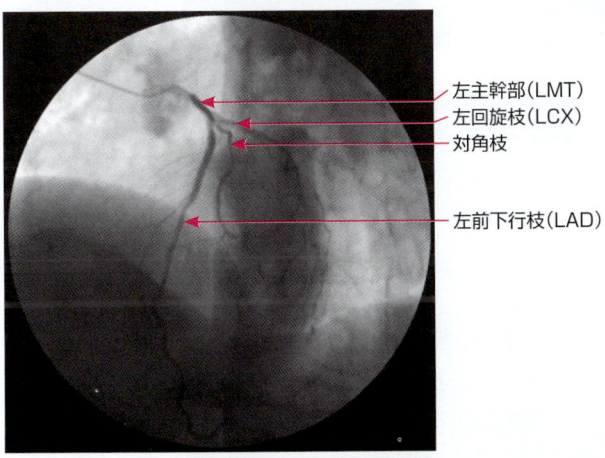

c　LAO60°・CRAN（頭尾方向）25°（前下行枝全体，対角枝の分岐と対角枝全体）
　　左主幹部（LMT）
　　左回旋枝（LCX）
　　対角枝
　　左前下行枝（LAD）

血管造影：心臓・大血管

【急性冠状動脈症候群（acute coronary syndrome：ACS）における冠状動脈の責任血管別の特徴】

①左主幹部および左前下行枝近位に病変が存在する場合
- 壊死や心筋障害範囲が広範囲となり、心原性ショックや致死性不整脈が生じやすい。
- 左主幹部病変では左前下行枝と左回旋枝が虚血となり、心不全を呈することがあるため、一刻も早く血流を再開させる必要がある。

②左回旋枝に病変が存在する場合
- 心電図の変化が捉えにくく、背部痛を生じやすい。

③右冠状動脈に病変が存在する場合
- 房室結節などの刺激伝導系の虚血によって、房室ブロック（atrioventricular block：AVB）や洞不全症候群（sick sinus syndrome：SSS）などの徐脈が生じやすい。
- 治療の際には一時ペーシングカテーテルを右心室内に挿入して心拍を補助することもある。

● 左心室造影（left ventriculography：LVG）

【目的および撮影方法】
- 目的は、左室機能の評価〔**左室容積**, **駆出分画**（left ventricular ejection fraction：LVEF）, **局所壁運動**など〕や左室の解剖把握（**虚血性心疾患**, **弁膜症**, **心筋症**など）、左室周囲の解剖把握（先天性心疾患）などである。
- 撮影方向は、一般的に「右前斜位（RAO）30°」と「左前斜位（LAO）60°」の2方向である。ただし先天性心疾患の場合は、解剖学的位置関係に応じて撮影方向を決定する。

図7 左心室造影像

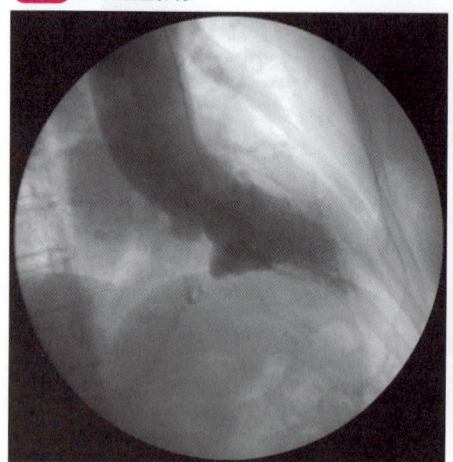

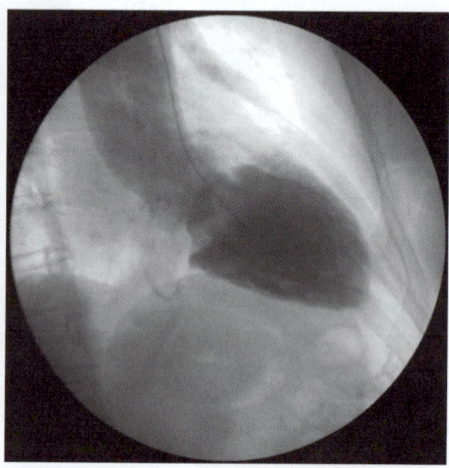

a　RAO30°（収縮期）
b　RAO30°（拡張期）
c　LAO60°（収縮期）
d　LAO60°（拡張期）

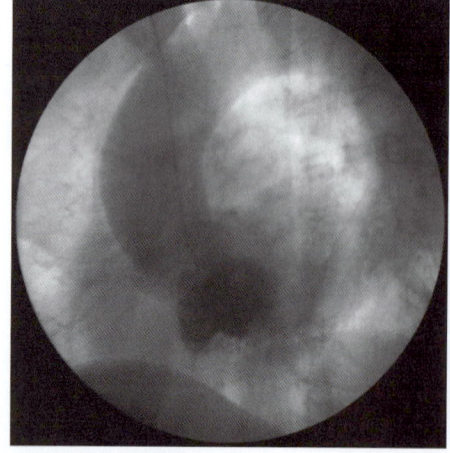

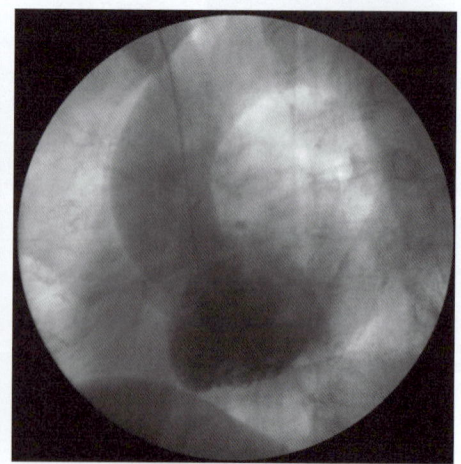

【左室造影のAHA分類】

- 左室を角度別に7つの領域に区分し，各領域の左室壁運動を評価する。
- 評価表記には，正常収縮，収縮低下，無収縮，収縮期膨隆，心室瘤が用いられる。

図8　左心室のAHA分類

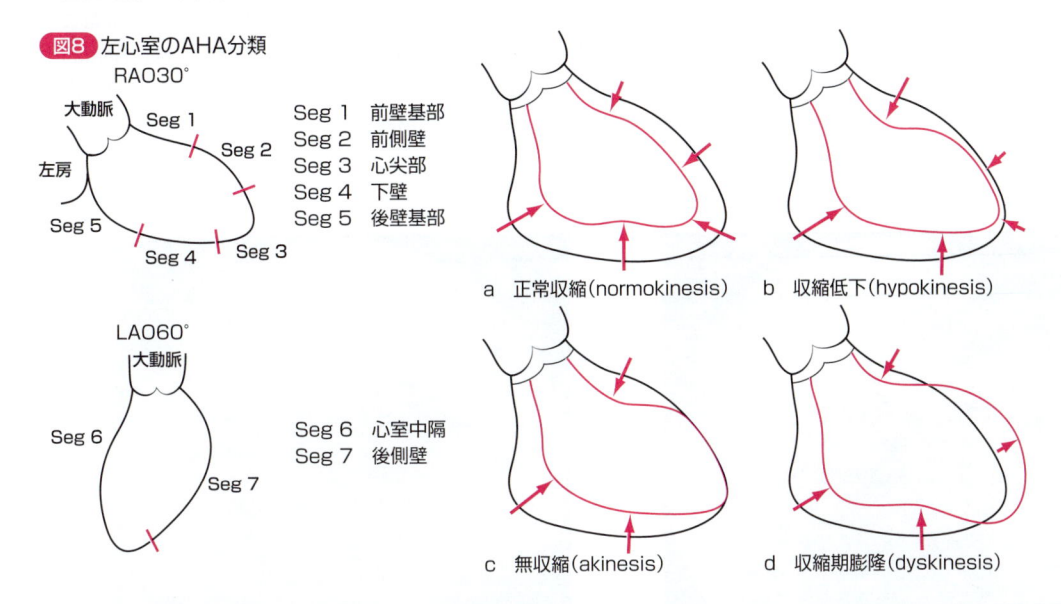

RAO30°
- Seg 1　前壁基部
- Seg 2　前側壁
- Seg 3　心尖部
- Seg 4　下壁
- Seg 5　後壁基部

LAO60°
- Seg 6　心室中隔
- Seg 7　後側壁

a　正常収縮（normokinesis）
b　収縮低下（hypokinesis）
c　無収縮（akinesis）
d　収縮期膨隆（dyskinesis）

【症例①：僧帽弁閉鎖不全症（Ⅲ度）（mitral regurgitation：MR）】

- 僧帽弁の閉鎖不全によって収縮期に左室から左房に血液が逆流する疾患である。
- 原因は，リウマチ熱，腱索断裂，感染性心内膜炎，心筋梗塞による乳頭筋機能不全，左室拡大，僧帽弁逸脱症候群などである。
- 血液が逆流することによって，左房や左室に容量負荷が加わることで拡大し，心拍出量が低下する。
- 治療法として，血管拡張薬や利尿剤投与などの内科的治療のほかに，僧帽弁形成術や僧帽弁置換術の手術療法が実施される。

図9　僧帽弁閉鎖不全症の左心室造影像

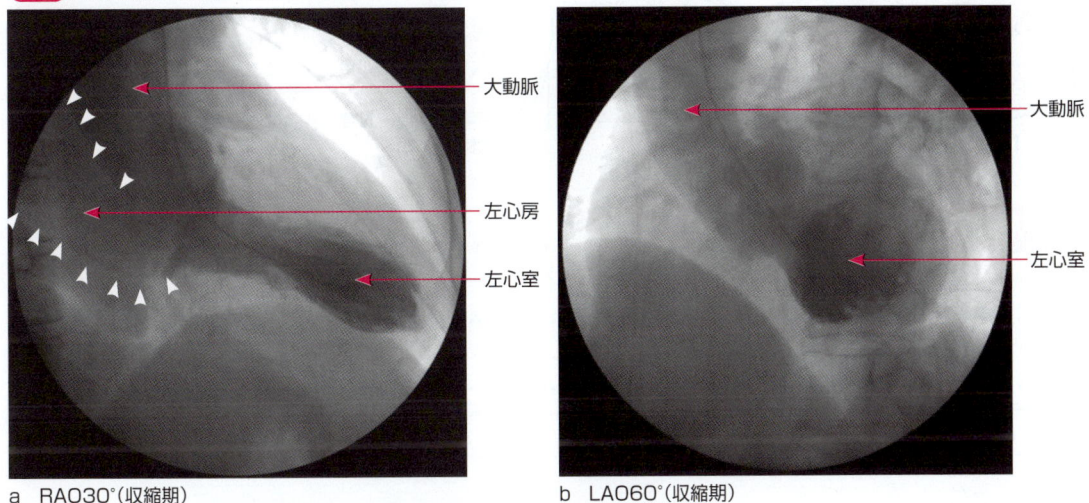

a　RAO30°（収縮期）
b　LAO60°（収縮期）

収縮期において左室から左房への造影剤逆流が認められる。

図10　左心室造影による僧帽弁閉鎖不全症の重症度判定（Sellersの分類）

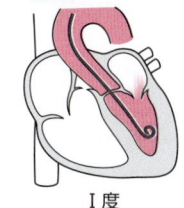

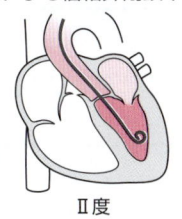

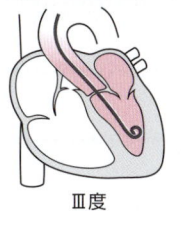

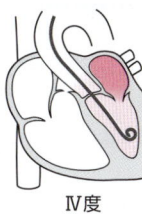

Ⅰ度　Ⅱ度　Ⅲ度　Ⅳ度

- **Ⅰ度**：左房への造影剤逆流を認めるが，左房全体は造影されない。
- **Ⅱ度**：左房全体が造影されるが，画像濃度は左室より薄い。
- **Ⅲ度**：左房と左室が同程度の画像濃度となる（手術適応）。
- **Ⅳ度**：左房のほうが左室より画像濃度が高くなる（手術適応）。

【症例②：大動脈弁閉鎖不全症（Ⅲ度）（aortic regurgitation：AR）】

- 大動脈弁の閉鎖不全により拡張期に大動脈から左室へ血液が逆流する疾患である。
- 原因は，リウマチ熱・感染性心内膜炎・動脈硬化など弁自体の異常と，心室中隔欠損症（漏斗部に欠損孔のあるもの）・Marfan症候群・大動脈の炎症性疾患・大動脈解離などがある。
- 血液の逆流の結果，左室に容量負荷が加わり，次第に左室は拡大して左心不全に陥る。
- 基本的に左心不全の症状が現れたら大動脈弁置換術の手術療法が行われる。また，弁支持組織に異常がある大動脈弁輪拡張症に対しては，Bentall手術（拡大した弁輪を人工弁つきの人工血管に置き換える）が行われる。

図11 大動脈弁閉鎖不全症の大動脈造影

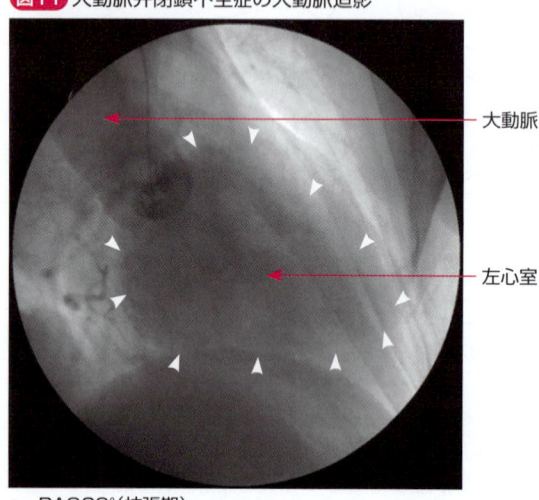

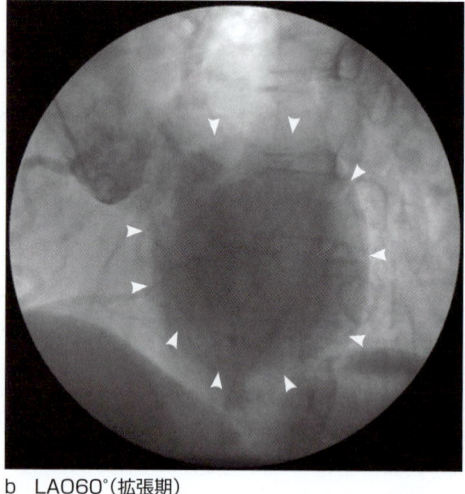

a　RAO30°（拡張期）　　b　LAO60°（拡張期）

拡張期において大動脈から左室内への造影剤逆流が認められる。

図12 大動脈造影による大動脈弁閉鎖不全症の重症度判定（Sellersの分類）

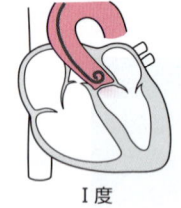

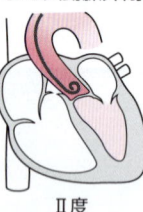

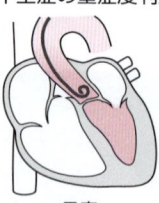

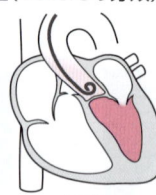

Ⅰ度　Ⅱ度　Ⅲ度　Ⅳ度

Ⅰ度：左室内に逆流を認めるが，造影剤はすぐに消失する。
Ⅱ度：左室内に逆流を認め，左室内を満たすが，画像濃度は大動脈より低い。
Ⅲ度：逆流は左室全体を満たし，画像濃度は大動脈と同程度となる（手術適応）。
Ⅳ度：逆流は左室全体を満たし，左室が大動脈よりも濃く造影される（手術適応）。

MEMO

3 血管造影：心臓・大血管
画像解剖②

●問題番号：61PM-13

Q1
❶右精巣動脈が起始するのはどれか。

1. 右腎動脈
2. 腹大動脈
3. 右大腿動脈
4. 右内腸骨動脈
5. 右外腸骨動脈

Q1 Key Word
❶腹部大動脈，総腸骨動脈

解法ナビ
・この問題は，腹部や骨盤内血管の解剖学的理解度が問われている。

選択肢解説

【1. 右腎動脈】→ 右腎動脈は腹部大動脈から直接分岐する。右精巣動脈は分岐しないので「×」

【2. 腹大動脈】→ 精巣動脈は腹部大動脈から直接分岐するので「○」

【3. 右大腿動脈】→ 右大腿動脈は右外腸骨動脈からつづく動脈で，右精巣動脈は分岐しないので「×」

【4. 右内腸骨動脈】→ 右内腸骨動脈は右総腸骨動脈から分岐し，上・下殿動脈や骨盤内臓器への血管を分岐する。右精巣動脈は分岐しないので「×」

【5. 右外腸骨動脈】→ 右外腸骨動脈は右総腸骨動脈から分岐し，鼠径靱帯下の血管裂孔から大腿動脈となる。右精巣動脈は分岐しないので「×」

正解：2

One Point Advice
腹部血管の解剖学的位置関係は，動脈と静脈も合わせて理解する必要がある。また，左右精巣動静脈は動脈と静脈で若干異なる分岐・流入の形態をとるので，混同しないように正確に理解しておきたい。

MEMO

レベル・アップ

- 一般的に，精巣動脈（女性は卵巣動脈）は腎動脈より下方の**腹部大動脈**の腹側より一対に分岐し，側下方斜めに走行する。
- 精巣（卵巣）静脈では，**右精巣静脈が下大静脈**に直接合流し，**左精巣静脈が左腎静脈**に合流する。
- 腎動脈は大動脈から左右1本ずつ直接分岐するが，約1/4は片側に2本以上存在する。

図1 腹部血管造影像

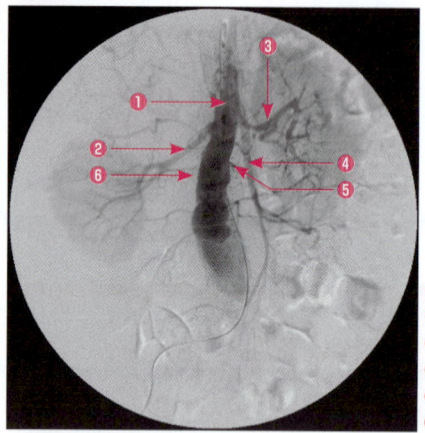

① 腹部大動脈
② 右腎動脈
③ 左腎動脈
④ 上腸間膜動脈
⑤ 左精巣動脈
⑥ 右精巣動脈

a　腹部大動脈造影像（正面像）

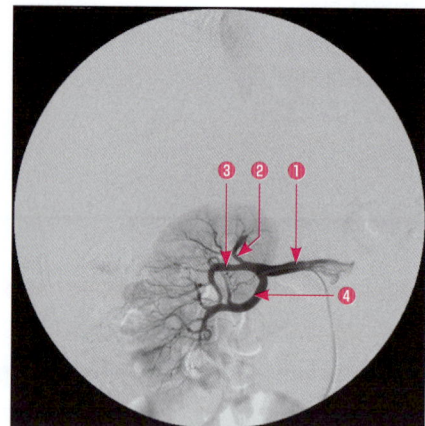

① 右腎動脈
② 上極動脈
③ 区域動脈
④ 背側枝

b　右腎動脈造影像（正面像）

図2 骨盤・下肢動脈造影像

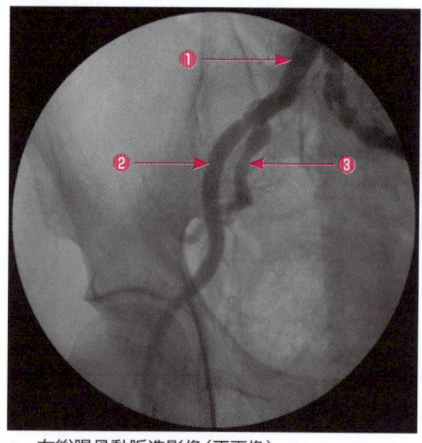

① 総腸骨動脈
② 外腸骨動脈
③ 内腸骨動脈

a　右総腸骨動脈造影像（正面像）

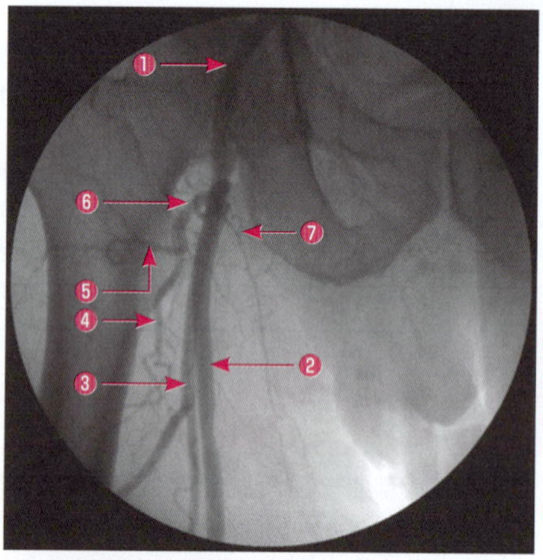

① 大腿動脈
② 浅大腿動脈
③ 深大腿動脈
④ 下行枝動脈
⑤ 上行枝動脈
⑥ 外側大腿回旋動脈
⑦ 内側大腿回旋動脈

b　右大腿動脈造影像（正面像）

図3 腹部大動脈分岐部の動脈と静脈の走行

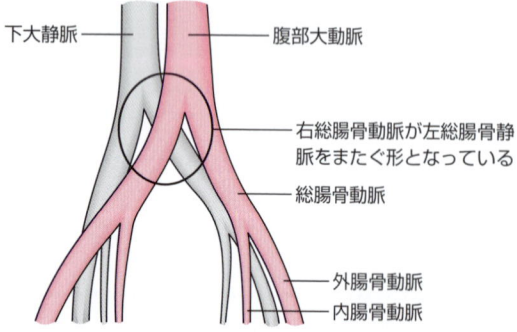

下大静脈
腹部大動脈
右総腸骨動脈が左総腸骨静脈をまたぐ形となっている
総腸骨動脈
外腸骨動脈
内腸骨動脈

骨盤部における動静脈の位置関係は，右総腸骨動脈が左総腸骨静脈分岐部直下をまたぐ形となっている。この解剖学的特徴により，下肢に発生する深部静脈血栓症（deep vein thrombosis：DVT）は**左足側**に多く認められる（約70％）。

図4 下肢CT静脈相（左下肢深部静脈血栓症）

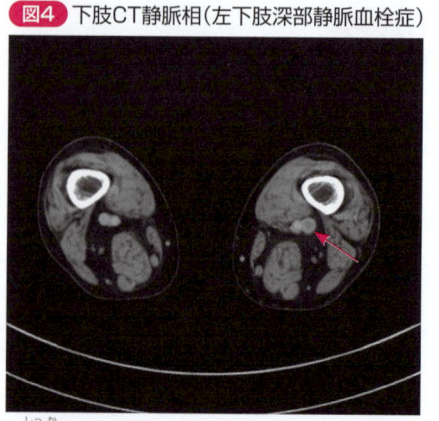

左膝窩静脈の中心部分（→）が低吸収域を呈しており，血栓が認められる。

4 血管造影：腹部
描出血管

●問題番号：63AM-44

Q1 ❶腹部血管造影像を示す。造影剤を注入した血管はどれか。

1. 肝動脈
2. 脾動脈
3. 上大静脈
4. 上腸間膜動脈
5. 下腸間膜動脈

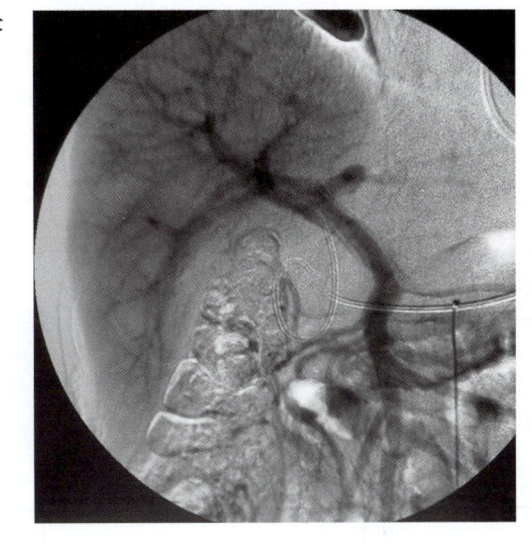

●問題番号：60PM-79

Q2 ❷腹腔動脈撮影で**描出されない**のはどれか。

1. 脾動脈
2. 腎動脈
3. 総肝動脈
4. 背膵動脈
5. 胃十二指腸動脈

Q1

Key Word ▶▶ ❶経動脈的門脈造影

解法ナビ ▶▶ ・この問題は，撮影された門脈像と腹部領域における動脈や門脈，静脈の血液の流れを理解していれば解ける問題である

選択肢解説 ▶▶
- 【1. 肝動脈】 → 肝動脈の血液は肝静脈へ流入するので「×」
- 【2. 脾動脈】 → 脾動脈の血液は門脈へ流入するが，脾静脈は描出されていないので「×」
- 【3. 上大静脈】 → 上大静脈は右心房へ流入するので「×」
- 【4. 上腸間膜動脈】 → 上腸間膜動脈は写真のように門脈へ流入するので「○」
- 【5. 下腸間膜動脈】 → 下腸間膜動脈は門脈へ流入するが，下腸間膜静脈は描出されていないので「×」

正解：4

Q2

Key Word ▶▶ ❷腹腔動脈造影

解法ナビ ▶▶ ・この問題は，腹腔動脈造影の画像解剖を理解していれば簡単に解ける問題である。

選択肢解説	【1. 脾動脈】	→ 腹腔動脈からの分岐血管なので「×」
	【2. 腎動脈】	→ 腹部大動脈から直接分岐するので描出されない「○」
	【3. 総肝動脈】	→ 腹腔動脈からの分岐血管なので「×」
	【4. 背膵動脈】	→ 総肝動脈から分岐するので「×」
	【5. 胃十二指腸動脈】	→ 総肝動脈から分岐するので「×」

正解：2

One Point Advice

腹部血管の解剖学的知識はもちろんのこと，血流経路についても理解しておく必要がある。

レベル・アップ / Level Up

●腹腔動脈（図1，2）

- 第12胸椎から第1腰椎の高さで腹部大動脈腹側より分岐し，**総肝動脈・脾動脈・左胃動脈**に分かれる。
- 主に肝・胃・脾（図3）・膵・十二指腸・胆嚢などを栄養している。

図1 腹腔動脈造影像

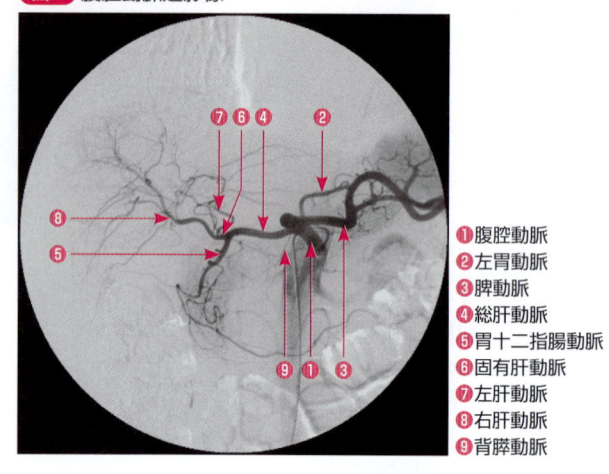

❶腹腔動脈
❷左胃動脈
❸脾動脈
❹総肝動脈
❺胃十二指腸動脈
❻固有肝動脈
❼左肝動脈
❽右肝動脈
❾背膵動脈

図2 腹腔動脈造影像の経時的変化（動脈相から門脈描出まで）

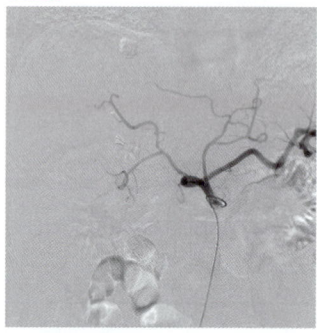

a 動脈相（早期）　動脈のみが描出されている。

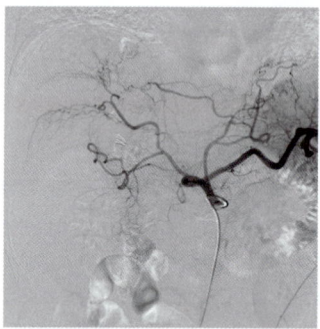

b 動脈相（後期）　動脈および脾臓の実質が造影されている。

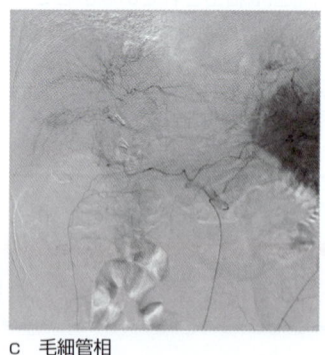

c 毛細管相　肝臓，胃，脾臓が濃染されている。

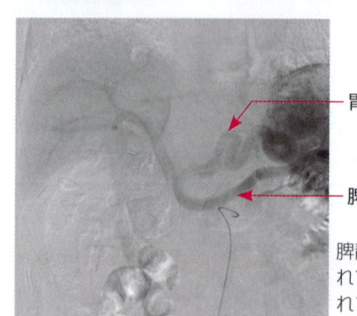

d 門脈相　胃静脈／脾静脈／脾静脈や胃静脈が描出されており，門脈も描出されている（上腸間膜静脈は描出されない）。

図3 選択的脾動脈造影像

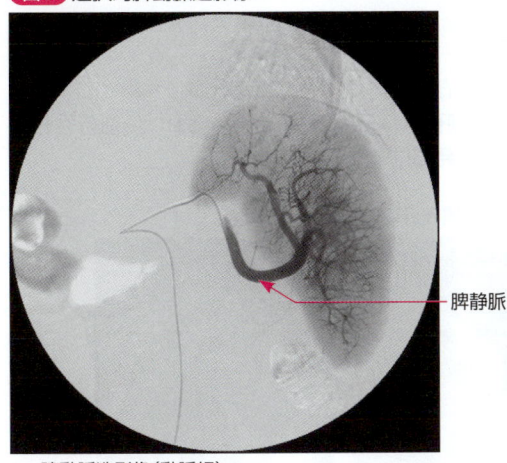

a 脾動脈造影像（動脈相） — 脾静脈

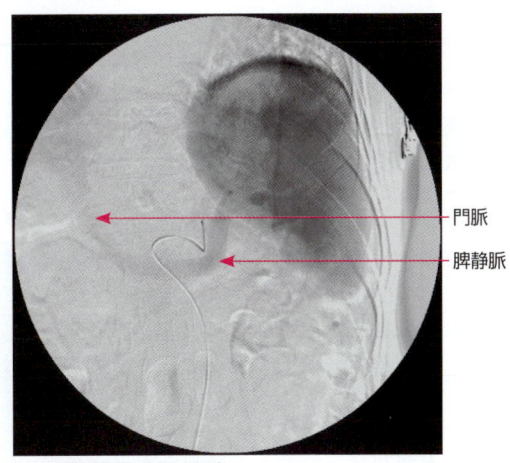

b 脾動脈造影像（静脈相） — 門脈／脾静脈

● **上腸間膜動脈（図4, 5）**
- 腹腔動脈から椎体半分下方から腹部大動脈腹側より分岐し，空腸・回腸・上行結腸・横行結腸を栄養している。
- 前・後下膵十二指腸動脈（膵頭部十二指腸），空腸動脈・回結腸動脈（空腸・回腸）・右結腸動脈（上行結腸），中結腸動脈（横行結腸）を分岐し，空腸静脈・回腸静脈，回結腸静脈・右結腸静脈，中結腸静脈が上腸間膜静脈に合流して門脈へと流れ込み，肝静脈，下大静脈へと進む。

図4 上腸間膜動脈造影像

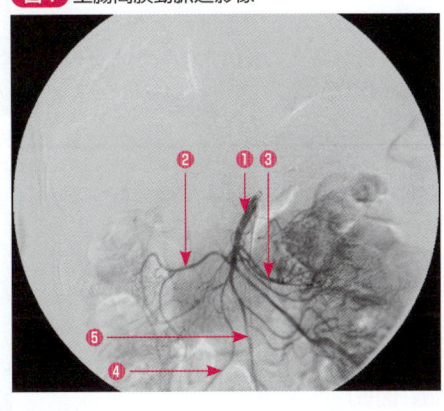

❶ 上腸間膜動脈
❷ 中結腸動脈
❸ 空腸動脈
❹ 右結腸動脈
❺ 回結腸動脈

図5 上腸間膜動脈造影像の経時的変化（動脈相から門脈描出まで）

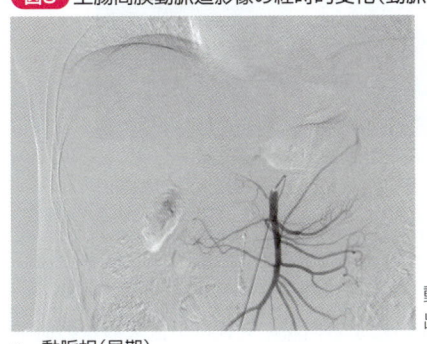

a 動脈相（早期） — 動脈のみが描出されている。

b 動脈相（後期） — 動脈および小腸・結腸の血流が確認できる。

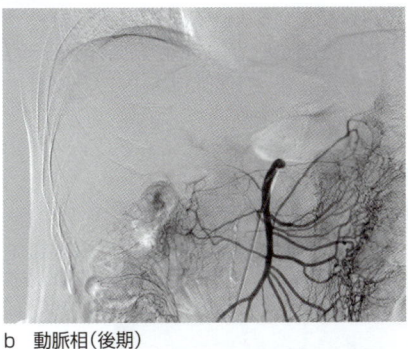

c 毛細管相 — 小腸・結腸全体が濃染されている。

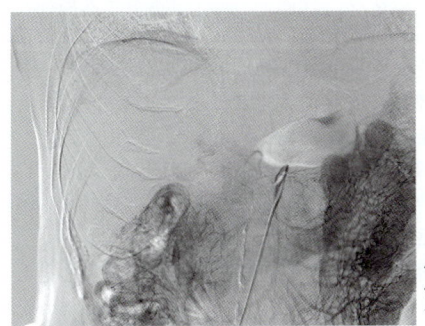

d 門脈相 — 小腸・結腸からの静脈血が上腸間膜静脈に集まり門脈が描出されている（脾静脈や胃静脈は描出されない）。

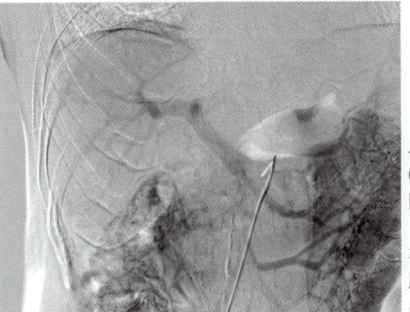

血管造影：腹部

※腹腔動脈および上腸間膜動脈の解剖学的変異（バリエーション）

- 一般的に，腹腔動脈と上腸間膜動脈は腹部大動脈から分岐し，総肝動脈，脾動脈，左胃動脈は腹腔動脈から分岐する。
- 総肝動脈，脾動脈，左胃動脈，および上腸間膜動脈の分岐位置によって，以下のタイプに分類される。
  - TypeⅠ：前記した一般的な分岐形態を呈する（約85％）。
  - TypeⅡ：総肝動脈が上腸間膜動脈から分岐，それ以外は一般的な分岐形態を呈する（約3％）。
  - TypeⅢ：脾動脈が上腸間膜動脈から分岐，それ以外は一般的な分岐形態を呈する（数％）。
  - TypeⅣ：腹腔動脈と上腸間膜動脈が共通幹を呈する（数％）。
  - TypeⅤ：上記4枝が別々に腹部大動脈から分岐する（数％）。

●腎動脈

- 一般的には腹部大動脈より左右1本ずつ分岐するが，20〜30％に複数の分岐も認められる。
- 腎動静脈は解剖学的な位置関係により，**動脈が左よりも右のほうが長く**，**静脈は右よりも左のほうが長い**。

●下腸間膜動脈（図6）

- 腹部大動脈より分岐する。
- 左結腸動脈（下行結腸），S状結腸動脈（S状結腸），上直腸動脈（直腸上1/3）を分岐し，左結腸静脈，S状結腸静脈，上直腸静脈が下腸間膜静脈に合流して門脈へと流れ込み，肝静脈，下大静脈へと進む。

図6 下腸間膜動脈造影像

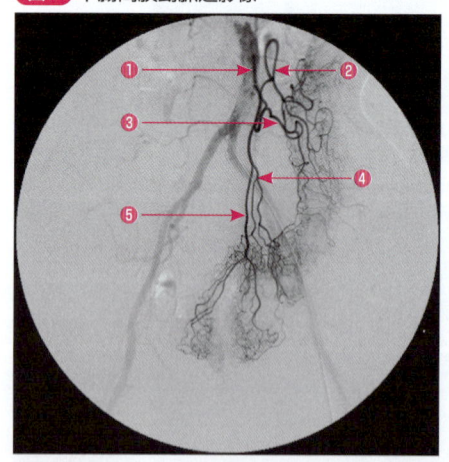

① 下腸間膜動脈
② 左結腸動脈
③ S状結腸動脈
④ 直腸S状結腸動脈
⑤ 上直腸動脈

●門脈

- 消化器・消化管から血液の大部分は，心臓に戻る前に門脈として一度肝臓に集められ，栄養素の貯蔵や合成，老廃物の処理などが行われる。そのため，**肝臓は消化器・消化管癌における血行性転移の好発部位**となる（図7）。

図7 胃癌肝転移の症例

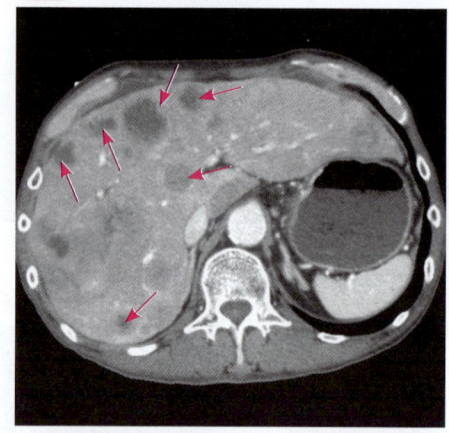

a 腹部造影CT水平断像

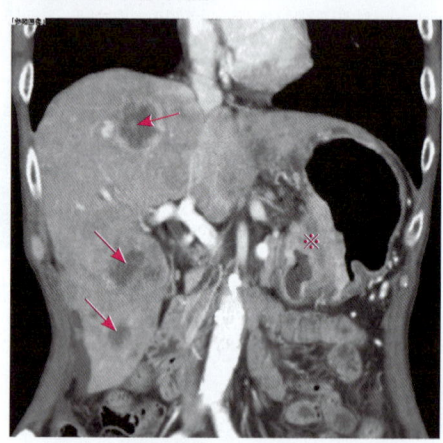

b 腹部造影CT冠状断像

胃の血流は門脈にて肝臓へ送られるため，肝臓は血行性転移の好発部位である。また，胃癌の肝転移は結腸癌の肝転移に比べて進行が早く，予後不良となる。（→：肝転移，※：胃癌）

- 肝硬変などによる門脈圧亢進は，流入静脈の血圧亢進につながり，側副血行路（門脈系－大循環系の短絡路）の発達によって，①食道静脈瘤や胃静脈瘤の発生，②腸からの老廃物（アンモニアなど）が大循環系に直接流入することによる肝性脳症，③脾機能亢進症や腹水の産生など，が生じる。
- 血管造影による門脈描出法には以下の2つがあり，検査や治療の目的に合わせて選択される。

  ①経動脈的門脈造影法（図8）
  - 上腸間膜動脈から造影剤を注入し，静脈血として戻ってきた門脈を観察する方法である。
    長所：経動脈的カテーテル法と同時に施行できるため簡便である。

短所：造影剤の濃度が低下するため鮮明な画像が得られにくく，多量の造影剤投与が必要となる。

②経皮経肝門脈造影法（図9）
- 超音波ガイド下にて経皮的に肝内門脈を穿刺し，カテーテルを挿入後に直接造影して門脈を観察する方法である。

長所：直接造影剤を注入できるため少量の造影剤で鮮明な画像が得られる。

短所：超音波とX線透視を用いて直接肝内に穿刺するため侵襲性が高く，身体的負担が大きい。

- 経皮経管門脈塞栓術（percutaneous transhepatic portal vein embolization：PTPE）に先立って行われることが多い。
- PTPEは，塞栓葉の萎縮と非塞栓葉の代償性肥大を目的とし，肝門部胆管癌や進行胆嚢癌など，肝臓を広範囲に切除する場合に有効である。
- 一般的に肝切除を目的としてPTPEを行う場合は，切除約2週間前に施行される（非塞栓葉の肥大に要する時間を考慮）。

図8 経上腸間膜動脈的門脈造影DSA像

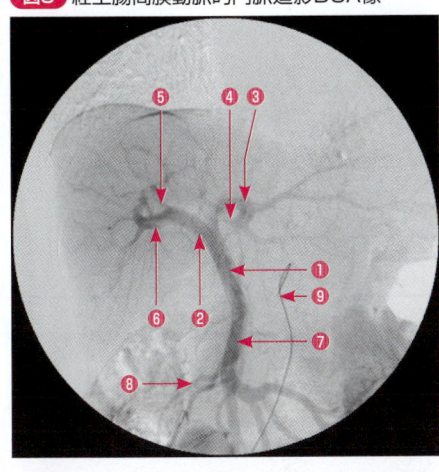

1. 門脈本幹
2. 右門脈一次枝
3. 左門脈一次枝
4. 内側区域枝
5. 右前区域枝
6. 右後区域枝
7. 上腸間膜静脈
8. 中結腸静脈
9. 上腸間膜動脈にカニュレーションしたカテーテル

図9 経皮経肝門脈造影DA像

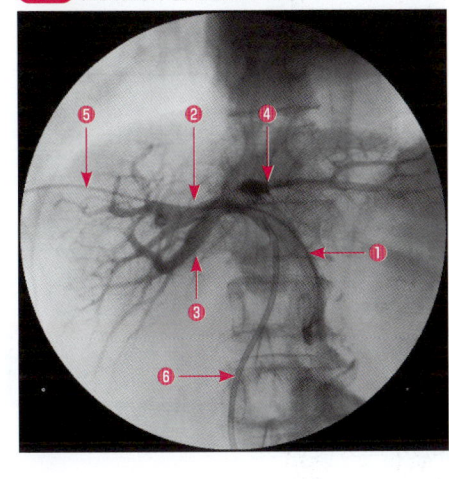

1. 門脈本幹
2. 右前区域枝
3. 右後区域枝
4. 左門脈一次枝
5. 肝外より挿入したカテーテル
6. 胆管ステント（肝門部胆管癌による閉塞性黄疸に対して，減黄目的で事前に留置されている）

MEMO

5 血管造影：静脈
下肢静脈造影

●問題番号：61PM-79

Q1
❶下肢静脈造影の適応となるのはどれか。

1. 上大静脈症候群
2. 肺血栓塞栓症
3. 肝硬変
4. 腎癌
5. 前立腺癌

●問題番号：58PM-75

Q2
❷下肢静脈造影で誤っているのはどれか。

1. 頭低位で撮影する。
2. 造影剤は用手注入する。
3. X線TV透視下で施行する。
4. 駆血帯を巻くと深部静脈が造影される。
5. 駆血帯を外すと表在静脈が造影される。

Q1
Key Word ▶▶▶ ❶下肢静脈造影

解法ナビ ▶▶▶ ・この問題は，下肢静脈造影の適応疾患に関する知識が問われている。

選択肢解説 ▶▶▶
- 【1. 上大静脈症候群】 ➡ 下肢静脈造影では上大静脈は造影されないので「×」
- 【2. 肺血栓塞栓症】 ➡ 下肢静脈内の血栓が肺動脈に流入することで生じるので「○」
- 【3. 肝硬変】 ➡ 適応外なので「×」
- 【4. 腎癌】 ➡ 適応外なので「×」
- 【5. 前立腺癌】 ➡ 適応外なので「×」

正解：2

Q2
Key Word ▶▶▶ ❷下肢静脈造影

解法ナビ ▶▶▶ ・この問題は，下肢静脈造影の方法についての理解度が問われている。

選択肢解説 ▶▶▶
- 【1】 ➡ 半立位または背臥位で撮影され頭低位ではないので「○」
- 【2】 ➡ 造影剤は用手的に注入されるので「×」
- 【3】 ➡ 透視下にて血流を確認しながら実施されるので「×」
- 【4】 ➡ 駆血帯の利用により深部に位置する静脈が造影されるので「×」
- 【5】 ➡ 駆血帯を利用しないと表在に位置する静脈が造影されるので「×」

正解：1

One Point Advice
下肢静脈造影の検査手技，適応疾患，解剖，画像所見について理解を深めておこう。

レベル・アップ Level Up

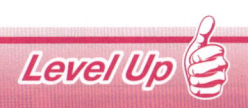

●検査方法

- 下肢静脈造影は上行性静脈造影法(ascending venography)と呼ばれる。
- 患者の体位は**半立位もしくは背臥位**(仰臥位)とする。
- **足背静脈**を穿刺部位とし,非イオン性ヨード造影剤30~50m*l*程度をゆっくり用手注入して順行性に造影する。
- 造影剤注入時に,足首や膝の上部に**駆血帯を巻いて締める**ことで表在静脈への還流が遮断され,**深部静脈**が造影される。また,**駆血帯をはずすと表在静脈**が造影される。

●適用疾患

【静脈血栓症・血栓性静脈炎】

- 静脈は,走行部位によって表在静脈と深部静脈に分けられ,血栓が表在静脈で生じたものを「表在性血栓性静脈炎」,深部静脈で生じたものを「深部静脈血栓症(deep venous thrombosis:DVT)」という。
- 血栓は,長期臥床,手術後,エコノミークラス症候群※,産褥期などによる血液の鬱滞や,カテーテル挿入などによる血管内皮細胞の損傷,血液凝固系の異常などが原因で生じる。
- 表在性静脈炎の多くは自然に改善される。

※エコノミークラス症候群
航空機内において,狭い座席で長時間座っていることで下肢の静脈が鬱滞して血栓が生じることがある。その後トイレなどで歩行すると,下肢筋肉の収縮によって静脈が灌流する。そして,剝がれた血栓が血流によって肺動脈へ運ばれ,肺血栓塞栓症を引き起こす。座席間隔の狭いエコノミー席で多く認められていることから「エコノミークラス症候群」と呼ばれている。航空機に限らず,下肢の静脈が鬱滞する環境であればどこでも起こりうる。

- 深部静脈血栓症は,四肢の腫脹・緊満痛・静脈の怒張が起こり,血栓が広範囲に広がるとチアノーゼを呈し,やがて壊死に至る。さらに血栓が肺動脈に流入すると肺塞栓症(pulmonary embolism:PE)を引き起こし,呼吸困難や胸痛を生じて危険な状態となる。
- 治療法として,血栓溶解薬および抗凝固薬の投与や,カテーテルを用いた血栓摘出術などが実施されるほか,肺塞栓症の予防のために下大静脈フィルタ留置術が施行されることもある。
- 外科手術などで長期臥床が予想されるときは,下肢に弾性ストッキングを着用させ,筋肉の収縮による作用(筋ポンプ作用)を亢進させることで,静脈の鬱帯を予防している。

【静脈瘤(varicose vein, varix)】

- 静脈が蛇行して内腔が拡張した状態である。
- 表在静脈の弁機能不全により,心臓に戻すことができない血液が淀んで静脈瘤が形成される(1次性静脈瘤)。
- 深部静脈血栓症により側副血行路が発達して静脈瘤が形成される(2次性静脈瘤)。
- 静脈瘤のほとんどは下肢の表在静脈に生じ(重力の影響),比較的女性に多く,長時間立ち続けるような仕事をもつ人に多い。
- 症状は,下肢のだるさや疼痛,皮膚の色素沈着,潰瘍の形成がある。
- 治療法として,下肢挙上や弾性ストッキングの着用が行われ,一次性静脈瘤で大小の伏在静脈に異常がある場合は,外科的に伏在静脈の切除(ストリッピング手術)が行われる。

●肺塞栓症の予防

【下大静脈フィルタ留置術】

- 下肢深部静脈で発生した血栓による肺動脈塞栓の予防のために,下大静脈にステント(フィルタ)を留置する手法である(図1)。

図1 下大静脈フィルタ留置術

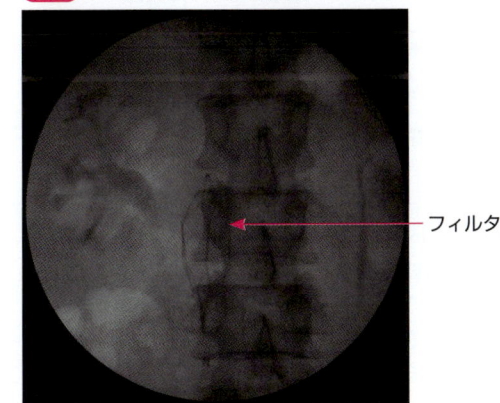

a 下大静脈フィルタ留置像   b 留置後確認造影像

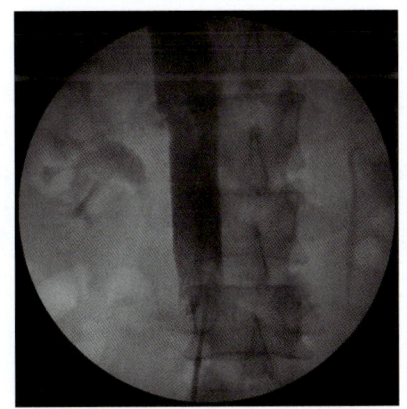

● 症例画像（下肢静脈瘤）

図2 駆血帯（→）を巻いた状態での深部静脈（大腿静脈・膝窩静脈）の描出

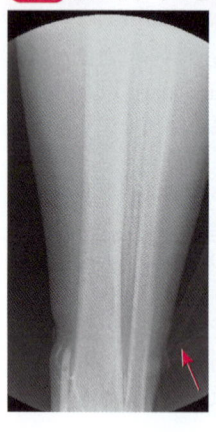

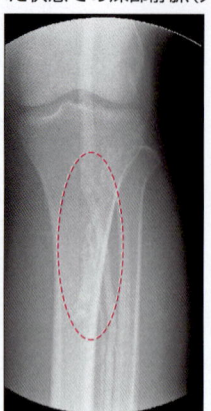

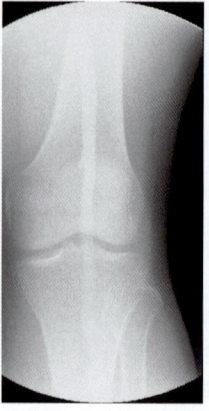

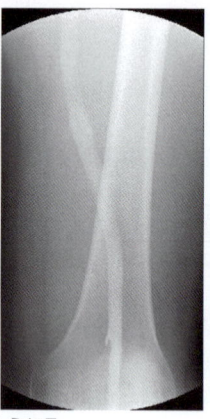

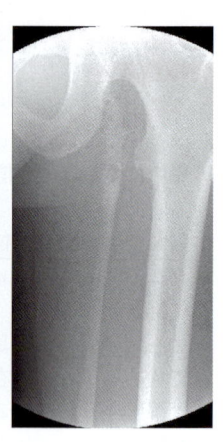

膝窩静脈の遠位側に下肢静脈瘤が認められる。

図3 駆血帯をはずした後の表在静脈の描出

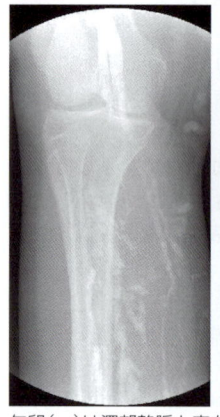

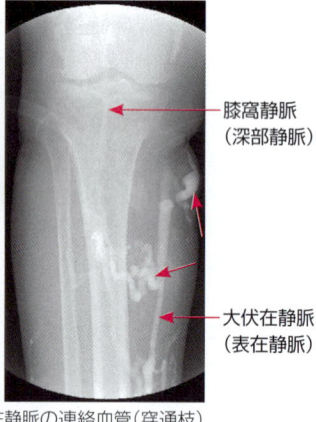

膝窩静脈（深部静脈）
大伏在静脈（表在静脈）

矢印（→）は深部静脈と表在静脈の連絡血管（穿通枝）における静脈瘤を示している。下肢静脈は，表在静脈から穿通枝深部静脈に注入するが，穿通枝の弁に異常が存在した場合，駆血帯を外した際に深部静脈から表在静脈に血液が逆流する。

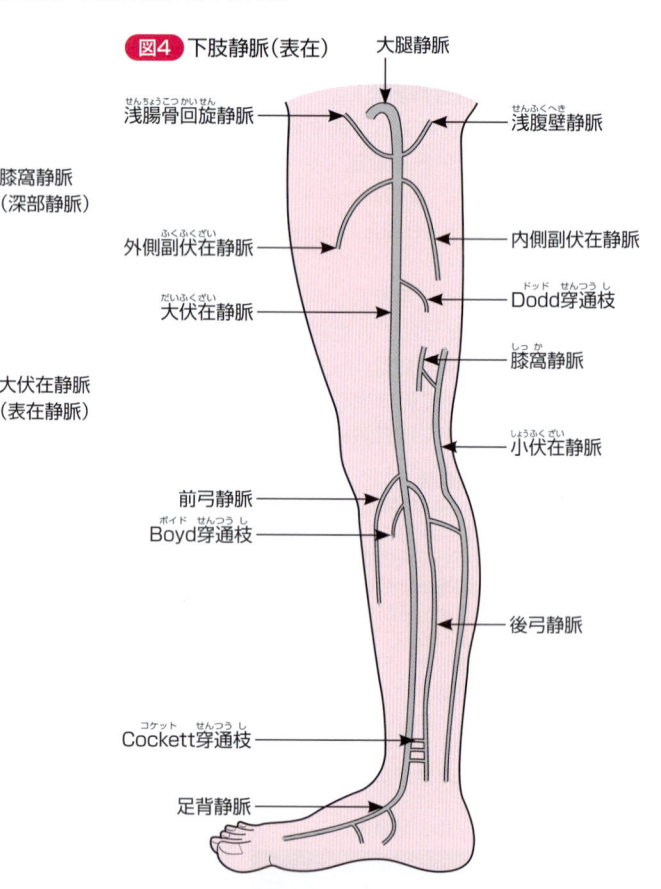

図4 下肢静脈（表在）

大腿静脈
浅腸骨回旋静脈
浅腹壁静脈
外側副伏在静脈
内側副伏在静脈
大伏在静脈
Dodd穿通枝
膝窩静脈
小伏在静脈
前弓静脈
Boyd穿通枝
後弓静脈
Cockett穿通枝
足背静脈

※**上大静脈症候群**

- 頭部や頸部，上肢からの血液が流入する上大静脈が，外部からの圧迫や血栓により閉塞されることで還流障害が起き，顔面や上肢で鬱血による腫脹（浮腫）が生じることである。
- 原因としては，悪性腫瘍（肺癌）がほとんどであり，縦隔腫瘍や胸部大動脈瘤により圧迫されることもある。
- 検査方法は，胸部CTやMRI検査が実施され，原因疾患を探索する。
- 治療法は，悪性腫瘍が原因の場合，原因疾患の治療のほかに対症療法（坐位による静脈血の還流改善）が行われる。また，血栓除去やバイパス形成などの外科的手術や放射線治療が実施されることもある。
- 下大静脈でも上大静脈と同様，腎癌や肝癌などが原因で圧迫され，下肢の腫脹，腹水，肝障害などが生じる。

6 血管造影：IVR
経カテーテル動脈塞栓術（TAE）

●問題番号：59PM-78

Q1
❶ある治療手技施行前後の血管造影写真を示す。施行したのはどれか。

1. 血栓溶解術
2. 血管拡張術
3. 動脈塞栓術
4. ステント留置術
5.抗癌剤動脈内注入術

施行前 / 施行直後

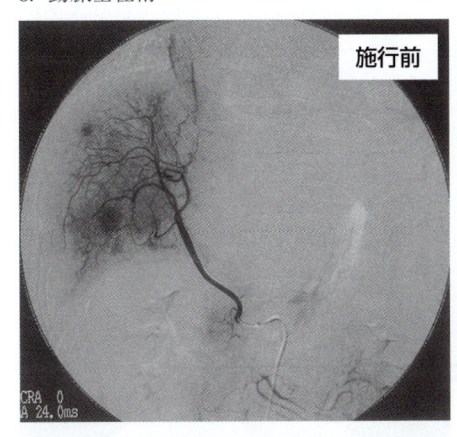

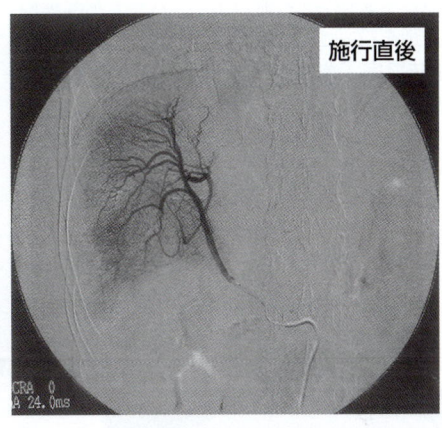

Q1

Key Word ▶▶▶ ❶IVR（Interventional Radiology）

解法ナビ ▶▶▶ ・この問題は，IVRの手技と施行前後に撮影される画像についての理解度が問われている。

選択肢解説 ▶▶▶ この画像は，肝悪性腫瘍に対する動脈塞栓術（transcatheter arterial embolization：TAE）の施行前後の造影像である。施行前では腫瘍濃染が確認でき，施行後では腫瘍への栄養動脈が塞栓されたことで腫瘍濃染が消失している。また，施行前の画像では，造影剤の逆流（back flow）により上腸間膜動脈の一部が造影されていることから，上腸間膜動脈から分岐する右肝動脈の造影像であることがわかる。

- 【1. 血栓溶解術】➡「×」
- 【2. 血管拡張術】➡「×」
- 【3. 動脈塞栓術】➡「○」
- 【4. ステント留置術】➡「×」
- 【5. 抗癌剤動脈内注入術】➡「×」

正解：3

One Point Advice
IVRは，手技やデバイスの改良・開発により，医療において不可欠な治療法として急速に進歩している。国家試験では基本的なIVRの手技の理解を問う問題が多くなると予想される。

レベル・アップ / Level Up

●経皮経管血栓溶解術（percutaneous transluminal recanalization：PTR）
- 血栓により閉塞した動脈や静脈に対し，溶解剤を用いて再灌流させることを目的とした治療法である。
- 血栓は動脈硬化や心疾患（不整脈・弁膜症など），下肢静脈の鬱滞，凝固異常などが原因で発生する。
- 経静脈的全身投与と経動脈的局所投与の方法がある。

- 経静脈的全身投与は，脳血管や冠状動脈の閉塞に対して，組織プラスミノーゲンアクチベータ（recombinant tissue plasminogen activator：rt-PA）を用いた手法が実施されている。
- 経動脈的局所投与は，肺動脈や上腸間膜動脈，四肢に対して実施されている。

●経カテーテル抗癌剤動脈内注入術（transcatheter arterial infusion chemotherapy：TAI）

- 腫瘍組織の栄養血管（動脈）内にカテーテルを進め直接抗癌剤を投与する治療法である。
- 1回の手技で完了する方法とカテーテル留置持続注入法がある。
- 通常，抗癌剤を動脈内に注入しただけでは血流遅延などの変化は生じない。

●経皮経管血管形成術（percutaneous transluminal angioplasty：PTA）

- 動脈硬化や血管攣縮などで狭窄した頸動脈や腎動脈，末梢血管などをバルーンカテーテルやステントを用いて拡張させて血流の改善を図る治療法である。
- ステント留置術には，狭窄や閉塞した部位の**拡張**を目的とした留置術と，胸腹部大血管の解離や動脈瘤の**破裂予防**を目的とした留置術がある。
- 頸動脈に対する形成術は，頸動脈ステント留置術（carotid angioplasty and stenting：**CAS**）と呼ばれ（図3），症状がある場合や高度の狭窄症例で，外科的治療法である頸動脈内膜剥離術（carotid endarterectomy：CEA）ではリスクが高い場合に適応となる。
- 冠状動脈の狭窄や閉塞に対する治療法は，経皮的冠状動脈インターベンション（percutaneous coronary intervention：PCI）と呼ばれている（図4）。
- 冠状動脈に対するステント留置術には，従来の金属性ステント（bare metal stent：BMS）のほかに，薬剤溶出性ステント（drug-eluting stent：DES）も使用される。

図1 中大脳動脈に対するバルーンカテーテルを用いた血管拡張術

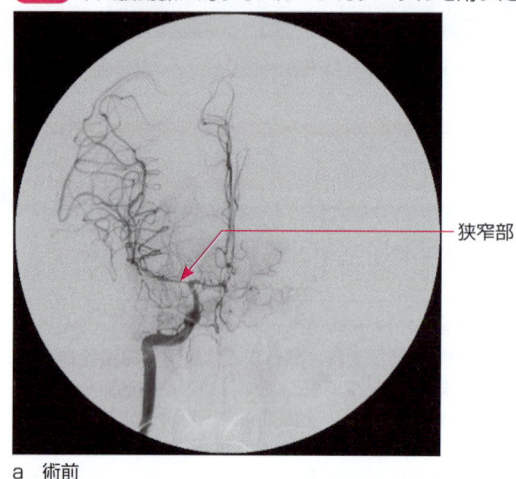

a 術前 — 狭窄部

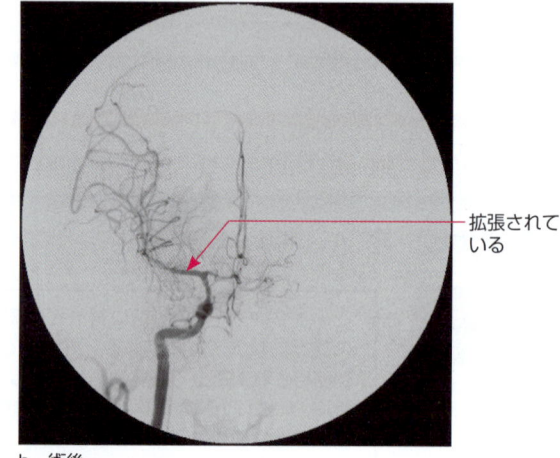

b 術後 — 拡張されている

図2 下肢閉塞性動脈硬化症（arteriosclerosis obliterans：ASO）に対するステント留置術

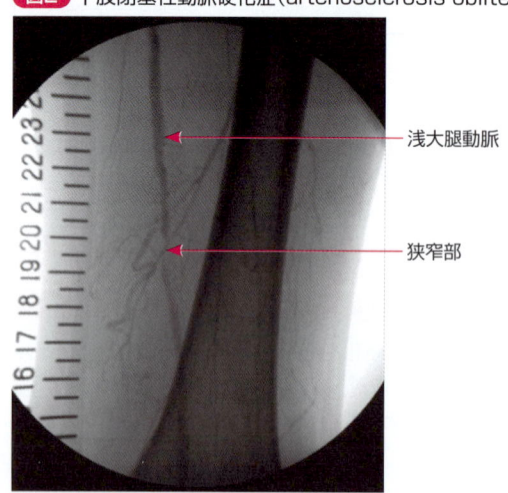

a 術前 — 浅大腿動脈，狭窄部

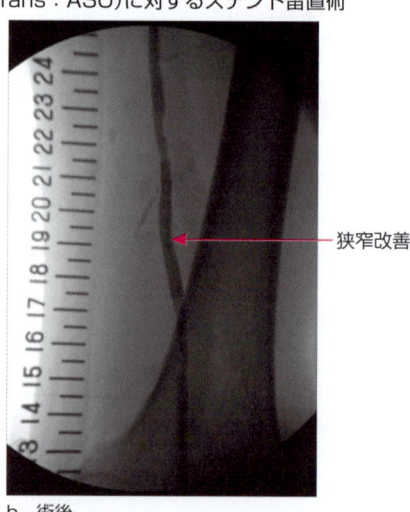

b 術後 — 狭窄改善

図3 内頸動脈狭窄症に対する頸動脈ステント留置術（CAS）

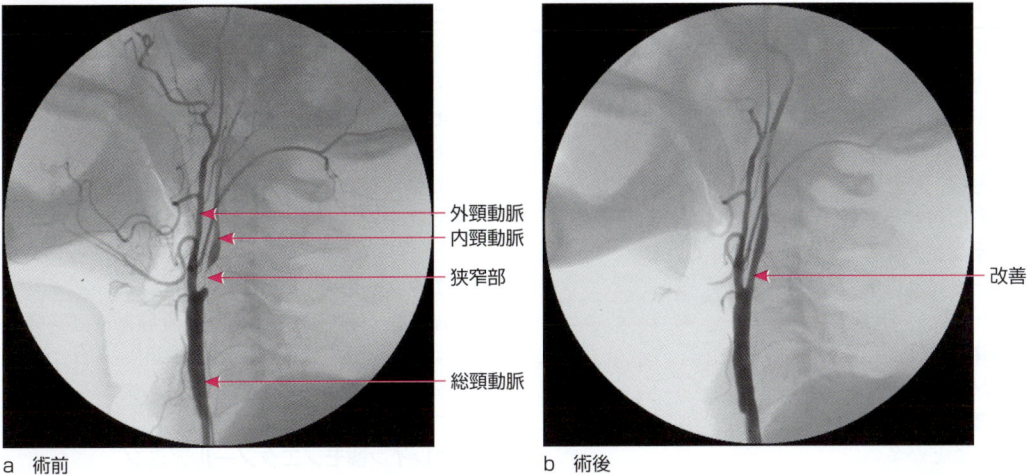

外頸動脈
内頸動脈
狭窄部
総頸動脈

改善

a 術前
b 術後

術前の総頸動脈造影像（側面）にて内頸動脈が高度狭窄していることがわかる。ステント留置術後の総頸動脈造影像では血管拡張が確認できる。

図4 徐脈を伴う急性心筋梗塞（acute myocardial infarction：AMI）に対する冠状動脈ステント留置術

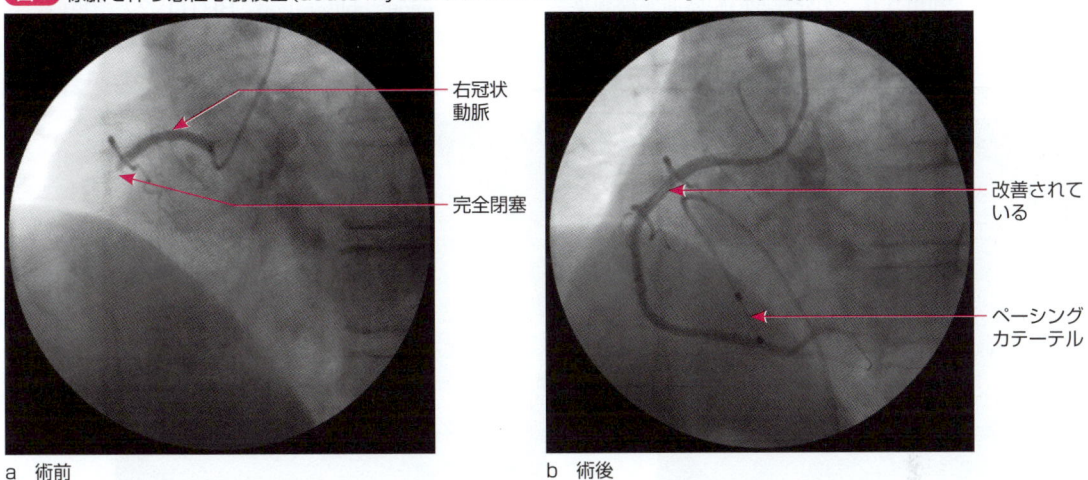

右冠状動脈
完全閉塞

改善されている
ペーシングカテーテル

a 術前
b 術後

術前の右冠状動脈造影像にて近位が完全閉塞していることがわかる。ステント留置術後の右冠状動脈造影像では血流が改善されている。右冠状動脈の閉塞症例では徐脈性不整脈を伴うことがあるため，一時的にペーシングカテーテルを右心室へ留置して心拍を補助しながら施行する場合もある。

※冠状動脈バイパス手術（coronary artery bypass grafting：CABG）

- 冠状動脈の狭窄・閉塞に対する治療法の1つである。
- カテーテルを用いた経皮的冠状動脈形成術（percutaneous coronary intervention：PCI）ではない。
- 狭窄・閉塞部位よりも遠位側の位置に他の血管からのバイパスを形成することで，血流量の改善を図る手術である。
- バイパスに利用する血管を「グラフト」と呼び，静脈のグラフトとして大伏在静脈が，動脈のグラフトとして**内胸動脈**，**橈骨動脈**，**胃大網動脈**が用いられる。
- 一般的には再狭窄を起こしにくい動脈グラフトが使用されるが，血管攣縮を生じやすい。
- 内胸動脈は，直接，冠状動脈にバイパスされる。
- 動脈グラフトの形状や走行などは，術前の血管造影検査によって評価される。
- PCIが原則禁忌となる，左冠状動脈主幹部（LMT）に病変のある症例や，障害された3枝の中で2枝の近位部に閉塞のある症例に対して実施されている。

血管造影：IVR

●動脈塞栓術（transcatheteric arterial embolization：TAE）

- 動脈塞栓術は，①肝臓や腎臓などに発生した悪性腫瘍に対する**栄養血管の阻害**（図5，6），②消化管出血や外傷による出血に対する**止血**，③脾機能亢進症に対する抑制や食道静脈瘤の改善のための**脾動脈塞栓**（図7，8），④脳血管や肺，腎などの**血管奇形に対する塞栓**，⑤喀血に対する**気管支動脈の塞栓**などを目的として実施されている。
- 主な塞栓物質は以下のとおりである。

【一次的塞栓物質】
①ゼラチンスポンジ
　肝悪性腫瘍に対して最もよく利用され，抗癌剤と併用することが多い。

②微小デンプン球（degradable starch microspheres：DSM）
　でんぷんから作られた薬剤であり，主に**肝悪性腫瘍**に対して利用され，20分程度の短時間塞栓効果がある。

【永久塞栓物質】
①金属コイル
　一般的に用いられており，CTやMRI検査の際にアーチファクトの原因となる。

②n-butyl-cyanoacrylate（n-ブチルシアノアクリレート：NBCA）
　液状の生体接着剤であり，**脳動静脈奇形**や硬膜動静脈瘻に利用され，血液に触れると凝固を開始する。

③無水エタノール
　血管障害性が強い薬剤であり，腎腫瘍や副腎腫瘍に対する栄養血管の阻害のために用いられ，血管内壁を凝固させることで塞栓効果が生じる。

④5%オレイン酸モノエタノールアミン
　胃静脈瘤に対する内視鏡的硬化療法（endoscopic injection sclerotherapy：EIS）やバルーン下逆行性経静脈的塞栓術（balloon-occluded retrograde transvenous obliteration：BRTO）などで用いられる。

図5 肝細胞癌に対する動脈塞栓術（DSA像）

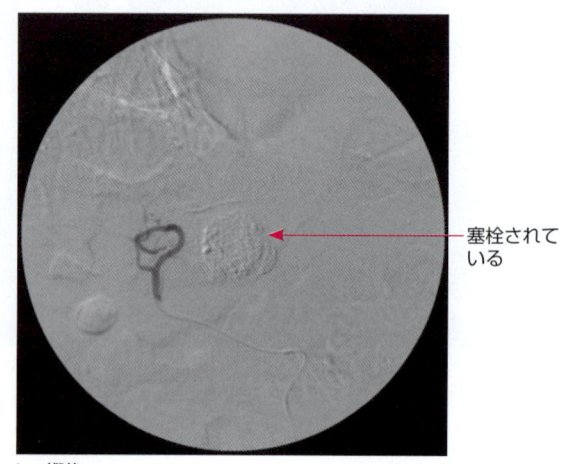

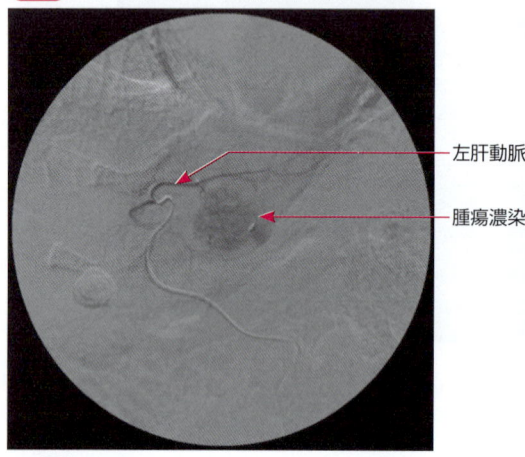

a　術前（左肝動脈，腫瘍濃染）
b　術後（塞栓されている）

図6 肝細胞癌に対する動脈塞栓術（DA像）

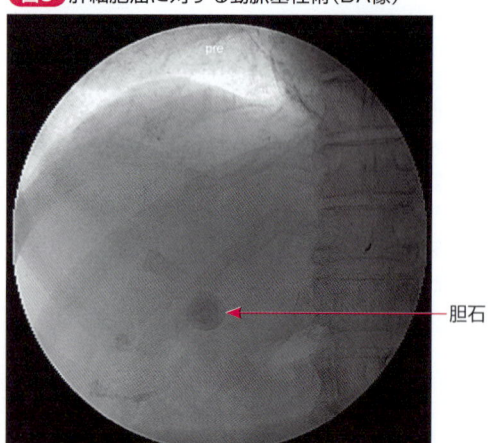

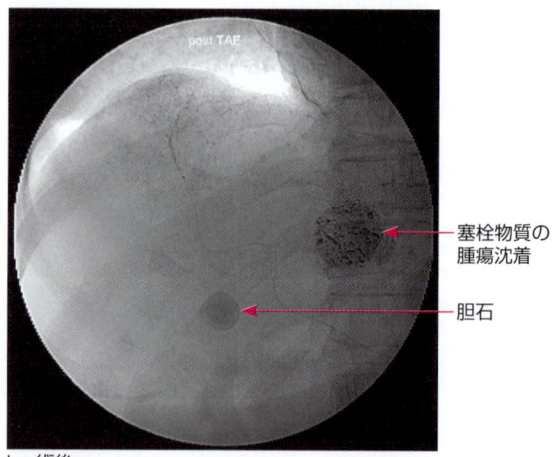

a　術前（胆石）
b　術後（塞栓物質の腫瘍沈着，胆石）

図7 C型慢性肝炎に対するインターフェロン導入前に施行した部分脾動脈塞栓術（partial splenic embolization：PSE）前後のDSA像

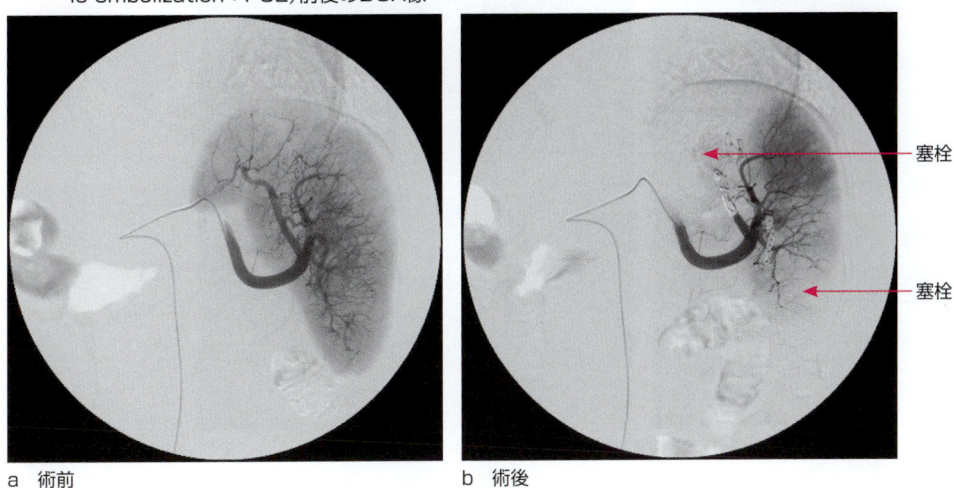

a 術前　　　　　　　　　　　　　　b 術後

インターフェロン導入前の脾動脈塞栓術は，肝硬変に伴った脾機能亢進症による汎血球減少症の改善（血小板数の回復）が目的とされ，最終的に7割程度の塞栓を目指して実施される。また，脾臓への血流を低下させることで，門脈圧の低下も期待できる。

図8 C型慢性肝炎に対するインターフェロン導入前に施行した脾動脈塞栓術前後のDA像

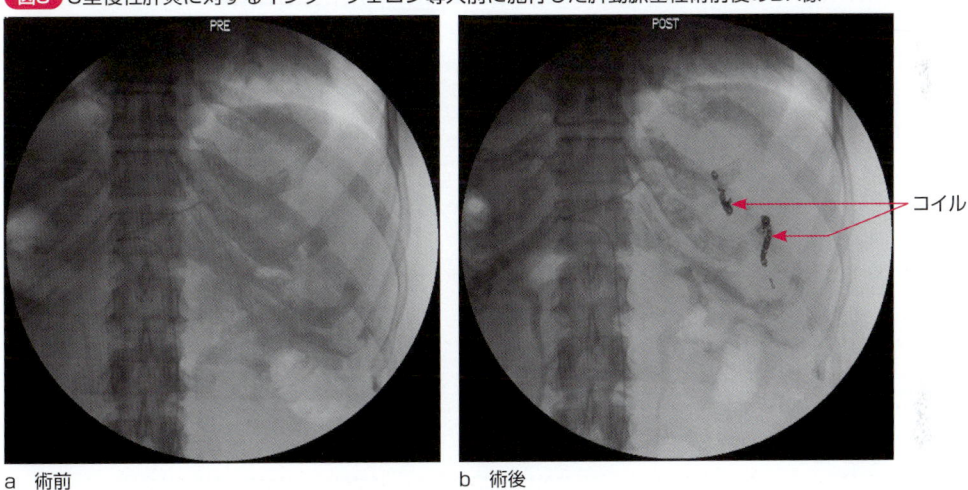

a 術前　　　　　　　　　　　　　　b 術後

施行後の画像において塞栓物質として使用した金属コイルが描出されている。

●内視鏡的食道・胃静脈瘤硬化療法（endoscopic injection sclerotherapy：EIS）

- **肝硬変**による**門脈圧亢進症**にて併発する**食道静脈瘤**の破裂を予防するために実施される。
- 静脈瘤が破裂した場合には大量の吐血や下血を起こす。
- 内視鏡を利用して静脈瘤を確認しながら目的血管内あるいは静脈瘤周囲に針を穿刺し，造影剤を注入して観察した後，硬化剤を注入して血流を遮断させる（図9）。
- この治療法は対症療法であるため，肝硬変などの原因疾患を治療しなければ再発するおそれがある。
- 食道静脈瘤に対し，内視鏡を用いてゴムのリングで結紮し，血流を止めて血管を壊死させる内視鏡的静脈瘤結紮術（endoscopic variceal ligation：EVL）も併用して実施されている。
- EVLは，EISに比べて手技が簡便であり，出血後治療の第1選択となっているが，再発率がEISに比べて高い。

図9 EIS実施時における内視鏡画像とX線画像

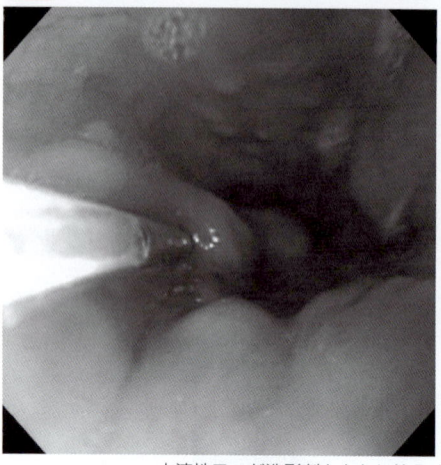

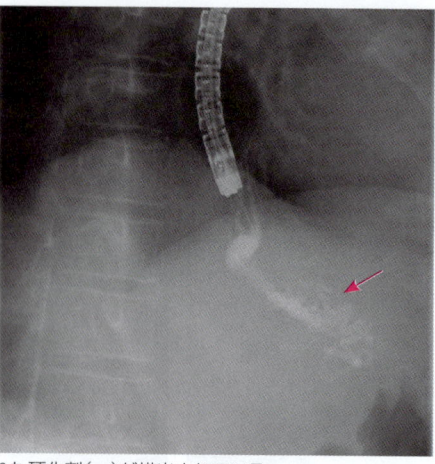

水溶性ヨード造影剤とともに注入された硬化剤(→)が描出されている。

MEMO

3
消化管造影・その他の造影検査

撮影法・体位と観察部位

消化管造影・その他の造影検査：胃

●問題番号：63PM-84

Q1 ❶上部消化管X線造影写真を示す。観察できる部位はどれか。**2つ選べ。**

1. 胃角部
2. 穹窿部
3. 前庭部
4. 噴門部
5. 幽門部

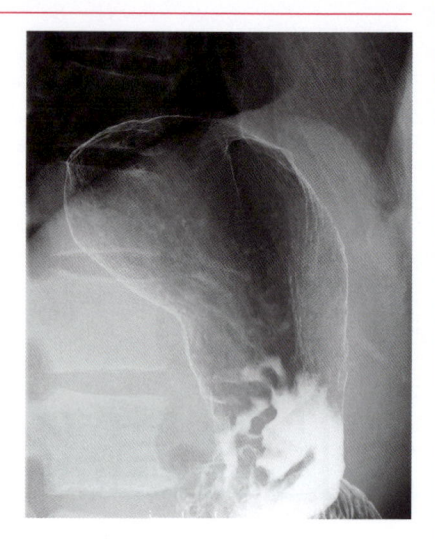

●問題番号：61PM-78

Q2 ❷上部消化管造影で正しいのはどれか。**2つ選べ。**

1. 前壁薄層法の体位は腹臥位がよい。
2. 圧迫撮影は穹窿部の描出に有効である。
3. 立位充満正面像では前壁がよく描出される。
4. 腹臥位充満正面像では十二指腸球部が描出できない。
5. 半臥位第二斜位二重造影法は噴門部から穹窿部がよく描出される。

●問題番号：60PM-77

Q3 ❸胃体上部後壁の病変を描出するのに適した撮影法はどれか。

1. 立位正面圧迫法
2. 腹臥位正面充満法
3. 腹臥位正面二重造影法
4. 背臥位第1斜位二重造影法
5. 背臥位第2斜位二重造影法

●問題番号：59PM-80

Q4 ❹胃角部後壁の病変を描出するのに適した撮影法はどれか。**2つ選べ。**

1. 立位充満法
2. 立位圧迫法
3. 腹臥位充満法
4. 背臥位二重造影法
5. 半立位第2斜位二重造影法

Q1

Key Word ▶▶ ❶上部消化管X線造影写真

選択肢解説

この画像は立位二重造影第1斜位である。胃角部，胃前庭部，胃幽門部は観察できない。

【1. 胃角部】→ 画像上に描出されていないので「×」
【2. 穹窿部】→ 観察できるので「○」
【3. 前庭部】→ 画像上には描出されていないので「×」
【4. 噴門部】→ 観察できるので「○」
【5. 幽門部】→ 画像上には描出されていないので「×」

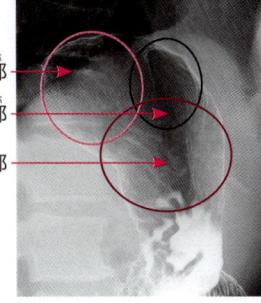

正解：2と4

（画像ラベル：穹窿部，噴門部，胃体上部）

Q2

Key Word ▶▶ ❷上部消化管造影

選択肢解説

【1】→ 前壁の観察には腹臥位が適するので「○」
【2】→ 穹窿部は肋骨に囲まれていて，圧迫撮影には向いていないので「×」
【3】→ 前壁を描出する撮影法ではないので「×」
【4】→ 十二指腸球部も観察部位なので「×」
【5】→ 胃噴門部，胃穹窿部，胃体上部まで観察できるので「○」

正解：1と5

Q3

Key Word ▶▶ ❸胃体上部後壁の病変を描出する

選択肢解説

【1. 立位正面圧迫法】→ 胃体上部に対して圧迫法は実施していないので「×」
【2. 腹臥位正面充満法】→ 胃前壁の観察を目的とした撮影法なので「×」
【3. 腹臥位正面二重造影法】→ 胃前壁の観察を目的とした撮影法なので「×」
【4. 背臥位第1斜位二重造影法】→ バリウムが胃穹窿部から胃体上部まで溜まるので「×」
【5. 背臥位第2斜位二重造影法】→ 胃体上部後壁を観察目的とした撮影法なので「○」

正解：5

Q4

Key Word ▶▶ ❹胃角部後壁の病変を描出するのに適した撮影法

選択肢解説

【1. 立位充満法】→ 胃角部は描出されるが，胃角部後壁の描出が目的ではないので「×」
【2. 立位圧迫法】→ 圧迫により胃角部後壁の情報が得られるので「○」
【3. 腹臥位充満法】→ 胃前壁を描出する撮影法なので「×」
【4. 背臥位二重造影法】→ 胃角部後壁が二重造影にて描出されるので「○」
【5. 半立位第2斜位二重造影法】→ 胃角部がバリウムで充満され，かつ胃幽門前部小彎側と重複するので「×」

正解：2と4

解法ナビ ▶▶ ・Q1〜Q4の問題は，上部消化管X線造影写真の撮影法および体位と観察部位についての知識が問われている。各撮影法および体位と胃の観察部位や，胃の立体的な形状把握について理解しておく必要がある。

One Point Advice
造影画像における撮影体位に関する問題では，消化管とともに描出される椎体や腸骨の向きなどを参考にすると解答できることもある。

レベル・アップ / Level Up

●画像解剖
- 胃の造影画像を理解するためには正常な胃の形や各部位の名称を知っておく必要がある。

図1 胃の部位と名称

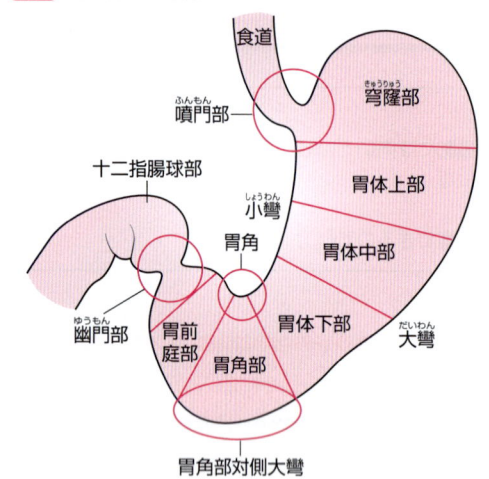

（食道，噴門部，穹窿部，十二指腸球部，胃体上部，小彎，胃角，胃体中部，幽門部，胃前庭部，胃角部，胃体下部，大彎，胃角部対側大彎）

※胃体部は，胃体上部・胃体中部・胃体下部に分けられる。

●背臥位でのバリウムの溜り方
- 背臥位正面で水平方向（L→R）から胃の形状を見ると，胃底部※にバリウムが溜る。
  ※胃底部は，背臥位になったときに胃内で一番低い部分をいう。

図2 背臥位水平方向からの胃の形状

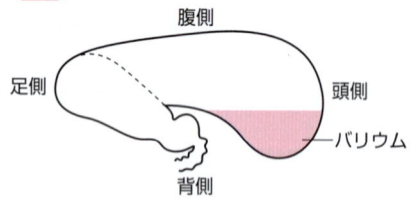

（腹側，足側，頭側，背側，バリウム）

●各体位によるバリウムの流動性
- 体位変換したときの胃内のバリウムや気体の流動状況を理解する必要がある。

図3 各体位によるバリウムの溜まり方

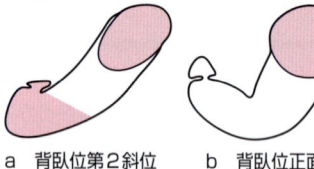

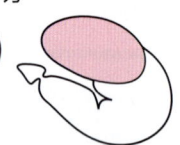

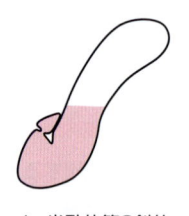

a 背臥位第2斜位（振り分け）（左前斜位）
b 背臥位正面位
c 背臥位第1斜位（右前斜位）
d 半臥位第2斜位（シャツキーの体位）
e 立位正面位 ―バリウム
f 腹臥位正面位
g 腹臥位正面位（頭低位）

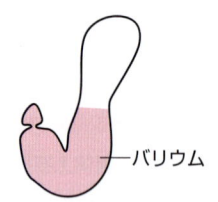

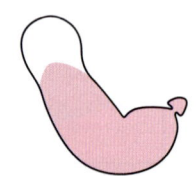

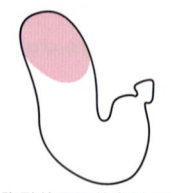

●任意型検診撮影法(従来の直接撮影法)と観察部位

【食道部の撮影(二重造影法)】(図4)
①立位二重造影(上部):第1斜位
②立位二重造影(下部):第1斜位
※**第1斜位**にて**ホルツクネヒト腔**(胸椎と心臓との間)に食道を描出する。

【胃部の撮影(二重造影法と圧迫法)】
①背臥位二重造影正面位または正面像(図5)
- 観察部位:胃体部,胃角部,胃前庭部,幽門部,十二指腸球部,大彎,小彎

※正面位とは体位の正面であり,正面像とは胃角の正面である。

②背臥位二重造影第1斜位(図6)
- 観察部位:胃体部,胃角部,胃前庭部,幽門部,十二指腸球部,大彎,小彎

③背臥位頭低位二重造影第2斜位(図7)
- 観察部位:胃体部,胃角部,胃前庭部,幽門部,十二指腸球部,大彎,小彎

図4 立位二重造影第1斜位像(食道)

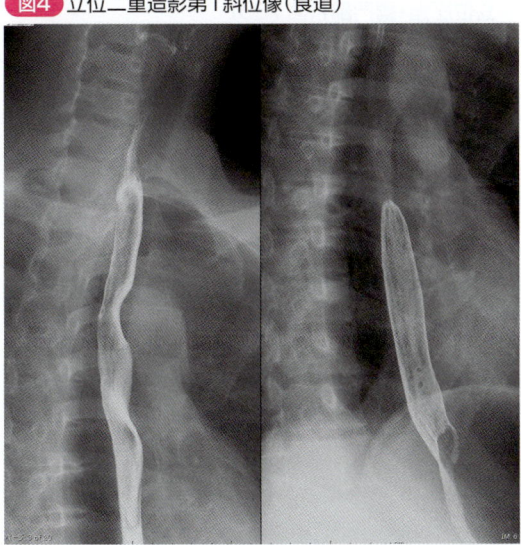

図5 背臥位二重造影正面像

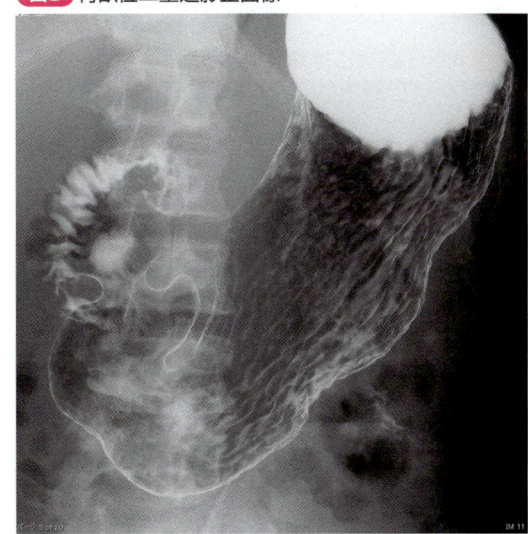

図6 背臥位二重造影第1斜位像

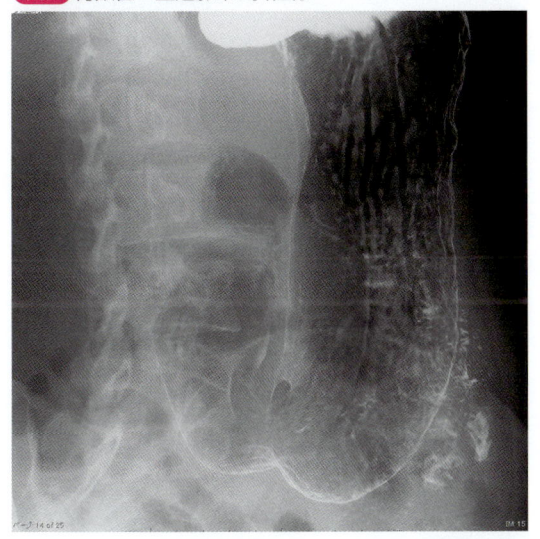

図7 背臥位頭低位二重造影第2斜位像

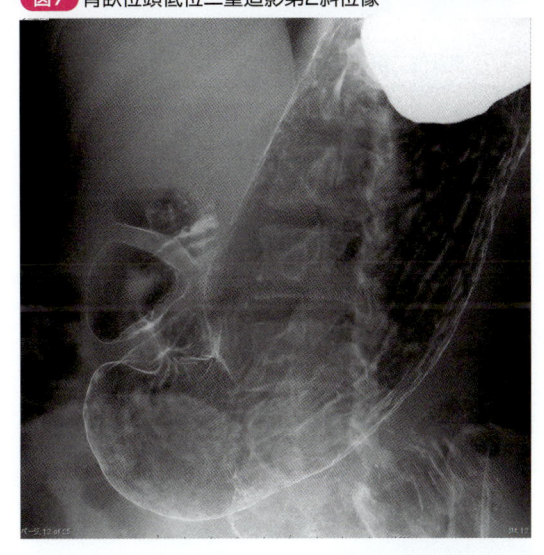

④腹臥位頭低位二重造影正面位（圧迫用クッション使用）（図8）
- 観察部位：胃体部前壁，胃角部，胃前庭部，幽門部，大彎，小彎

⑤腹臥位頭低位二重造影第2斜位（圧迫用クッション使用）（図9）
- 観察部位：胃体部前壁，胃角部，胃前庭部，幽門部，大彎

⑥腹臥位二重造影第1斜位（図10）
- 観察部位：穹窿部，噴門部，胃体上部前壁，大彎，小彎

⑦右側臥位二重造影（噴門部小彎を中心）（図11）
- 観察部位：穹窿部，噴門部，胃体上部，小彎

⑧半臥位二重造影第2斜位（図12）
- 観察部位：穹窿部，噴門部，胃体上部

※半臥位は撮影台の角度が水平に対して30°未満であり，30°以上である場合には半立位となる。

⑨背臥位二重造影第2斜位（振り分け法）（図13）
- 観察部位：胃体部後壁

⑩立位二重造影第1斜位または正面位（図14）
- 観察部位：穹窿部，噴門部，胃体上中部後壁，上部大彎，小彎

⑪立位圧迫（胃体部）（図15a）
⑫立位圧迫（胃角部）（図15b）
⑬立位圧迫（胃前庭部）（図15c）
⑭立位圧迫（幽門部）（図15d）

図8　腹臥位頭低位二重造影正面位像

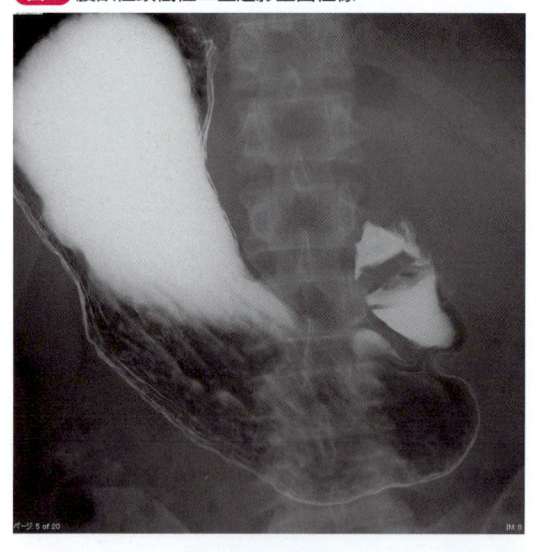

図9　腹臥位頭低位二重造影第2斜位像

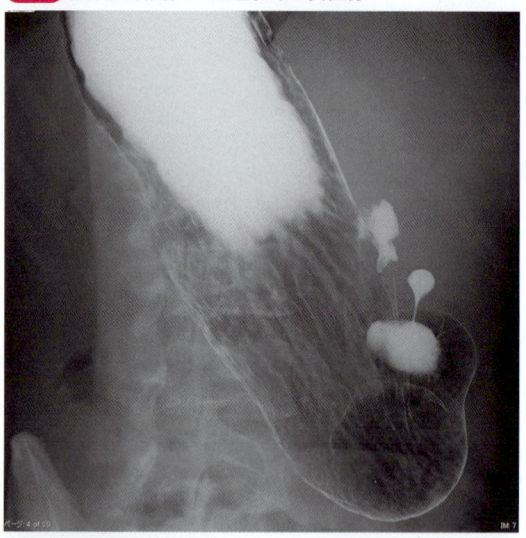

図10　腹臥位二重造影第1斜位像

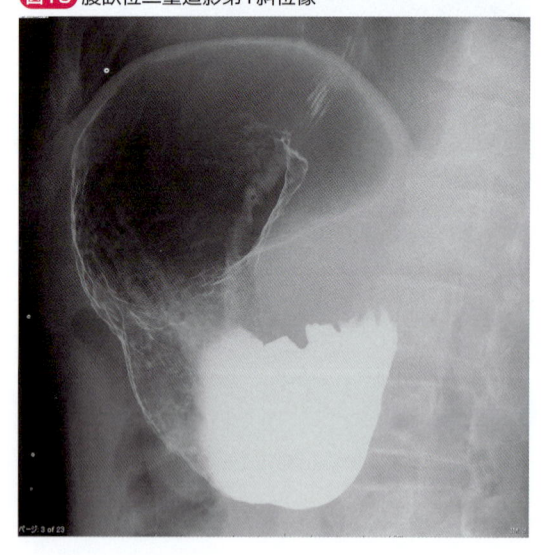

図11　右側臥位二重造影像

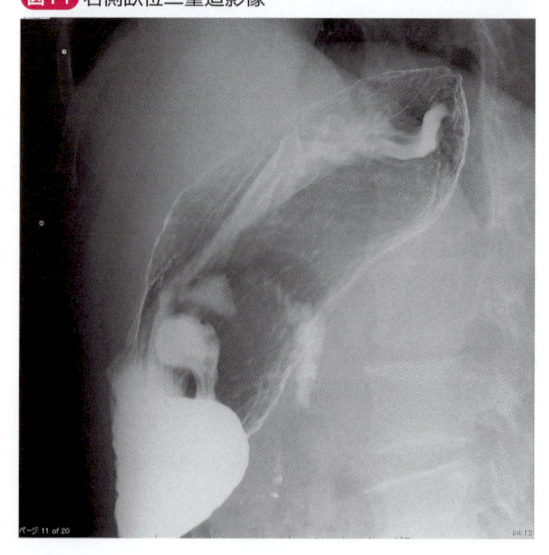

- 対策型検診撮影法（従来の間接撮影法）では，上記の任意型検診撮影法の立位二重造影第1斜位（図4）と，腹臥位二重造影第2斜位（図9），半臥位二重造影第2斜位（図12），および立位圧迫（図15a～d）を除く8枚の画像が撮影される。
- 上記撮影法はあくまでも基準であり，施設ごとで追加撮影されている（立位充満法，腹臥位充満法など）。
- 撮影中に異常所見の存在が確認された場合において，撮影者の判断で複数枚の追加撮影を実施することは医師による読影の補助につながり，見逃しを防止できる。

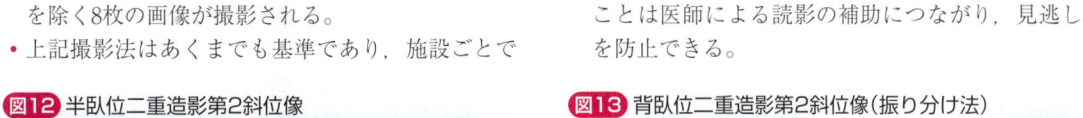

図12 半臥位二重造影第2斜位像

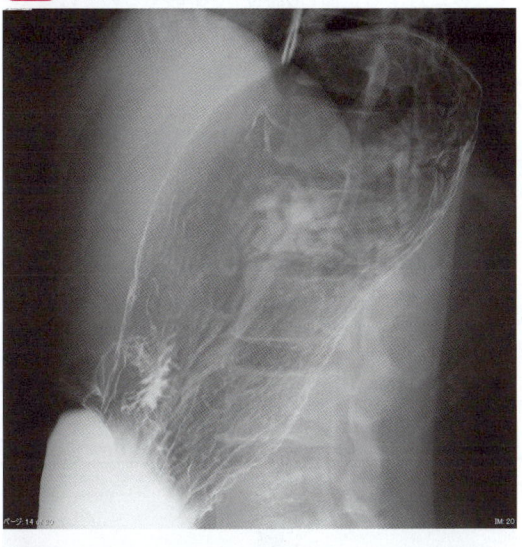

図13 背臥位二重造影第2斜位像（振り分け法）

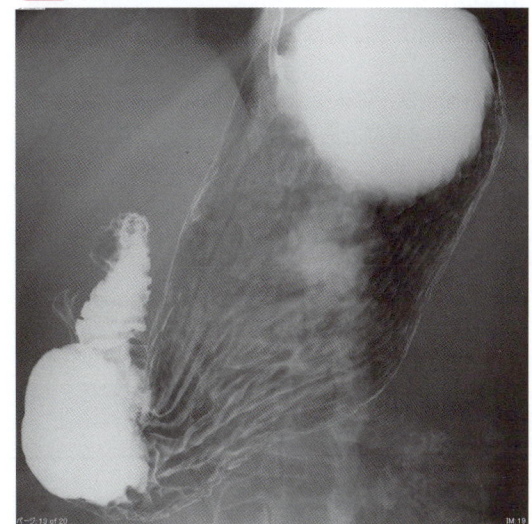

図14 立位二重造影正面位像

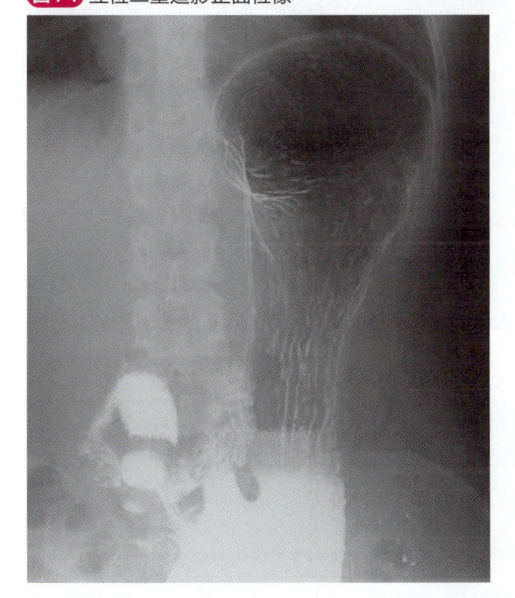

図15 立位圧迫像

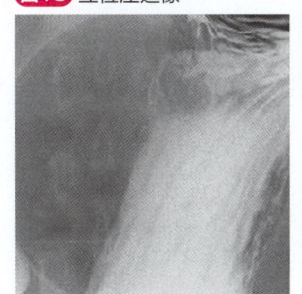

a 胃体部

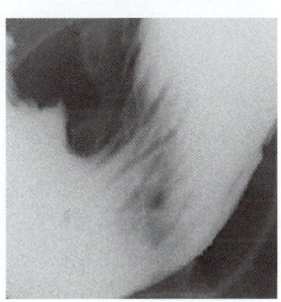

b 胃角部

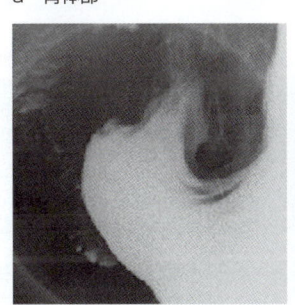

c 胃前庭部

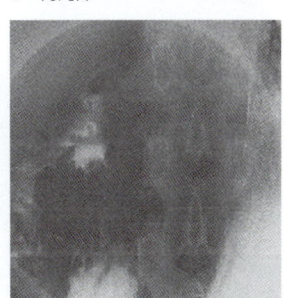

d 幽門部

消化管造影・その他の造影検査：胃

● 各種撮影法の解説

【前壁薄層法】（図16）
- 発泡剤の約半分を用いて胃を膨らませ，希釈させたバリウム20〜30ccを飲ませる。
- **腹臥位**にて**前壁**に**薄く**バリウムを付着させ，**粘膜ひだの凹凸（レリーフ）**を描出させる。

【圧迫法】（図17）
- 立位圧迫法を基本とし，腹臥位圧迫法も併用される。
- 圧迫部位は，胃体中部〜下部，胃角部，胃前庭部，幽門部の4部位である。
- 圧迫の強弱により，胃後壁または胃前壁の情報が得られる。
- 圧迫部位が肋骨と重複する場合には無理に圧迫しない。
- **穹窿部**は横隔膜下に存在するため，ほとんど圧迫できない。

【充満法（立位正面）】（図18）
- 胃形や胃壁の伸展性，全体のバランス，胃壁の隣接臓器からの圧排，位置偏位，他臓器の手術などによる癒着，大彎および小彎辺縁に現れる直線像などの観察を目的として撮影される。
- 人体に対する正面（正面位）で撮影するのではなく，胃角に対して正面（正面像）となる体位にて撮影する。

【充満法（腹臥位正面）】（図19）
- 穹窿部から幽門部，十二指腸球部，小彎，大彎に対する**辺縁**の観察が目的である。
- 胃角を無理して正面像にせず，胃角から幽門部までの距離が最も長く見える体位で撮影する。
- **腹臥位**での撮影は**前壁側**の観察を目的としている。

図16 腹臥位前壁薄層像

図17 圧迫像

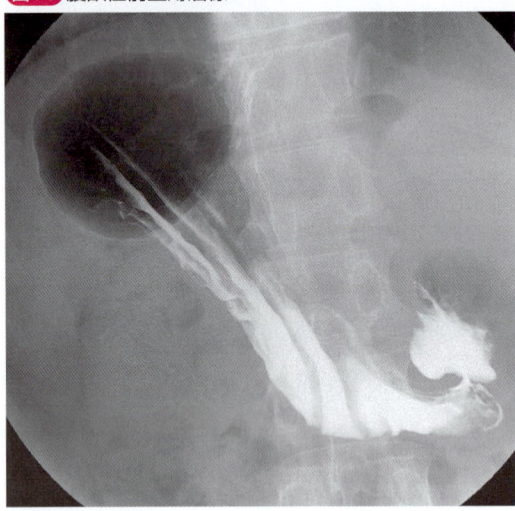

図18 立位充満正面像

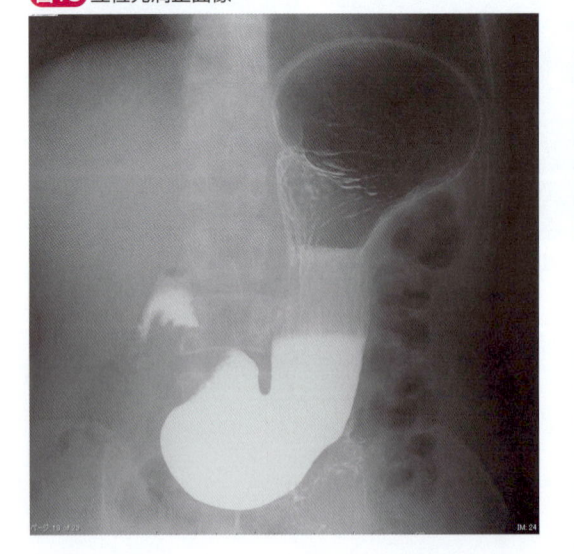

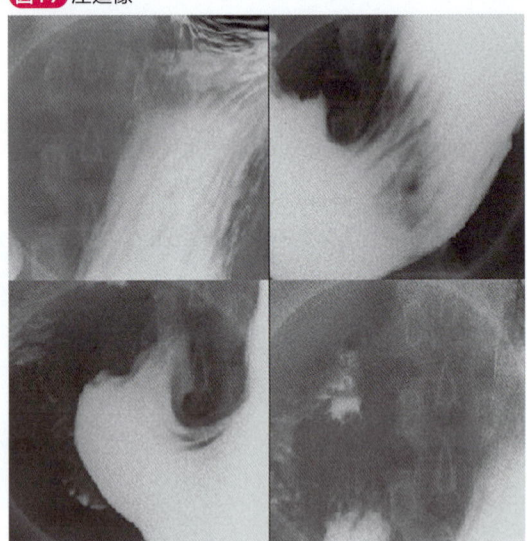

図19 腹臥位充満正面像

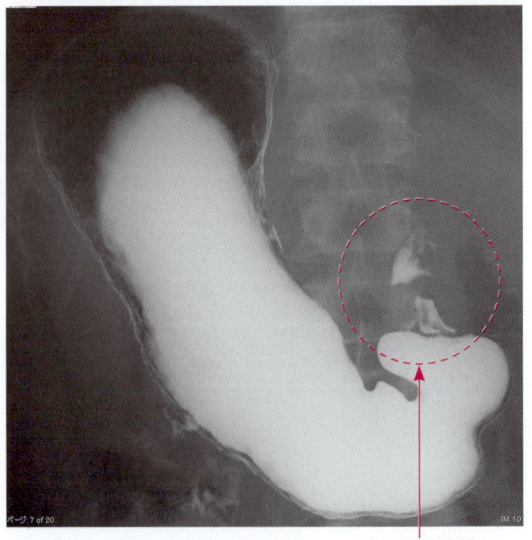

十二指腸球部

【二重造影法（半臥位第2斜位）】（図20）
- **噴門部後壁から穹窿部，胃体上部後壁まで**を観察するために撮影される。
- 背臥位第2斜位では，胃噴門部後壁から胃穹窿部，胃体上部後壁に造影剤が残存するため，撮影台を立てて観察部位から造影剤を前庭部方向に流動させた後に撮影する。

【二重造影法（腹臥位正面）】（図21）
- **胃体部から幽門部までの胃前壁**を観察するために撮影される。
- 頭低位にて撮影する場合には，傾斜角度を30°～45°とする。
- 可能な限り正面像にて撮影するが，胃の形状によって第2斜位で撮影する場合もある。

【二重造影法（背臥位正面）】（図22）
- **胃体部から幽門部までの胃後壁**を観察するために撮影される。
- 正面位または正面像にて胃角部後壁を観察する。

【二重造影法（背臥位第1斜位）】（図23）
- **胃体部大彎から幽門部小彎までの胃後壁**を観察するために撮影される。
- 穹窿部から胃体上部後壁まではバリウムが充満されるため病変を観察できない。

図20 半臥位二重造影第2斜位像

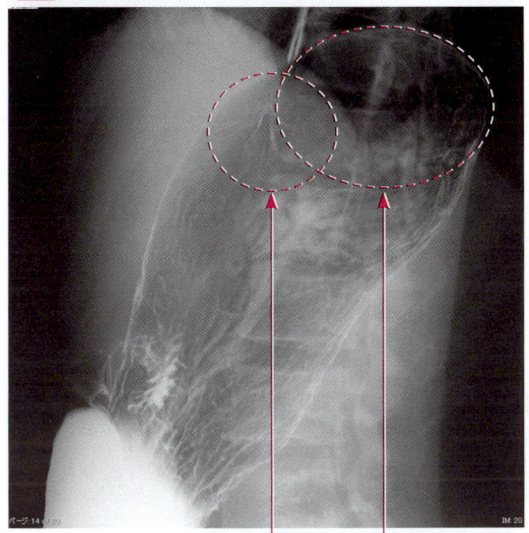

噴門部　　穹窿部

図21 腹臥位二重造影正面像

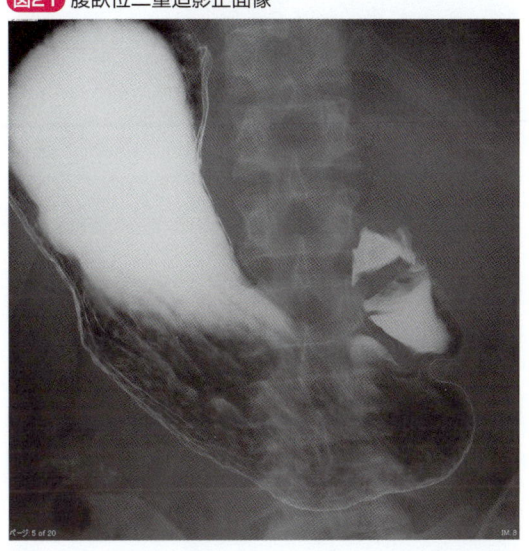

図22 背臥位二重造影正面像

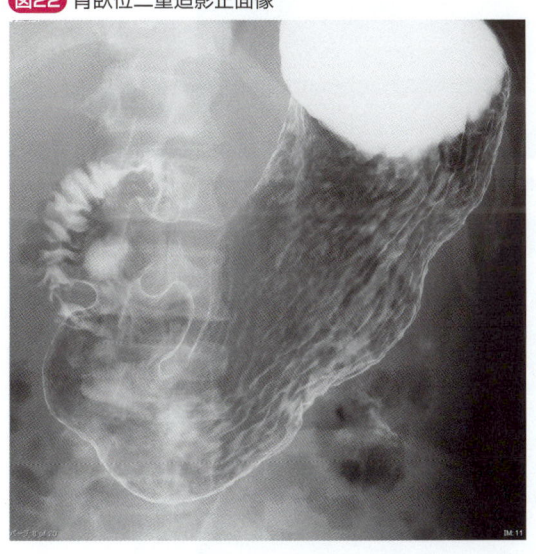

図23 背臥位二重造影第1斜位像

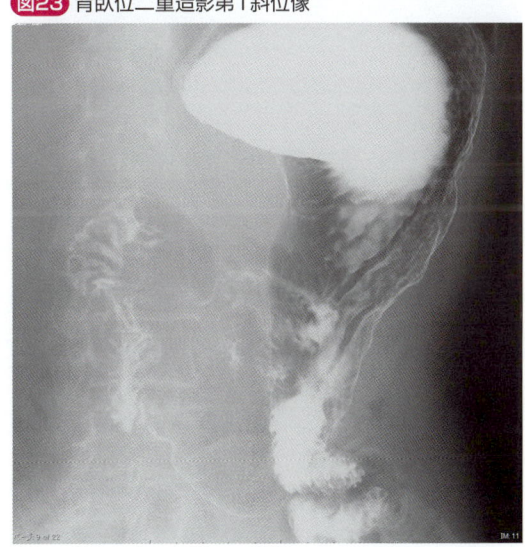

【二重造影法（背臥位第2斜位）】
①頭低位（図24）
- 胃体部小彎から幽門部大彎までの**胃後壁**を観察するために撮影される。
- 頭低位の傾斜角度は，15°〜30°とする。
- 頭底位によってバリウムは穹窿部に集まり，胃体上部の描出範囲が広がる。

②振り分け法（図25）
- 第2斜位にてバリウムを**穹窿部側と幽門前庭部側に振り分ける**ことで，**胃体上部から下部の胃後壁**を観察する。
- 撮影台の傾斜角度（水平〜30°）や腹式呼吸を利用する。

図24 背臥位頭低位二重造影第2斜位像

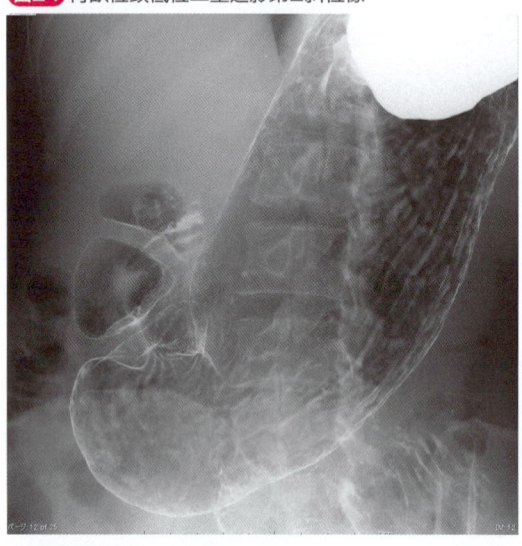

図25 背臥位振り分け法二重造影第2斜位像

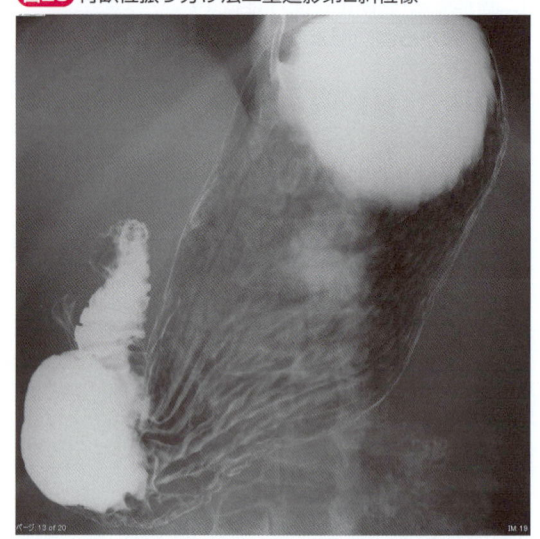

● X線造影像と内視鏡像の所見
【胃ポリープ】
図26 胃ポリープ（胃底腺ポリープ）

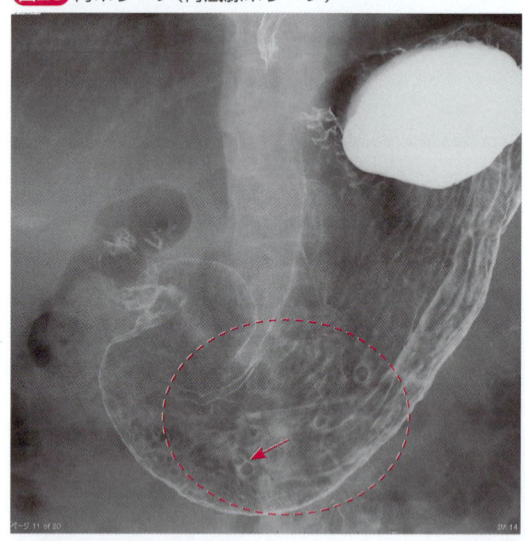

a 背臥位二重造影正面像

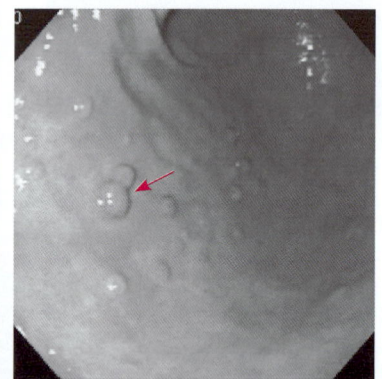

b 内視鏡像

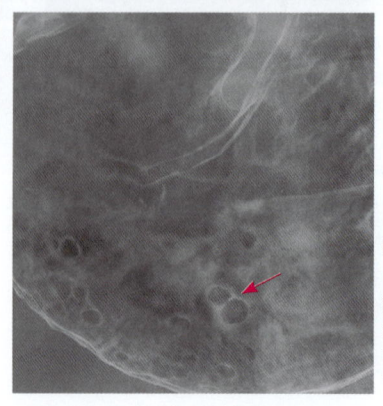

c 背臥位二重造影正面像（拡大）

胃X線像（a）を拡大すると内視鏡像と一致する所見が描出されている。

- 胃ポリープとは，細胞の異常増殖によって胃内腔に突出したもので，慢性胃炎などで何度も過形成をくり返しているうちに粘膜面が盛り上がってくる。
- 胃ポリープは大きく3つのタイプに分類される。

①**腺腫性ポリープ(胃腺腫)**
- 高齢の男性に多く，肉眼的には扁平である。
- 前癌病変と考えられており，2cm以上では約半数が癌を合併する。

②**過形成性ポリープ**
- 発生は30歳以上で年代とともに増加する傾向にある。
- 癌化することはまれで，出血やびらんを伴う。
- 直径2～3cm程度で，非常に赤く，表面にイチゴのような顆粒状の凹凸がある。

③**胃底腺ポリープ(図26)**
- 中年の女性に多くみられる。
- 米粒大の半球状の隆起性病変であり，多発する。
- 癌化せず，しばしば自然に消失する。

胃ポリープの形態分類には，周辺粘膜からの立ち上がりかたで分類される山田分類が用いられる(図27)。
Ⅰ型…隆起の境界が不明瞭である。
Ⅱ型…隆起の境界が明瞭である。
Ⅲ型…隆起の境界が明瞭で，くびれはあるが茎はない。
Ⅳ型…隆起の境界が明瞭で，くびれもあり茎もある。

図27 胃ポリープの茎の形態

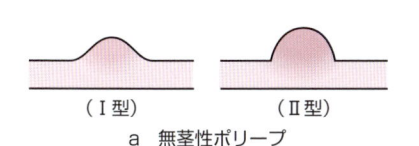

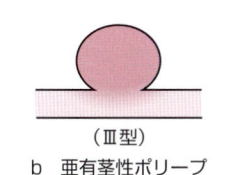

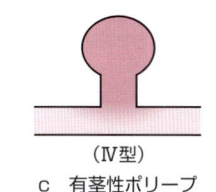

(Ⅰ型) (Ⅱ型) a 無茎性ポリープ
(Ⅲ型) b 亜有茎性ポリープ
(Ⅳ型) c 有茎性ポリープ

【**慢性胃炎**】
- 胃粘膜の慢性炎症と胃腺の萎縮を主要所見とする。萎縮性変化はこれまで加齢による退行現象と考えられてきた。最近では**ピロリ菌**が関与していると考えられている。

【**ニッシェ(胃潰瘍)**】
- ニッシェとは，**陥没所見**(くぼみ所見)を意味する言葉で，胃透視においては**バリウムが貯留した所見**のことである。

- 胃潰瘍※や胃陥没性病変(胃癌を含む)の存在を示すものであるが，自然治癒痕や病変がない場合でもみられるため，精密検査や再検査(胃カメラ)が実施される。

※胃潰瘍：胃は強酸である胃酸の分泌に対し，胃粘膜保護が作用し，攻撃因子・防護因子のバランスが保たれている。胃潰瘍は主に粘膜保護作用の低下によって防護因子が低下することで生じる。

図28 ニッシェ

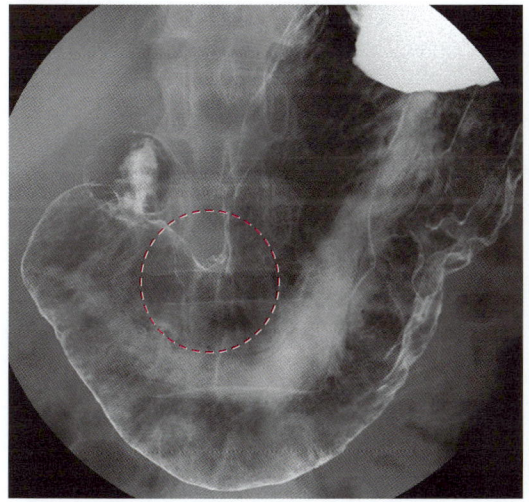

a 背臥位二重造影正面像
b 内視鏡像

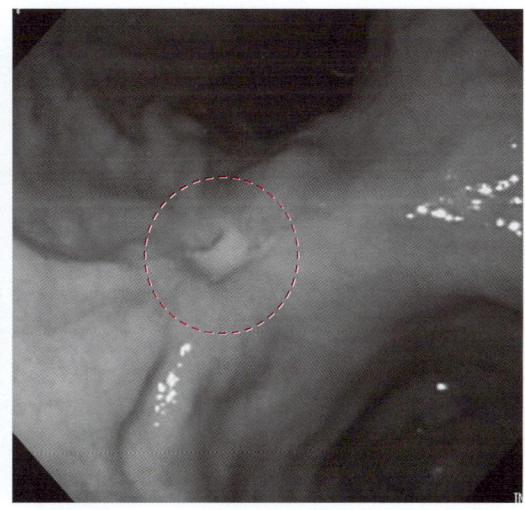

【胃粘膜下腫瘍】

- 胃の粘膜層より深い胃壁内（粘膜下層，固有筋層，漿膜下層など）に発生した病変を指し，胃の内腔に**突出した隆起**を形成する。

図29 胃粘膜下腫瘍

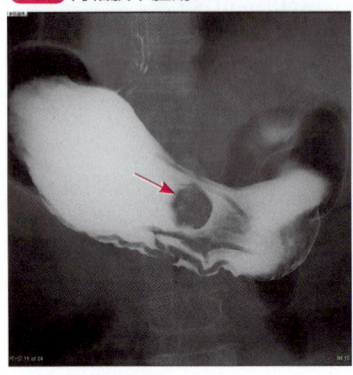

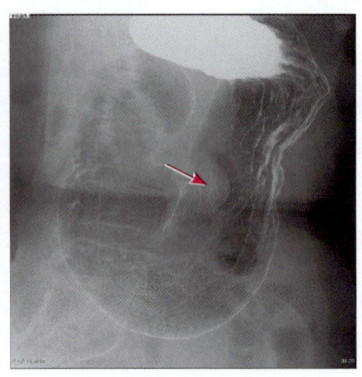

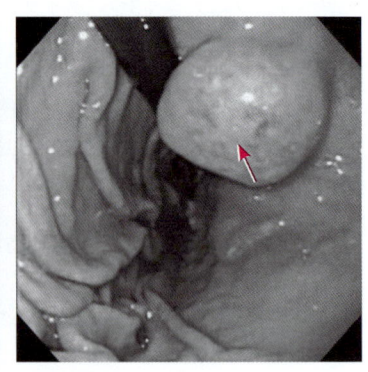

a　腹臥位正面位像　　　　b　背臥位二重造影第1斜位像　　　　c　内視鏡像

胃造影像では，腫瘍の表面が滑らかに描出されており，周辺の胃粘膜のレリーフ像の不整または集中が認められないことから胃粘膜下腫瘍と判断された。

【胃癌】

- 胃壁は，胃内側から，①粘膜層，②粘膜筋板，③粘膜下層，④固有筋層，⑤漿膜下層，⑥漿膜の6層で形成されている（図30）。

図30 胃粘膜の構造

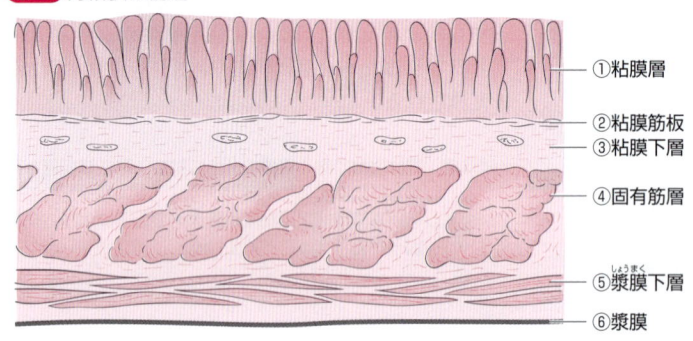

① 粘膜層
② 粘膜筋板
③ 粘膜下層
④ 固有筋層
⑤ 漿膜下層
⑥ 漿膜

- 胃癌は粘膜層から発生し，**粘膜層または粘膜下層**まで浸潤している癌を「**早期胃癌**」，**固有筋層**より深く進行している癌を「**進行胃癌**」と呼ぶ。
- 胃癌の肉眼的分類は，癌の形状によって分類される。

■早期胃癌

0型	：表在型
Ⅰ型	：隆起型
Ⅱ型	：表面型
Ⅱa型	：表面隆起型
Ⅱb型	：表面平坦型
Ⅱc型	：表面陥凹型（早期胃癌で最も多い）
	※胃検診での合言葉は『Ⅱcを探せ！』である。
Ⅲ型	：陥凹型

■進行胃癌

1型	：腫瘤型
2型	：潰瘍限局型（図31）
3型	：潰瘍浸潤型（進行胃癌で最も多い）
4型	：びまん浸潤型
5型	：分類不能

図31 進行胃癌の2型（潰瘍限局型）

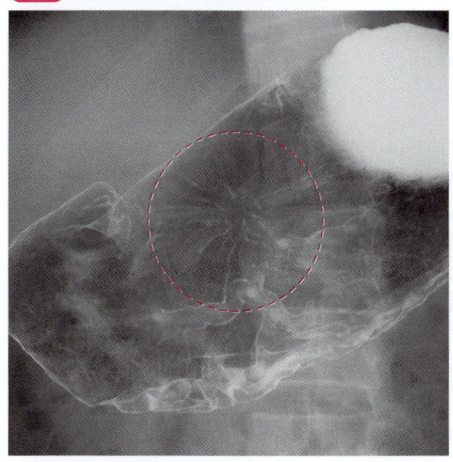

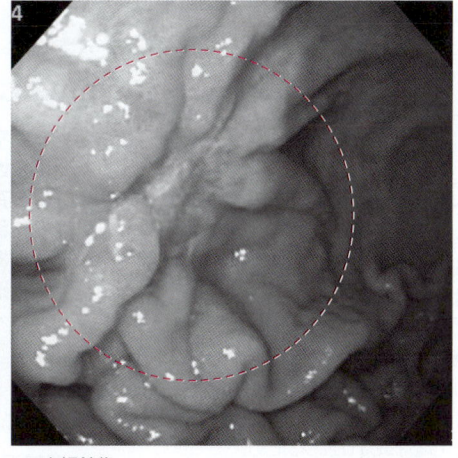

a　背臥位二重造影第2斜位像　　　　b　内視鏡像

造影像では粘膜ひだの集中があり，早期胃癌のⅡc型（表面陥凹型）であると思われたが，内視鏡像では粘膜ひだや陥凹の形状から進行胃癌の2型（潰瘍限局型）に分類された。
病理所見では固有筋層まで進行していたため，進行胃癌の2型（潰瘍限局型）と確定された。

図32 進行胃癌の3型（潰瘍浸潤型）（症例1）

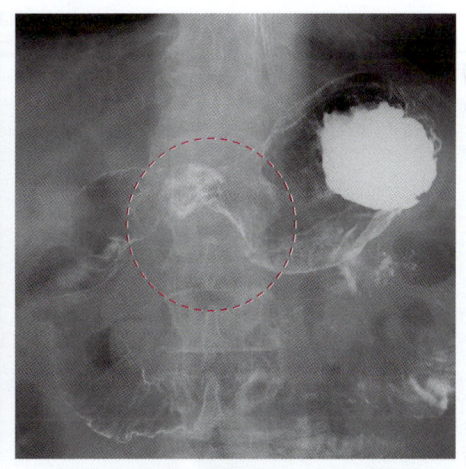

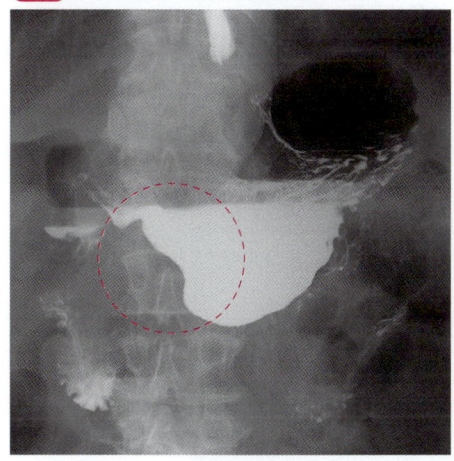

a　立位充満像　　　　　　　　　　　b　背臥位二重造影正面位像
幽門前庭部大彎に欠損所見が認められる。　胃角部から幽門部にかけて全周性の伸展不良所見が認められる。

図33 進行胃癌の3型（潰瘍浸潤型）（症例2）

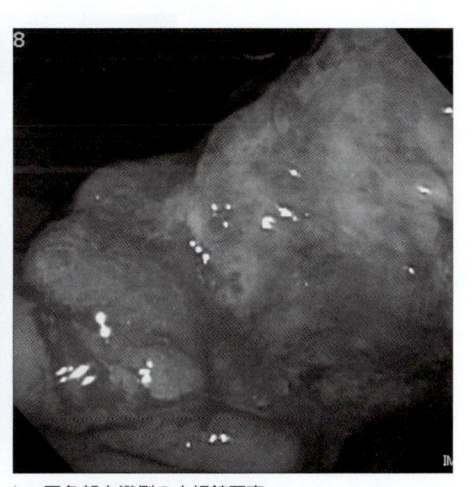

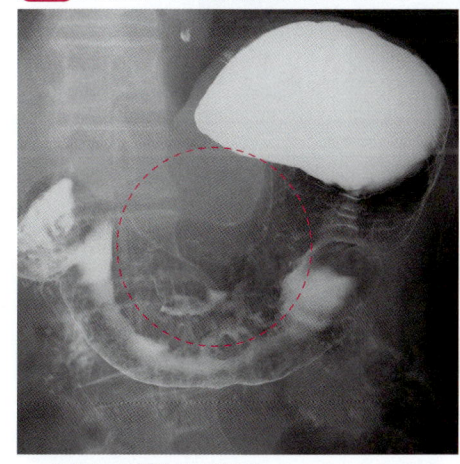

a　背臥位二重造影第1斜位像　　　　b　胃角部小彎側の内視鏡写真
胃角部小彎に粘膜不整と陥没性の所見が認められる。　潰瘍を伴った陥没所見が認められる。

消化管造影・その他の造影検査：胃

●使用製剤

【硫酸バリウム製剤】

- 検診時における胃造影検査では，180～220W/V％の高濃度で低粘性のものを120～220mℓ使用する。
- 禁忌は以下のとおりである。

■禁忌

①**消化管穿孔**またはその疑いのある患者
　【理由】腹腔内に漏れることで腹膜炎などの重篤な症状を引き起こすおそれがあるため。
②消化管に**急性出血**のある患者
　【理由】出血部位に穿孔が生じるおそれがあるため。粘膜損傷部の血管内にバリウムが侵入するおそれがあるため。
③**消化管閉塞**またはその疑いのある患者
　【理由】穿孔を生じるおそれがあるため。
④全身衰弱の強い患者
⑤硫酸バリウム製剤に対して過敏症の既往歴のある患者

【水溶性ヨード造影剤】

- 硫酸バリウム製剤が使用できない場合に用いる。
- 適応は以下のとおりである。

■適応

①狭窄の疑い(極度な便秘症など)のあるとき
②急性消化管出血
③穿孔のおそれ(消化器潰瘍，憩室)のあるとき
④外科手術を要する急性症状時
⑤胃および腸切除後の吻合部漏出や通過障害の有無の確認
⑥胃・腸瘻孔の造影

- 禁忌および基本的注意は以下のとおりである。

■禁忌および基本的注意

①ヨードまたはヨード造影剤に過敏症の既往歴のある患者は禁忌である。
②誤嚥を引き起こすおそれのある患者(高齢者，小児，意識レベルが低下した患者など)に経口投与する際には注意が必要となる。

図34 水溶性ヨード造影剤を使用した造影像

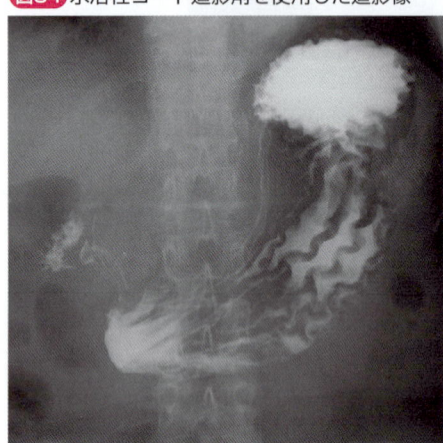

a　十二指腸球部切除後に施行した造影像（背臥位二重造影正面像）

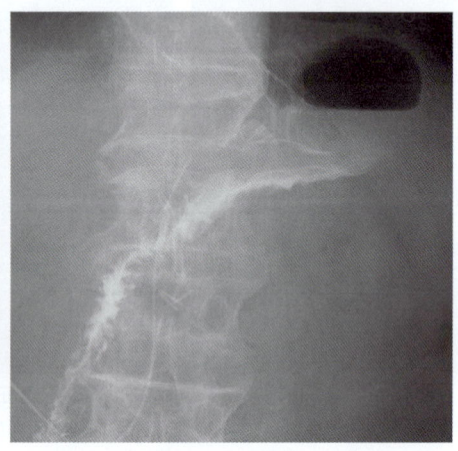

b　幽門側の胃切除後（再建）に施行した造影像（立位正面位像）

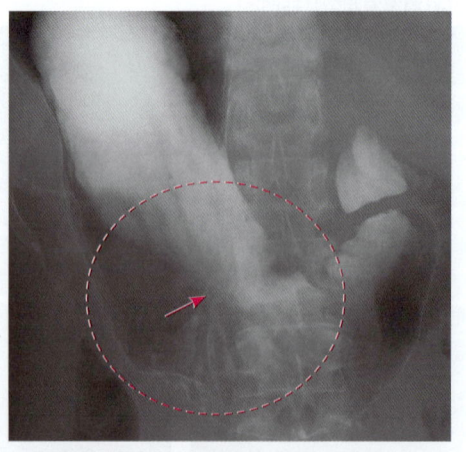

c　極度な便秘症をもつ手術前の被検者に施行した造影像（腹臥位頭低位正面像）

バリウムに比べて胃粘膜への付着程度は低いが，胃体部前壁に粘膜ひだの集中像(→)が描出されている。

【発泡剤】

- 検診時における胃造影検査では，発泡剤5gを水またはバリウム希釈液20m*l*で服用する。
- 禁忌は，**消化管穿孔**またはその疑いのある患者，消化管に**急性出血**のある患者である（理由：投与により消化管が膨らみ，穿孔部位を伸展させて腹痛などの症状を悪化させるおそれがあるため）。

【抗コリン剤】

- 副交感神経を**抑制**し，消化管の**蠕動運動**や痙攣，胃液分泌を**低下**させるための鎮痙薬である。
- 検診では原則として使用されないが，精密検査では使用される場合がある。
- 禁忌は以下のとおりである。

■禁忌

①**緑内障**のある患者
　【理由】眼圧亢進を助長し，症状を悪化させるおそれがあるため。
②**前立腺肥大**による排尿障害のある患者
　【理由】排尿筋の弛緩と膀胱括約筋の収縮を起こし，排尿障害を悪化させるおそれがあるため。
③重篤な**心疾患**のある患者
　【理由】心臓の運動を促進させ，症状を悪化させるおそれがあるため。
④**麻痺性イレウス**のある患者
　【理由】消化管運動を低下させるため，症状を悪化させるおそれがあるため。
⑤鎮痙薬の成分に対して過敏症の既往歴のある患者

- 抗コリン剤禁忌により使用できない患者にグルカゴン製剤を使用する場合もある。

■グルカゴン製剤の禁忌

①褐色細胞腫またはその疑いのある患者
②本剤の成分に対して過敏症の既往歴のある患者

【胃内有泡性粘液除去剤】

- 胃造影検査および胃内視鏡検査時において胃内の泡状粘液を除去するために利用されることがある。
- 胃造影検査時における1回の経口投与量は2～4m*l*である。

MEMO

2 撮影法と代表的所見

消化管造影・その他の造影検査：大腸

●問題番号：60PM-78

Q1

❶注腸造影の直腸・S状結腸画像を示す。
撮影体位はどれか。

1. 左側臥位
2. 腹臥位正面
3. 背臥位正面
4. 背臥位第1斜位
5. 背臥位第2斜位

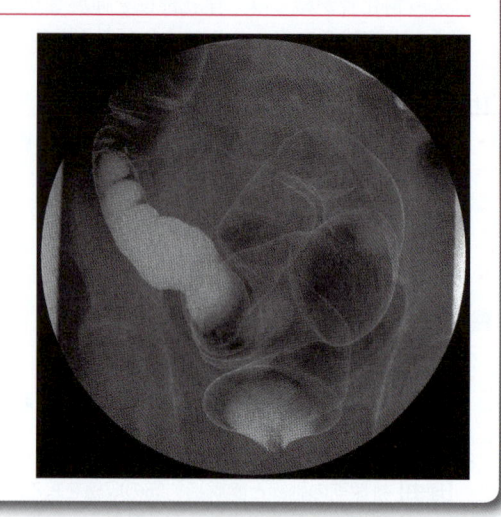

Q1

Key Word ▶▶ ❶注腸造影

解法ナビ ▶▶ ・この問題は，注腸造影像における撮影体位についての知識が問われている。各撮影体位に対応する画像を理解しておく必要がある。

選択肢解説 ▶▶ この画像を観察すると，両股関節が左右対称で，S状結腸の走向が左右反転しており，腸管内のバリウムとガス（空気）による液面形成もみられないことから，撮影体位は腹臥位正面像であることがわかる。

【1. 左側臥位】　➡「×」
【2. 腹臥位正面】　➡「○」
【3. 背臥位正面】　➡「×」
【4. 背臥位第1斜位】　➡「×」
【5. 背臥位第2斜位】　➡「×」

正解：2

MEMO

レベル・アップ Level Up

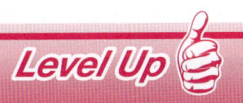

●検査目的と特徴
- 注腸造影検査は，大腸管内に**硫酸バリウム**（陽性造影剤）と**空気**（陰性造影剤）を注入し，粘膜面の凹凸の変化，病変の位置，範囲，大きさを客観的に評価することを目的としている。
- 大腸内視鏡検査に比べて，腸管の全体像が把握でき，周囲臓器との位置関係，癒着，浸潤，腸管外からの圧排などの評価が可能である。

●造影検査法
【前処置】
- 検査前には，腸内残渣を排泄して腸管内をきれいにする前処置が実施される。
- 現在，主に行われている前処置法は「**ブラウン変法**」であり，多くの施設で用いられている。
- ブラウン変法は，被検者に「**注腸食**」と呼ばれる**低脂肪で食物繊維の少ない食事**を摂取させ，また，水分補給や下剤投与によって大腸内の残渣を排泄させる方法である。
- 下剤（クエン酸マグネシウム）を水で溶かして飲用させ，また，大腸の蠕動運動を亢進させる接触性下剤（錠剤）を服用させる。

【撮影時】
- 検査開始**3〜5分前**に**抗コリン剤**もしくはグルカゴン（蠕動運動抑制剤）を被検者に**筋注**する。
- 250〜300mlのバリウム（濃度80W/V％）を体温と同程度に温める。
- 水平な撮影台の上に左側臥位で寝かせ，ゼリー状の麻酔薬を塗ったカテーテルを肛門に挿入し，約10°頭低位にして，透視画像を観察しながらバリウムおよび空気（800〜1200ml）を注入する。
- 頭低位，半立位，右回り・左回りのローリングを行って，腸管の走行や病変部位，造影剤の付着状態などを確認しながら撮影する。
- **二重造影を重視**し，大腸全領域を盲点なく可能な限り**短時間**（10分以内）で検査を行う。

●注腸造影像
図1 立位充満正面像（前後方向）

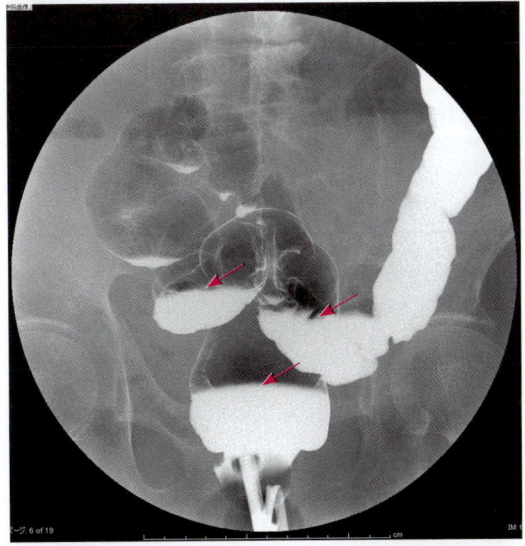

バリウムの液面形成（→）が確認でき，S状結腸の走向と股関節の左右対称性からこの画像は立位正面像であることがわかる。

消化管造影・その他の造影検査：大腸

MEMO

図2 左側臥位二重造影側面像

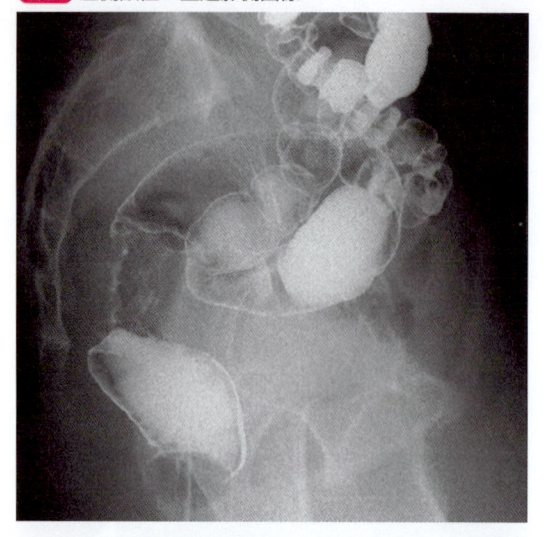

図3 腹臥位二重造影正面像

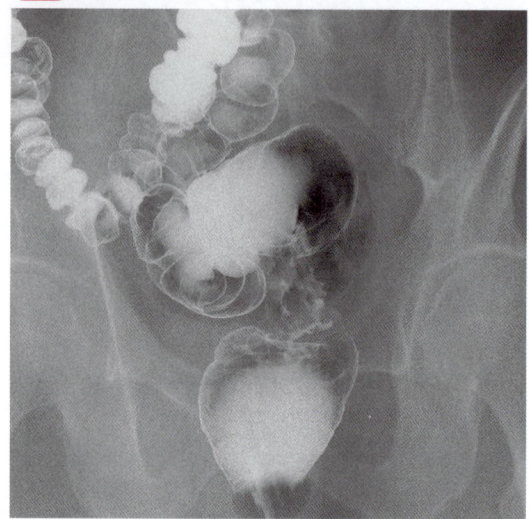

図4 背臥位二重造影正面像

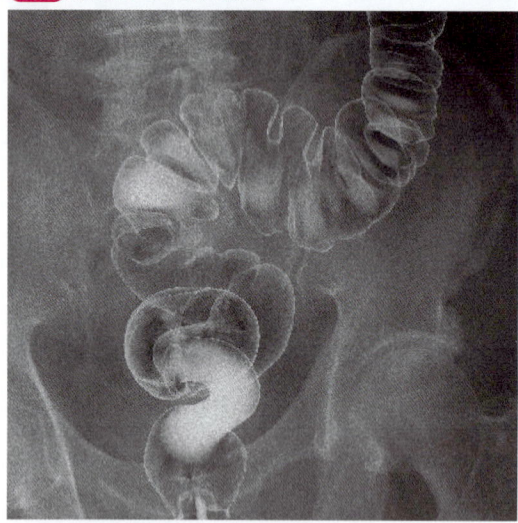

図5 背臥位二重造影第1斜位像

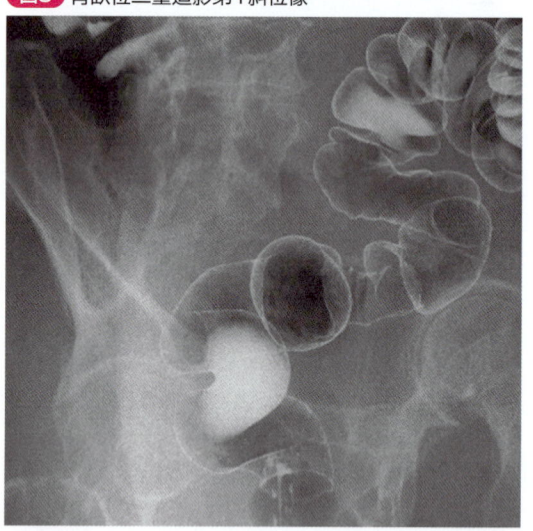

図6 背臥位二重造影第2斜位像

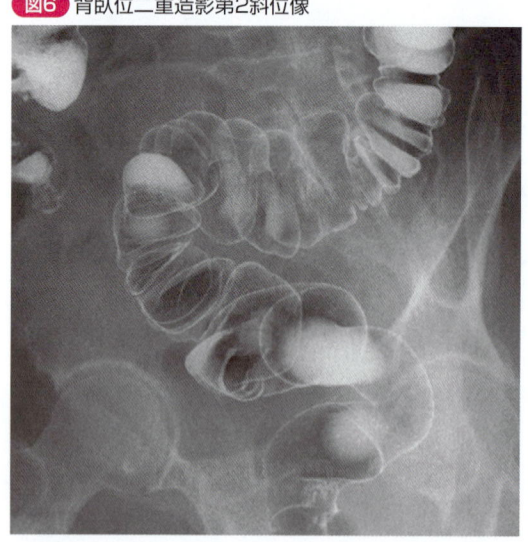

図7 背臥位二重造影正面像（大腸全体像）

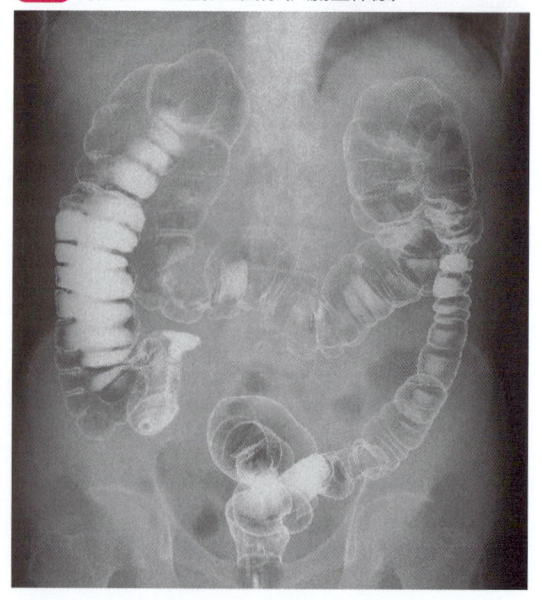

図8 肝彎曲第1斜位像

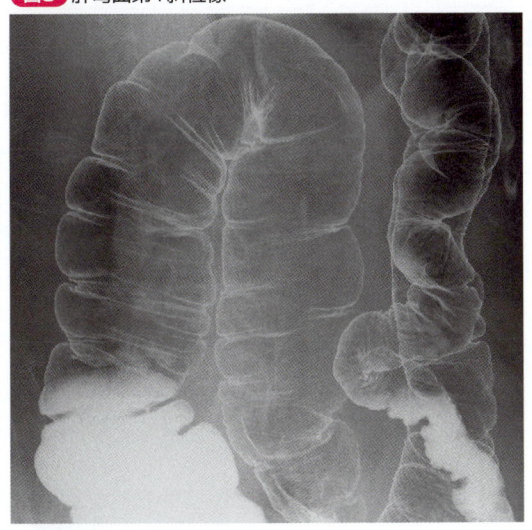

図9 脾彎曲第2斜位像

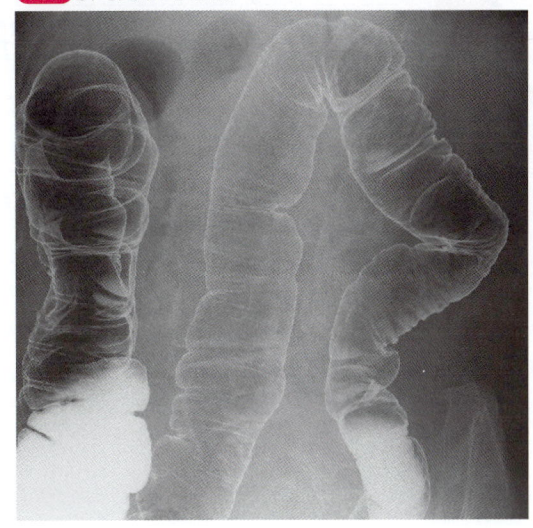

【症例画像】

図10 アップルコアサイン

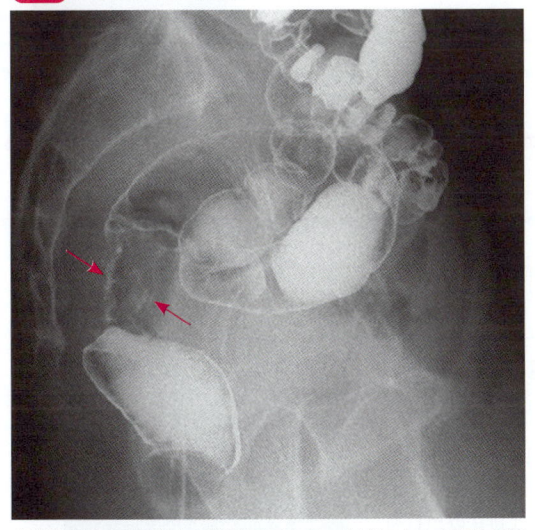

図11 大腸憩室

大腸進行癌の典型的な画像所見である。病変による全周性の狭窄陰影（→）がリンゴの芯に似ていることから名づけられた。

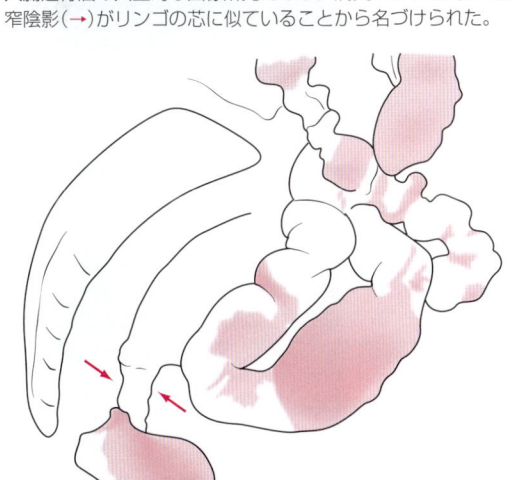

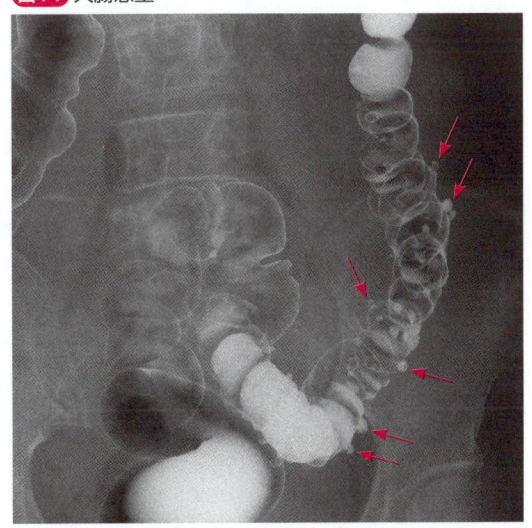

腸管の内圧上昇に伴い，大腸壁の筋肉層の部分の粘膜が陥凹（→）する疾患である。

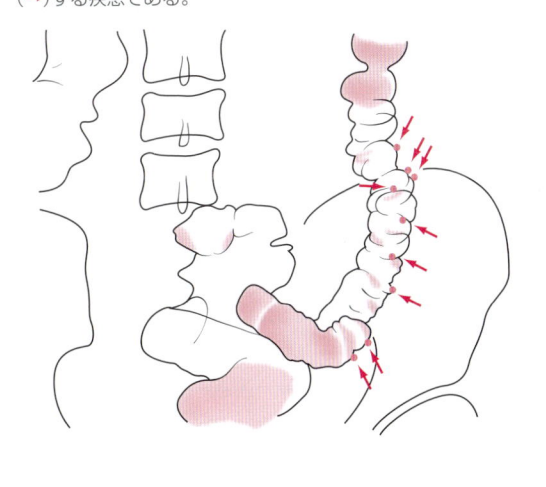

消化管造影・その他の造影検査：大腸

3 消化管造影・その他の造影検査：その他
脊髄腔・泌尿器・子宮卵管・胆道系造影およびIVR

●問題番号：59PM-77

Q1 ❶X線造影写真を示す。**誤っている**のはどれか。

1. 脊椎の骨折所見がある。
2. 椎間板造影写真である。
3. 椎体配列に乱れがある。
4. 脊髄の圧排がみられる。
5. 水溶性造影剤を使用している。

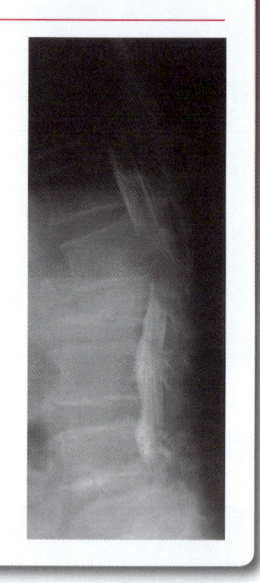

Q1

Key Word ❶脊髄腔造影，画像所見

解法ナビ ・この問題は，脊髄腔造影像における椎体骨折の画像所見の理解度が問われている。

選択肢解説

[1] → 画像上の矢印❶の場所に圧迫骨折の画像所見が存在するので「×」
[2] → 脊髄腔造影の画像なので「○」
[3] → 画像上の直線のように椎体配列に乱れが存在するので「×」
[4] → 画像上の矢印❷の場所に脊髄の圧排がみられるので「×」
[5] → 非イオン性モノマー型ヨード造影剤が利用されるので「×」

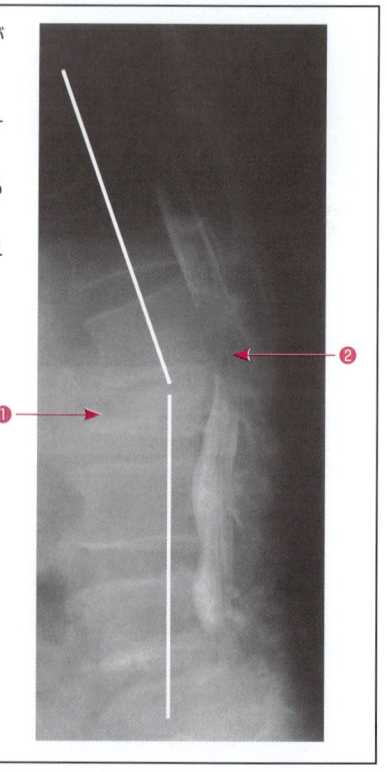

正解：2

ウラ技

- 椎体の背部に造影剤による高信号が確認できることから，この画像は脊髄腔造影の側面像と判断できる。

One Point Advice

脊髄腔造影像から代表的な疾患（椎間板ヘルニアや椎体骨折など）を判読できるよう，画像所見について理解しておこう。

レベル・アップ / Level Up

■造影検査

●脊髄腔造影（ミエログラフィ）】（図1）

【検査方法と対象疾患】

- 側臥位にて腰椎穿刺し，脊髄くも膜下腔に水溶性ヨード造影剤が注入される。
- 脊髄腔造影終了後，より精密に観察するため，CT撮影が実施される（図2）。
- 対象疾患は，椎間板ヘルニア，変形性脊椎症，後縦靱帯骨化症，腰椎すべり症，脊椎・脊髄腫瘍，脊髄動静脈奇形などであり，病態の把握や手術適応の決定において実施される。
- 禁忌はヨード過敏症をもつ被検者である。

【症例画像】
椎間板ヘルニア

図1 脊髄腔造影像

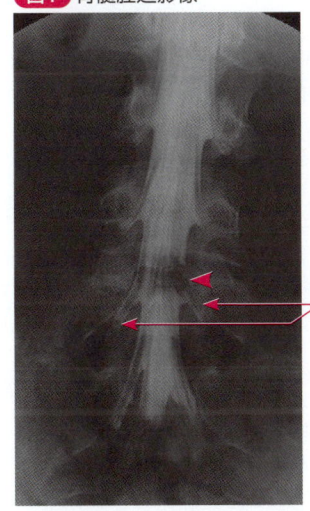

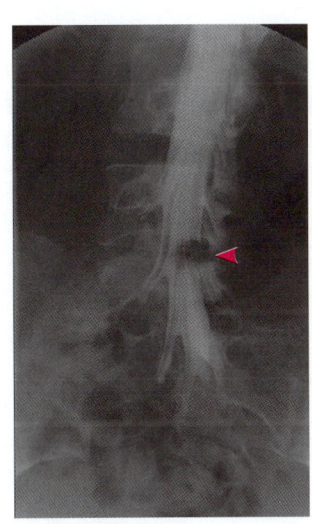

a 正面像　　b 斜位像（第2斜位）　　c 側面像

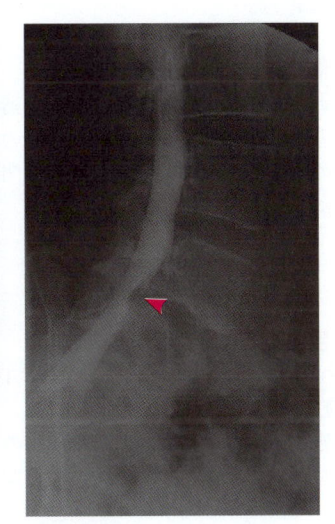

第4・5腰椎間において陰性像（▶）が確認され，造影剤の流れが遮断されていることがわかる。

図2 脊髄腔造影後CT像（水平断）

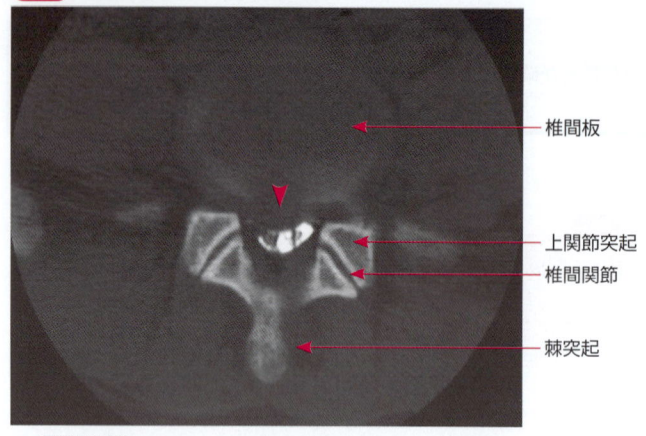

a 圧排所見像
CT像において椎間板による脊髄（くも膜下腔）への圧排所見（▶）が認められる。

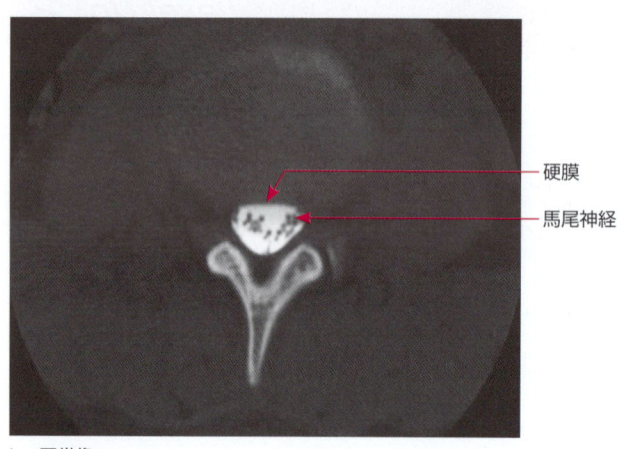

b 正常像

●椎間板造影
- 造影剤を椎間板の内部に注入し，造影剤の流れや形態などから椎間板の変性や損傷の程度，ヘルニアの大きさ，後縦靱帯や神経との関係などを観察する。
- 造影剤注入時，椎間板内圧が上昇し，疼痛の誘発を観察するという機能的な検査の意義もある。
- 椎間板造影検査も脊髄腔造影と同様，CT撮影が追加実施される。

●経静脈性腎盂造影（intravenous pyelography：IVP）
【検査方法と対象疾患】
- 前処置として，前夜に肉類や繊維の多い食物の摂取を制限し，緩下剤を与え，検査前は絶飲食とする。
- 検査直前には排尿させる。
- 造影剤を投与する前に，KUB（kidney：腎臓，ureter：尿管，bladder：膀胱）撮影を行う。
- 翼状針を用いて静脈を確保し，成人では40～60m*l*，小児では2～3m*l*/kgの非イオン性モノマー型ヨード造影剤を用手的に急速注入する。
- 体位は，背臥位もしくは10°頭低位とする。
- 静注後，3分，6分，11分，立位で撮影する（図3，4）。
- 立位撮影は遊走腎の診断に有用である。
- 排尿障害の診断には排尿後立位撮影が有用である。
- 腎機能低下により，腎臓や尿管が明瞭に描出されない場合には，時間を置いて追加撮影する。
- 禁忌は，ヨード過敏症をもつ被検者である。
- アナフィラキシーショックに備えて救急セットを常備しておく。
- 対象疾患は，血尿，結石，尿管狭窄，外傷，奇形，尿停滞，泌尿器系の手術後の経過観察，急性腹症などである。

【症例画像】
①尿管結石

図3 KUB像

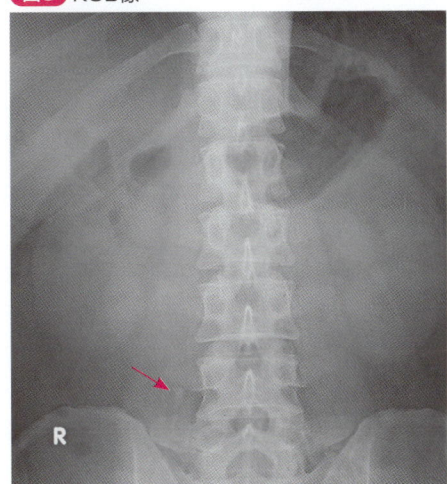

a 造影前画像①

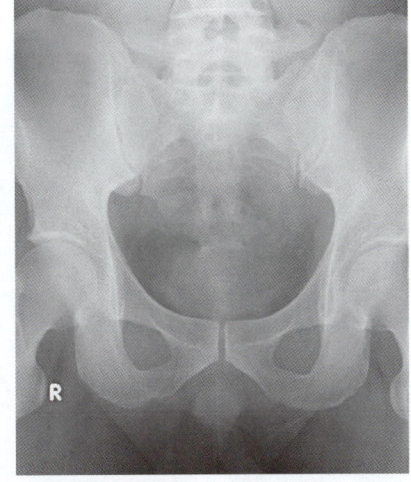

b 造影前画像②

第4腰椎右側に高吸収部の尿管結石（→）が認められる。

図4 IVP像

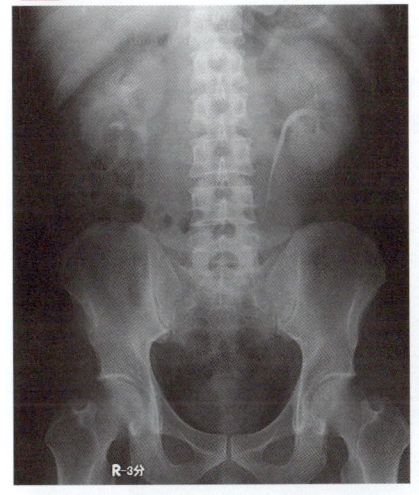

a 静注後3分像

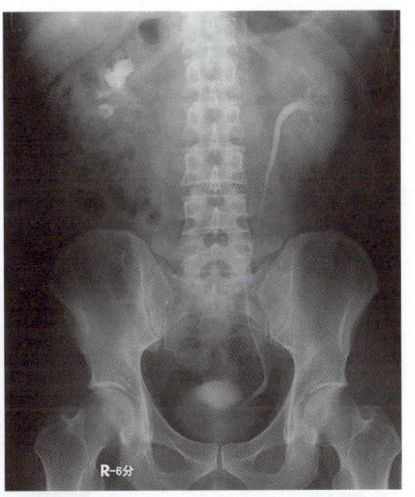

b 静注後6分像

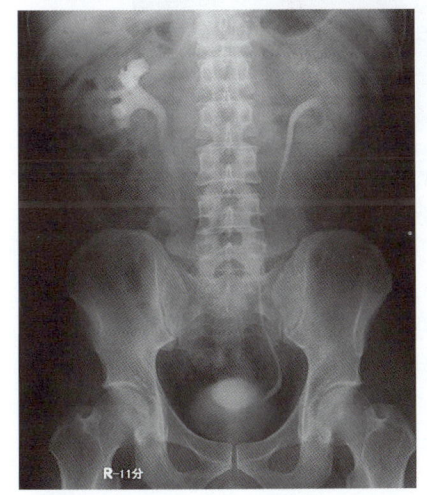

c 静注後11分像

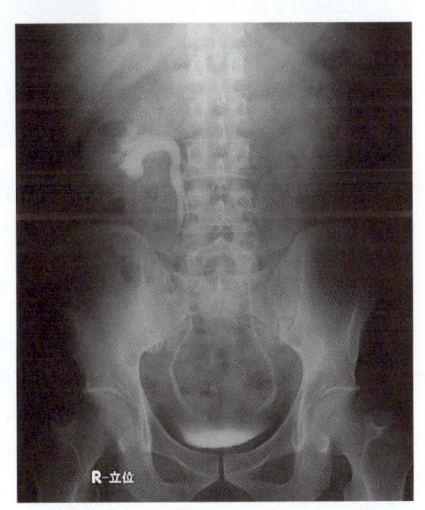

d 立位像

右尿管は11分像まで結石より膀胱側で描出されておらず，立位像では描出されている。また，右腎盂は水腎症※を呈している。

※**水腎症**：尿の通過障害により腎盂が拡張する疾患である。原因として，尿管結石，腎盂結石，尿管腫瘍，外傷，感染，先天異常，膀胱や子宮，前立腺などの骨盤腔内の癌などがある。

②遊走腎（図5）
- 臥位撮影時での腎臓の位置に比べて，立位撮影時で2椎体分以上下垂することである。
- 腎動脈や腎静脈が伸展するため痛みを感じることがあり，また，尿管の屈曲によって尿が停滞し，腎盂が拡張した所見がみられることがある。

図5 IVP像

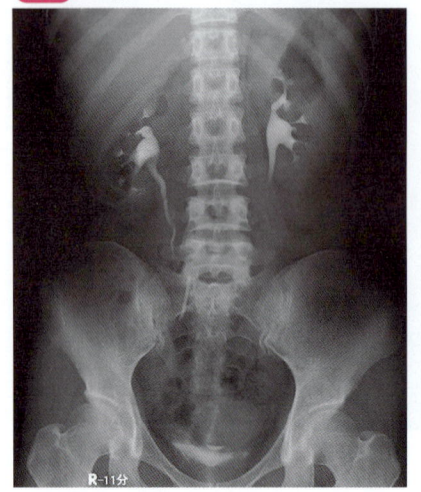

a　静注後11分像　　　b　立位像

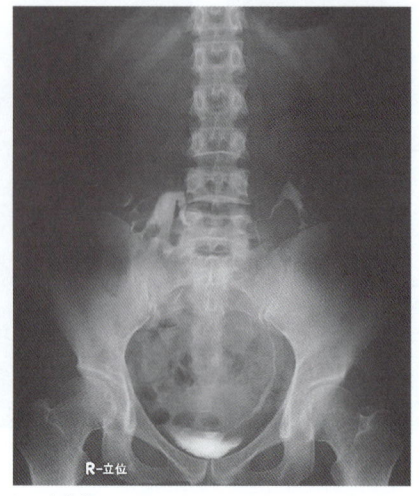

● 点滴注入腎盂造影
　（drip infusion pyelography：DIP）
【検査方法】
- IVPにて，腎盂尿管像や病変部が明瞭に造影されない場合において，**大量の造影剤**を注入して，尿中造影剤濃度を高くし，良好な腎盂尿管像を得るために実施される。
- 前処置および禁忌はIVP検査と同様である。
- 造影剤の投与前にKUB撮影を行う。
- 非イオン性モノマー型ヨード造影剤100mlを8〜10分かけて点滴静注する。
- 体位は背臥位とする。
- 静注後，10分，20分，30分時で撮影し，それ以降の追加撮影は画像を観察して判断される（図6）。
- 背臥位での撮影が終了後，立位撮影を実施する。

【症例画像】
①右腎排泄機能低下
図6 DIP像：静注後60分像

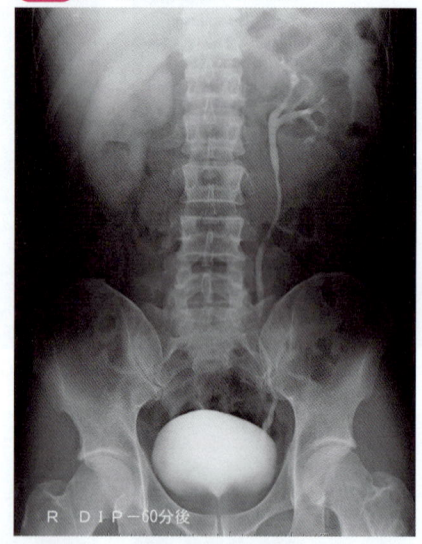

左腎臓および左尿管は明瞭に描出されているが，右尿管は描出されていない。右腎臓の陰影が確認できることから腎機能は保たれており，尿管結石や尿管癌が疑われる。

● 逆行性尿道造影
　（retrograde urethrography：RUG）
【検査方法と対象疾患】
- 背臥位正面および斜位にて，外尿道口に浣腸器の先端を挿入し，15〜30%に希釈された水溶性ヨード剤（イオン性モノマー）を注入する。
- 撮影タイミングは，造影剤が尿道全体に充満して膀胱底が造影されるときである。
- 空気を尿道内に注入する二重造影が行われることがある。
- 対象疾患は，主に**前立腺肥大**（尿道狭窄）であり，その他，尿道外傷，奇形，腫瘍などである（図7，8）。
- 女性においては，ほとんど実施されない。

【症例画像】
①尿道狭窄

図7 RUG像

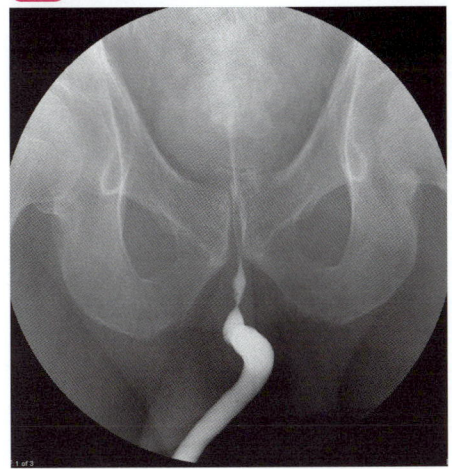

a　正面像

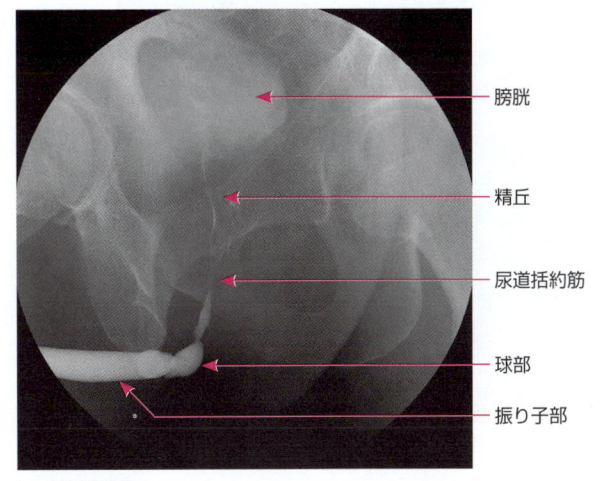

b　第2斜位像

（ラベル：膀胱、精丘、尿道括約筋、球部、振り子部）

②外傷による尿道損傷

図8 第2斜位像

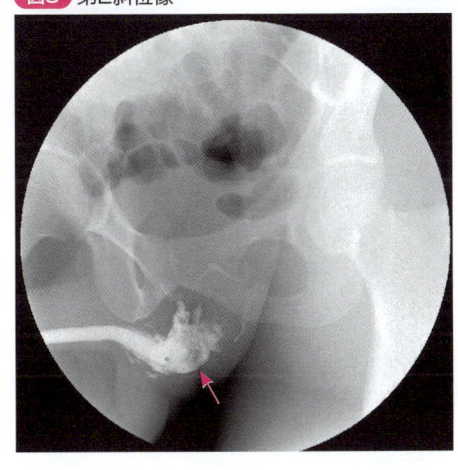

球部（→）で造影剤が広範囲に停滞しており，膀胱まで造影剤が届いていない。また，血管が軽度造影されている。

●子宮卵管造影
（hystero salpingo graphy：HSG）

【検査目的】
- 主に**不妊症のスクリーニング検査**として実施される。
- 卵管閉塞の有無とその閉塞部位，子宮の発育状態や形態などを評価する。
- 造影剤の注入により卵管の閉塞部や卵管采の癒着部が押し広げられるため，**検査実施後の妊娠率の上昇**が認められている。

【検査時期】
- 月経終了後から排卵前までの期間に実施する（月経終了後4～5日頃）。

【検査方法】
- 外子宮口より子宮腔にバルーン付カテーテルを挿入し，子宮腔と子宮頸部との間で生理食塩水にてバルーンを膨らませて固定する（造影剤の注入時に抜けにくくするため）。
- カテーテルから造影剤を用手的に注入し，卵管の先端まで造影剤が到達した時期と卵管采から腹腔内に造影剤が流入した時期に撮影する。
- 造影剤が腹腔内に拡散する時期（**油性造影剤では24時間後，水溶性造影剤では15～30分後**）においても撮影する（図9）。
- 油性造影剤は造影効果が高く，卵管粘膜の微細な変化を描出できるが，造影剤の吸収が遅い。
- 水溶性造影剤は，造影剤の吸収は速いが，油性造影剤ほどの情報は得られない。

消化管造影・その他の造影検査：その他

【検査画像】
図9 HSG像

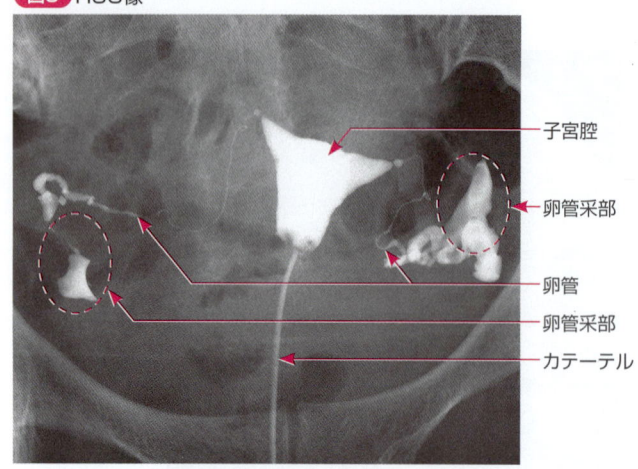

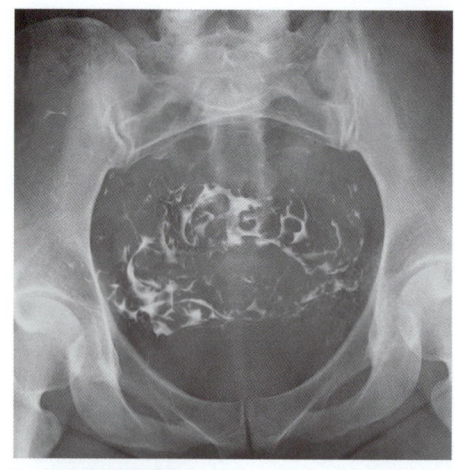

a 造影剤注入時像

b 注入24時間後像

● 内視鏡的逆行性胆道膵管造影（endoscopic retrograde cholangiopancreatography：ERCP）

【検査目的】
- 膵管や胆道系の形態学的診断，膵臓癌や胆管癌などによる閉塞や狭窄の確認，胆石や総胆管結石などの確認，胆嚢炎や胆管炎などによる炎症所見の観察などである。

【検査方法】
- 側視内視鏡を十二指腸下行脚まで進め，**ファーター乳頭部**からカテーテルを挿入して胆道系や膵管を造影し，撮影する（図11，12）。

【解剖】
図10 膵胆道系

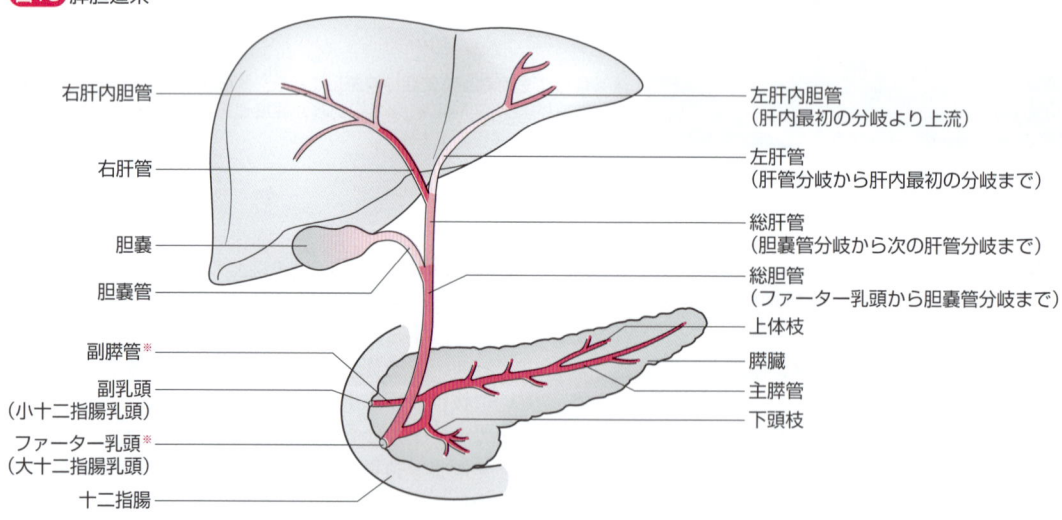

※ファーター乳頭（Papilla Vater）は主膵管と総胆管が合流した共通管が十二指腸下行部に開口した部分である。
※副膵管は，ファーター乳頭の2〜3cm口側の副乳頭（小十二指腸乳頭）につながる。

【検査画像】

図11 内視鏡像

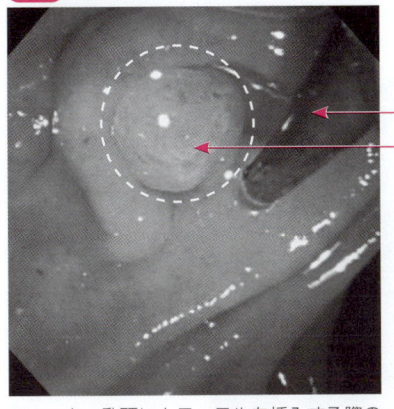

- カテーテル
- ファーター乳頭（大十二指腸乳頭部）

ファーター乳頭にカテーテルを挿入する際の画像である。

図12 ERCP像（第2斜位）

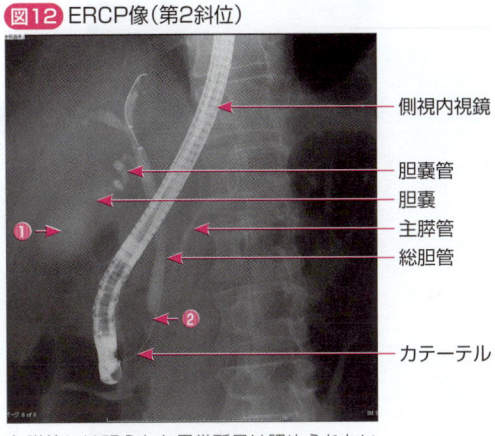

- 側視内視鏡
- 胆嚢管
- 胆嚢
- 主膵管
- 総胆管
- カテーテル

主膵管には明らかな異常所見は認められないが，胆嚢内に胆石（❶）が描出されており，また，総胆管下部に欠損像（❷）がみられることから総胆管結石が疑われる。

■IVR
●食道ステント留置術（図13，14）

【治療方法と対象疾患】

- 経口用の水溶性ヨード造影剤を用いて食道造影を実施し，狭窄部位の位置および長さを確認して使用するステントの種類を決定する。
- 内視鏡を挿入して病変部を確認した後，ステントを留置する。
- 対象疾患は，主に進行食道癌である。

【実施画像】

①肺癌の浸潤による食道狭窄

図13 治療前の画像

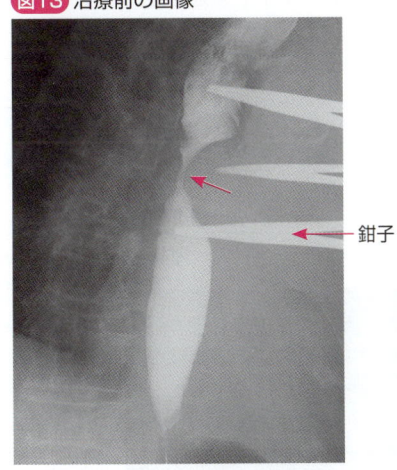

a　中部食道狭窄部（→）の長さを皮膚面においた鉗子にて確認した画像　（鉗子）

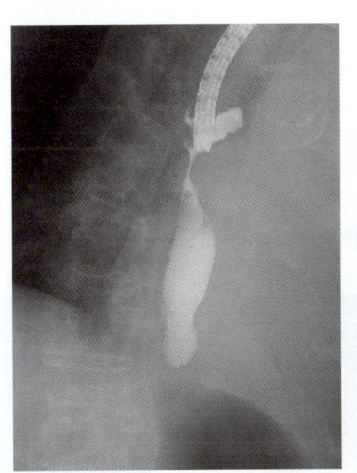

b　狭窄部位まで内視鏡を進行させた画像

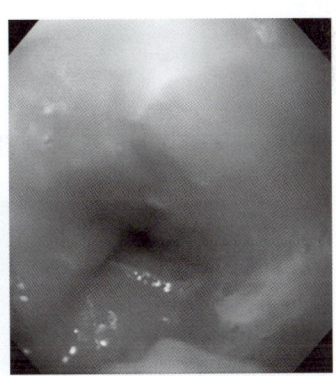

c　狭窄部の内視鏡像

消化管造影・その他の造影検査：その他

図14 治療後の画像

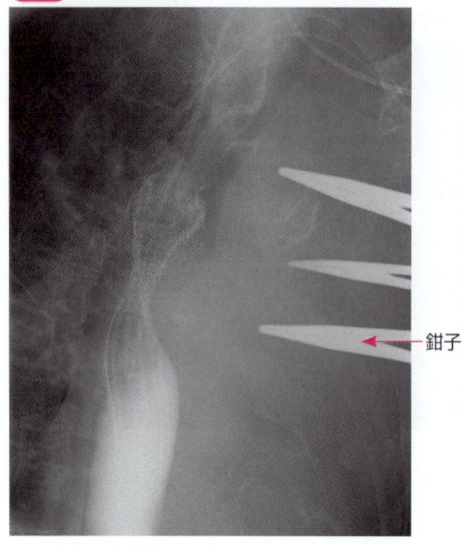

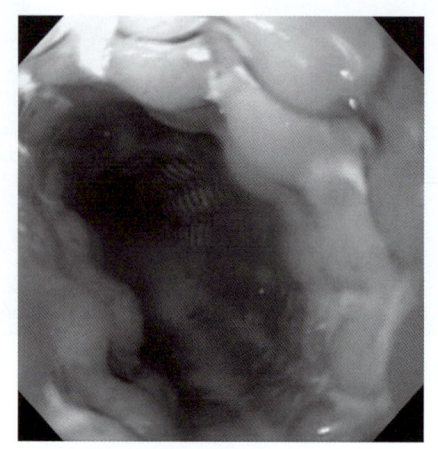

a　ステント留置後の画像　　　　　　　b　ステント留置後の内視鏡像

　　　　　　　　　　←鉗子

狭窄部が拡張されていく様子が確認できる。

●経皮経肝胆道ドレナージ（percutaneous transhepatic biliary drainage：PTBD）・経皮経肝胆嚢ドレナージ（percutaneous transhepatic gallbladder drainage：PTGBD）（図15〜20）

【治療目的】
- PTBDは，**閉塞性黄疸に対して減黄処置**（外瘻化）のために実施する。
- PTGBDは，胆嚢結石や胆泥による通過障害で生じた**胆嚢炎**に対し，胆嚢内の**胆汁を排泄**させるために実施する。

- 急性胆嚢炎の9割程度は胆石が原因であり，その他，無石胆嚢炎では膵酵素の逆流や細菌感染が主な原因である。

【治療方法】
- 超音波下にて肝内胆管（PTBD）または胆嚢（PTGBD）を穿刺し，ガイドワイヤーを挿入する。
- 透視下にてガイドワイヤーを進行させながら造影カテーテルを挿入し，造影する。
- ドレナージチューブを挿入して留置する。

【実施画像】
① 大腸癌肝転移による肝門部胆管狭窄に対するPTBD

図15 腹部造影CT像

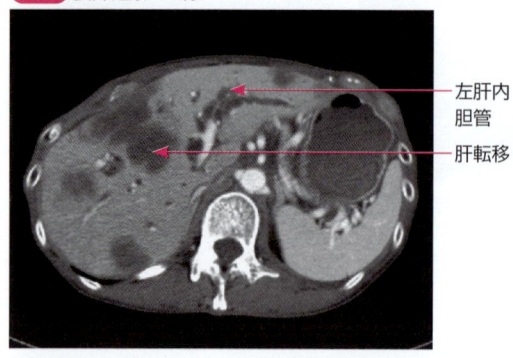

←左肝内胆管
←肝転移

肝門部胆管が狭窄したことで肝内胆管が拡張している。閉塞性黄疸が認められたため，PTBDが適応となった。

図16 PTBD像

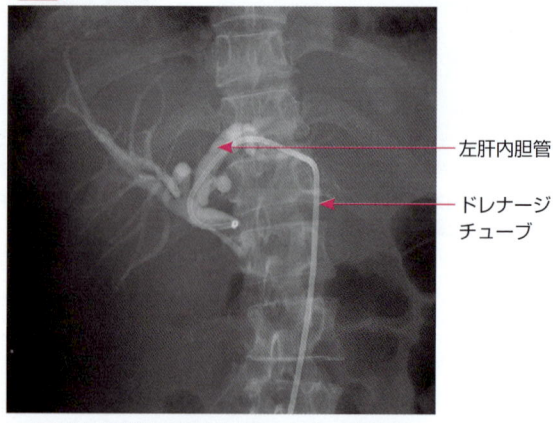

←左肝内胆管
←ドレナージチューブ

PTC（経皮経肝胆管造影）を実施した後，減黄処置のためドレナージチューブを挿入して留置した。

②肝門部胆管癌手術後の吻合部狭窄に対するPTBD

図17 腹部造影CT像

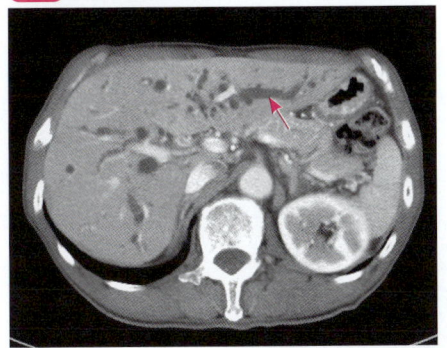

図18 PTBD像

ガイドワイヤー
拡張した左肝内胆管
メタルステント

手術後に黄疸の症状が出現したため、造影CT検査を実施したところ、左肝内胆管が拡張しており（→）、PTBDが適応となった。

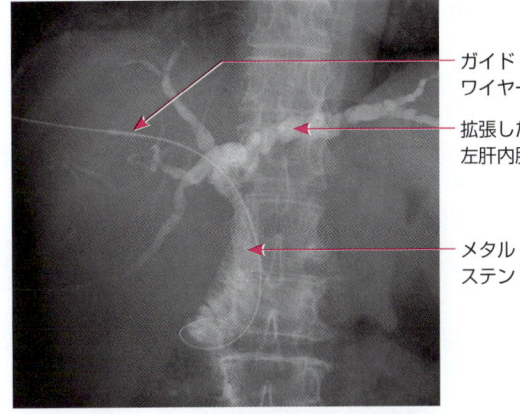

PTBDを実施した後、減黄処置のためメタルステントを留置した。十二指腸に造影剤が流入されている。

③胆嚢炎に対するPTGBD

図19 腹部造影CT像

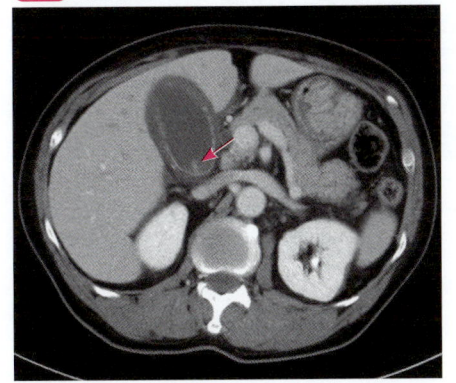

図20 PTGBD像

胆嚢が拡張し、胆嚢壁の肥厚も認められる。また、胆石（→）も描出されている。胆嚢炎と判断し、PTGBDが適応となった。

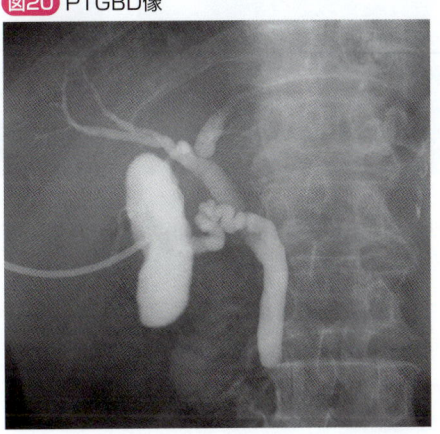

ドレナージチューブから造影剤を加圧注入することで閉塞が解除されたため、造影剤が総胆管から十二指腸へ流れ込んでいる。

MEMO

●腸重積整復術（図21）

【治療方法】
- **低濃度の硫酸バリウム**を被検者よりも高い位置に配置して直腸から造影剤を注入し，大腸が加圧されることで整復させる。
- 整復後は迅速に造影剤を排泄させる。

【実施画像（4歳，女児）】

図21 腸重積

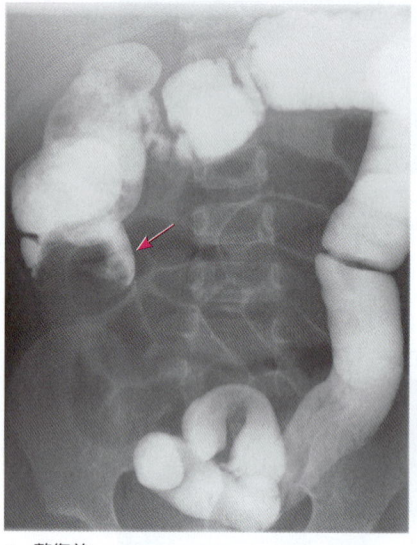

a　整復前
回腸が上行結腸に入り込んだ画像所見（**カニ爪状**）が確認できる。

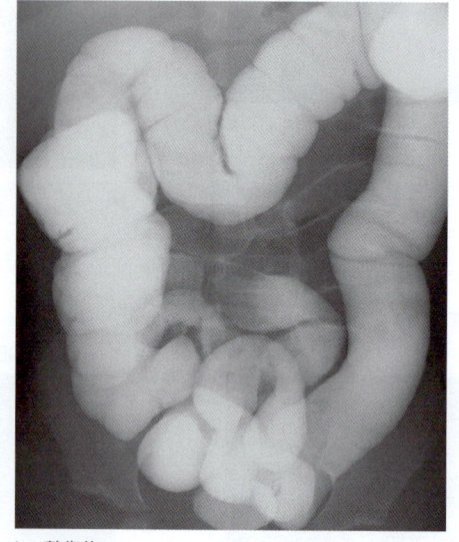

b　整復後
硫酸バリウムの加圧により重積が解除されていることがわかる。

MEMO

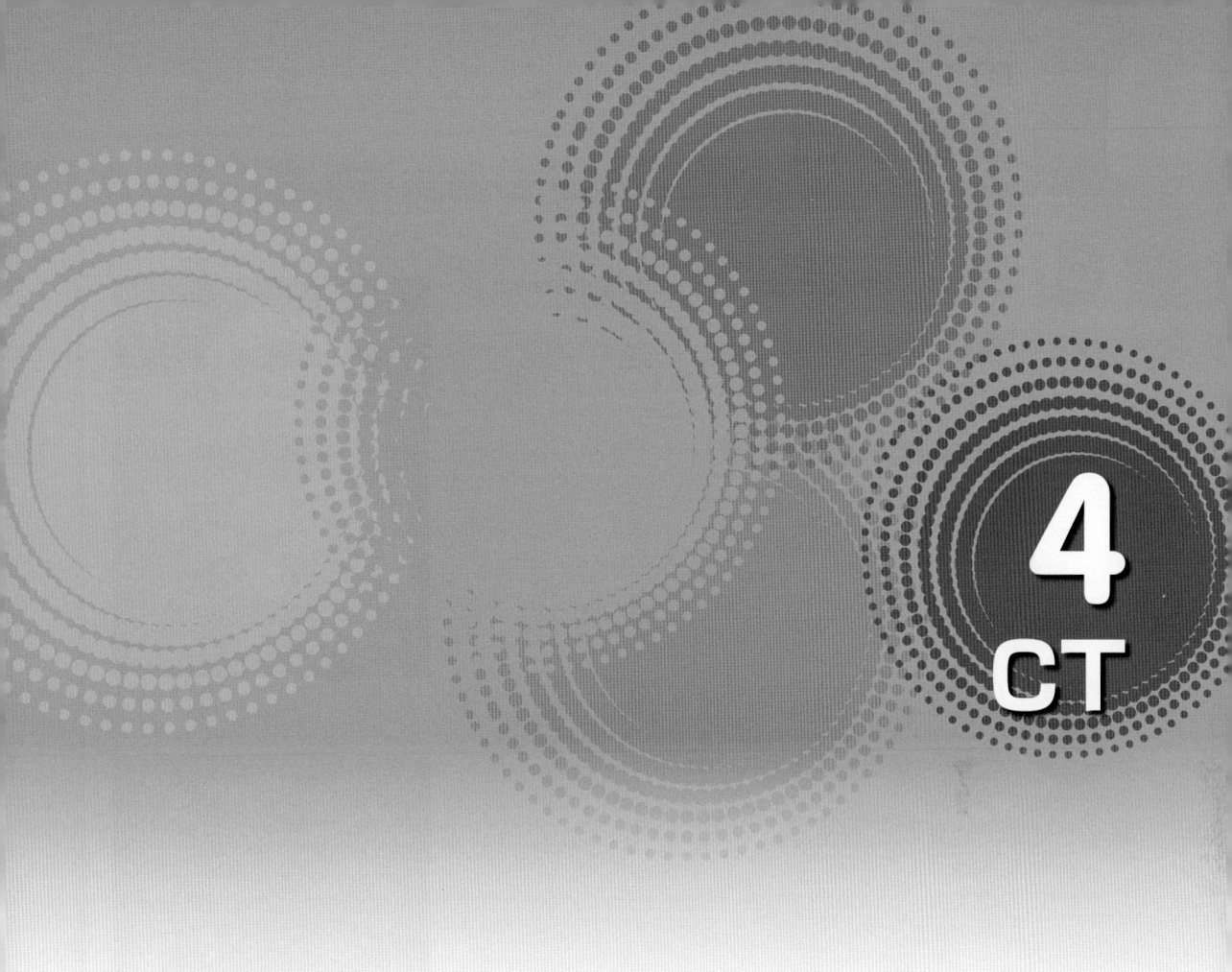

4
CT

1 CT：頭頸部
画像解剖

●問題番号：62PM-85

Q1 ❶下顎骨レベルの造影CT像を示す。矢印で示すのはどれか。

1. 舌骨
2. 蝶形骨
3. 下顎骨
4. 甲状軟骨
5. 輪状軟骨

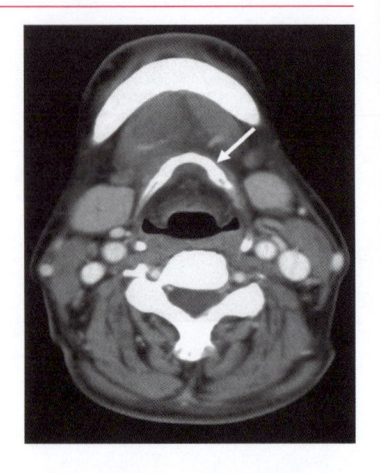

●問題番号：61PM-81

Q2 ❷頭部CTの骨条件画像を示す。Aはどれか。

1. 篩骨洞
2. 上顎洞
3. 前頭洞
4. 乳突洞
5. 蝶形骨洞

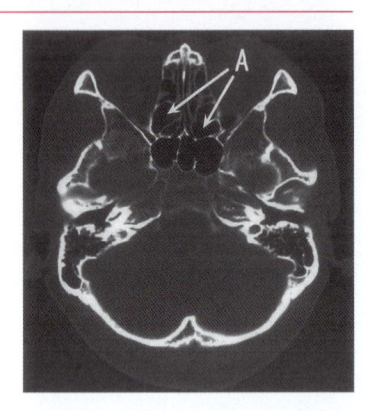

●問題番号：58PM-06

Q3 ❸頭部CTの骨条件画像を示す。矢印で示すのはどれか。

1. 視神経管
2. 正円孔
3. 卵円孔
4. 内耳道
5. 頸動脈管

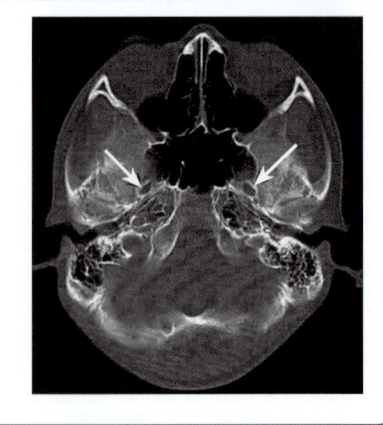

Q1

Key Word ▶▶ ❶下顎骨レベルの造影CT像

解法ナビ ▶▶ ・この問題は，CT画像における下顎骨レベルの解剖学的知識が問われている。

選択肢解説 ▶▶
- 【1. 舌骨】 → 矢印の構造物なので「○」
- 【2. 蝶形骨】 → 眼窩レベルのスライス像で描出されるので「×」
- 【3. 下顎骨】 → 上記画像上の矢印の前部に存在する高吸収域を呈する構造物なので「×」
- 【4. 甲状軟骨】 → 下顎骨より下方のスライス像で描出されるので「×」
- 【5. 輪状軟骨】 → 甲状軟骨の内側やや下方で声門下腔の周囲に位置するので「×」

正解：1

Q2

Key Word ▶▶ ❷頭部CTの骨条件画像

解法ナビ ▶▶ ・この問題は，CT画像における副鼻腔の解剖学的位置に関する知識が問われている。

選択肢解説 ▶▶
- 【1. 篩骨洞】 → 矢印の構造物なので「○」
- 【2. 上顎洞】 → 眼窩下縁のスライス像で描出されるので「×」
- 【3. 前頭洞】 → 眼窩上縁のスライス像で描出されるので「×」
- 【4. 乳突洞】 → 側頭骨錐体内の内耳道付近に存在するので「×」
- 【5. 蝶形骨洞】 → 上記画像上の矢印の後部に存在する構造物なので「×」

正解：1

Q3

Key Word ▶▶ ❸頭部CTの骨条件画像

解法ナビ ▶▶ ・この問題は，CT画像における頭蓋底の解剖学的知識が問われている。正円孔や卵円孔など詳細な解剖学的位置を理解しておく必要がある。

選択肢解説 ▶▶
- 【1. 視神経管】 → 上記画像より下方のスライス像で描出されるので「×」
- 【2. 正円孔】 → 上記画像よりわずか上方のスライス像で描出されるので「×」
- 【3. 卵円孔】 → 矢印の構造物なので「○」
- 【4. 内耳道】 → 上記画像よりわずか上方のスライス像で描出されるので「×」
- 【5. 頸動脈管】 → 上記画像上の矢印の後部に存在する構造物なので「×」

正解：3

One Point Advice

- 頭頸部の画像解剖において，水平断像のみならず矢状断像や冠状断像においても理解しておくとよい。
- また，解剖学的位置のほかに，孔や管がどの骨で形成されているのか，どの神経や血管が走行するのかについても知っておくとよい。

レベル・アップ　Level Up

● 頭部領域

図1 水平断像

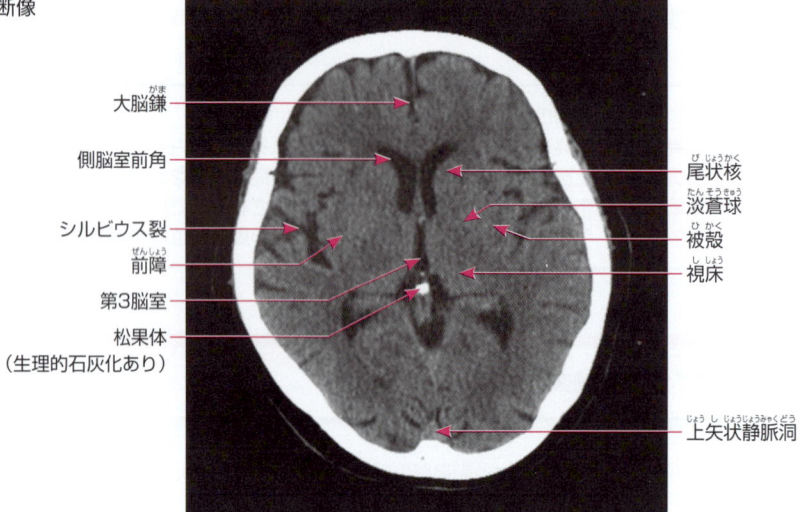

a　基底核レベル

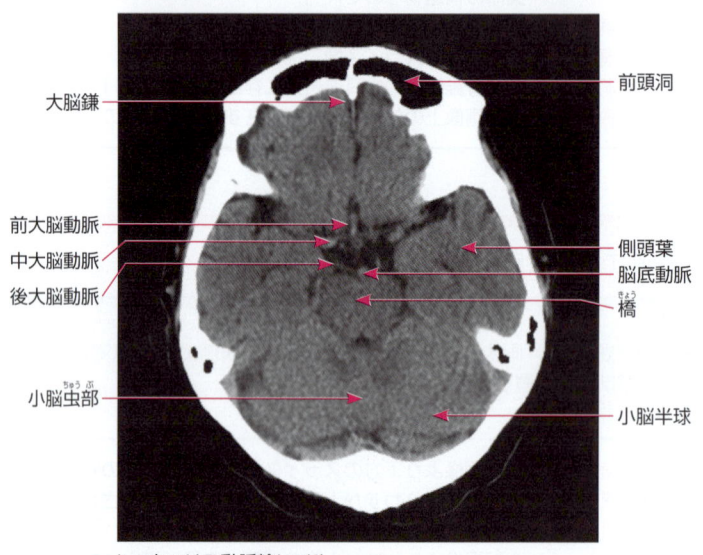

ラベル：大脳鎌／側脳室前角／シルビウス裂／前障／第3脳室／松果体（生理的石灰化あり）／尾状核／淡蒼球／被殻／視床／上矢状静脈洞

b　ウィリス動脈輪レベル

ラベル：大脳鎌／前大脳動脈／中大脳動脈／後大脳動脈／小脳虫部／前頭洞／側頭葉／脳底動脈／橋／小脳半球

図2 水平断像（眼窩上縁レベル）

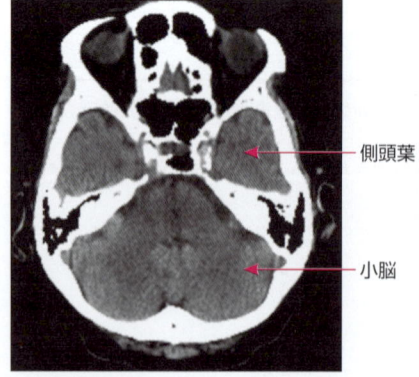

a　軟部条件画像

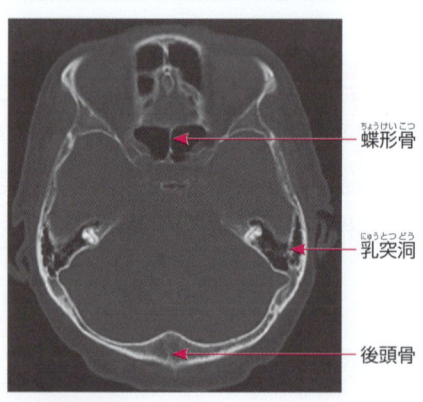

ラベル：側頭葉／小脳

b　骨条件画像

ラベル：蝶形骨／乳突洞／後頭骨

図3 水平断像（眼窩中央レベル）

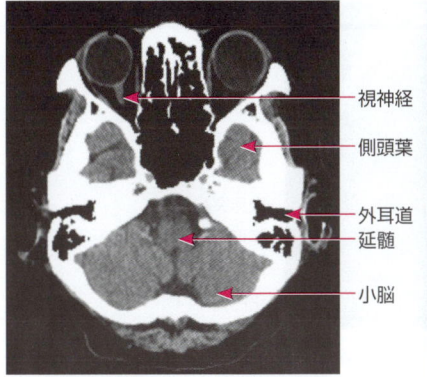

a　軟部条件画像
- 視神経
- 側頭葉
- 外耳道
- 延髄
- 小脳

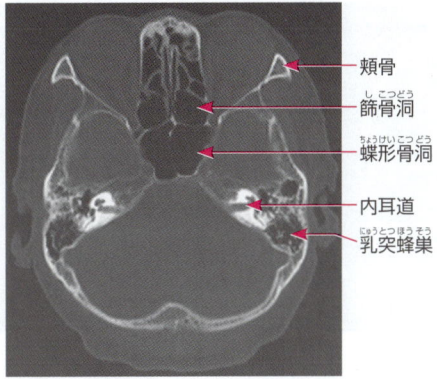

b　骨条件画像
- 頬骨
- 篩骨洞
- 蝶形骨洞
- 内耳道
- 乳突蜂巣

図4 水平断骨条件像（眼窩中央レベル）

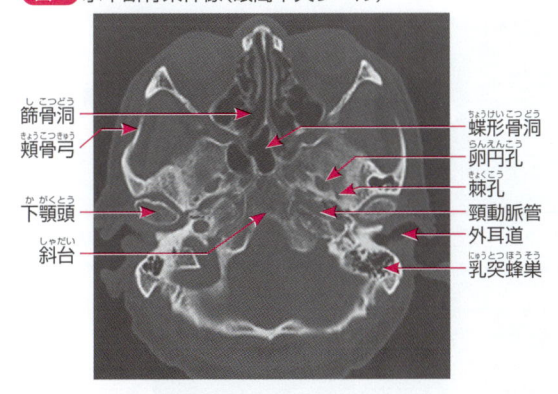

- 篩骨洞
- 頬骨弓
- 下顎頭
- 斜台
- 蝶形骨洞
- 卵円孔
- 棘孔
- 頸動脈管
- 外耳道
- 乳突蜂巣

●顔面領域

図5 水平断像（上顎洞レベル）

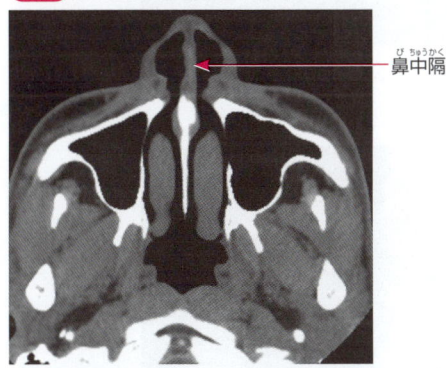

a　軟部条件画像
- 鼻中隔

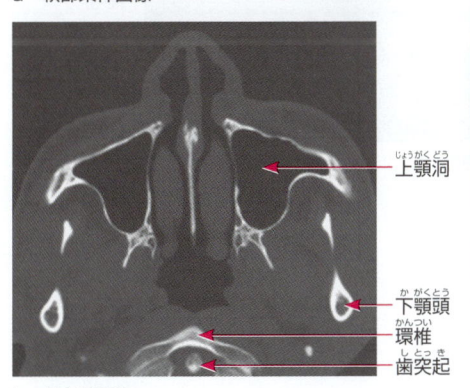

b　骨条件画像
- 上顎洞
- 下顎頭
- 環椎
- 歯突起

図6 冠状断像（眼窩レベル）

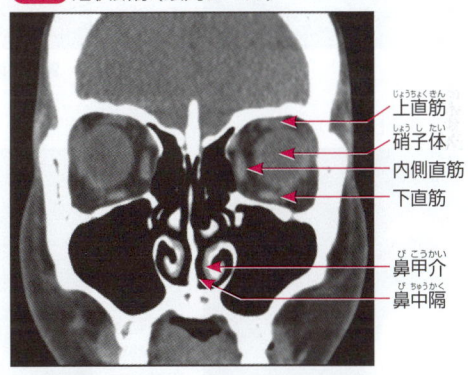

a　軟部条件画像
- 上直筋
- 硝子体
- 内側直筋
- 下直筋
- 鼻甲介
- 鼻中隔

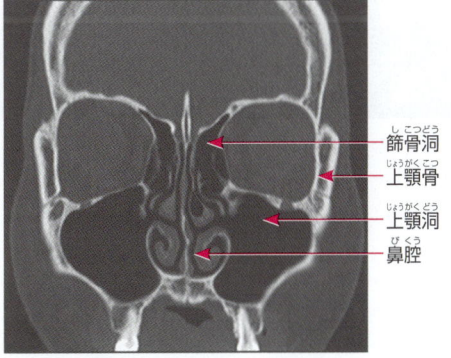

b　骨条件画像
- 篩骨洞
- 上顎骨
- 上顎洞
- 鼻腔

CT：頭頸部

図7 冠状断骨条件像

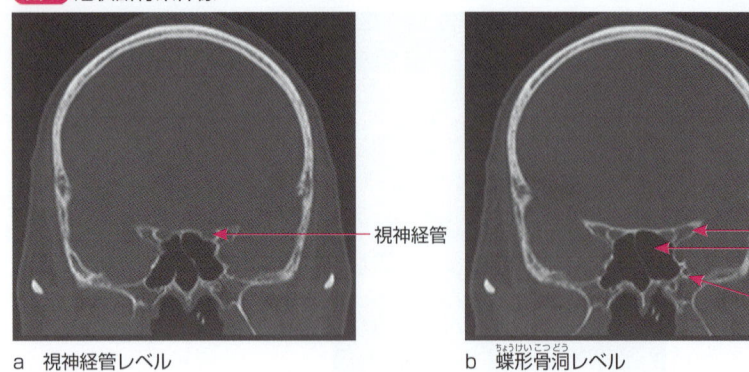

a 視神経管レベル — 視神経管

b 蝶形骨洞レベル — 後床突起、蝶形骨洞、頬骨弓、正円孔

● 頸部領域

図8 水平断像（下顎骨レベル）

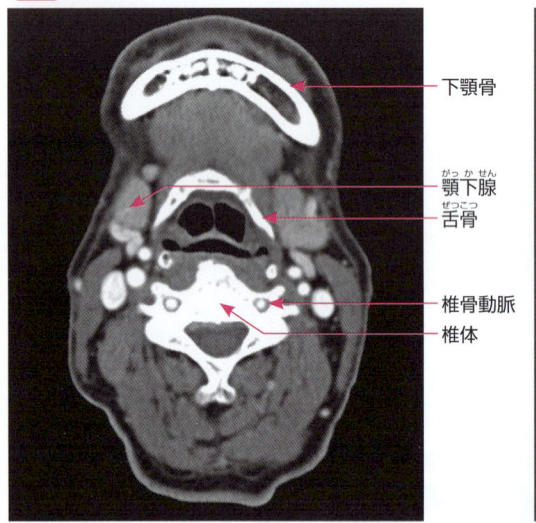

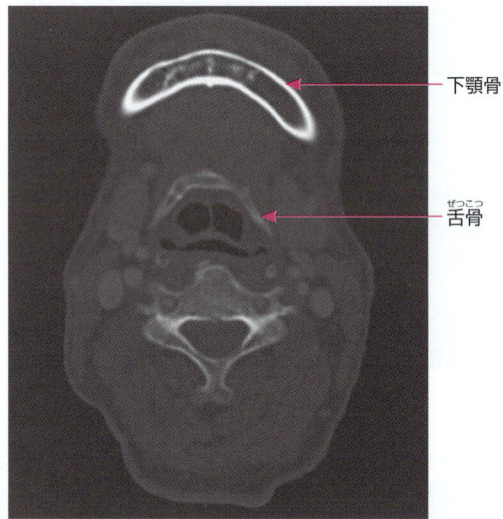

a 軟部条件画像 — 下顎骨、顎下腺、舌骨、椎骨動脈、椎体

b 骨条件画像 — 下顎骨、舌骨

図9 水平断像（甲状軟骨レベル）

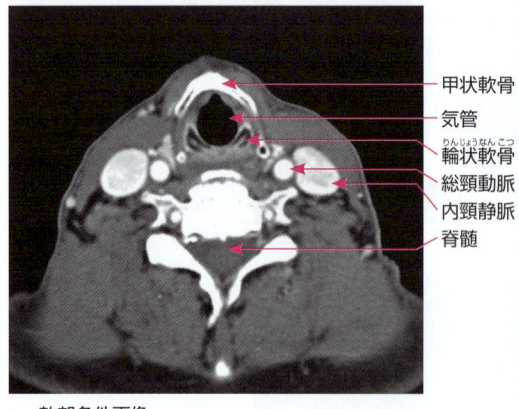

a 軟部条件画像 — 甲状軟骨、気管、輪状軟骨、総頸動脈、内頸静脈、脊髄

b 骨条件画像 — 甲状軟骨、輪状軟骨、椎弓

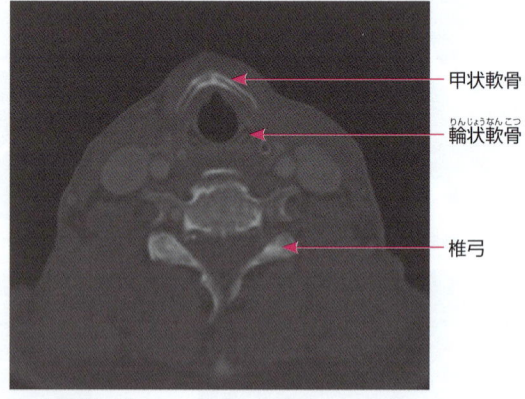

図10 矢状断正中像

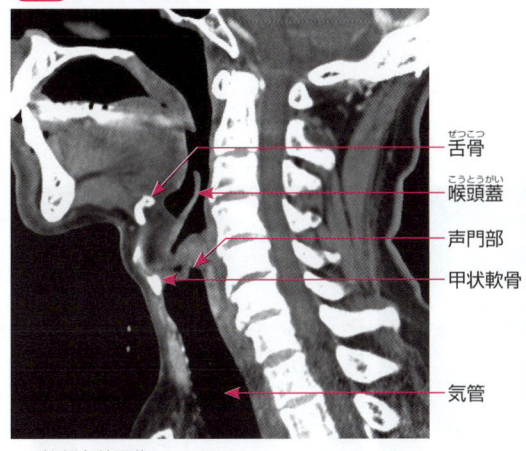

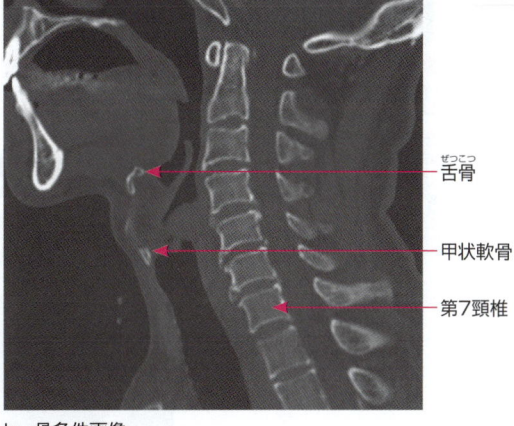

a　軟部条件画像

（ラベル：舌骨、喉頭蓋、声門部、甲状軟骨、気管）

b　骨条件画像

（ラベル：舌骨、甲状軟骨、第7頸椎）

表1 頭部の孔を構成する骨

孔	孔を形成する骨	孔をとおる神経，動脈
正円孔	蝶形骨	三叉神経2枝（上顎神経）
卵円孔	蝶形骨	三叉神経3枝（下顎神経）
棘孔	蝶形骨	中硬膜動脈
視神経管	蝶形骨	視神経（第2脳神経），眼動脈
上眼窩裂	蝶形骨	動眼神経（第3脳神経），滑車神経（第4脳神経），三叉神経1枝（眼神経），外転神経（第6脳神経）
頸動脈管	蝶形骨	内頸動脈
破裂孔	蝶形骨・側頭骨	頸動脈，交感神経
内耳道	側頭骨	顔面神経（第7脳神経），内耳神経（第8脳神経）
乳突孔	側頭骨	
茎乳突孔	側頭骨	
頸静脈孔	側頭骨・後頭骨	舌咽神経（第9脳神経），迷走神経（第10脳神経），副神経（第11脳神経），内頸静脈
後頭骨	大後頭骨	延髄，椎骨動脈

MEMO

2 CT：頭頸部
画像読影①

●問題番号：64PM-87

Q1 ❶頭部CT像を示す。
考えられるのはどれか。

1. 脳炎
2. 髄膜炎
3. 硬膜下血腫
4. 硬膜外血腫
5. くも膜下出血

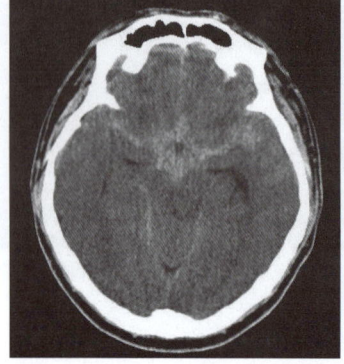

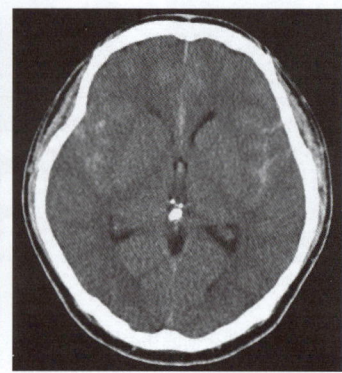

●問題番号：61PM-84

Q2 ❷X線CT像を示す。考えられる疾患はどれか。

1. 脳腫瘍
2. 水頭症
3. 脳内出血
4. 硬膜下血腫
5. くも膜下出血

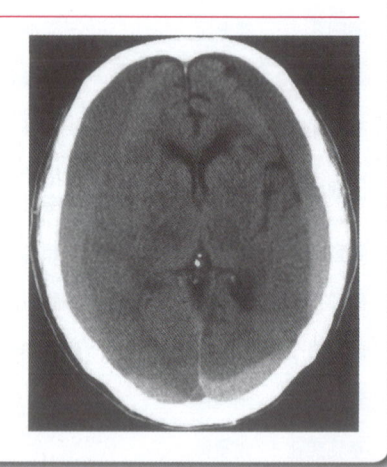

Q1

Key Word ▶▶ ❶頭部CT像（疾患）

解法ナビ ▶▶ ・この問題は，頭部CT像における疾患の画像所見に関する知識が問われている。

選択肢解説 ▶▶ この画像上の鞍上槽，脚間槽，迂回槽，シルビウス裂などの脳槽内には高吸収域を呈する所見が認められる。正常例では，これらの脳槽内に脳脊髄液が流れているため黒く描出される。

【1. 脳炎】 ➡ 脳炎ではないので「×」
【2. 髄膜炎】 ➡ 髄膜炎ではないので「×」
【3. 硬膜下血腫】 ➡ 硬膜下血腫ではないので「×」
【4. 硬膜外血腫】 ➡ 硬膜外血腫ではないので「×」
【5. くも膜下出血】 ➡ くも膜下出血なので「○」

正解：5

Q2

Key Word ▶▶▶ ❷X線CT像（疾患）

解法ナビ ▶▶▶ ・この問題は，X線CT画像における頭部疾患の画像所見に関する知識が問われている。

選択肢解説 ▶▶▶
- 【1. 脳腫瘍】 → 脳腫瘍ではないので「×」
- 【2. 水頭症】 → 水頭症は認められないので「×」
- 【3. 脳内出血】 → 脳実質内の出血ではないので「×」
- 【4. 硬膜下血腫】 → 硬膜下血腫なので「○」
- 【5. くも膜下出血】 → くも膜下出血ではないので「×」

正解：4

One Point Advice

代表的な頭部疾患や，脳内出血，硬膜下血腫，硬膜外血腫，くも膜下出血の画像所見についてしっかり覚えておこう。

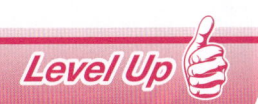

レベル・アップ Level Up

●脳内出血

- **高血圧**を起因に発症することが多い。
- 好発部位は，**被殻**，**視床**に多く発生し，皮質下，小脳，橋でも生じる。

図1 脳内出血

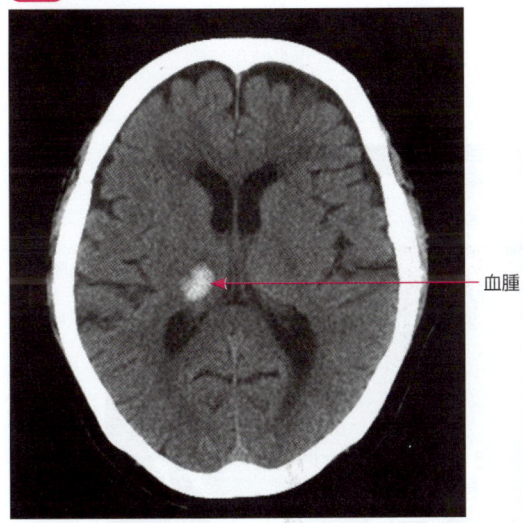

a　視床　　　　　　　　　　　　　　b　前頭葉皮質下

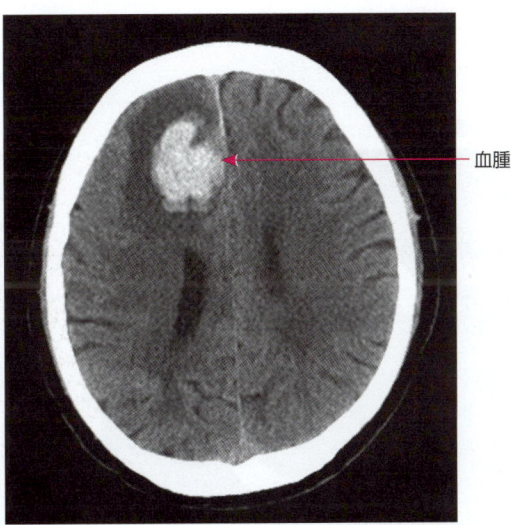

（血腫）

●硬膜下血腫
- **三日月型**の血腫が特徴で**広範囲に広がりやすい**。
- 血腫は，急性期において高吸収域，慢性期において低吸収域を呈する。

図2 硬膜下血腫

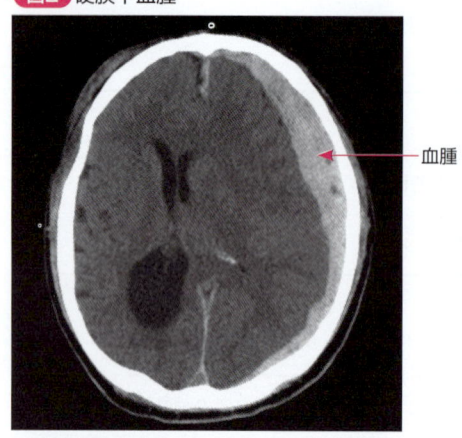

a 水平断像（急性期）　　血腫

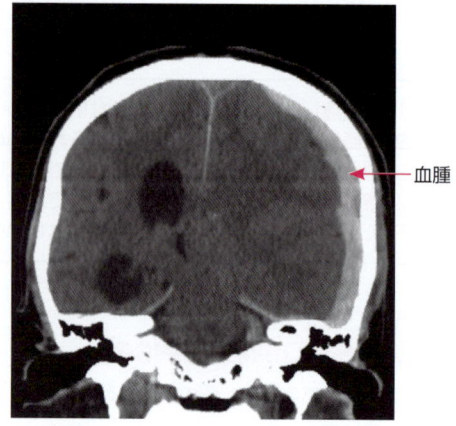

b 冠状断像（急性期）　　血腫

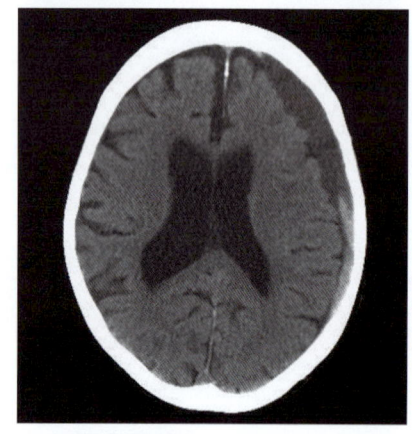

c 水平断像（慢性期）

●硬膜外血腫
- **凸レンズ型**の血腫が特徴で**限局性**である。
- 頭蓋骨骨折を伴うことが多い。

図3 硬膜外血腫

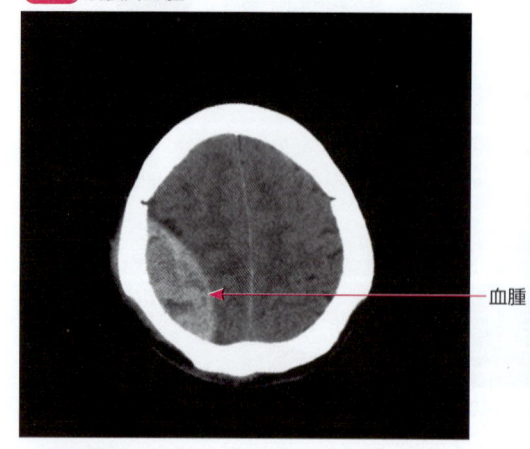

a 水平断像　　血腫

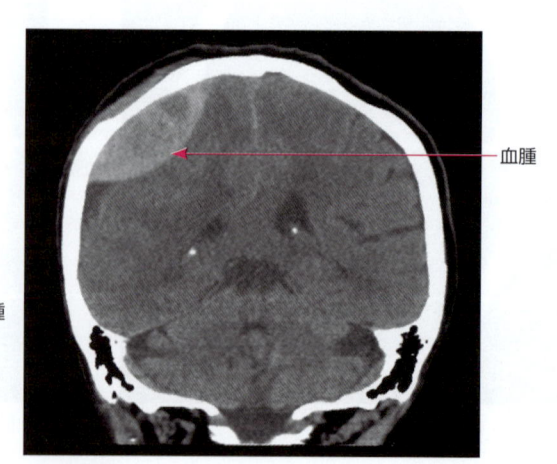

b 冠状断像　　血腫

●くも膜下出血

- 多くは**脳動脈瘤の破裂**によるものである。
- 脳動脈瘤の好発部位は，
  ①前大脳動脈-前交通動脈分岐部（A-com）
  ②内頸動脈-後交通動脈分岐部（IC-PC）
  ③中大脳動脈分岐部（MCA）
  ④脳底動脈分岐部（Basilar top）
  ⑤後下小脳動脈（PICA）
  である。
- ペンタゴン（**ウィリスの動脈輪**付近の脳槽部），**シルビウス裂**に高吸収域が認められる。
- 病変（脳動脈瘤）の検出のために，**3D-CTA**検査が実施される。
- 臨床所見と画像所見が一致しない場合には，脳脊髄液の採取を実施して出血の有無を判定する。

図4 くも膜下出血

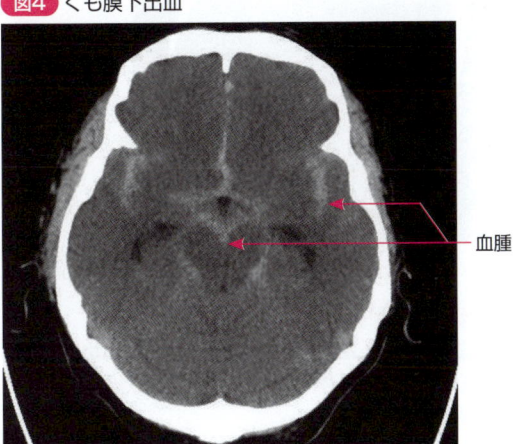

a 水平断像 — 血腫

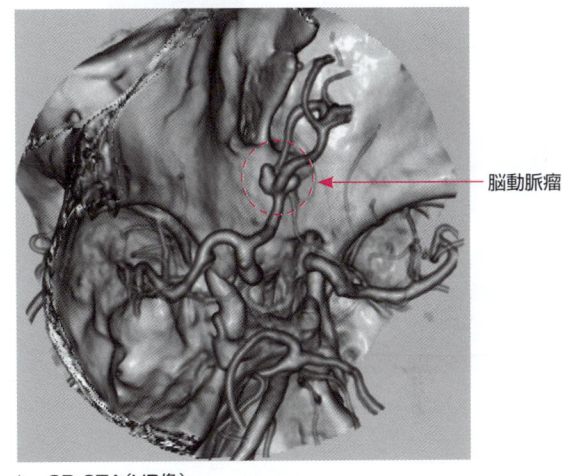

b 3D-CTA（VR像） — 脳動脈瘤
VR像では前交通動脈に脳動脈瘤が認められる。

●髄膜腫

- 造影CT画像において**均一な強い**造影効果を示すことが多い。
- **境界明瞭**な半球状腫瘍として描出される。
- 腫瘍と接する硬膜も強く造影される（dural tail sign）。
- 腫瘍内に**石灰化**を伴うことがある。他の頭蓋内疾患である乏突起神経膠腫や頭蓋咽頭腫，胚細胞腫でも石灰化を伴うことがある。
- 一般的にはゆっくりと成長する良性腫瘍である。
- 脳実質外腫瘍としては最も頻度が高い。

●神経膠芽腫：星細胞系腫瘍

- 造影CT画像において**不均一**な造影効果を示す。
- 境界が**不明瞭**である。
- 周囲に浮腫を伴うことが多い。
- 脳実質内腫瘍である。
- 浸潤性が高いため，対側にも浸潤する傾向がある。

図5 髄膜腫 — 腫瘍

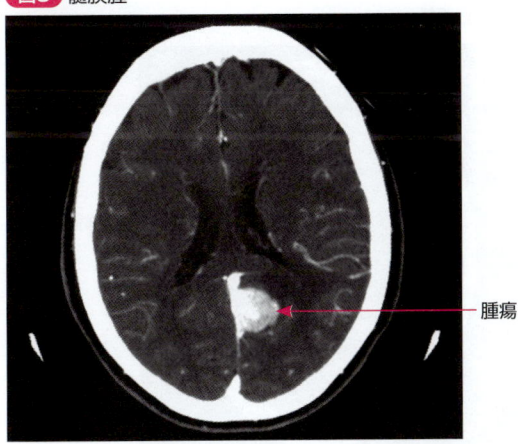

図6 神経膠芽腫 — 腫瘍／浮腫

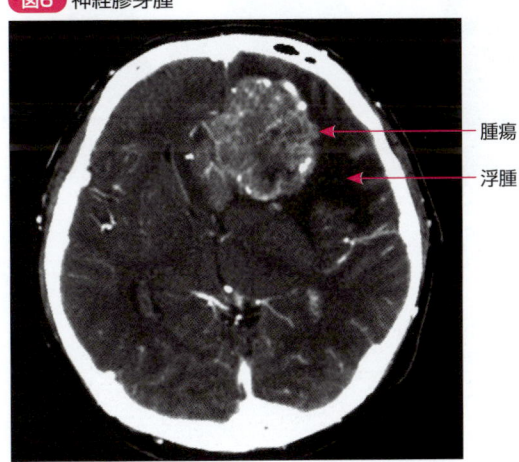

● 転移性脳腫瘍
- 複数存在することが多い。
- 原発巣として多いのは**肺癌**である。
- 造影CT画像で**リング状**の増強効果を示すことが多いが，小さな転移は全体的な増強効果を呈する。
- 周囲に浮腫を伴うことが多い。
- 皮髄境界に発生することが多い。

図7 転移性脳腫瘍（原発肺癌）

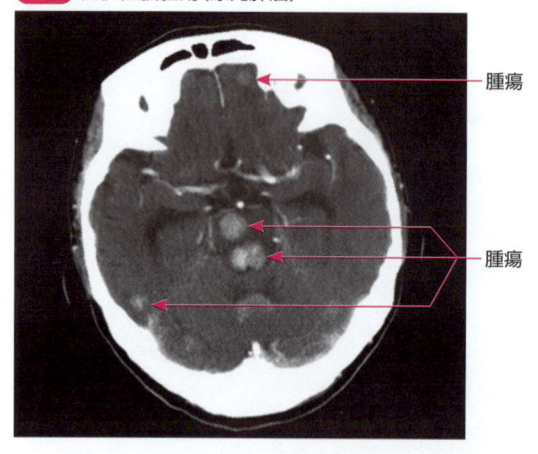

● 脳膿瘍
- 造影CT画像において**リング状**の造影効果を示す。
- 呼吸器感染症や心内膜炎，また中耳炎，副鼻腔炎からの細菌感染の波及により膿瘍が形成される。また，開放性の頭部外傷でも起こる場合がある。

図8 脳膿瘍

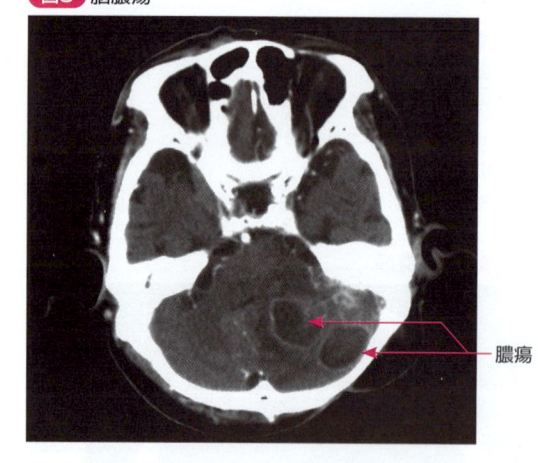

● 水頭症
- **拡張した脳室**が特徴的な画像である。
- 脳脊髄液の流れが滞ることにより脳室が拡大する。

図9 水頭症

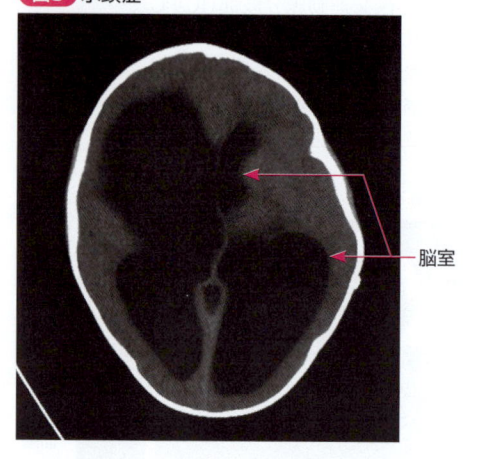

● 脳梗塞：左中大脳動脈塞栓
- 病型として，アテローム血栓性（動脈硬化が原因）や心原性塞栓性（不整脈や弁不全が原因），ラクナ梗塞がある。

図10 脳梗塞

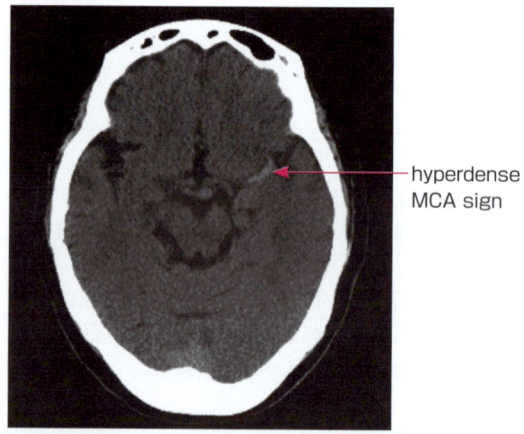

a 発症直後

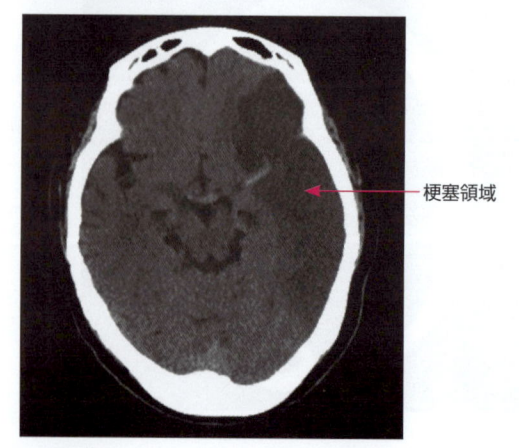

b 3日後

- 発症直後では描出されないことが多いが，細胞性浮腫によって「**早期虚血変化**」と呼ばれる淡い低吸収域の出現，皮髄境界の消失，レンズ核・島皮質の不明瞭化，脳溝の消失・狭小化などの早期虚血変化が認められる。
- 中大脳動脈を閉塞した血栓が高吸収域として出現することがある(hyperdense MCA sign)。
- perfusion CTは，救済可能な領域(**ペナンブラ**)の評価に利用され，また，急性期や慢性期の虚血性脳血管障害の病態鑑別や血流速などの評価を行える。
- 発症2〜3日目で最も明瞭に描出される。

●脳血管支配領域

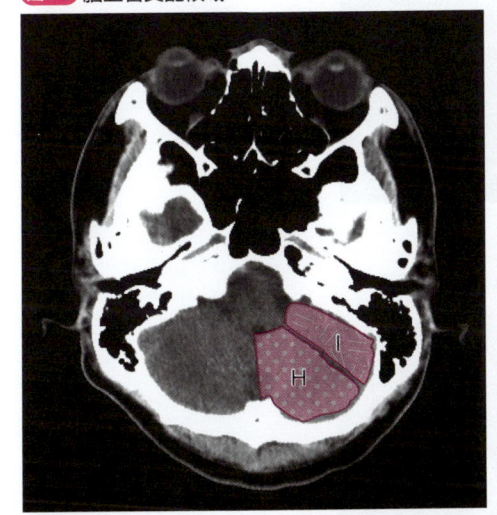

図11 脳血管支配領域

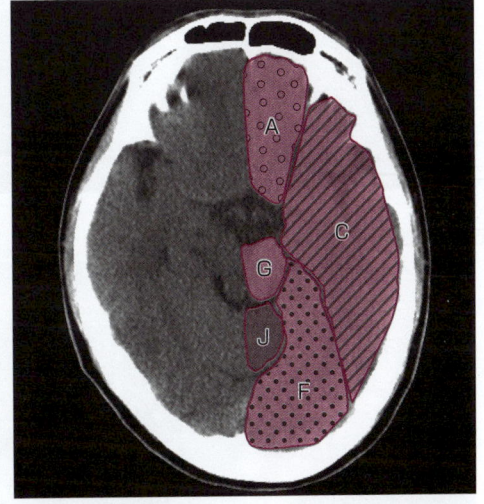

a 眼球レベル
b ウィリス動脈輪レベル
c 基底核レベル
d 側脳室レベル

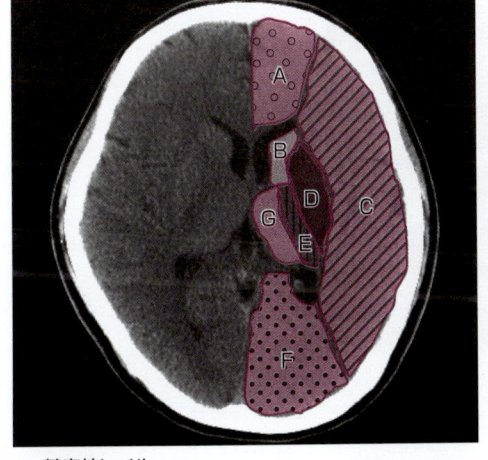

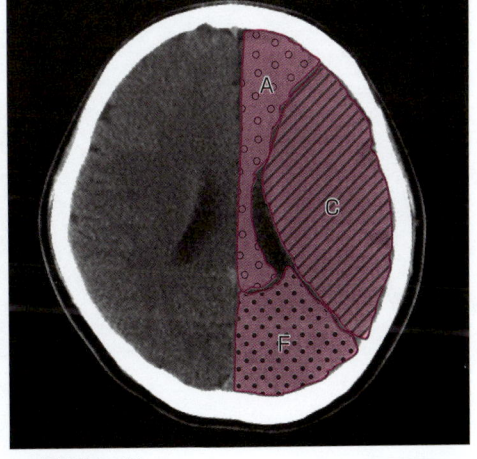

A	：前大脳動脈皮質枝域	F	：後大脳動脈皮質枝域
B	：前大脳動脈穿通枝域	G	：後大脳動脈穿通枝域
C	：中大脳動脈皮質枝域	H	：後下小脳動脈域
D	：中大脳動脈穿通枝域	I	：前下小脳動脈域
E	：前脈絡叢動脈域	J	：上小脳動脈域

● 頭頸部血管の画像解剖

図12 頸部血管（VR画像）

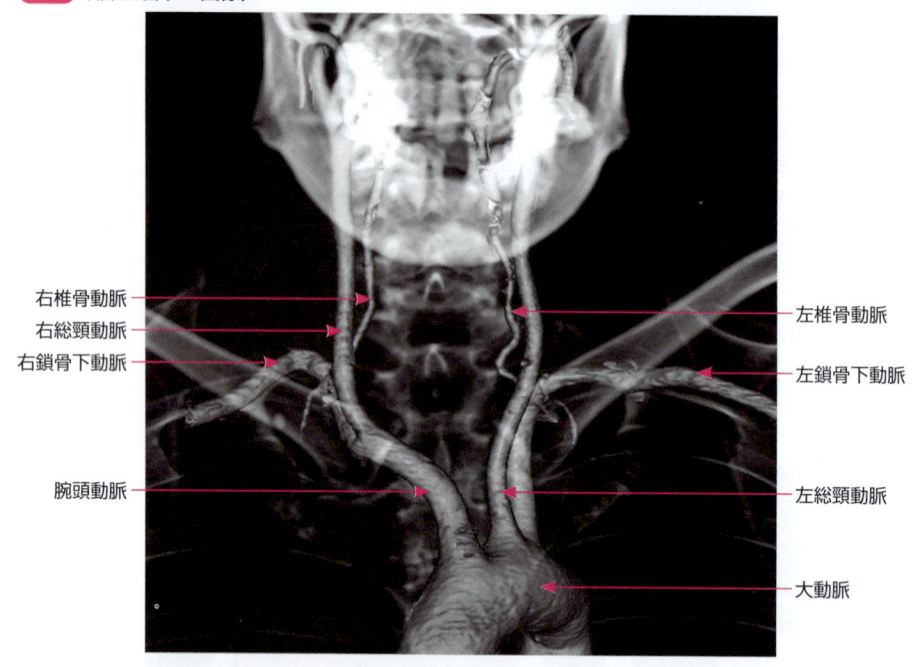

- 右椎骨動脈
- 右総頸動脈
- 右鎖骨下動脈
- 腕頭動脈
- 左椎骨動脈
- 左鎖骨下動脈
- 左総頸動脈
- 大動脈

図13 頭部血管（VR画像）

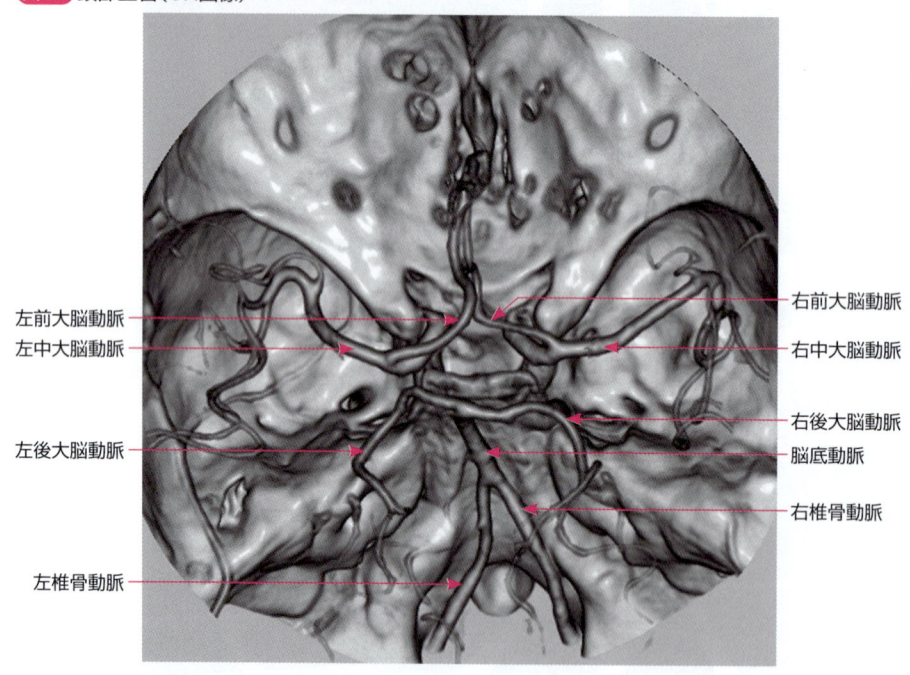

- 左前大脳動脈
- 左中大脳動脈
- 左後大脳動脈
- 左椎骨動脈
- 右前大脳動脈
- 右中大脳動脈
- 右後大脳動脈
- 脳底動脈
- 右椎骨動脈

図14 頭部血管(VR画像)
頭部血管を頭頂より観察

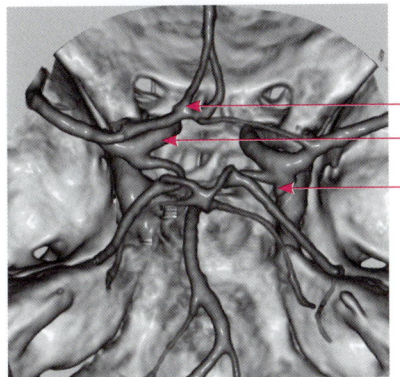

a 頭頂より観察
- 前交通動脈
- 左内頸動脈
- 右内頸動脈−後交通動脈部の動脈瘤

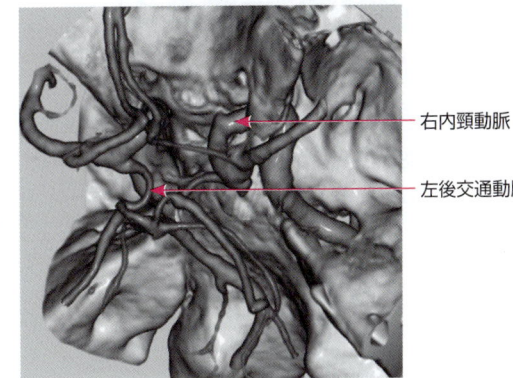

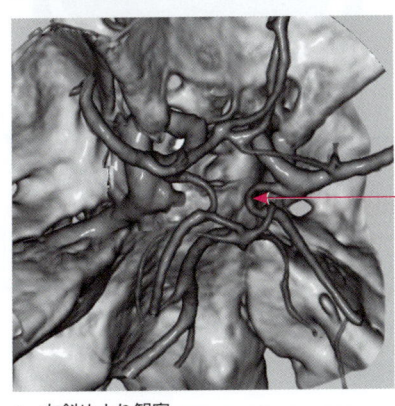

b 右斜めより観察
- 右内頸動脈
- 左後交通動脈

c 左斜めより観察
- 右後交通動脈

CT：頭頸部

MEMO

3 CT：頭頸部
画像読影②

●問題番号：60PM-82

Q1 68歳の女性。基底核レベルの❶頭部単純CT画像を示す。石灰化があるのはどれか。

1. 尾状核
2. 被殻
3. 淡蒼球
4. 前障
5. 視床

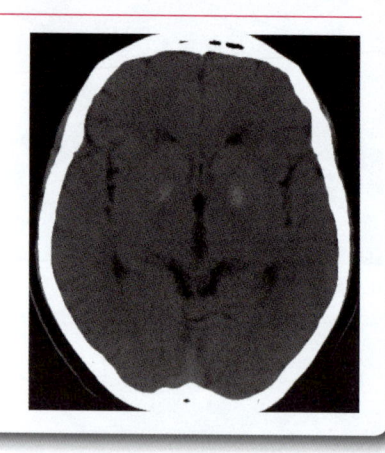

Q1
Key Word ▶▶▶ ❶頭部単純CT画像

解法ナビ ▶▶▶ ・この問題は，画像解剖と石灰化の好発部位に関する知識が問われている。

選択肢解説 ▶▶▶
- 【1. 尾状核】→ 尾状核にはないので「×」
- 【2. 被殻】→ 被殻にはないので「×」
- 【3. 淡蒼球】→ 淡蒼球に存在するので「○」
- 【4. 前障】→ 前障にはないので「×」
- 【5. 視床】→ 視床にはないので「×」

正解：3

One Point Advice
動脈壁（内頸動脈，椎骨動脈，脳底動脈など）や，松果体，脈絡叢，淡蒼球，大脳鎌が，頭部石灰化の好発部位であることをしっかり覚えておこう。

MEMO

レベル・アップ

Level Up

● 石灰化像

図1 石灰化像

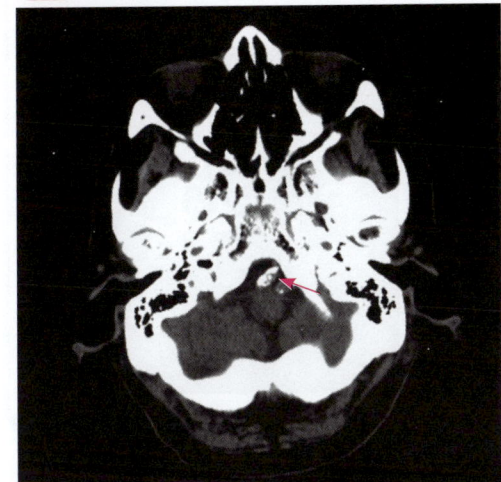

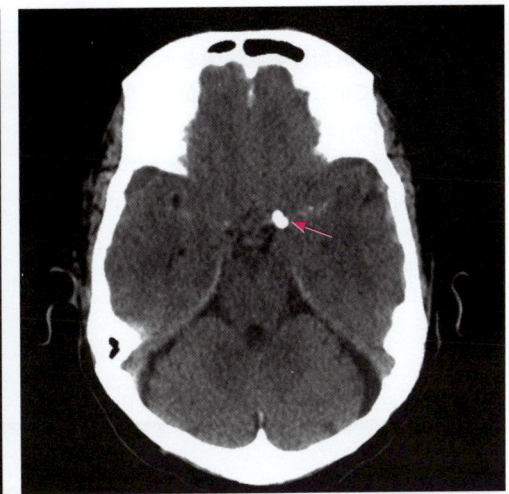

a 椎骨動脈

b 左内頸動脈

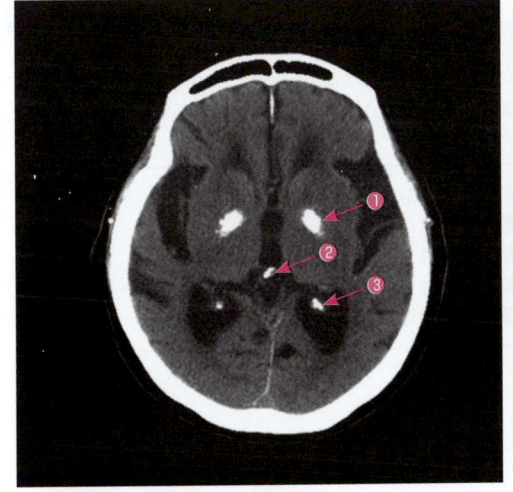

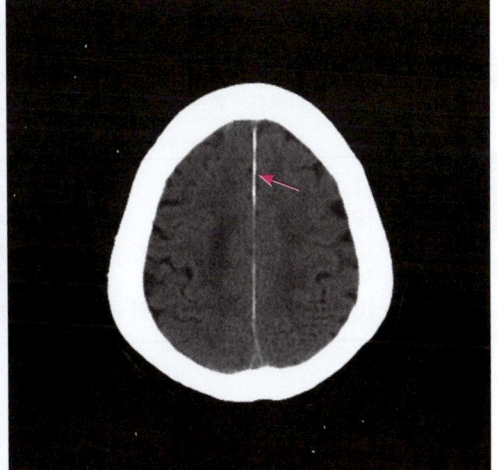

c ❶淡蒼球，❷松果体，❸脈絡叢

d 大脳鎌

MEMO

4 CT：頭頸部
画像表示

●問題番号：58PM-79

Q1 X線CTの❶多断面再構成画像を示す。
表示法として正しいのはどれか。

1. 軸位断骨条件像
2. 冠状断骨条件像
3. 冠状断軟部組織条件像
4. 矢状断骨条件像
5. 矢状断軟部組織条件像

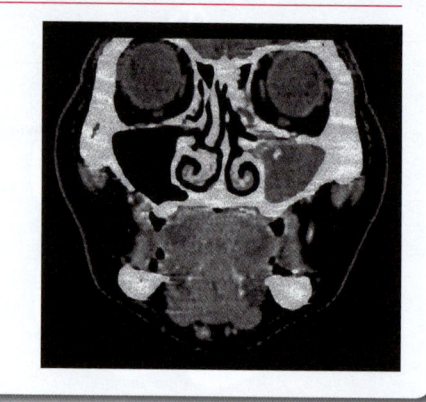

Q1
Key Word ❶多断面再構成画像

解法ナビ
- この問題は，各種断面像（水平断：axial，冠状断：coronal，矢状断：sagittal）と，画像表示条件（骨条件，軟部組織条件）に関する知識が問われている。

選択肢解説

【1. 軸位断骨条件像】	➡ 軸位断骨条件像ではないので「×」
【2. 冠状断骨条件像】	➡ 冠状断骨条件像ではないので「×」
【3. 冠状断軟部組織条件像】	➡ 冠状断軟部組織条件像なので「○」
【4. 矢状断骨条件像】	➡ 矢状断骨条件像ではないので「×」
【5. 矢状断軟部組織条件像】	➡ 矢状断軟部組織条件像ではないので「×」

正解：3

One Point Advice
- 脳内出血や脳腫瘍などでは，冠状断像や矢状断像などの多断面再構成（MPR）画像の作成により位置情報を把握できる。
- また，眼窩部の吹き抜け骨折（blow out fracture）や上顎洞癌などでは，ウィンドウ幅（WW）を広げた骨条件表示にて周辺の骨の情報を観察するので覚えておこう。

MEMO

レベル・アップ　Level Up

● 各種画像表示

図1 水平断像

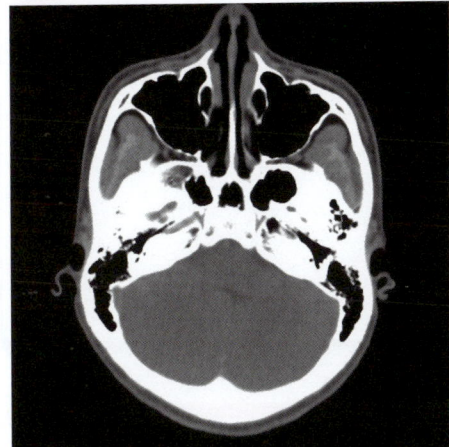

a　軟部組織条件（WW：300, WL：30） 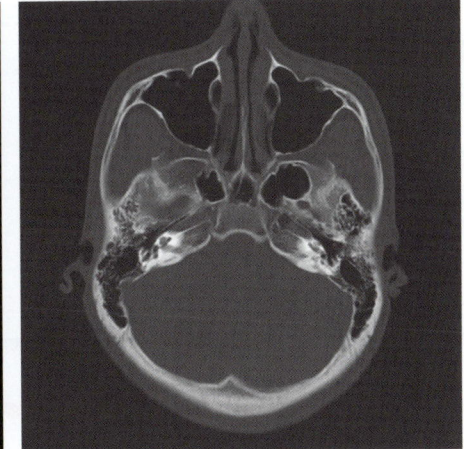　　b　骨条件（WW：3000, WL：1000）

図2 冠状断像

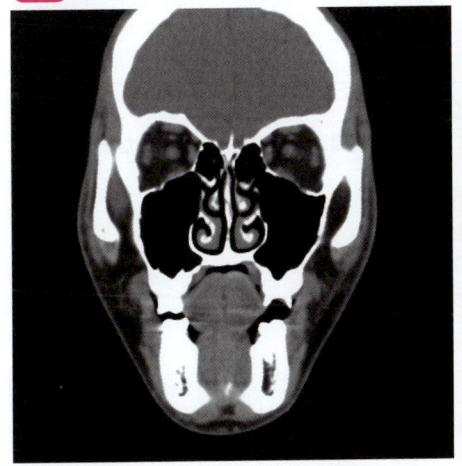

a　軟部組織条件（WW：300, WL：30） 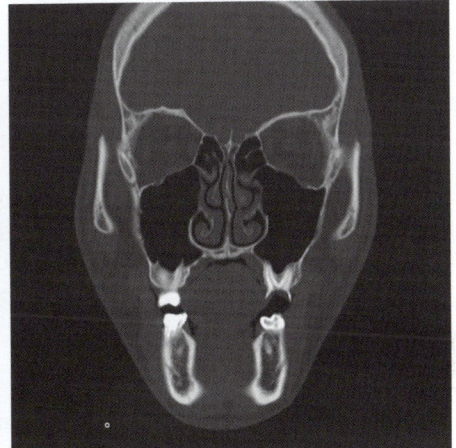　　b　骨条件（WW：3000, WL：1000）

図3 矢状断像

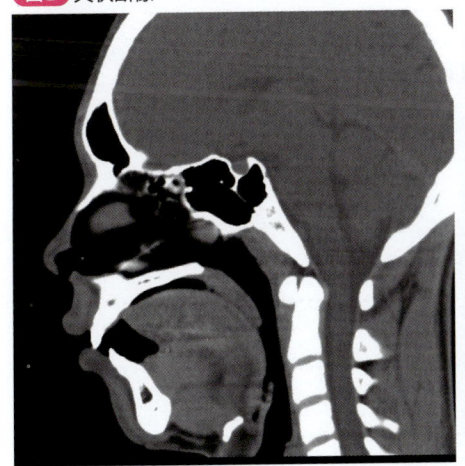

a　軟部組織条件（WW：300, WL：30） 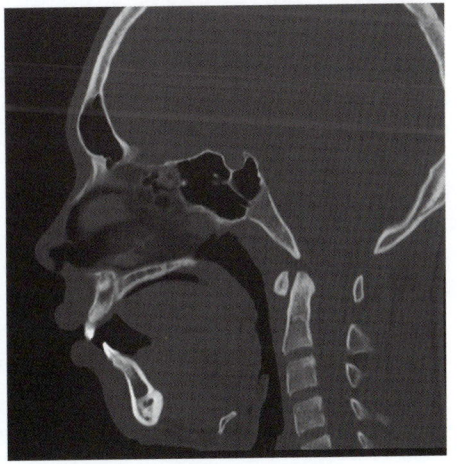　　b　骨条件（WW：3000, WL：1000）

CT：頭頸部

5 CT：頭頸部
側頭骨CT

●問題番号：58PM-26

Q1 ❶側頭骨CTの適応となるのはどれか。

1. 脊索腫
2. 奇形腫
3. 軟骨腫
4. 悪性黒色腫
5. 聴神経腫瘍

Q1

Key Word ▶▶▶ ❶側頭骨CT

解法ナビ ▶▶▶ ・この問題は，側頭骨岩様部（錐体）に生じる疾患に関する知識が問われている。各疾患における好発部位を覚えておく必要がある。

選択肢解説 ▶▶▶
- 【1. 脊索腫】 → 主に頭蓋底や仙骨に生じるので「×」
- 【2. 奇形腫】 → 卵巣や精巣，頭部（松果体），胸部（縦隔），後腹膜，仙・尾骨などに生じるので「×」
- 【3. 軟骨腫】 → 四肢の短骨に生じやすいので「×」
- 【4. 悪性黒色腫】 → 主に皮膚や眼窩，口腔に生じるので「×」
- 【5. 聴神経腫瘍】 → 内耳道や小脳橋角部に生じるので「○」

正解：5

ウラ技
・"聴神経腫瘍は側頭骨CTや頭部MRI検査が実施される"と覚えてしまうとよい。

One Point Advice
すべての疾患の好発部位を覚えるのは困難を要するので，聴神経腫瘍は側頭骨，胸部奇形腫は前縦隔腫瘍にように代表的な疾患の好発部位だけでも覚えておくとよい。

MEMO

レベル・アップ

●画像解剖

図1 水平断像

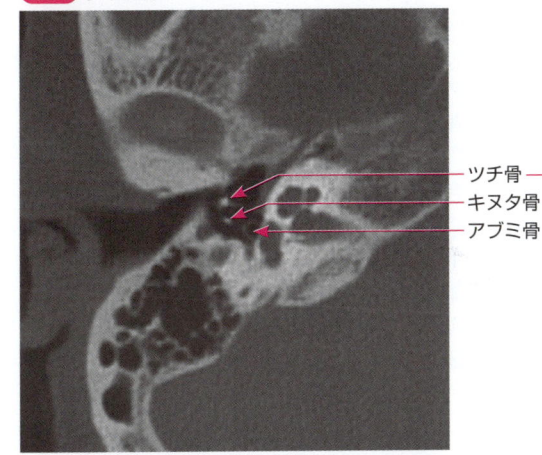

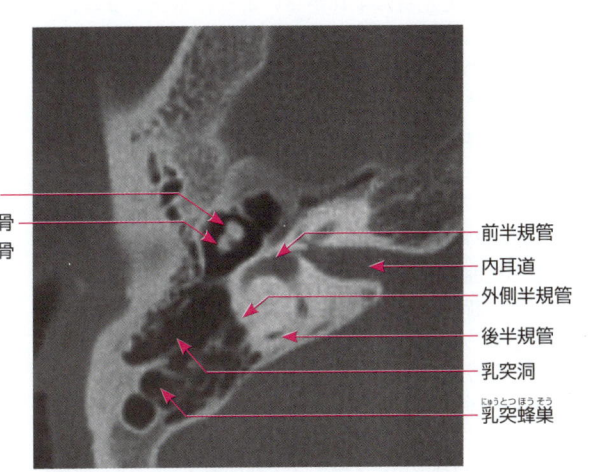

a 骨条件 — ツチ骨／キヌタ骨／アブミ骨

b 骨条件 — 前半規管／内耳道／外側半規管／後半規管／乳突洞／乳突蜂巣

図2 冠状断像

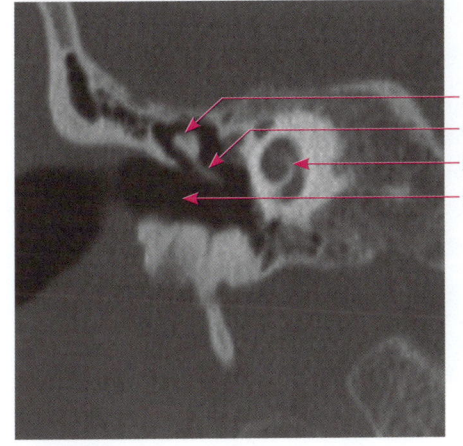

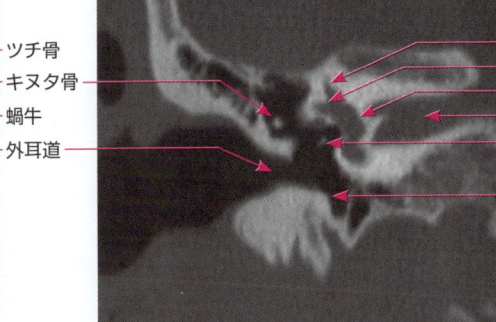

a 骨条件 — ツチ骨／キヌタ骨／蝸牛／外耳道

b 骨条件 — 前半規管／外側半規管／前庭／内耳道／アブミ骨／中耳

図3 側頭骨の解剖

耳小骨（ツチ骨、キヌタ骨、アブミ骨）／半規管／外耳道／鼓膜／鼓室／耳管／中耳／鼓室階／蝸牛階／前庭階／蝸牛

CT：頭頸部

●側頭骨CT検査

【ポジショニング】
- 義歯，補聴器，ヘアピン，ピアスなどアーチファクトの原因となるものは外す。
- 背臥位にて左右にずれがないようにポジショニングする（側頭骨は左右比較して読影するため）。
- 撮影中の体動に注意するよう説明する（口を動かすだけでも画像に影響する）。
- RBライン（眼窩下縁から外耳道上縁）を基準線にする。

【スキャン方法】
- 撮影範囲は乳突蜂巣から側頭骨錐体上部までとして水平断像を撮影する。
- 耳小骨の観察を主とするため，スライス厚を**薄く**し，ピッチファクタを**下げ**，小焦点を利用し，**高周波数**成分を強調できる画像再構成関数を利用して空間分解能の向上を図る。
- view数（画像再構成に利用する投影データ数）を多くすることでも空間分解能の向上が図れるため，回転速度は**遅く**設定する。
- 画像再構成FOVを**小さく**設定し，**左右別々に**拡大再構成を行う（ズーミングによる拡大は空間分解能を向上できない）（図4）。
- シングルスライスCTでは，顎を突き出した体位にて直接冠状断（ダイレクトコロナル）撮影を実施する。
- マルチスライスCTでは，等方性ボクセルデータを収集できるため，冠状断像は多断面再構成（MPR）にて作成する（被検者の負担を考慮）。
- 観察部位は，主に鼓室や耳小骨などであるため，基本的には造影検査は実施しない。
- 画像観察条件は，ウィンドウレベル：**1000HU**，ウィンドウ幅：**4000HU**程度の骨条件で表示する。

図4 拡大再構成法とズーミング法の違い

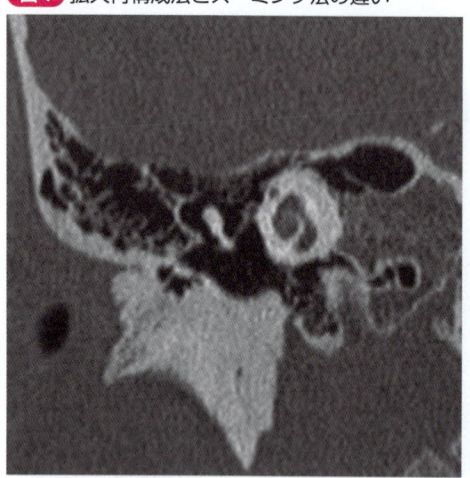

a　拡大再構成法 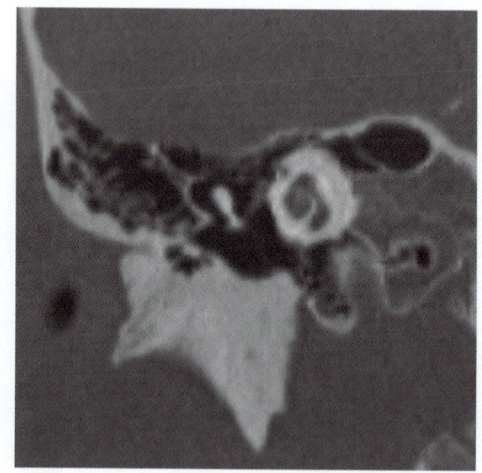　　　　b　ズーミング法

【観察部位】
- 真珠腫などの中耳疾患では，鼓室・乳突洞の軟部濃度病変の有無，その分布・進展範囲，耳小骨・鼓室を形成する骨構造の変化（脱灰，破壊）を評価する。
- そのほか，内耳構造，外傷では側頭骨骨折などを評価する。

●疾患と好発部位

【脊索腫】
- 遺残脊索から生じる良性腫瘍である。
- 頭部領域では，主に頭蓋底（40％）に発症し，他では仙骨（50％）にも生じる。
- 頭蓋底では斜台の蝶形後頭軟骨結合に多く発生する。
- 良性であるが浸潤傾向が強い。
- 好発年齢は20～40歳の男性に多く，症状としては頭痛や視力障害を生じる。
- CTでは軽度の高吸収域を呈し，石灰化を伴うことが多い（図5）。
- MRIではT1強調画像で低～中等度に信号を呈し，T2強調画像では内部不均一な混在信号を呈する（図6）。

図5 脊索腫（CT画像）

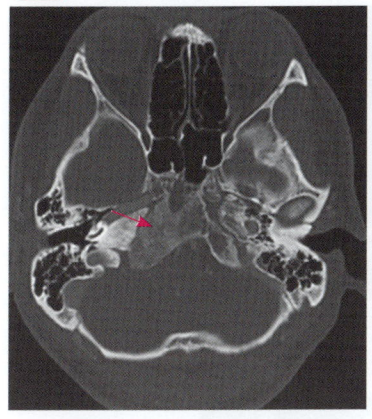

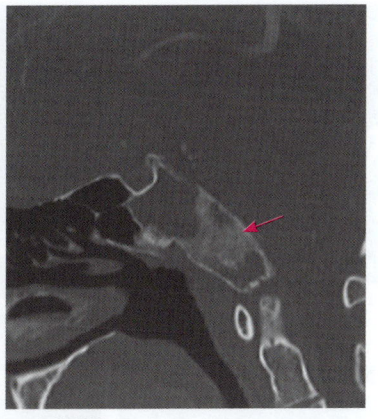

a 水平断像

b 矢状断像

図6 脊索腫（MR画像）

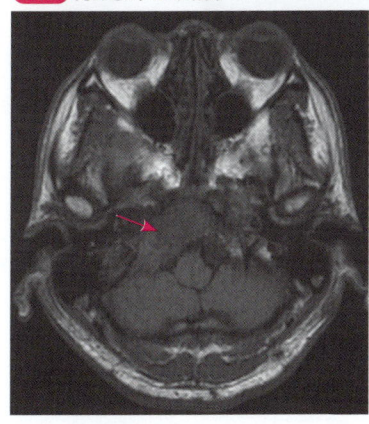

a T1強調画像

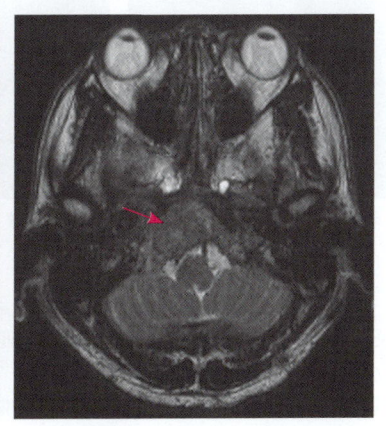

b T2強調画像

【奇形腫】

- 胎児期に出現した原始胚細胞が卵子や精子などの胚細胞になるまでに発生する腫瘍を「**胚細胞腫瘍**」と呼び，良性の奇形腫や悪性の腫瘍などがある。
- 卵巣や精巣以外にも頭部（松果体），胸部（縦隔），胃，後腹膜，仙・尾骨などに生じる。
- 奇形腫は三胚葉成分からなる腫瘍で，肉眼的に毛髪や歯牙などがみられる。

①卵巣
- 好発年齢は8歳から10歳以降で，腹痛や腹部腫瘤，頻尿などの症状を引き起こす。
- 良性の奇形腫や悪性の卵黄嚢腫瘍，未分化胚細胞腫，複合組織型などが発生する（図7, 8）。

②精巣
- 好発年齢は乳児期から5歳頃までで，良性の奇形腫と悪性の卵黄嚢腫瘍が発生する。

③頭部
- 胚細胞腫が多く，松果体や鞍上部に発生する。

④胸部
- 多くは前縦隔の胸腺に発生する良性の奇形腫である。
- まれに卵黄嚢腫瘍，胚細胞腫，絨毛腫などが発生する。
- 縦隔奇形腫の約半数においてCT画像で脂肪成分がみられる。

⑤後腹膜
- 多くは奇形腫である。
- 腫瘍が巨大な場合や血管を巻き込んでいる場合は摘出が困難な場合もある。

⑥仙・尾部
- 多くは奇形腫で性腺外胚細胞腫瘍の好発部位である。
- 胎児期から発症し女児に多い。
- 奇形腫でも術後に悪性腫瘍として再発することがある。

図7 奇形腫(→)のCT画像

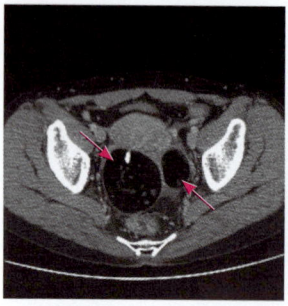

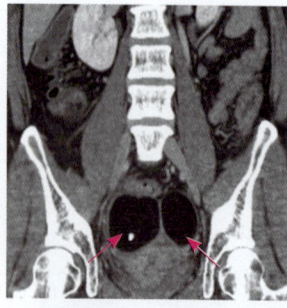

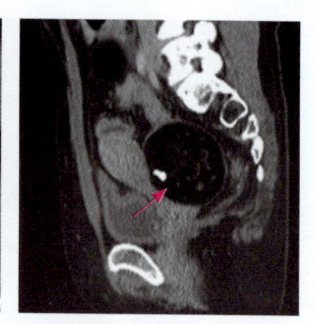

a 水平断像　　b 冠状断像　　c 矢状断像

図8 奇形腫(→)のMRI画像(T2強調画像)(図7と同一症例)

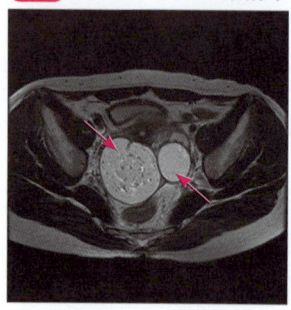

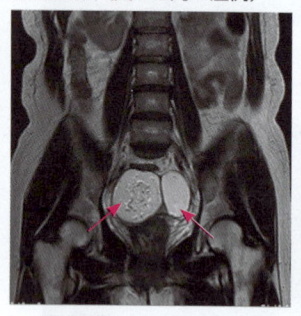

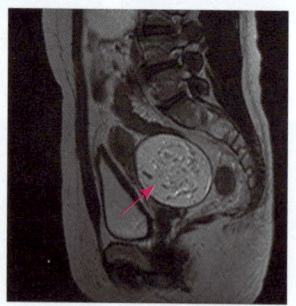

a 水平断像　　b 冠状断像　　c 矢状断像

【軟骨腫】
- 軟骨は関節の表面にあり，成長期には骨端で骨を形成する。
- 軟骨組織が増えていくと骨軟骨腫(外骨腫)になる。
- 骨内に発生する硝子軟骨性病変の内軟骨腫は，手や足など短骨にできることが多い。
- 内軟骨腫は，単純X線写真で透亮像を示し，内部に石灰化を伴う。
- CT画像では骨内部が溶解した部分と石灰化が認められる。
- MRI画像ではT2強調画像で高信号を示す。

【悪性黒色腫】
- **皮膚**，**眼窩**，**口腔内**に発生する悪性腫瘍である。
- 皮膚では特に**足裏**に多い。
- メラニン色素を産生するメラノサイトと母斑細胞(ほくろの細胞)が悪性化したものと考えられている。
- 治療法は早期の場合，手術によって大きく切除することが選択される。
- 罹患率は日本人に比べて白人に多い。

【聴神経腫瘍】(図9)
- 良性の腫瘍で，内耳道や小脳橋角部にみられる。
- 聴神経周囲のシュワン細胞から発生する腫瘍である。
- 難聴，耳鳴，めまいなどが主訴として現れる。
- CT画像では**低吸収**を呈する。

図9 聴神経腫瘍

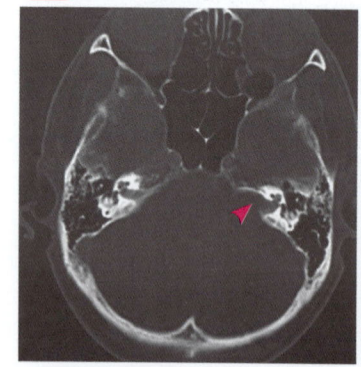

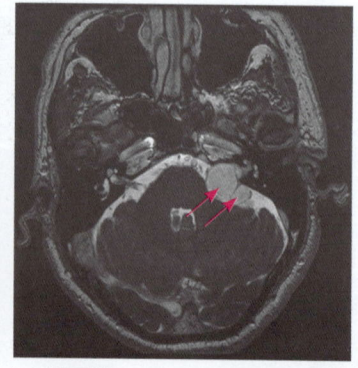

a CT画像(骨条件)　　b MR画像

CT画像(a)で左内耳道の拡張が認められる(▶)。

6 CT：胸部
画像解剖

●問題番号：62PM-84

Q1
❶冠動脈CTのMIP像を示す。矢印で示すのはどれか。

1. 鈍縁枝
2. 中隔枝
3. 回旋枝
4. 対角枝
5. 前下行枝

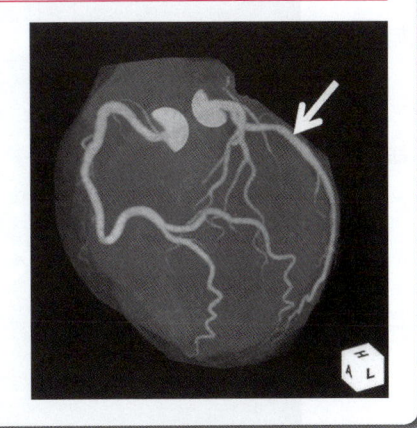

Q1
Key Word ❶冠動脈CT

解法ナビ
- この問題は，冠状動脈の解剖学的知識が問われている。各血管の名称と解剖学的位置を立体的に理解しておくことが必要である。

選択肢解説
この画像は，右下部にあるキューブの"A（前面）"，"L（左側）"，"H（頭側）"より，第2斜位方向（左前斜位），かつ頭尾方向に回転させて表示されていることがわかる。

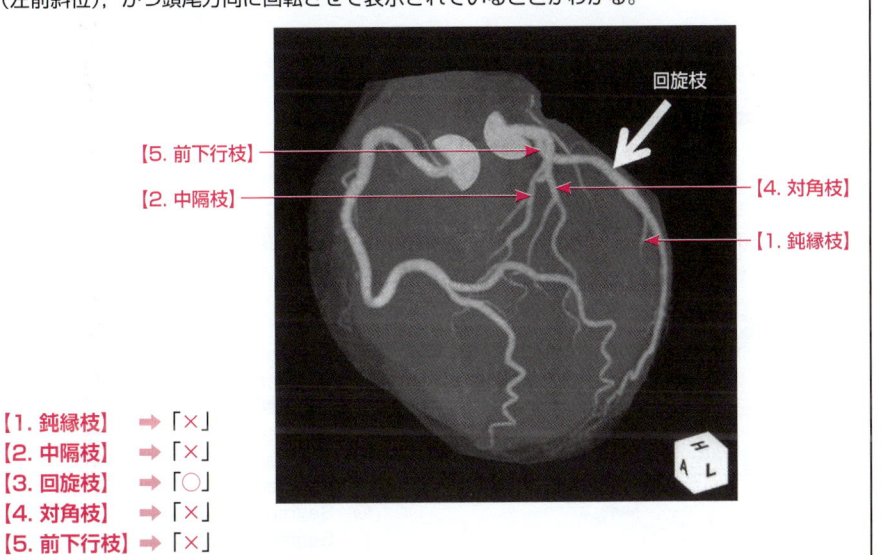

【5. 前下行枝】
【2. 中隔枝】
回旋枝
【4. 対角枝】
【1. 鈍縁枝】

【1. 鈍縁枝】 ➡ 「×」
【2. 中隔枝】 ➡ 「×」
【3. 回旋枝】 ➡ 「○」
【4. 対角枝】 ➡ 「×」
【5. 前下行枝】 ➡ 「×」

正解：3

One Point Advice
冠状動脈CT検査はCT装置のスキャン回転速度の高速化と180°補間法により時間分解能が向上したため，数多く実施されている。画像解剖のみならず検査方法や画像表示方法についても覚えておくとよい。

レベル・アップ / Level Up

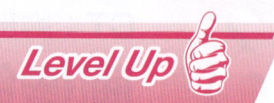

●冠状動脈の画像解剖
図1 第2斜位45°頭尾方向30°のMIP画像

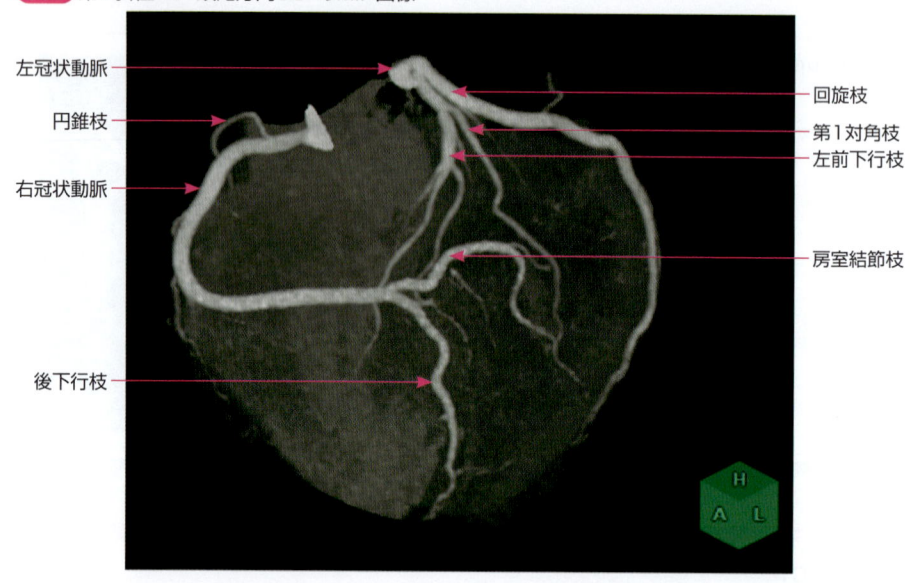

(ラベル: 左冠状動脈、円錐枝、右冠状動脈、後下行枝、回旋枝、第1対角枝、左前下行枝、房室結節枝)

●冠状動脈の分類（AHA分類）：冠状動脈の各部位と名称
図2 3D-CTA（VR像）

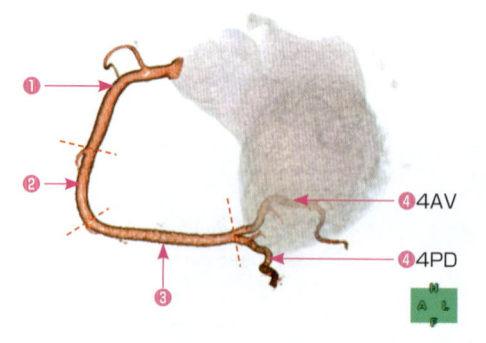

a　右冠状動脈（RCA）
b　左前下行枝（LAD）
c　左回旋枝（LCX）

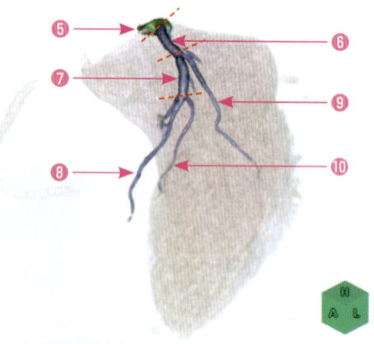

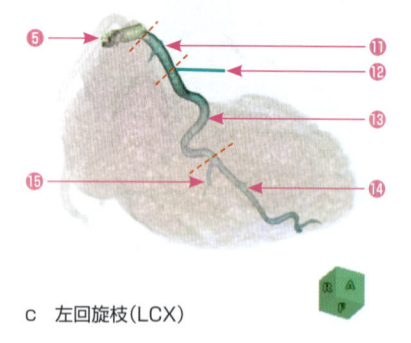

❶：Segment 1（右冠状動脈主幹部～右室枝まで）
❷：Segment 2（右室枝から鋭縁（角）枝まで）
❸：Segment 3（鋭縁（角）枝から後下行枝まで）
❹：Segment 4（4AV：房室結節枝　4PD：後下行枝）
❺：Segment 5（左冠状動脈主幹部）
❻：Segment 6（左冠状動脈主幹部から第1中隔枝まで）
❼：Segment 7（第1中隔枝から第2対角枝まで）
❽：Segment 8（第2対角枝から左前下行枝末梢まで）
❾：Segment 9（第1対角枝）
❿：Segment 10（第2対角枝）
⓫：Segment 11（左冠状動脈主幹部から鈍縁（角）枝まで）
⓬：Segment 12（鈍縁（角）枝）
⓭：Segment 13（鈍縁（角）枝から後側壁枝まで）
⓮：Segment 14（後側壁枝）
⓯：Segment 15（後下行枝）

※冠状動脈の分類（AHA segment分類）の詳細は「p.61血管造影　画像解剖レベルアップ」参照。

●表示回転角度による冠状動脈の見え方

- 心臓カテーテル検査では，それぞれの血管を重複なく観察するため，多方向から撮影されている。下記（図3）に，各方向から見た冠状動脈像を示す。

図3 表示回転角度別の3D-CTA（VR像）

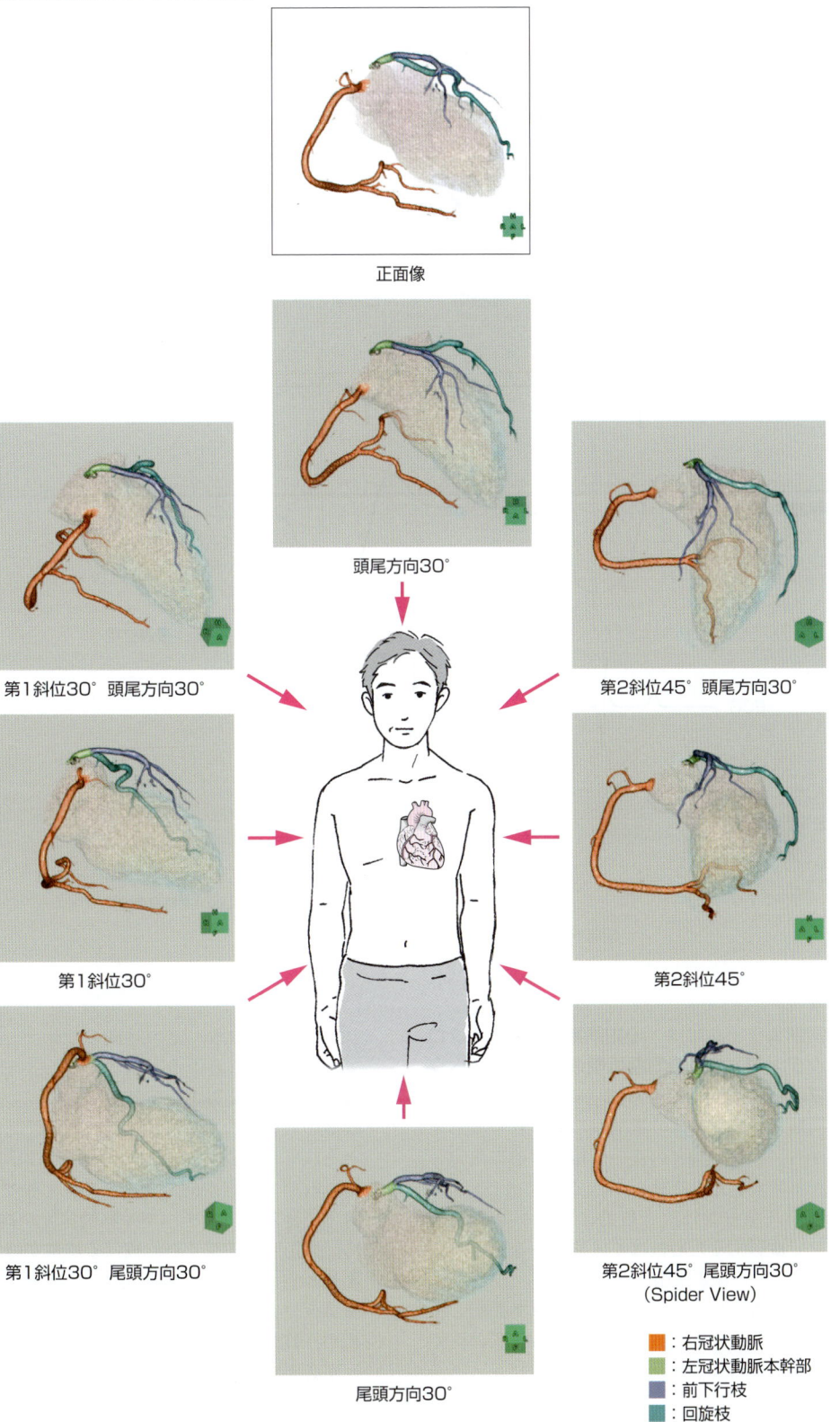

正面像

頭尾方向30°

第1斜位30°　頭尾方向30°

第2斜位45°　頭尾方向30°

第1斜位30°

第2斜位45°

第1斜位30°　尾頭方向30°

第2斜位45°　尾頭方向30°
（Spider View）

尾頭方向30°

■：右冠状動脈
■：左冠状動脈本幹部
■：前下行枝
■：回旋枝

※当院における回転角度

●冠状動脈CT検査法

【スキャン前】

- 検査前に必ず**息止めの練習**を行う。しっかり息止めできない場合は，冠状動脈の描出が困難となることがある。
- 深吸気では，腹部に力が入り体動のおそれがあり，また，心拍数の変動をきたす可能性があるため，**軽度の吸気で息止め**するよう説明する。
- 検査では，冠状動脈を**拡張**させるために薬剤（**ニトログリセリン**など）を**舌下投与**したり，高心拍数の患者に対して心拍数を**抑制**（**65**bpm以下）させるために薬剤（**β ブロッカー**：交感神経 β 受容体遮断剤）を**服用**または**静注**して，心拍数を調節させた状態でスキャンを実施する。

【スキャン時】

- 冠状動脈を良好に描出させるには，最適な心位相（冠状動脈の最も動きの少ない位相）データを用いて再構成する必要がある。
- 低心拍（徐脈）時と高心拍（頻脈）時の左室容積曲線において，**低心拍**の場合には**拡張中期**，**高心拍**の場合には**収縮末期**が最も左室の容積変化が少なくなり，この位相を利用することで冠状動脈の動きの少ない画像を作成できる（図4）。

図4 低心拍時と高心拍時の最適心位相

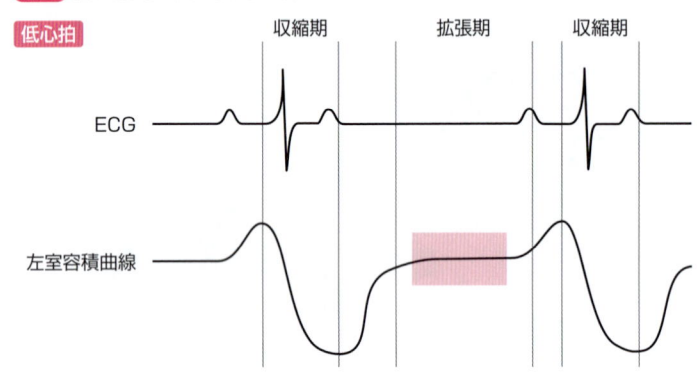

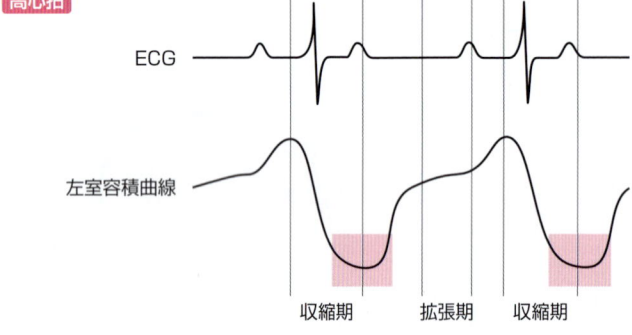

高心拍時は，拡張期位相での再構成が困難な場合がある。

■：最適位相

- 心電同期スキャンには，**心拍同期スキャン（プロスペクティブ）**と**心拍同期再構成（レトロスペクティブ）**がある。
- 心拍同期スキャンは，心電計から得られる波形をみながら，心臓の動きの遅い位相を事前に決定してスキャンする方法である。
- 心拍同期スキャンは，一般的にノンヘリカルスキャンで撮影するため被ばく線量が少なくなる一方，高心拍での撮影は困難となる。
- 心拍同期再構成は，ヘリカルスキャンで撮影した後に，撮影時の心電図波形をみながら任意の位相で再構成する方法である。
- 1心拍内における一定の時間の投影データを用いて1画像を再構成する方法は，高心拍や不整脈の被検者では適応外となる。
- 複数の心拍にわたって，短時間で同じ心位相データを収集する分割式（セグメント）心拍同期再構成は，時間分解能が向上するため高心拍や不整脈に対応できる一方，テーブル移動速度が遅くなるため，撮影時間が長くなり被ばく線量が増加する。
- 画質と被ばく線量の最適化には，心拍数が低くなるようコントロールし，最適心位相をしっかり見極め，被検者個々にあった撮影方法を選択することが必要である。

● **胸部領域の画像解剖**

図5 肺葉の分類

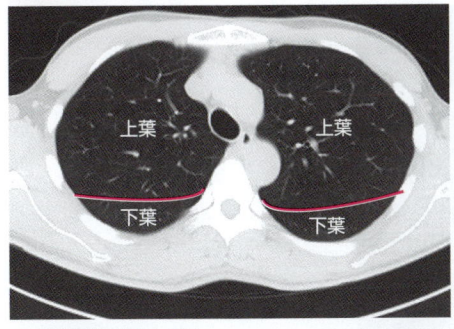

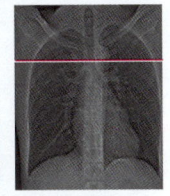

a　大動脈弓下方レベル

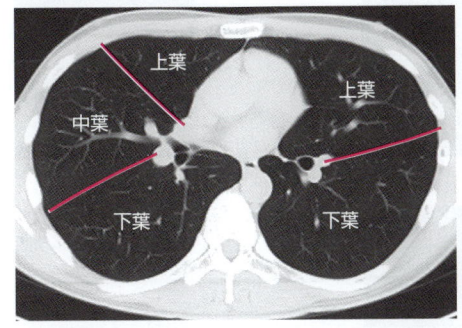

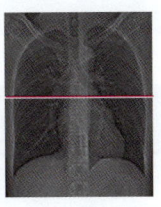

b　左房中部レベル

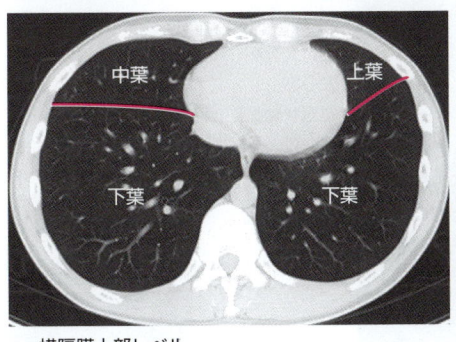

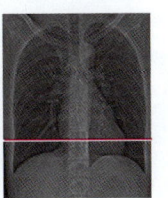

c　横隔膜上部レベル

● **古典的な縦隔区分**

- **上縦隔**：胸骨柄下縁と第4・5胸椎間を結ぶ線より上方部分
  胸腺，気管，食道，大動脈弓，上大静脈，奇静脈，胸管など
- **前縦隔**：心臓の前方部分
  胸腺下部
- **中縦隔**：気管を含めた前縦隔と後縦隔の間の部分
  心臓，気管支，上行大動脈，上大静脈，肺動脈，肺静脈など
- **後縦隔**：心臓の後方部分
  食道，下行大動脈，胸管，奇静脈，半奇静脈

図6 矢状断像における縦隔区分

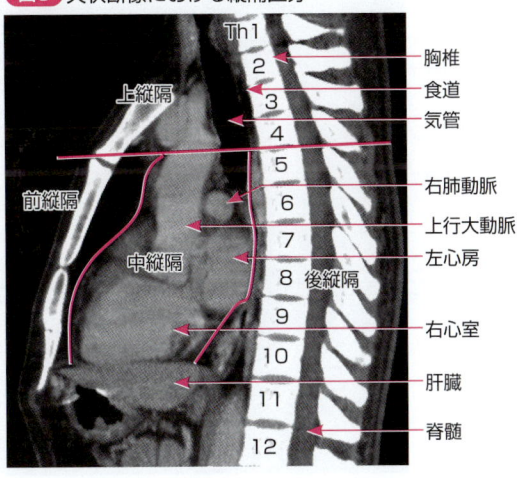

● 心内腔領域の画像解剖

図7 水平断像

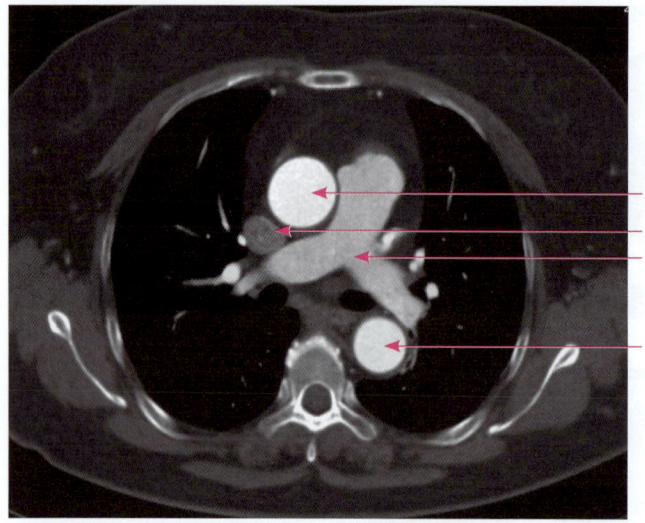

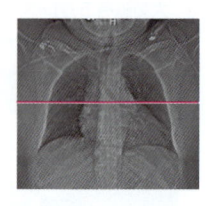

a　左右肺動脈分岐部レベル

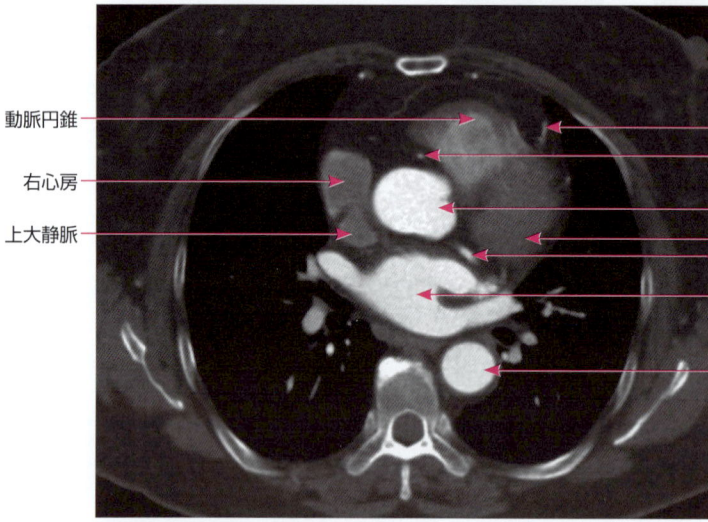

- 上行大動脈
- 上大静脈
- 肺動脈
- 下行大動脈

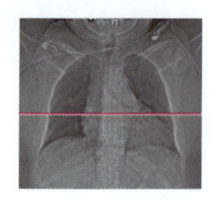

b　左房上部レベル

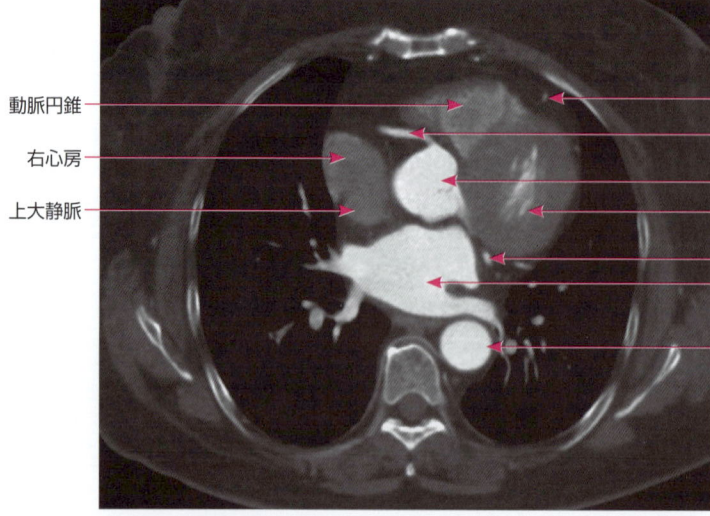

- 動脈円錐
- 右心房
- 上大静脈
- 左冠状動脈（左前下行枝）
- 右冠状動脈
- 上行大動脈
- 左心室
- 左冠状動脈（左回旋枝）
- 左心房
- 下行大動脈

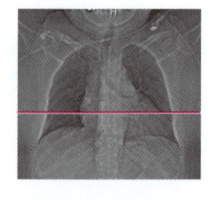

c　右冠状動脈起始部レベル

- 動脈円錐
- 右心房
- 上大静脈
- 左冠状動脈（左前下行枝）
- 右冠状動脈
- 上行大動脈
- 左心室
- 左冠状動脈（回旋枝）
- 左心房
- 下行大動脈

図7 水平断像（続き）

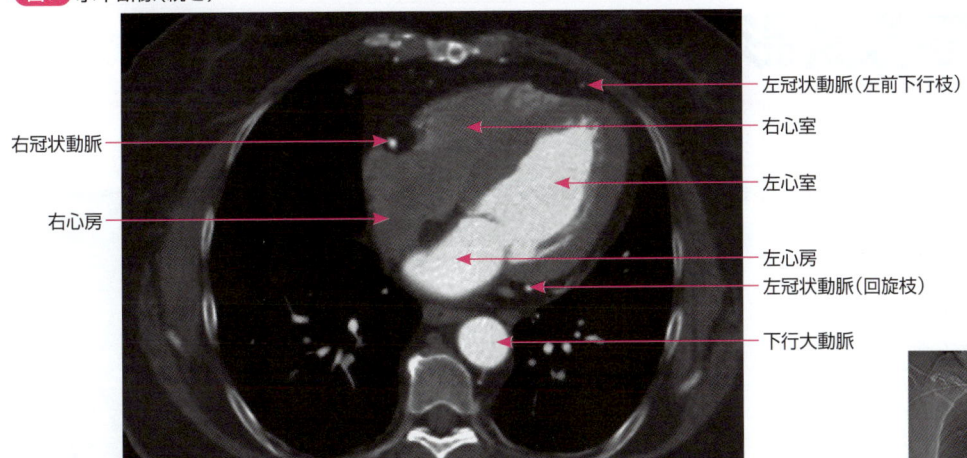

　　　右冠状動脈　　　　　　　　　　　　　　左冠状動脈（左前下行枝）
　　　　　　　　　　　　　　　　　　　　　　右心室
　　　右心房　　　　　　　　　　　　　　　　左心室

　　　　　　　　　　　　　　　　　　　　　　左心房
　　　　　　　　　　　　　　　　　　　　　　左冠状動脈（回旋枝）
　　　　　　　　　　　　　　　　　　　　　　下行大動脈

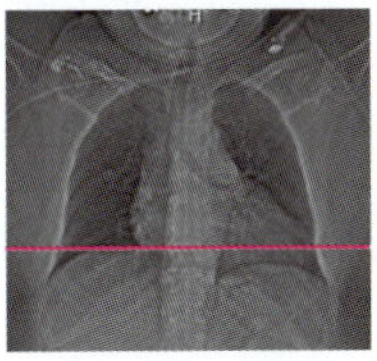

d　両心室部レベル

CT：胸部

●血液の循環（肺循環と体循環）

①**肺循環**：右心室 → 肺動脈 → 肺 → 肺静脈 → 左心房
②**体循環**：左心室 → 大動脈 → 全身 → 大静脈 → 右心房

図8 肺循環と体循環
　　赤：動脈血
　　青：静脈血

143

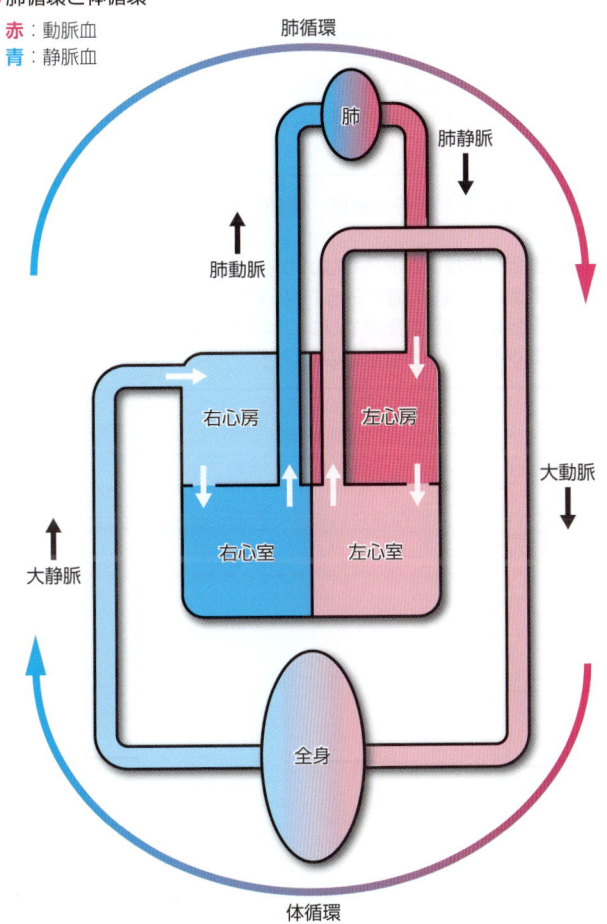

7 CT：胸部
画像読影

●問題番号：63AM-42

Q1
❶胸腹部造影CT像を示す。考えられる疾患はどれか。

1. 大動脈解離
2. 肺血栓塞栓症
3. 紡錘状大動脈瘤
4. 大動脈炎症候群
5. 閉塞性動脈硬化症

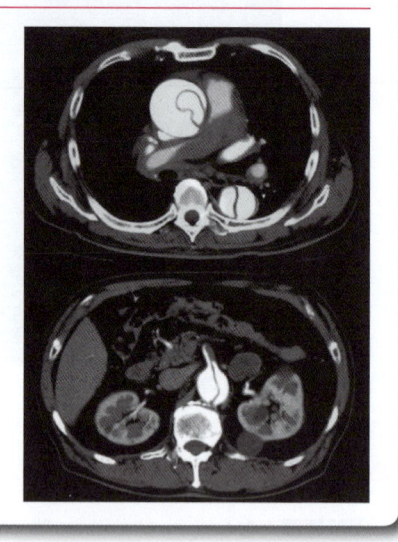

Q1 Key Word ▶▶▶ ❶胸腹部造影CT

解法ナビ ▶▶▶ ・この問題は，大血管に生じる疾患と胸腹部の造影CT画像所見の知識が問われている。代表的な疾患における特徴的な画像所見については覚えておくとよい。

選択肢解説

【1. 大動脈解離】	⇒ 上行大動脈と下行大動脈，腹部大動脈に亀裂が生じているので「○」
【2. 肺血栓塞栓症】	⇒ 肺動脈に血栓像がみられないので「×」
【3. 紡錘状大動脈瘤】	⇒ 大動脈に拡張した瘤がみられないので「×」
【4. 大動脈炎症候群】	⇒ 大動脈に血管壁の肥厚やリング状所見がみられないので「×」
【5. 閉塞性動脈硬化症】	⇒ 閉塞狭窄が認められないので「×」

正解：1

One Point Advice
急性期の大動脈解離や肺血栓塞栓症は，病態が急変しやすく診断の遅れが致命的になりかねないため，迅速かつ的確に撮影する必要がある。

レベル・アップ / Level Up

●循環器系疾患

【大動脈解離(aortic dissection)】

- 大動脈壁は3層構造(内膜,中膜,外膜)を成しており,内膜がなんらかの原因で裂けて,本来の血管の「通り道(真腔)」とは「異なる道(偽腔)」が,内膜と中膜の間に形成されてしまう疾患である。
- 病型分類として,**Stanford分類**と**DeBakey分類**がある(図1)。

表1 病型分類

①Stanford分類 上行大動脈の解離の有無によって分類	A型	上行大動脈の解離あり
	B型	上行大動脈の解離なし
②DeBakey分類 解離の入口位置と範囲によって分類	Ⅰ型	入口部が上行大動脈にあり解離が腹部大動脈まで及ぶ
	Ⅱ型	入口部が上行大動脈にあり解離が上行大動脈のみとなる
	Ⅲa型	入口部が下行大動脈にあり解離が腹部大動脈まで及ばない
	Ⅲb型	入口部が下行大動脈にあり解離が腹部大動脈まで及ぶ

図1 病型分類

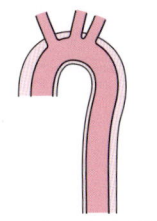

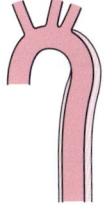

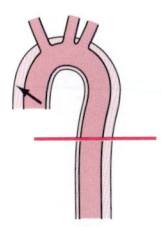

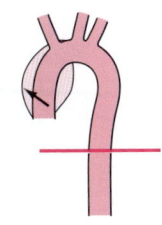

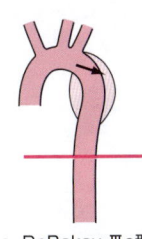

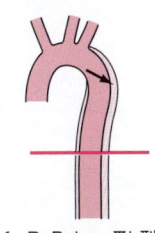

a Stanford A型　b Stanford B型　c DeBakey Ⅰ型　d DeBakey Ⅱ型　e DeBakey Ⅲa型　f DeBakey Ⅲb型

■:正常血管(真腔)　□:解離血管(偽腔)　→ 解離入口部　― 横隔膜

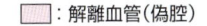

●大動脈解離に対する撮影のポイント

- 頸部から骨盤部までの範囲において動脈早期相と動脈後期相の2相撮影を行うことが望ましい。
- 造影検査の実施により,解離の有無だけでなく,解離**入口(エントリ)**および**出口(リエントリ)**の位置や解離の範囲を診断できる。
- 頸動脈や腹腔動脈,上腸間膜動脈,腎動脈などに対して,解離の有無の判断と,「**真腔**」と「**偽腔**」のどちらから分岐されているのかの判断も求められる。
- 画像作成において,腹腔動脈や上腸間膜動脈の解離は矢状断像で観察しやすい。

図2 大動脈解離(水平断像)

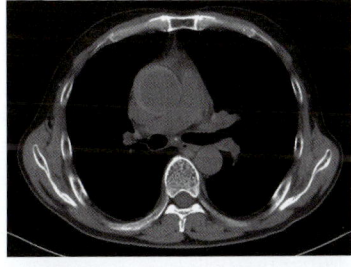

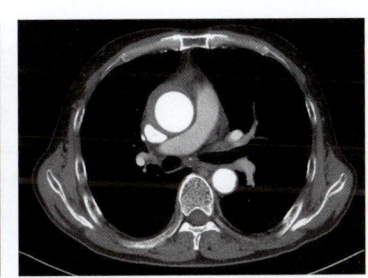

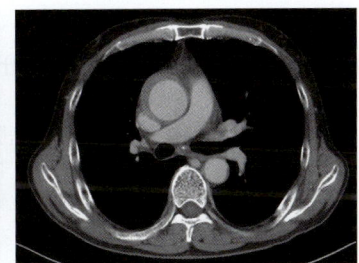

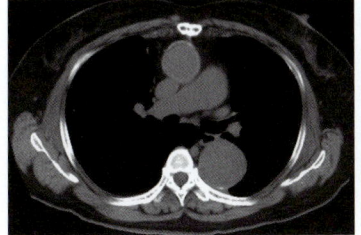

a 単純　b 動脈早期相　c 動脈後期相

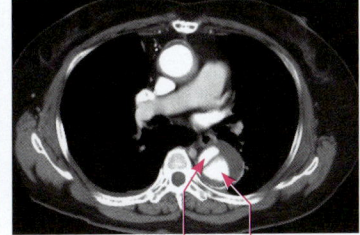

d 単純　e 動脈早期相　偽腔　真腔　f 動脈後期相

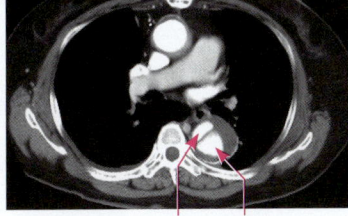

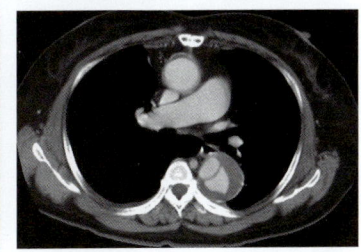

CT：胸部

図3 大動脈解離

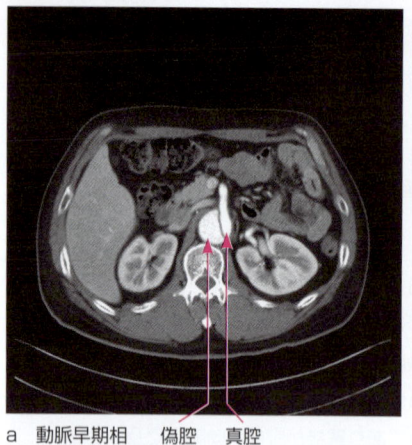

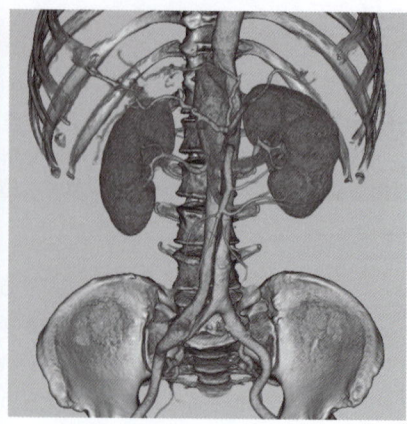

a 動脈早期相　偽腔　真腔

b　3D-CTA(VR像)

図4 大動脈解離

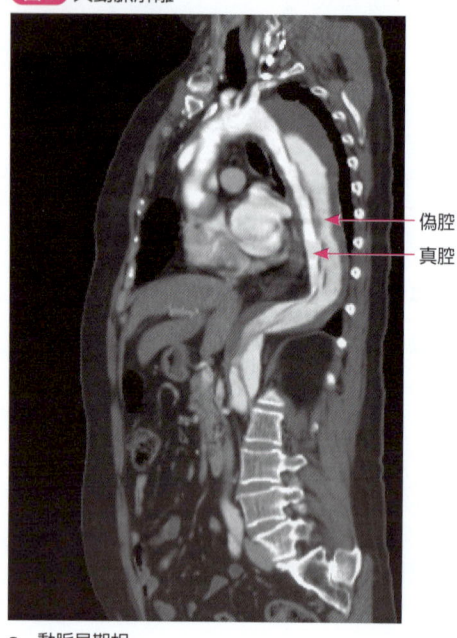

偽腔
真腔

a　動脈早期相

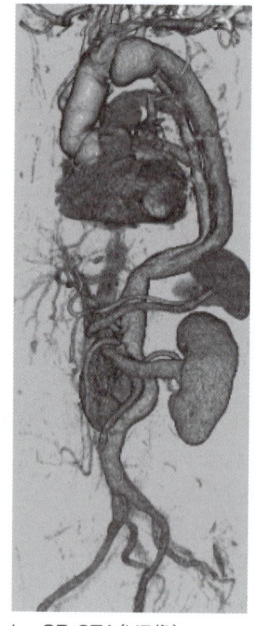

b　3D-CTA(VR像)

【肺血栓塞栓症(PTE：pulmonary thromboembolism)】

- 静脈系にできた「**塞栓子**(血液や脂肪の塊，腫瘍や空気など)」が肺動脈まで運ばれ，肺動脈の血流悪化や塞栓をきたす疾患である．肺動脈の末梢血管が完全に閉塞されると肺梗塞に至る．

●肺血栓塞栓症に対する撮影のポイント

- 薄い収集スライス厚(1mm)にて撮影する必要がある．
- 肺動脈内の血栓評価を行うため，造影CT検査は必須である．
- 血栓が存在すると，肺動脈が濃染されずに**血栓**が**低吸収域**として描出される(図5)．
- 肺動脈内に血栓が存在した場合には，下肢静脈血栓の有無を確認するため，下肢の撮影を追加する必要がある．

図5 肺血栓塞栓症

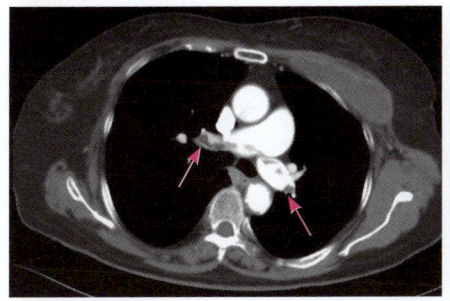

a 動脈早期相(→：血栓)
b 動脈早期相(→：血栓) 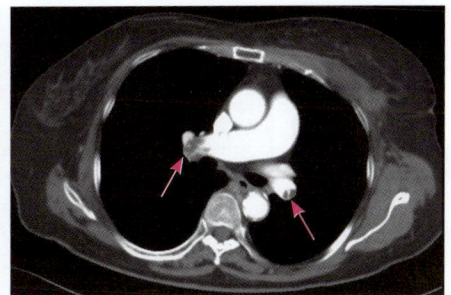
c 動脈早期相(→：血栓) 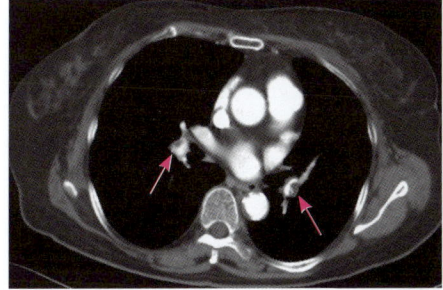
d 下肢静脈相(→：血栓) 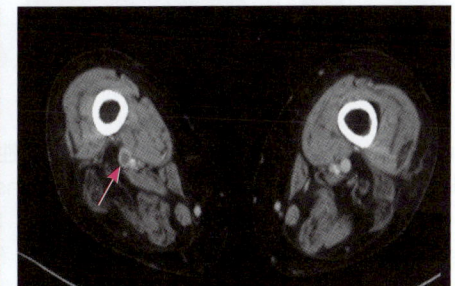

【大動脈瘤(aortic aneurysm)】
- 大血管に「瘤」のような膨らみができる疾患である。
- 瘤の形状によって下記(図6)のように呼び方が異なる。

図6 大動脈瘤の形状と名称

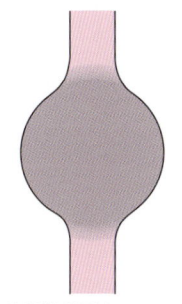

a 紡錘状動脈瘤
 (血管が膨らんだ形状)
b 嚢状動脈瘤
 (血管が部分的に突出した形状)

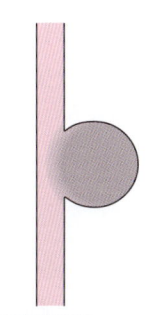

図7 紡錘状動脈瘤(→)

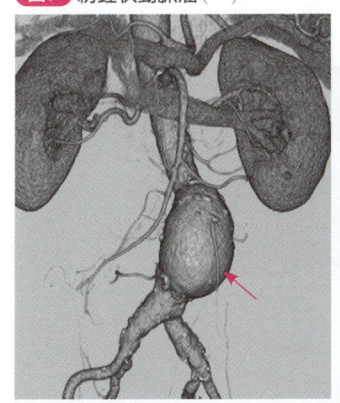

a 3D-CTA(VR像)
b 3D-CTA(VR像) 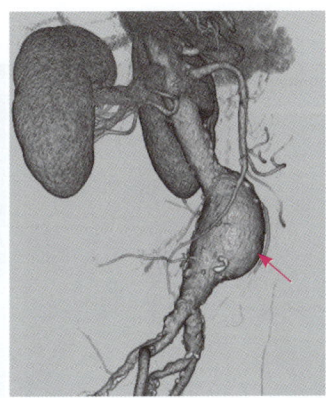
c 矢状断像

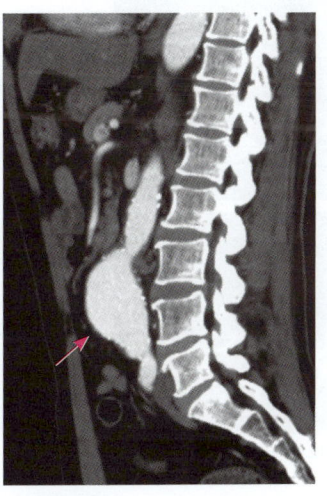

図8 嚢状動脈瘤（→）

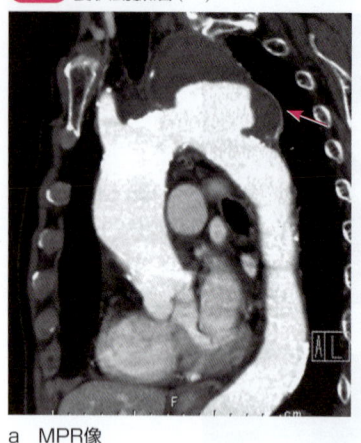

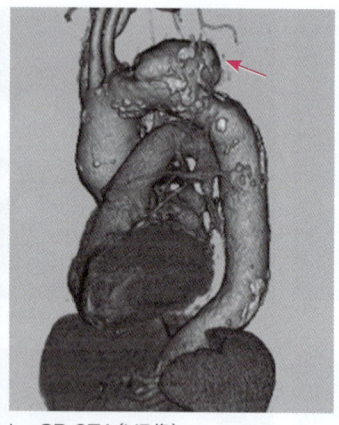

a　MPR像　　　　b　3D-CTA（VR像）

【大動脈炎症候群（aortitis syndrome）】
- 「高安動脈炎」，または「脈なし病」とも呼ばれ，特定疾患の1つである。
- 大動脈に炎症が起こる自己免疫疾患である。

●大動脈炎症候群に対する撮影のポイント
- 造影CT画像において大血管が以下のように描出される（図9）。
  ①単純撮影では血管壁が内腔よりやや高吸収域を呈する。
  ②動脈早期相では内腔が造影されて高信号域を呈し，血管壁の肥厚が認められる。
  ③動脈後期相では血管壁と内膜が造影されるため，その間にある中膜がリング状に認められる。

【閉塞性動脈硬化症（ASO：arteriosclerosis obliterans）】
- 主に下肢血管において，動脈硬化性変化（壁在血栓，石灰化）により動脈内腔が狭窄・塞栓することで循環障害を引き起こす疾患である。
- 症状は，下肢の冷感，しびれ，疼痛（間欠性跛行），壊死（重症化）である。

●閉塞性動脈硬化症に対する撮影のポイント
- 造影剤を急速静注し，動脈が明瞭に描出されるタイミングで下肢血管まで撮影を行う（図10）。

図9 大動脈炎症候群

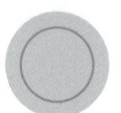

a　単純　　　b　動脈早期相　　　c　動脈後期相

図10 閉塞性動脈硬化症

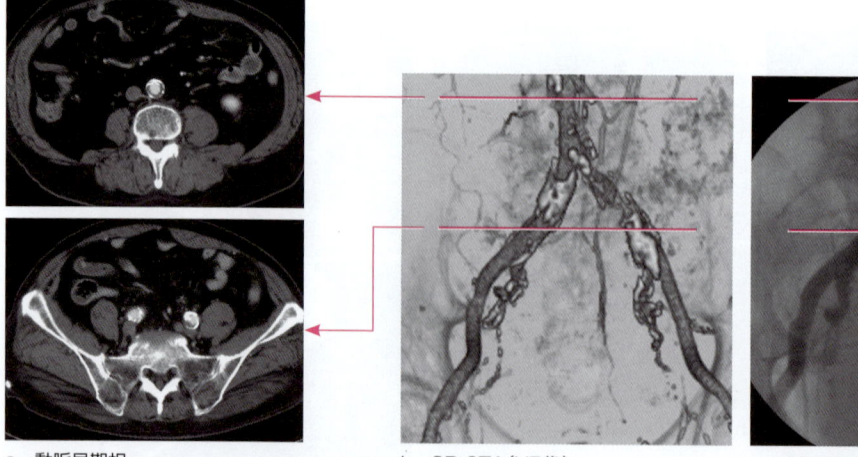

a　動脈早期相　　　b　3D-CTA（VR像）　　　c　血管造影像

●呼吸器系疾患
【肺癌（腺癌）】
図11 肺癌（水平断像）

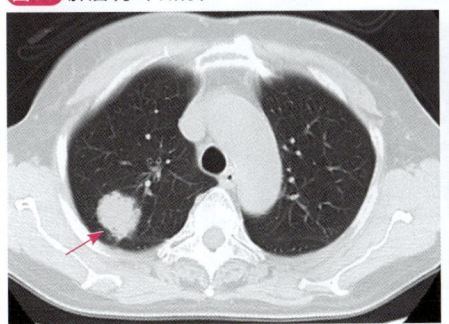

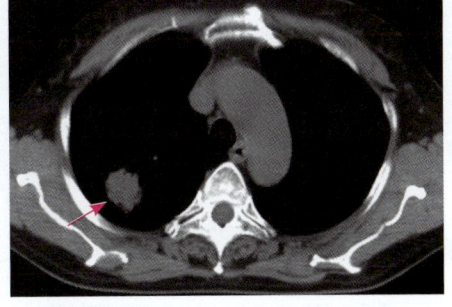

a　肺野条件　　　　　　　　　　　b　縦隔条件
右の上葉に腫瘤陰影が認められる（→）。

【気胸】
図12 気胸（水平断像）

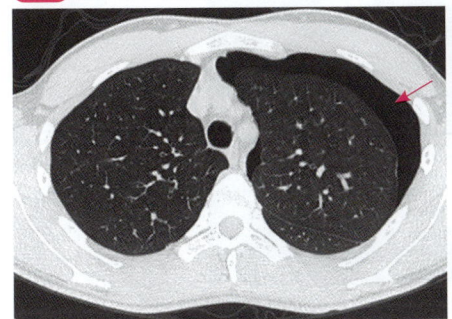

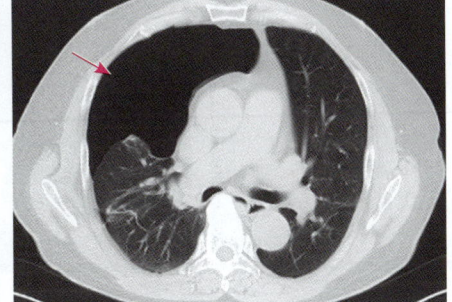

a　肺野条件　　　　　　　　　　　b　肺野条件
肺葉と隣接する胸膜腔内にガス像が認められる（→）。

【間質性肺炎】
図13 間質性肺炎（水平断像）

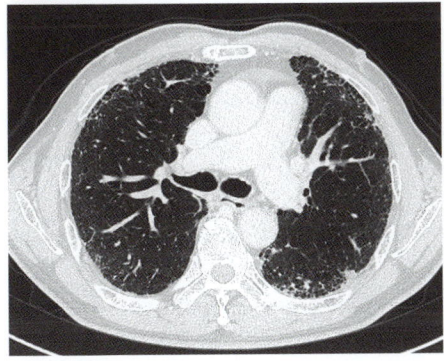

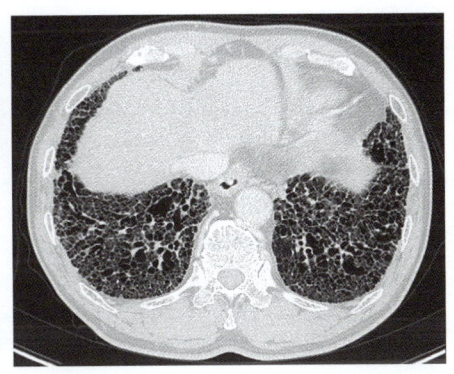

a　肺野条件　　　　　　　　　　　b　肺野条件
中肺野末梢では線状影とすりガラス状陰影（ground glass opacity：GGO）が混在している。下肺野では蜂窩肺が認められる。

CT…胸部

【肺気腫】
図14 肺気腫（水平断像）

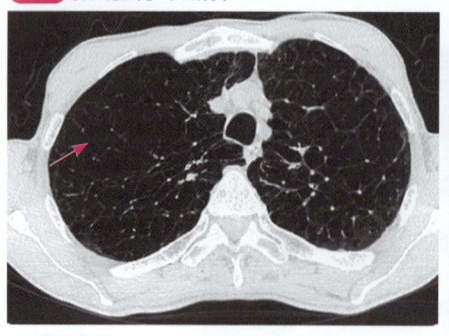

a　肺野条件　　　　　　　　　　　　b　肺野条件

壁構造のない小低吸収域が多数認められる（→）。

【無気肺】
図15 無気肺（水平断像）

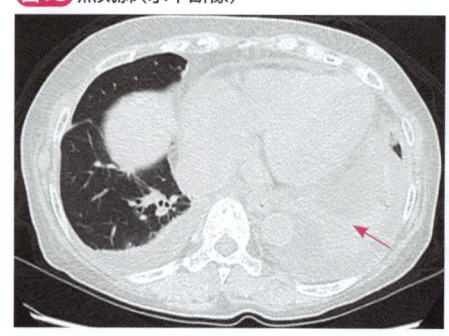

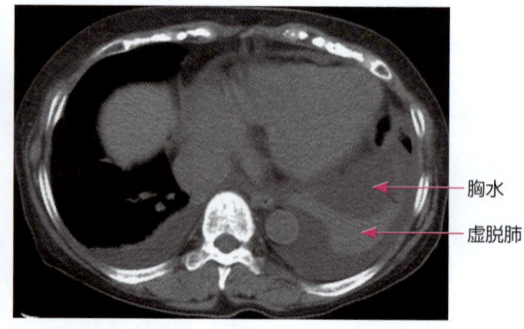

a　肺野条件　　　　　　　　　　　　b　縦隔条件

胸水
虚脱肺

左下葉の虚脱が認められる（→）。

MEMO

8 CT：胸部
画像表示①

●問題番号：62PM-80

Q1
❶冠動脈CTに用いられる画像表示法はどれか。**2つ選べ。**

1. VE
2. VR
3. 2値化
4. Ray Sum
5. Curved MPR

Q1
Key Word ▶▶▶ ❶冠動脈CT

解法ナビ ▶▶▶ ・この問題は，冠状動脈CT検査の目的と各種画像表示法の特徴に関する知識が問われている。

選択肢解説 ▶▶▶
- 【1. VE】 → 一般的に利用されないので「×」
- 【2. VR】 → 血管形状や位置関係などの評価に利用されるので「○」
- 【3. 2値化】 → 利用されないので「×」
- 【4. Ray Sum】 → 利用されないので「×」
- 【5. Curved MPR】 → 血管狭窄や石灰化，プラーク（内膜の斑状肥厚性病変）などの評価に利用されるので「○」

正解：2と5

One Point Advice
冠状動脈CT検査では，壁の石灰化の程度（カルシウムスコア）の評価や，心駆出率（EF）による心機能評価も行うことが可能である。

MEMO

レベル・アップ / Level Up

●VE(virtual endoscopy):仮想内視鏡画像
- 三次元画像において,内視鏡での観察を擬似した画像表示法。気管・気管支や消化管,胃などの管腔構造をもつ臓器の内面を描出する。

図1 VE像

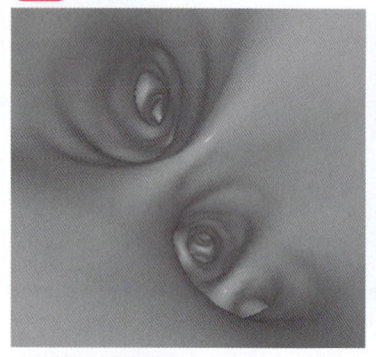

a　VE像(気管支) 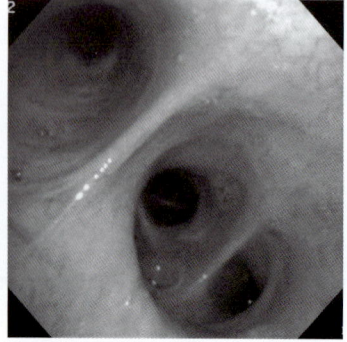　　b　実際の気管支鏡画像 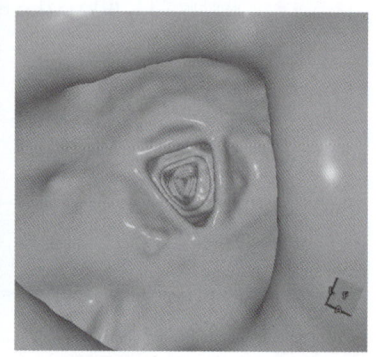　　c　VE像(大腸)

●VR(volume rendering)
- ボリュームデータの各ボクセルに対して色や不透明度を設定することで,血管や臓器などを立体的に表示する方法である。

図2 VR像

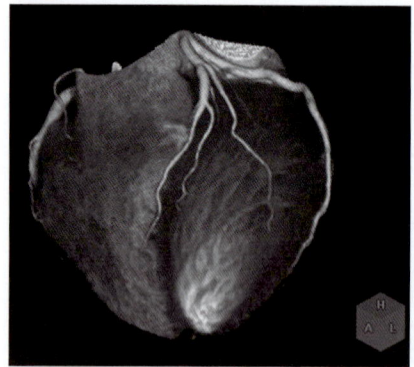

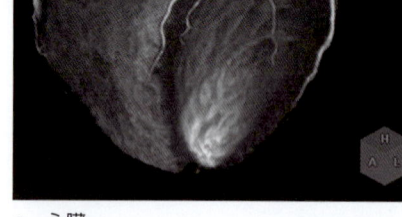

a　心臓 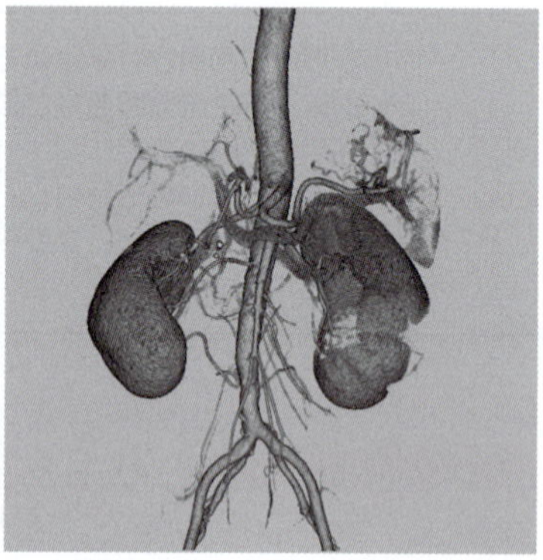　　b　腹部大動脈

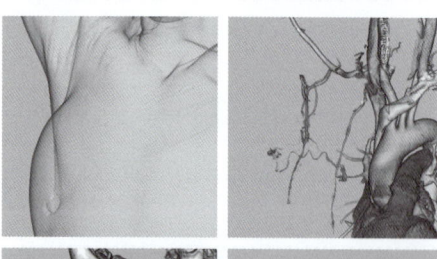

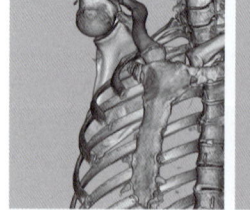

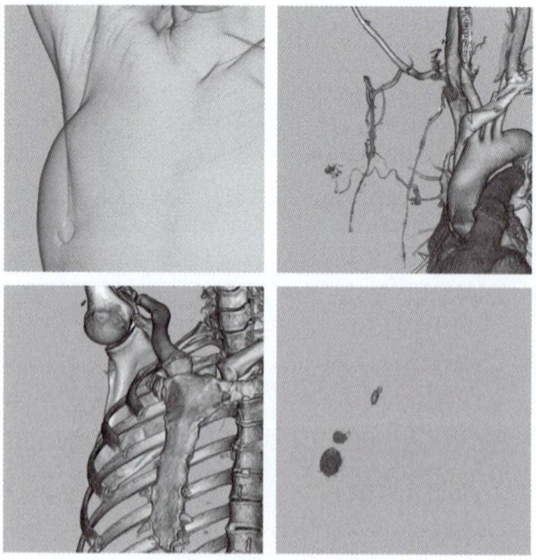

目的組織ごとのVR像　　4個のVR画像を重ねて表示　　合成VR像

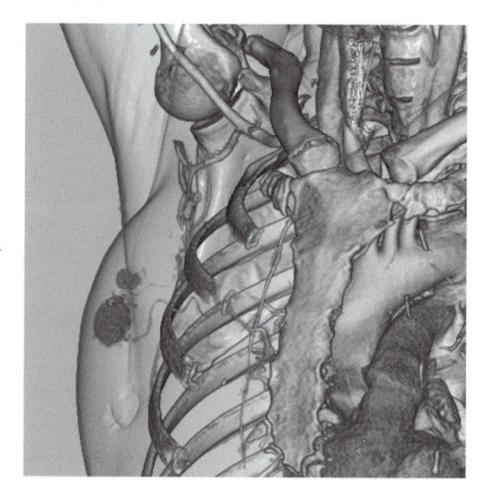

● 2値化
- ある閾値を基準にして，各画素の画素値を白または黒に変換する画像処理法である．
- コントラスト強調や領域分割，前処置でのノイズ除去などの際に用いられる．

図3 2値化の概念図

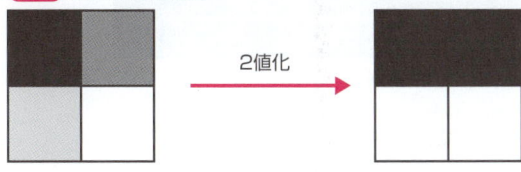

● Ray Sum
- ボリュームデータを利用し，投影面に対して積分値を表示する方法である．
- 単純X線写真に類似した画像となる．

図4 Ray Sum像

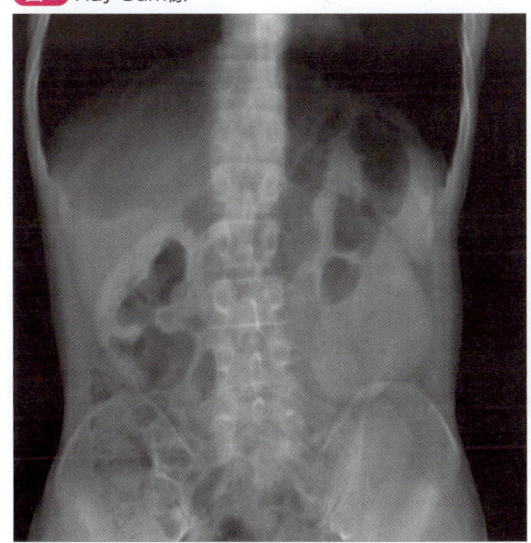

● Curved MPR（curved multiplanar reconstruction：CPR）
- 三次元画像において，曲線構造となる血管に沿った展開像を再構成し表示する方法である．

図5 Curved MPR像

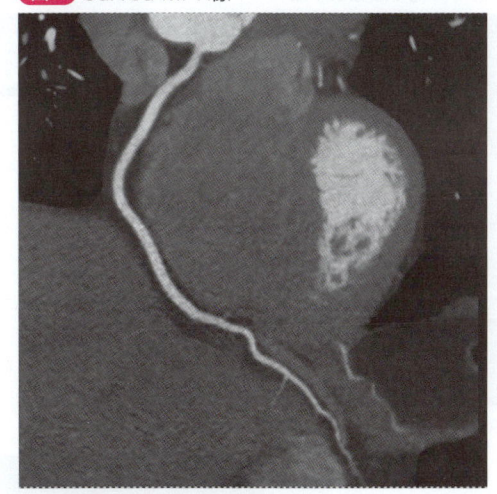

a　冠状動脈（右冠状動脈）

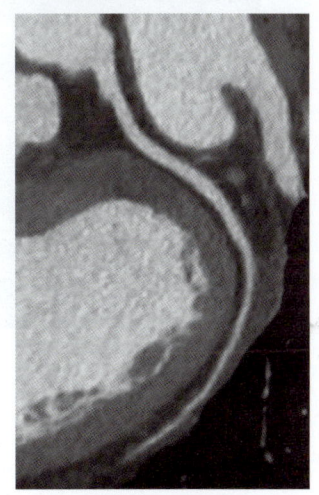

b　冠状動脈（左冠状動脈）

CT：胸部

MEMO

●その他の画像表示法

- AGV（angiographic view）：心筋と冠状動脈の情報のみを最大値投影した画像であり，血管造影画像と類似した表示となる。
- streched CPR view：Curved MPRを直線状に伸ばした表示法である。
- cross sectional image：血管の断面表示画像である。

図6 その他の画像表示法

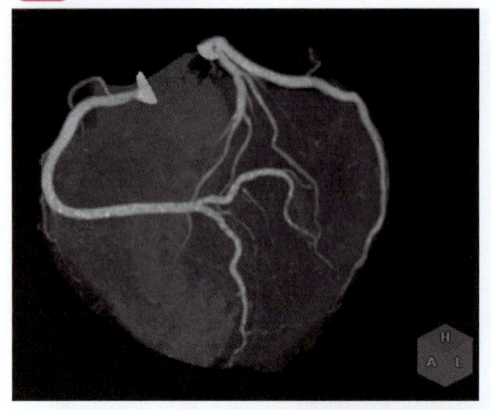

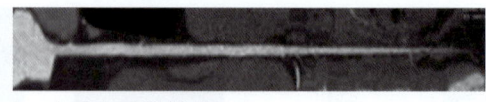

a AGV

b stretched CPR view

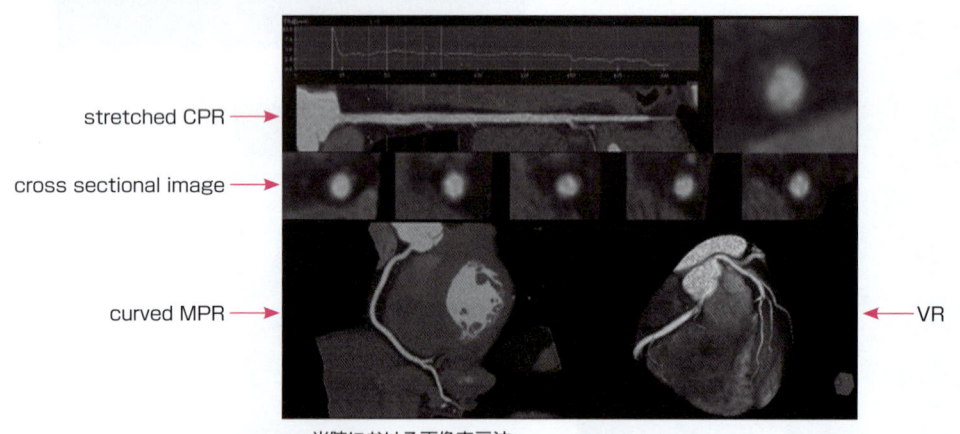

c 当院における画像表示法

●カルシウムスコア：冠状動脈石灰化指数（coronary artery calcification scoring：CACS）

- 冠状動脈に対する定量的な石灰化情報である。
- カルシウムスコアは，**動脈硬化の重症度**と相関すると考えられており，**心疾患の危険性を予測可能**であるともいわれている。
- カルシウムスコアの算出には，一般的に「Agatston score」が用いられている。

【算出方法】
① 単純CT画像においてCT値が130HU以上で，画素数が2ピクセル以上の陰影を石灰化沈着とする。
② 石灰化中の最大CT値を求めて係数を決定する（係数1 = 130～199HU，係数2 = 200～299HU，係数3 = 300～399HU，係数4 = 400HU以上）。
③ 石灰化の面積と決定された係数を乗じる。
④ 全スライス像から算出し，総和を求める（カルシウムスコア）。

9 CT：胸部
画像表示②

●問題番号：58PM-82

Q1

❶胸部CT画像を示す。正しいのはどれか。**2つ選べ**。
ただし，Aは肺野表示条件，Bは縦隔表示条件である。

1. 背臥位で撮影されている。
2. 経静脈性造影検査が実施されている。
3. 左下葉に結節を認める。
4. Aのウィンドウ幅はBよりも広く設定されている。
5. BのウィンドウレベルはAよりも低く設定されている。

A   B

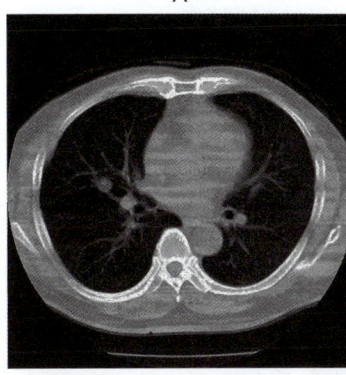

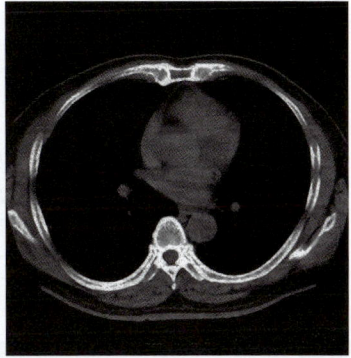

Q1

Key Word ▶▶▶ ❶胸部CT画像

解法ナビ ▶▶▶ ・この問題は，胸部CT画像の解剖学的知識と画像表示条件に関する知識が問われている。

選択肢解説

【1. 背臥位】	→	骨構造や心臓，下行大動脈などの位置関係から背臥位撮影なので「○」
【2. 経静脈性造影検査】	→	心臓や肺動脈，下行大動脈が高吸収域を呈していないので「×」
【3. 左下葉の結節】	→	左下葉ではなく右中葉に結節が認められるので「×」
【4. ウィンドウ幅 A>B】	→	ウィンドウ幅を広げるとコントラストは低下する。縦隔においてA画像のほうがコントラストが低下しているので「○」
【5. ウィンドウレベル A>B】	→	ウィンドウレベルを下げると画像は明るく（白く）表示される。A画像のほうが明るいので「×」

正解：1と4

One Point Advice

ウィンドウレベルは，観察したい部位のCT値に設定する。ウィンドウ幅は，肺野の観察では広げ，縦隔の観察では狭める。

レベル・アップ   Level Up

● 各種表示画像

図1 胸部CT画像

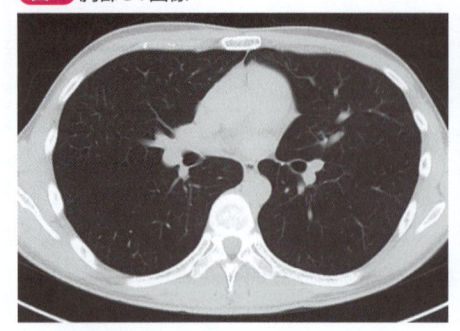

a 肺野条件
（WW：1500, WL：-600）

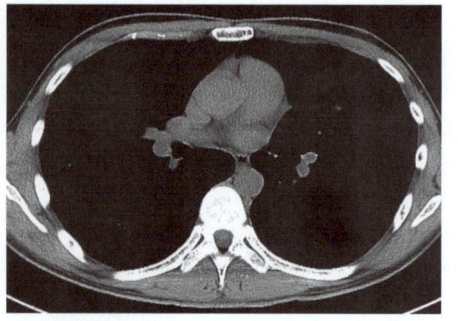

b 縦隔条件
（WW：300, WL：30）

● 高分解能CT（high resolution CT：HRCT）

- 腫瘍性疾患や肺びまん性の間質性疾患（網状影やすりガラス状陰影）に対し，詳細な画像情報が必要とされた場合に，撮影または画像再構成された空間分解能の高いCT画像をいう。

- **薄い**スライス厚と**小さい**FOVにて撮影された画像データに対し，**高周波数**成分を強調できる画像再構成関数を用いて表示する。

図2 胸部CT画像（肺野条件）

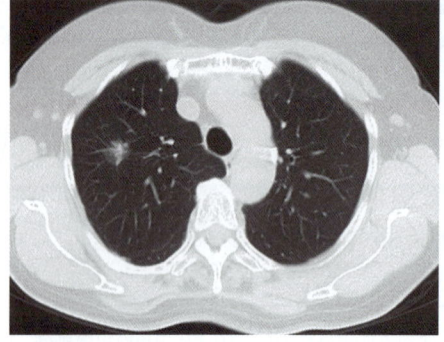

a 通常のCT画像
　スライス厚：5mm
　FOV：300mm

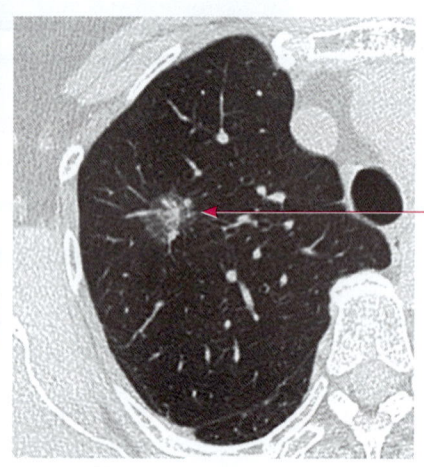

b HRCT像
　スライス厚：1mm
　FOV：160mm

すりガラス状陰影（GGO）

MEMO

10 CT：腹部
画像解剖①

●問題番号：63PM-86

Q1 ❶上腹部造影CT像を示す。
描出されていないのはどれか。

1. 胃
2. 脾臓
3. 下大静脈
4. 中肝静脈
5. 肝鎌状間膜

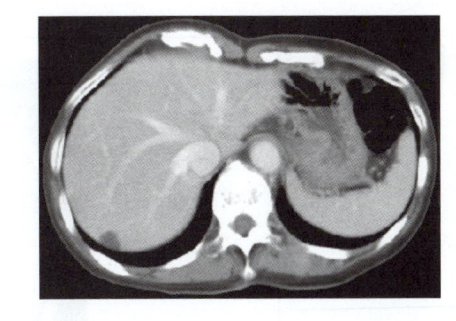

●問題番号：62PM-86

Q2 ❷上腹部造影CT像を示す。
正しいのはどれか。**2つ選べ**。

1. アは胆嚢を示す。
2. イは総胆管を示す。
3. ウは右腎動脈を示す。
4. エは十二指腸を示す。
5. オは上腸間膜動脈を示す。

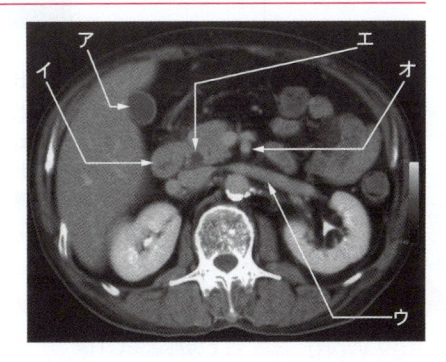

●問題番号：60PM-84

Q3 黄疸を主訴とする❸腹部造影CT画像を示す。矢印で示すのはどれか。

1. 門脈
2. 胆管
3. 肝動脈
4. 肝静脈
5. リンパ管

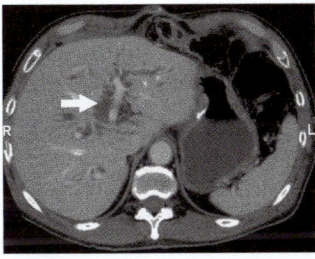

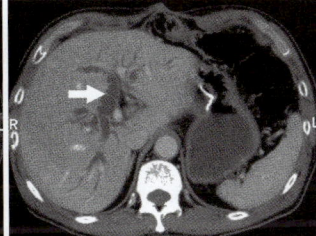

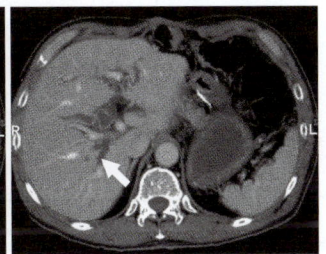

●問題番号：58PM-14

Q4 ❹腎臓の正常解剖で**誤っている**のはどれか。

1. 後腹腔膜に存在する。
2. 腎門部は外側前方を向いている。
3. 右腎動脈は下大静脈の背側を走行する。
4. 左腎静脈は腹部大動脈の腹側を走行する。
5. 腎実質は皮質と髄質とで構成される。

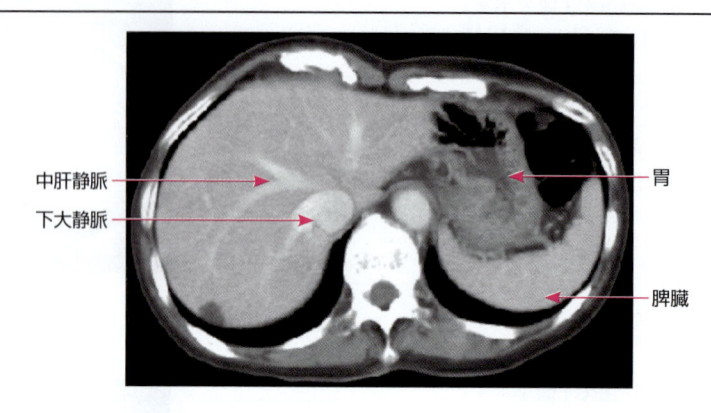

Q1

Key Word ▶▶▶ ❶上腹部造影CT像

解法ナビ ▶▶▶ ・この問題は，上腹部CT画像の解剖学的知識が問われている。

選択肢解説 ▶▶▶

(画像：上腹部造影CT像　ラベル：中肝静脈／下大静脈／胃／脾臓)

- 【1. 胃】 → 描出されているので「×」
- 【2. 脾臓】 → 描出されているので「×」
- 【3. 下大静脈】 → 描出されているので「×」
- 【4. 中肝静脈】 → 描出されているので「×」
- 【5. 肝鎌状間膜】 → 肝鎌状間膜は描出されていないので「○」

正解：5

Q2

Key Word ▶▶▶ ❷上腹部造影CT像

解法ナビ ▶▶▶ ・この問題は，上腹部CT画像の解剖学的知識が問われている。

選択肢解説 ▶▶▶

- 【1. ア＝胆嚢】 → アは胆嚢なので「○」
- 【2. イ＝総胆管】 → イは十二指腸なので「×」
- 【3. ウ＝右腎動脈】 → ウは左腎静脈なので「×」
- 【4. エ＝十二指腸】 → エは総胆管なので「×」
- 【5. オ＝上腸間膜動脈】 → オは上腸間膜動脈なので「○」

正解：1と5

Q3

Key Word ▶▶▶ ❸腹部造影CT画像（黄疸）

解法ナビ ▶▶▶ ・この問題は，上腹部CT画像の解剖学的知識と黄疸における特徴的画像所見の知識が問われている。

選択肢解説 ▶▶▶

肝臓内の門脈に沿う低濃度の管状構造物は肝内胆管であり，黄疸症状から胆管の拡張が認められる。

- 【1. 門脈】 → 門脈ではないので「×」
- 【2. 胆管】 → 胆管なので「○」
- 【3. 肝動脈】 → 肝動脈ではないので「×」
- 【4. 肝静脈】 → 肝静脈ではないので「×」
- 【5. リンパ管】 → リンパ管ではないので「×」

正解：2

Q4

Key Word ▶ ❹腎臓の解剖

解法ナビ ▶ ・この問題は,腎臓における基礎知識と腎動静脈の走行に関する知識が問われている。

選択肢解説 ▶
- 【1. 後腹腔膜】 ➡ 後腹膜臓器なので「×」
- 【2. 腎門部】 ➡ 腎門部は内側前方を向いているので「○」
- 【3. 右腎動脈】 ➡ 右腎動脈は下大静脈の背側を走行するので「×」
- 【4. 左腎静脈】 ➡ 左腎静脈は腹部大動脈の腹側を走行するので「×」
- 【5. 腎実質】 ➡ 腎実質は皮質と髄質で構成されているので「×」

正解:2

One Point Advice
腹部CT像の解剖と後腹膜臓器について覚えておこう。

レベル・アップ / Level Up

●肝臓の解剖・区域

- **Couinaud分類**(クイノー):門脈と肝静脈の位置関係によりS1からS8まで肝臓を8つの区域に分類(図1)。
  - S1:尾状葉
  - S2:左葉外側後区域
  - S3:左葉外側前区域
  - S4:左葉内側区域
  - S5:右葉前下区域
  - S6:右葉後下区域
  - S7:右葉後上区域
  - S8:右葉前上区域
- **Cantlie line(カントリー線)**:下大静脈と胆嚢窩を結ぶ線であり,線上には中肝静脈が走行する。肝臓の右葉と左葉の境界目安となる。

図1 肝臓の解剖・区域

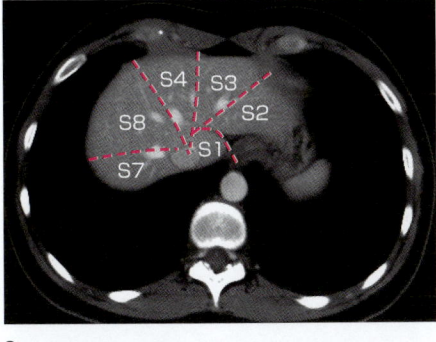

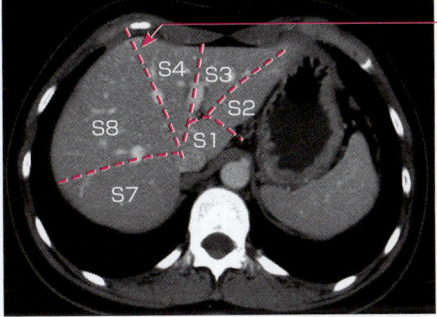

a

b — カントリー線

c

d

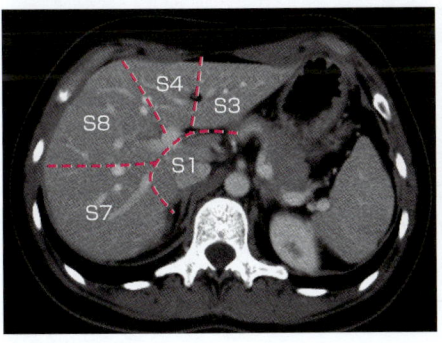

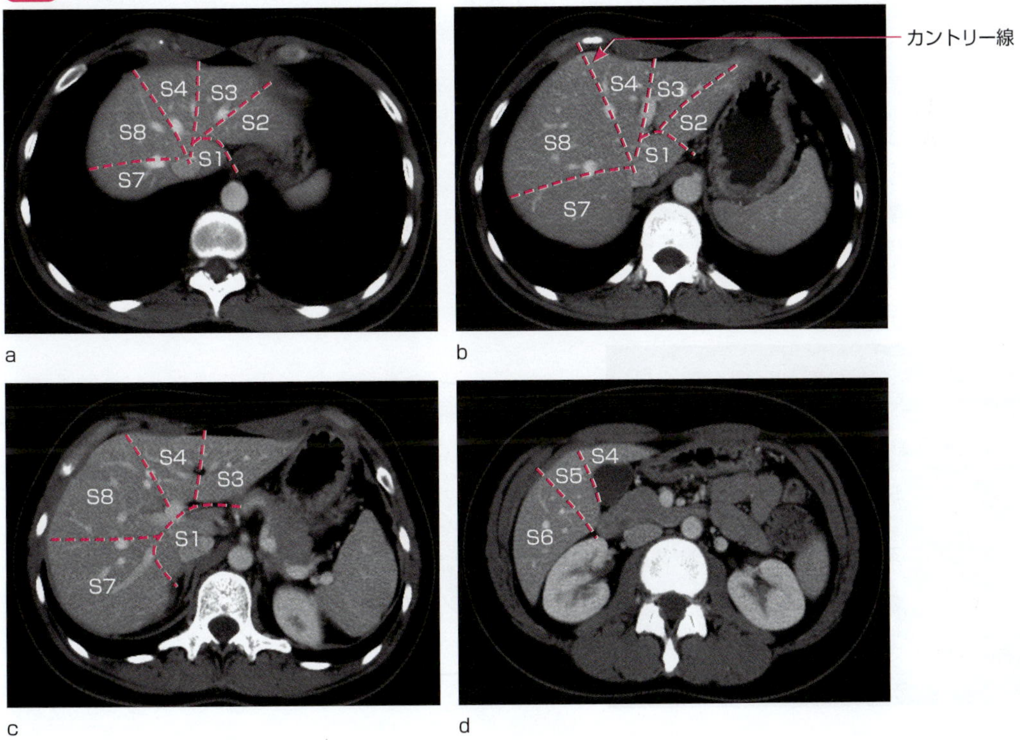

図2 上腹部の解剖

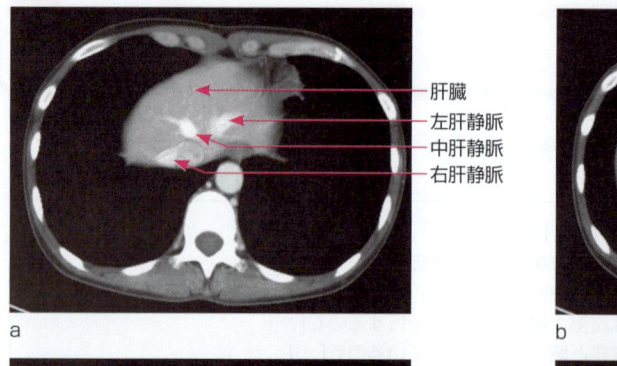

a
- 肝臓
- 左肝静脈
- 中肝静脈
- 右肝静脈

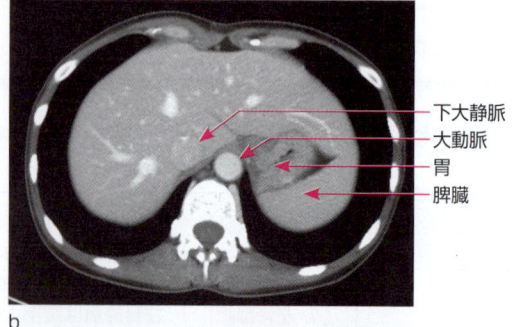

b
- 下大静脈
- 大動脈
- 胃
- 脾臓

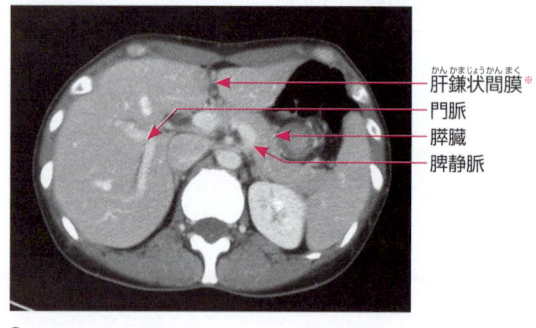

c
- 肝鎌状間膜※
- 門脈
- 膵臓
- 脾静脈

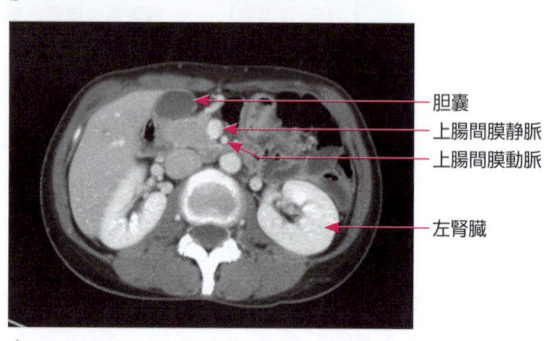

d
- 胆嚢
- 上腸間膜静脈
- 上腸間膜動脈
- 左腎臓

※肝鎌状間膜が明瞭に描出されることは少ない。

図3 消化管穿孔症例

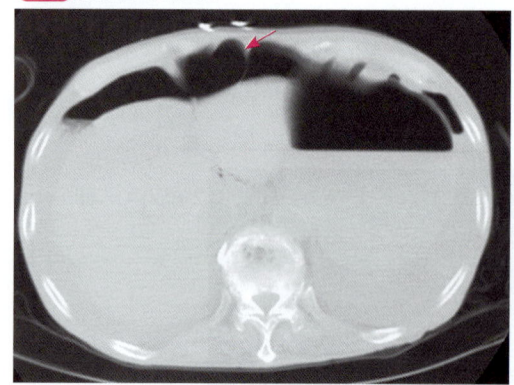

フリーエアが存在する症例では肝鎌状間膜を認識することができる(→)。

図4 MIP像(スラブ10mm)

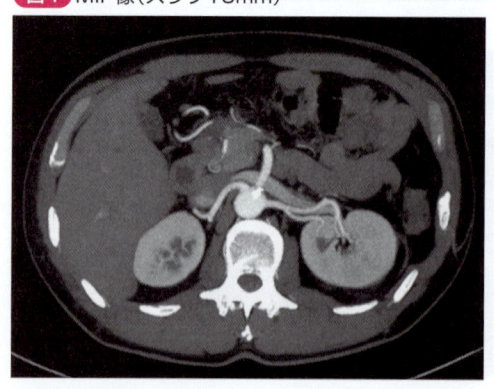

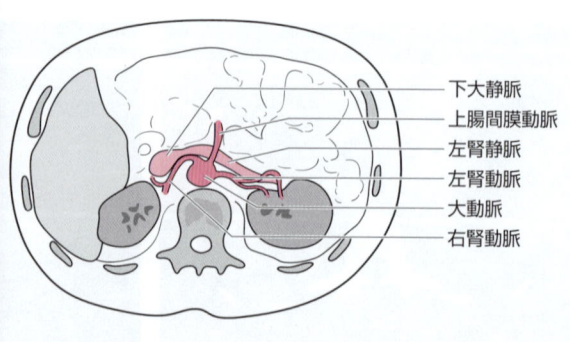

- 下大静脈
- 上腸間膜動脈
- 左腎静脈
- 左腎動脈
- 大動脈
- 右腎動脈

●上腹部血管の走行

表1 上腹部の血管

腹腔動脈	第12胸椎から第1腰椎の高さで大動脈より分岐し，総肝動脈，脾動脈，左胃動脈を分岐する
右腎動脈	下大静脈の背側を走行する
左腎動脈	左腎静脈の背側を走行する
右腎静脈	上方に向かって下大静脈に合流する
左腎静脈	腹部大動脈と上腸間膜動脈の間を走行して下大静脈に合流する
門脈	上腸間膜静脈と脾静脈が合流して門脈となり，肝臓に入って右枝と左枝に分かれる
脾静脈	膵臓の背側を横断するように走行する
上腸間膜静脈	上腸間膜動脈の右側を走行する。上腸間膜動脈より太い
下大静脈	腹部大動脈の右側を走行する。脱水などによって循環血液量が減少すると扁平状に描出される

●後腹膜臓器

図5 後腹膜臓器（水平断像）

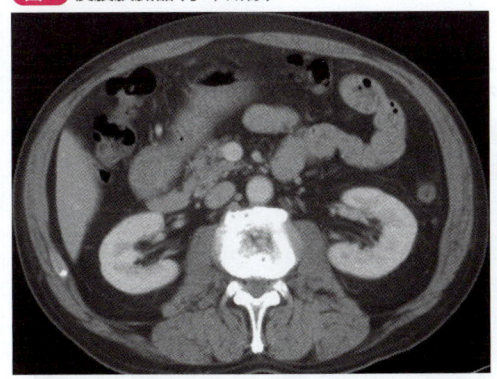

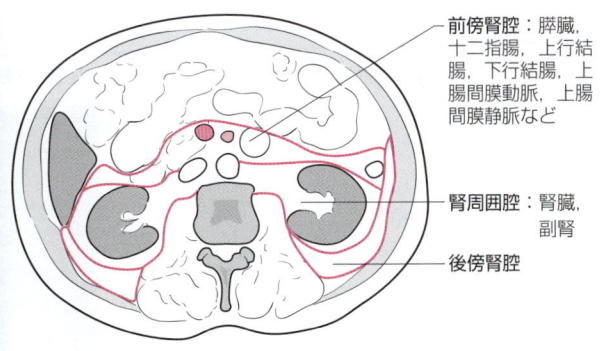

前傍腎腔：膵臓，十二指腸，上行結腸，下行結腸，上腸間膜動脈，上腸間膜静脈など

腎周囲腔：腎臓，副腎

後傍腎腔

MEMO

11 CT：腹部
画像解剖②

●問題番号：61PM-85

Q1 ❶上腹部三次元CTアンギオグラフィを示す。
矢印で示す血管はどれか。

1. 脾動脈
2. 総肝動脈
3. 腹腔動脈
4. 固有肝動脈
5. 胃十二指腸動脈

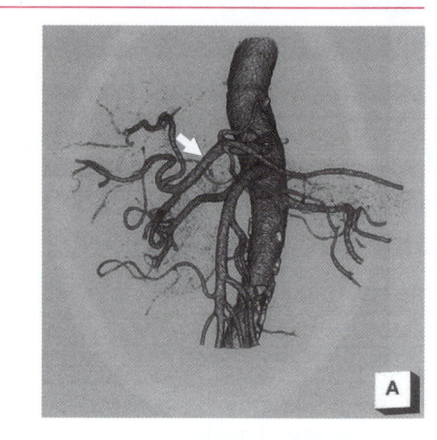

●問題番号：59PM-87

Q2 ❷三次元X線CT画像を示す。矢印が示す血管分枝が分布するのはどれか。

a. 胃
b. 空腸
c. 上行結腸
d. 下行結腸
e. S状結腸

1. a, b　　2. a, e　　3. b, c
4. c, d　　5. d, e

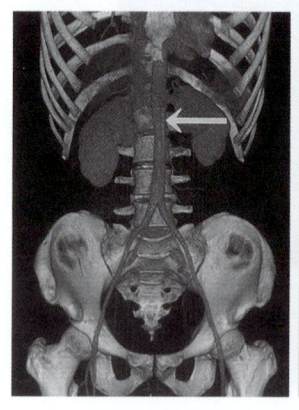

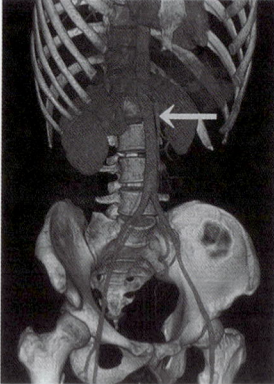

MEMO

Q1

Key Word ▶▶ ❶上腹部三次元CTアンギオグラフィ

解法ナビ ▶▶ ・この問題は，上腹部血管(動脈)の解剖学的知識が問われている。

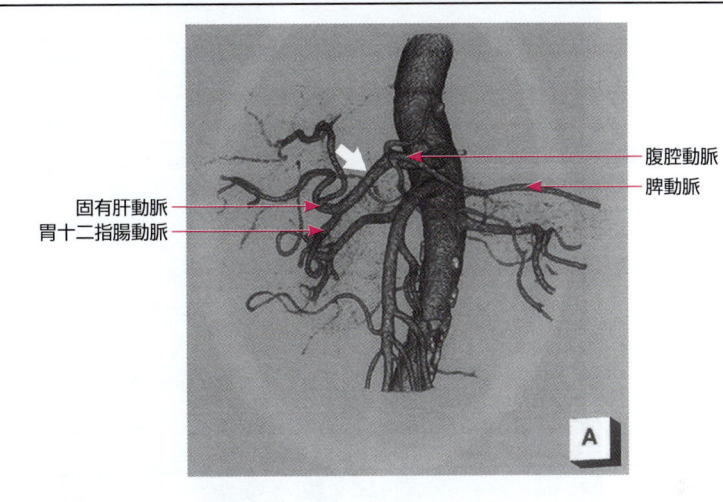

選択肢解説 ▶▶

(図：腹腔動脈，脾動脈，固有肝動脈，胃十二指腸動脈のラベル付き)

【1. 脾動脈】	➡	脾動脈ではないので「×」
【2. 総肝動脈】	➡	総肝動脈なので「○」
【3. 腹腔動脈】	➡	腹腔動脈ではないので「×」
【4. 固有肝動脈】	➡	固有肝動脈ではないので「×」
【5. 胃十二指腸動脈】	➡	胃十二指腸動脈ではないので「×」

正解：2

Q2

Key Word ▶▶ ❷三次元X線CT画像

解法ナビ ▶▶ ・この問題は，上腹部血管の解剖学的知識と各臓器における栄養血管の知識が問われている。

選択肢解説 ▶▶

矢印は上腸間膜動脈を示している。上腸間膜動脈は空腸，回腸，上行結腸，横行結腸の栄養血管である。下腸間膜動脈は下行結腸，S状結腸，直腸の栄養血管である。胃の栄養血管は左胃動脈，右胃動脈，左胃大網動脈，右胃大網動脈などである。

【a. 胃】	➡	胃ではないので「×」
【b. 空腸】	➡	空腸なので「○」
【c. 上行結腸】	➡	上行結腸なので「○」
【d. 下行結腸】	➡	下行結腸ではないので「×」
【e. S状結腸】	➡	S状結腸ではないので「×」

正解：3

One Point Advice
腹部血管の解剖と各臓器への栄養血管を覚えておこう。

CT：腹部

レベル・アップ / Level Up

● 腹部の3次元画像

図1 腹部動脈（VR像）

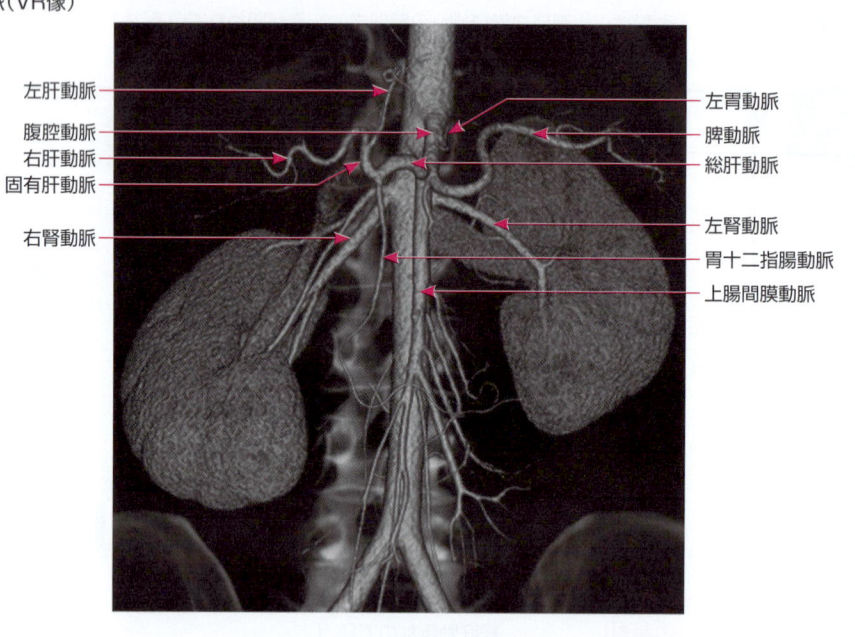

- 左肝動脈
- 腹腔動脈
- 右肝動脈
- 固有肝動脈
- 右腎動脈
- 左胃動脈
- 脾動脈
- 総肝動脈
- 左腎動脈
- 胃十二指腸動脈
- 上腸間膜動脈

図2 腹部静脈（VR像）

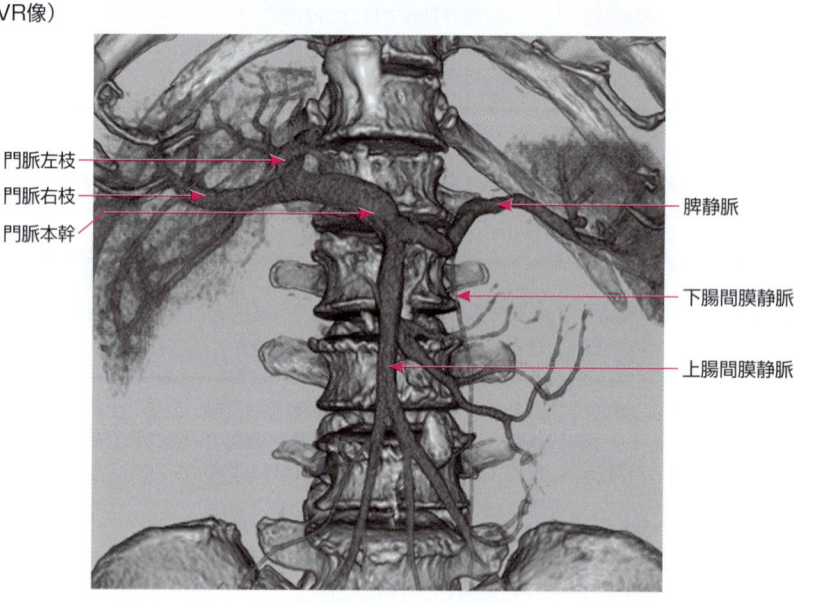

- 門脈左枝
- 門脈右枝
- 門脈本幹
- 脾静脈
- 下腸間膜静脈
- 上腸間膜静脈

図3 骨盤部動脈（VR像）

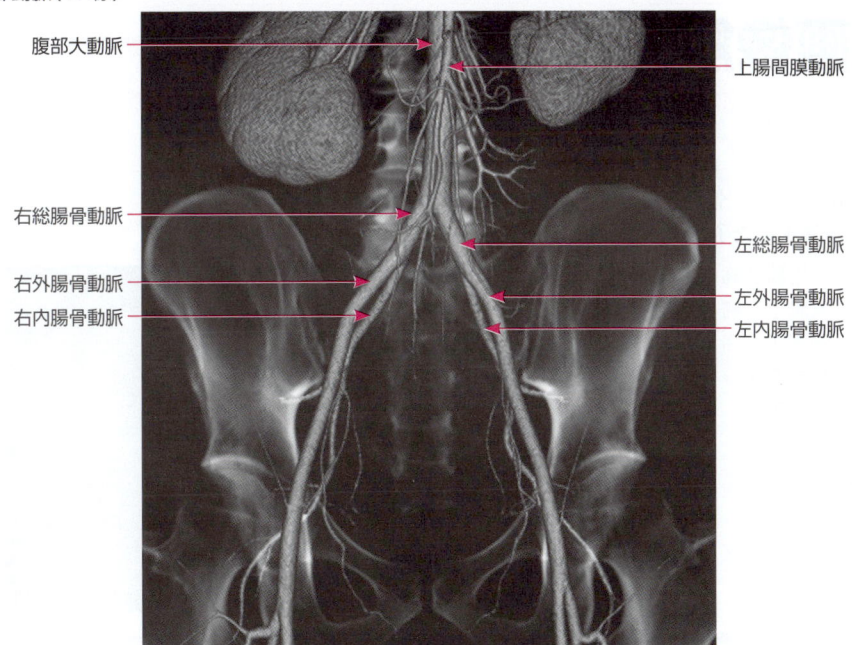

- 腹部大動脈
- 上腸間膜動脈
- 右総腸骨動脈
- 左総腸骨動脈
- 右外腸骨動脈
- 左外腸骨動脈
- 右内腸骨動脈
- 左内腸骨動脈

● 上・下腸間膜動脈の支配領域

- 上腸間膜動脈は，空腸動脈，回腸動脈，下膵十二指腸動脈，中結腸動脈，右結腸動脈，回結腸動脈などに分岐する。
- 下腸間膜動脈は，左結腸動脈，S状結腸動脈，上直腸動脈などに分岐する。

図4 上・下腸間膜動脈の支配領域を色分けしたVR画像

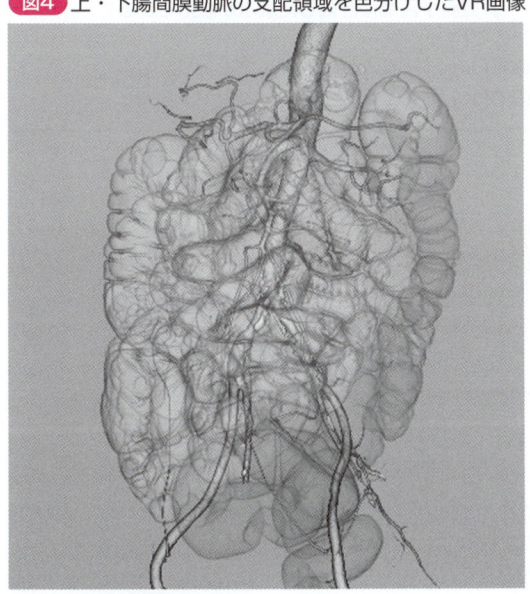

□：上腸間膜動脈支配領域
■：下腸間膜動脈支配領域

CT：腹部

12 CT：腹部
画像解剖③

●問題番号：58PM-87

Q1 34歳の女性。骨盤内炎症性疾患。●骨盤部の造影CT像を示す。
Aは腫大した子宮である。Bは何か。

1. 直腸膀胱窩
2. 直腸子宮窩
3. 膀胱子宮窩
4. 傍結腸溝
5. 結腸下腔

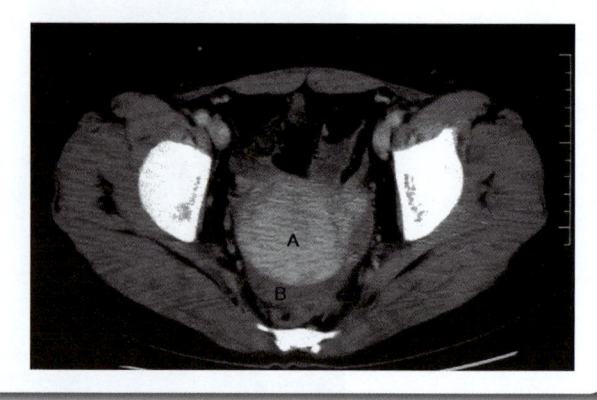

Q1

Key Word ▶▶ ●骨盤部の造影CT像（女性）

解法ナビ ▶▶ ・この問題は，骨盤部CT画像の解剖学的知識が問われている。

選択肢解説

【1. 直腸膀胱窩】→ 直腸膀胱窩ではないので「×」
【2. 直腸子宮窩】→ 直腸子宮窩なので「○」（直腸子宮窩に貯留した腹水が観察できる）
【3. 膀胱子宮窩】→ 膀胱子宮窩ではないので「×」
【4. 傍結腸溝】→ 傍結腸溝ではないので「×」
【5. 結腸下腔】→ 結腸下腔ではないので「×」

正解：2

One Point Advice
男性の骨盤腔内臓器の解剖も併せて覚えておこう。

MEMO

レベル・アップ　Level Up

● 女性骨盤

図1 水平断像

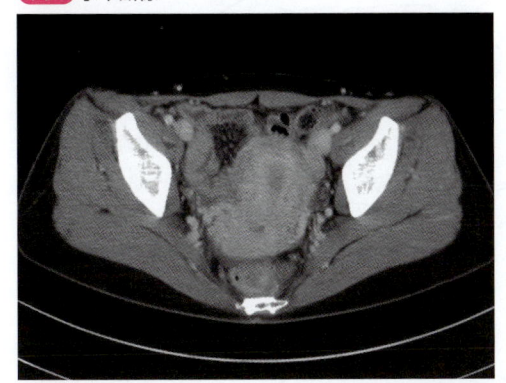

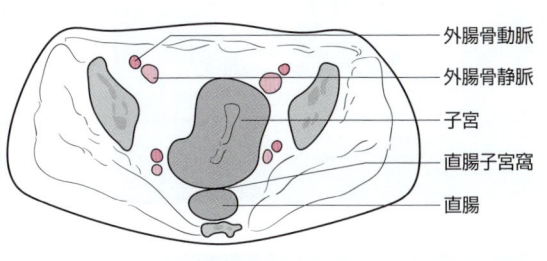

ラベル
外腸骨動脈
外腸骨静脈
子宮
直腸子宮窩
直腸

図2 矢状断像

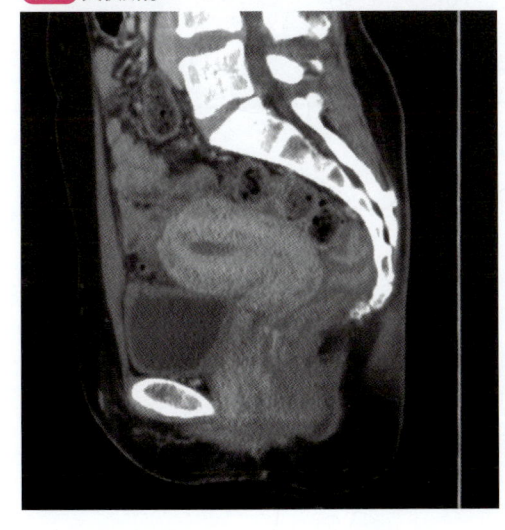

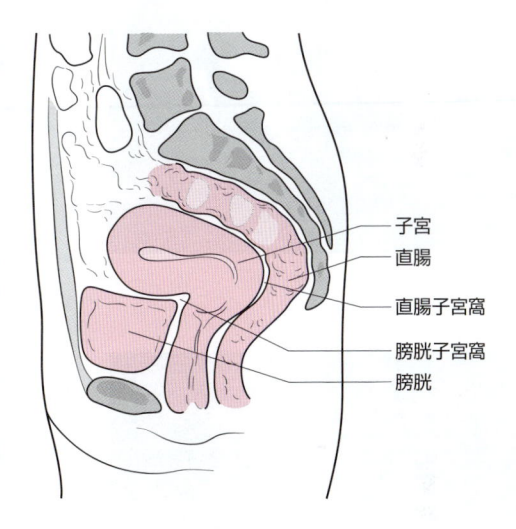

ラベル
子宮
直腸
直腸子宮窩
膀胱子宮窩
膀胱

CT：腹部

MEMO

● **男性骨盤**

図3 水平断像

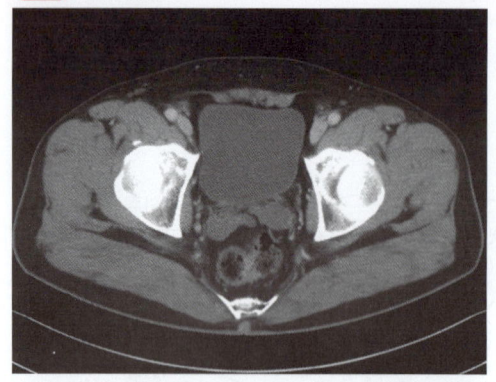

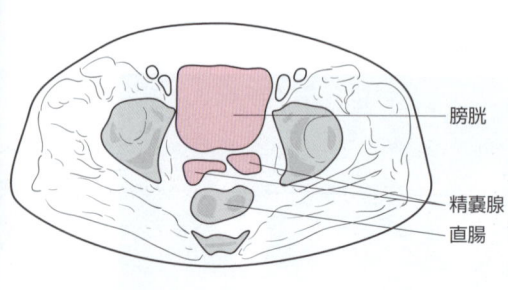

a

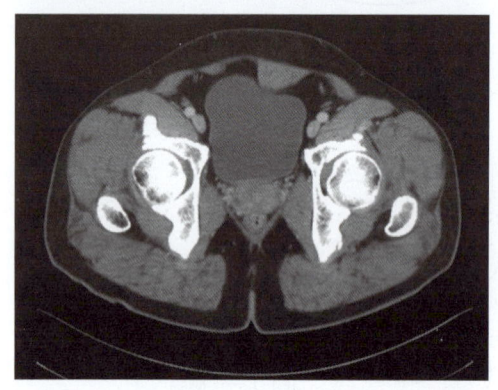

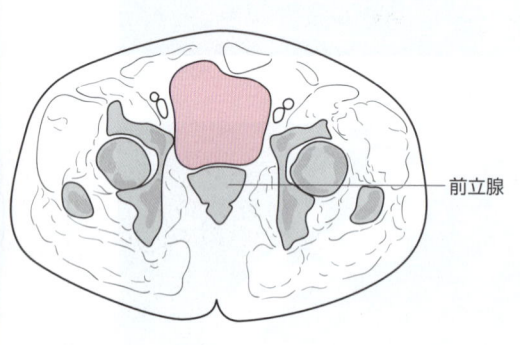

膀胱
精嚢腺
直腸

b

前立腺

図4 矢状断像

膀胱
直腸
膀胱直腸窩
精嚢腺
前立腺

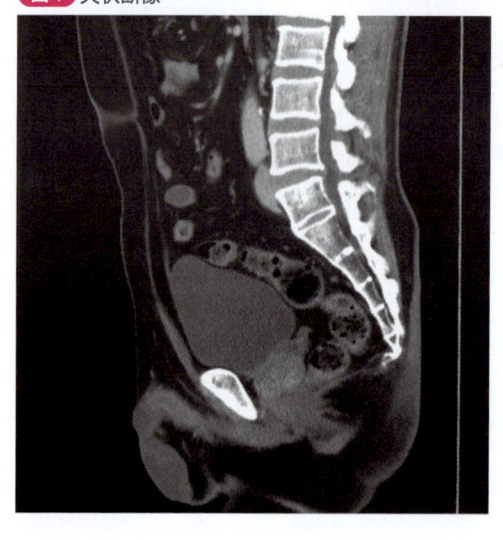

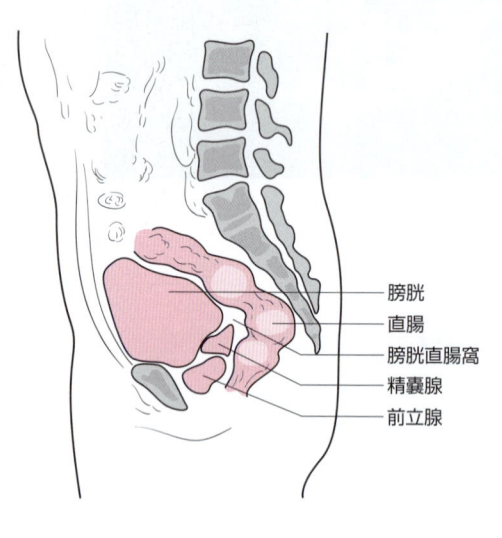

MEMO

13 CT：腹部
画像読影

●問題番号：63AM-43

Q1

❶ 上腹部造影CT像を示す。腫瘍が存在するのはどれか。

1. 肝臓
2. 膵臓
3. 脾臓
4. 副腎
5. 腎臓

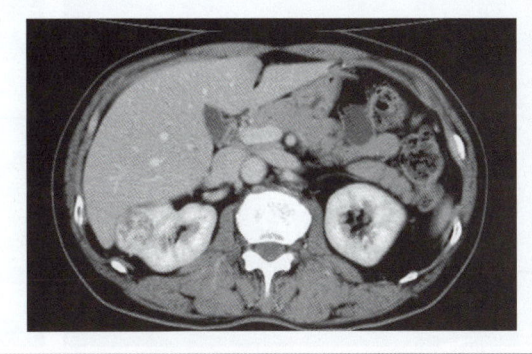

Q1

Key Word ▶▶▶ ❶上腹部造影CT像（腫瘍）

解法ナビ ▶▶▶ ・この問題は，上腹部CT画像の解剖と正常構造に関する知識が問われている。

選択肢解説 ▶▶▶
- 【1. 肝臓】⇒ 肝臓に腫瘍は存在していないので「×」
- 【2. 膵臓】⇒ 膵臓に腫瘍は存在していないので「×」
- 【3. 脾臓】⇒ 脾臓に腫瘍は存在していないので「×」
- 【4. 副腎】⇒ 副腎は描出されていないので「×」
- 【5. 腎臓】⇒ 右腎に正常な腎と異なる不均一な造影効果が認められるので「○」

正解：5

One Point Advice

正常構造のCT画像を数多く観察することが病変の有無の判断につながるため，解剖学的位置だけでなく，構造や画像所見についても覚えておこう。

MEMO

レベル・アップ Level Up

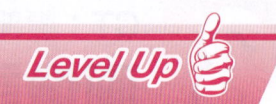

●肝細胞癌
（hepatocellular carcinoma：HCC）

図1 肝細胞癌

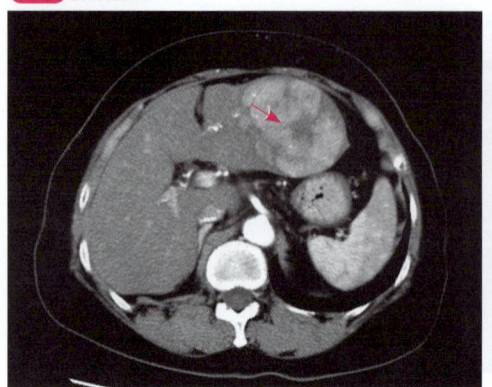

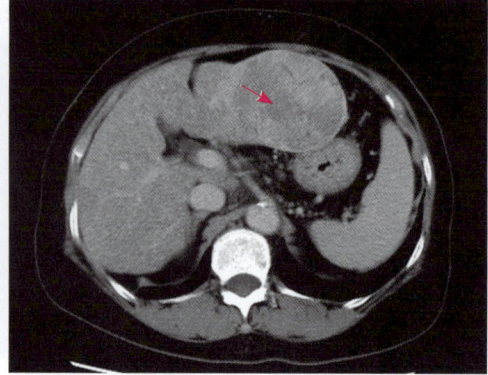

a 動脈相（40秒）　　b 平衡相（150秒）

動脈相で濃染し，平衡相でwash outされる（→）。

●肝血管腫

図2 肝血管腫

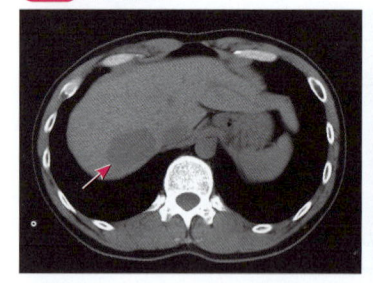

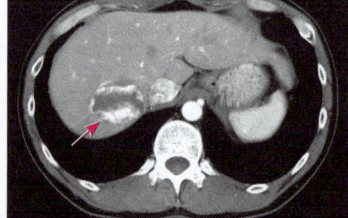

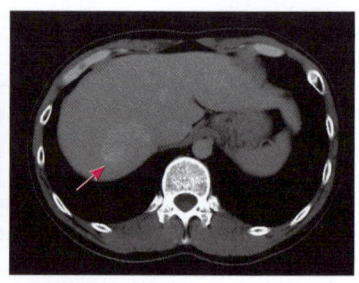

a 単純　　b 動脈相（40秒）　　c 平衡相（240秒）

動脈相で辺縁から不均一に染まり，平衡相では均一に濃染される（→）。

●転移性肝腫瘍：原発胃癌

図3 転移性肝腫瘍

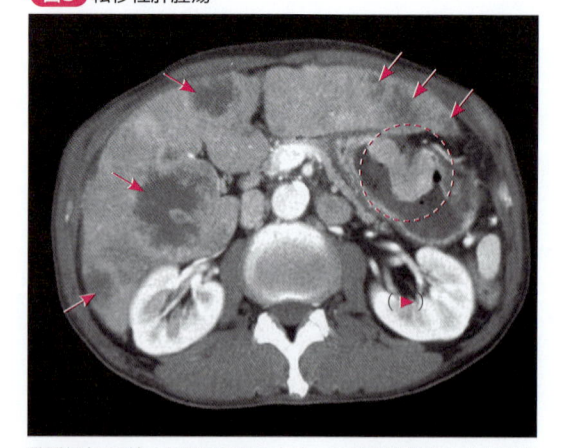

動脈相（40秒）：原発巣の胃癌（◯）と転移性肝腫瘍（→）が描出されている。

●その他の肝疾患

- 脂肪肝は，脂肪の沈着により**単純CT画像で低吸収域**を呈し，門脈や肝静脈が相対的に高吸収域を呈する。
- 肝硬変は，**変形や表面の凹凸所見**が認められ，肝実質が**不均一**な吸収域を呈する。
- 肝嚢胞は，境界が**明瞭**な腫瘍性病変で，内部は**水のCT値**を呈し，造影効果は**認められない**。
- 肝膿瘍は，**不整形な低吸収域**を呈し，造影剤の投与により**辺縁部**が濃染される。

●腎細胞癌：RCC
図4 腎細胞癌

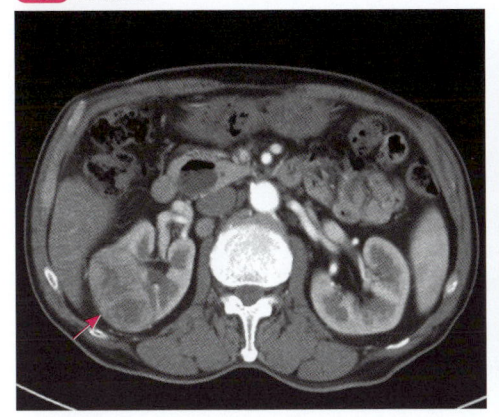

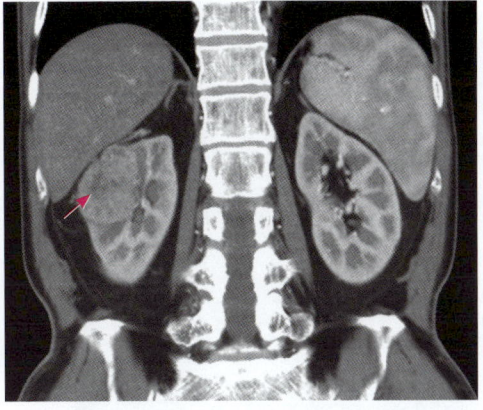

a 水平断像　　　　　　　　　　　　　　b 冠状断像

腎細胞癌(→)は一般的に多血性であり，動脈相で高い造影効果を示す。
また，排泄相では正常腎実質より低吸収域を呈する。

●腎盂癌
図5 腎盂癌(→)

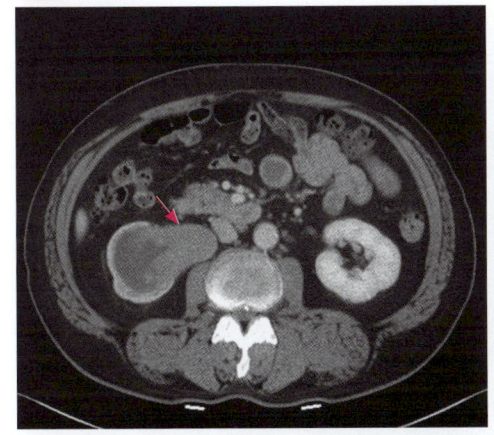

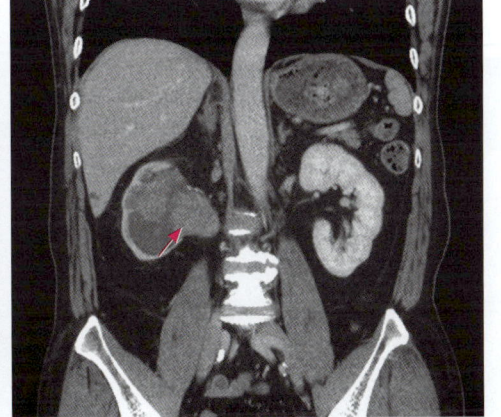

a 水平断像　　　　　　　　　　　　　　b 冠状断像

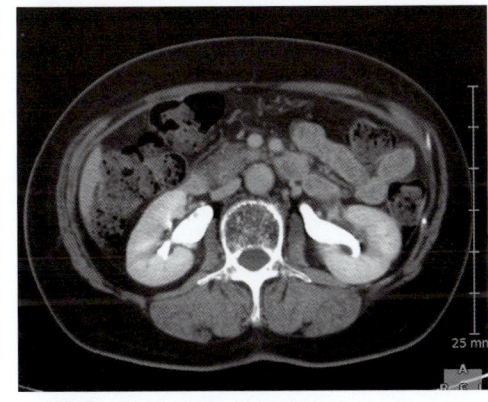

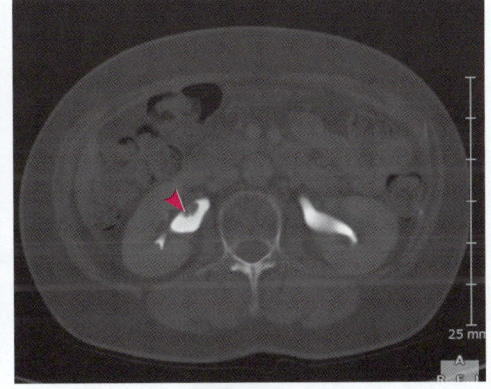

c 排泄相1(WW：350，WL：50)　　　　d 排泄相2(WW：2000，WL：500)

排泄相は軟部表示条件だけでなく骨表示条件のようなWW・WLで観察する必要がある(▶)。

CT：腹部

●副腎腫瘍

図6 副腎腫瘍（→）

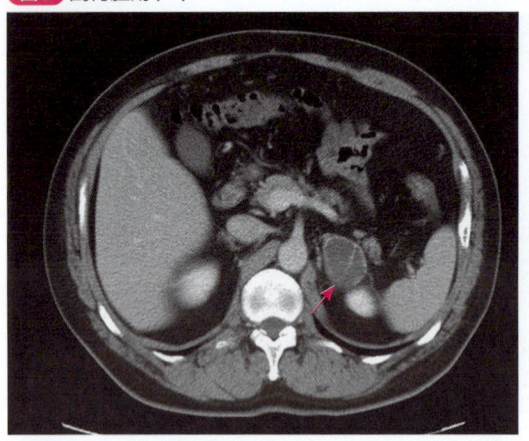

高血圧やホルモン異常などの内分泌疾患として発見される場合と症状もなく偶然発見される場合がある。偶発腫瘍の頻度も少なくない。

●ナットクラッカー症候群

図7 ナットクラッカー症候群
左腎静脈が上腸間膜動脈と腹部大動脈間に位置し，血流が鬱滞することで血尿などの症状が起こる。

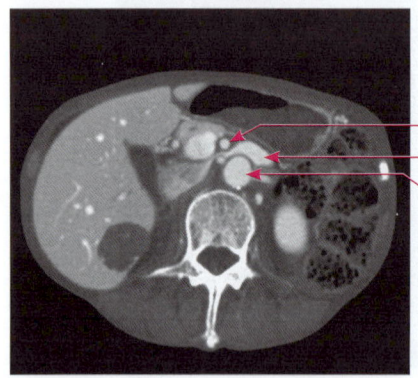

a 水平断像 — 上腸間膜動脈／左腎静脈／腹部大動脈

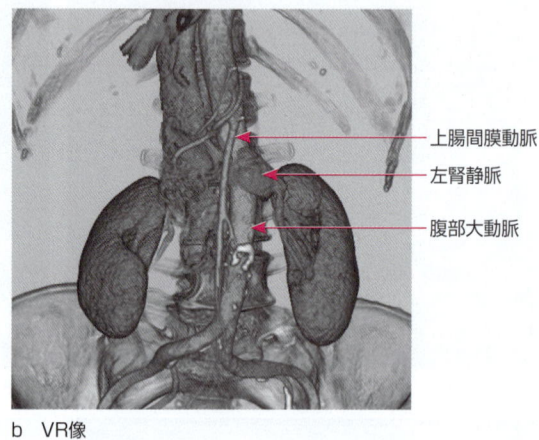

b VR像 — 上腸間膜動脈／左腎静脈／腹部大動脈

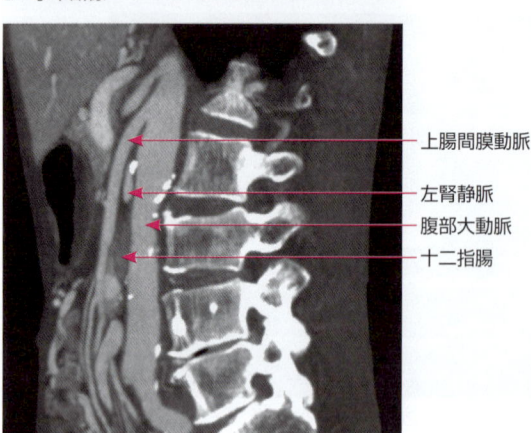

c MIP像 — 上腸間膜動脈／左腎静脈／腹部大動脈／十二指腸

●胆嚢癌

図8 胆嚢癌（→）

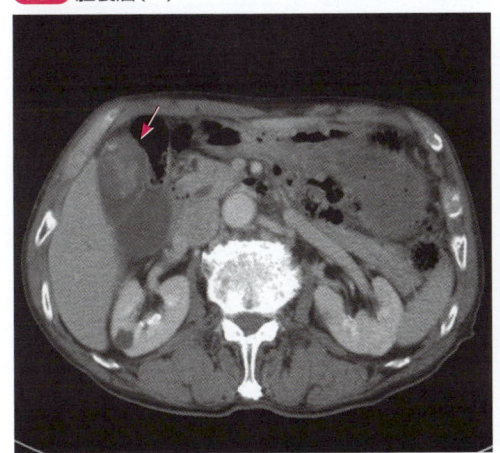

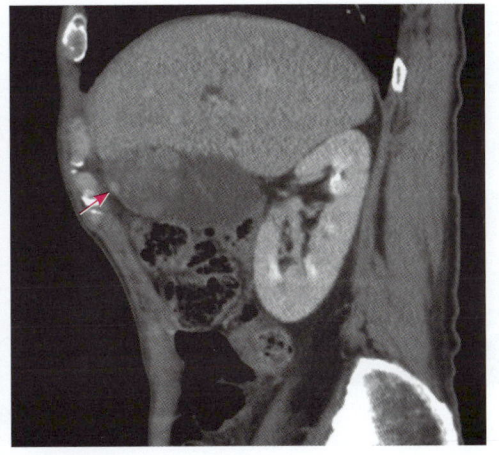

a　水平断像　　　　　　　　　　　　　b　矢状断像

冠状断像や矢状断像などのMPR画像が診断に有用である。

●総胆管結石

図9 総胆管結石

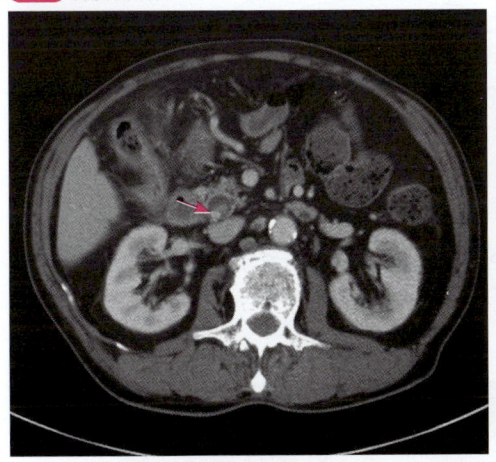

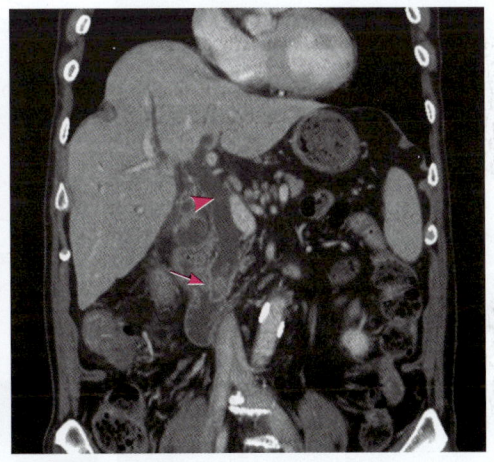

a　水平断像　　　　　　　　　　　　　b　冠状断像

矢印（→）は総胆管結石，矢頭（▶）は拡張した総胆管である。
ビリルビン系結石は高濃度として描出されるが，コレステロール系結石は描出されにくい。
胆管拡張をきたす原因疾患には総胆管結石，胆管癌，膵癌（膵頭部）などがある。

●胆管気腫

図10 胆管気腫

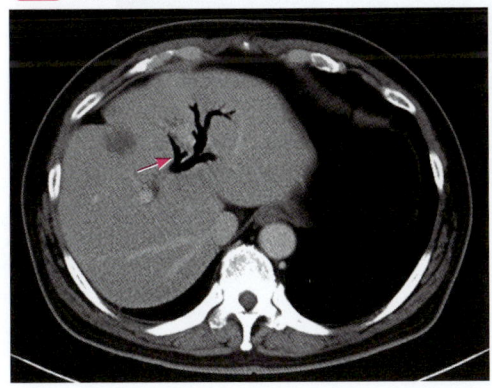

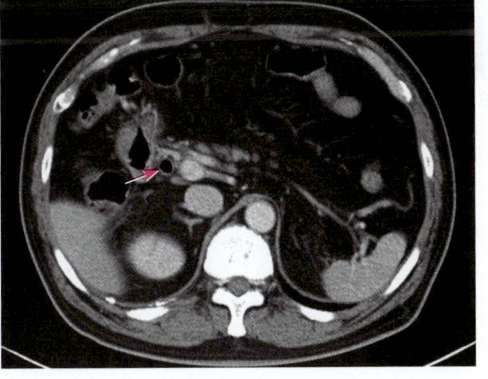

a　　　　　　　　　　　　　　　　　　b

胆管空腸吻合術を施行した患者では胆管に空気が入っていることがある（→）。

● 門脈気腫
図11 門脈気腫

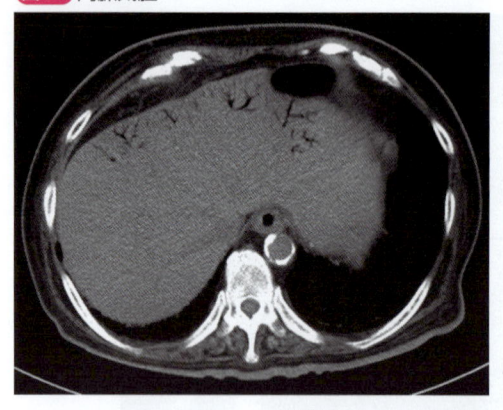

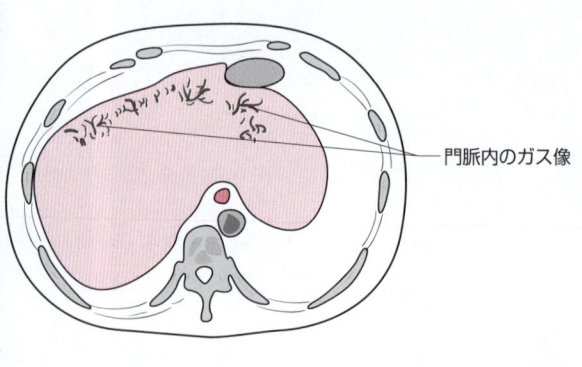

腸管壊死などにより門脈内にガスが存在する。

● 膵臓癌
図12 膵臓癌

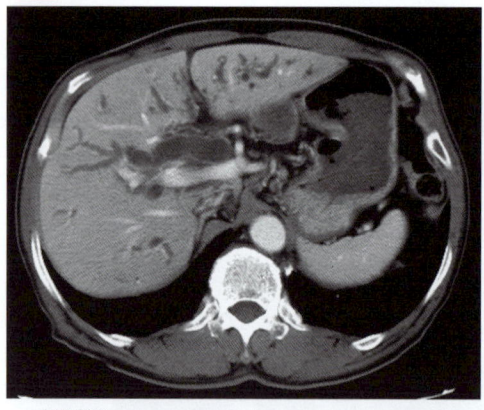

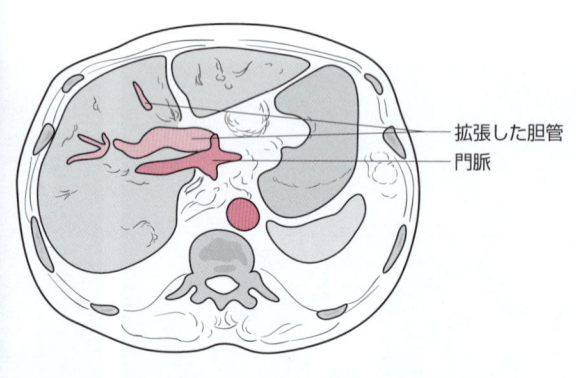

拡張した胆管
門脈

a 水平断像

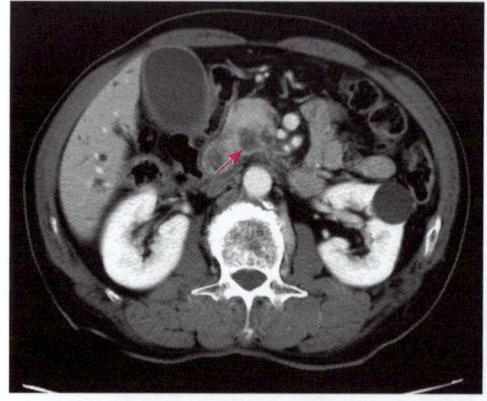

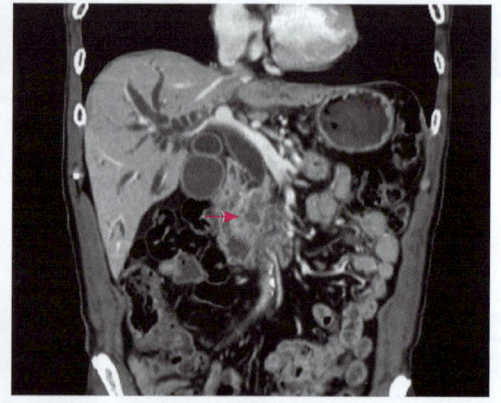

b 水平断像　　　　　　　　　　　　　　c 冠状断像

膵臓癌は一般的に乏血性であるため，動脈相では膵実質より低吸収域として描出される。
また，インスリノーマなどの内分泌腫瘍では早期動脈相で高い造影効果を示すことが多い。

●膵管内乳頭粘液性腫瘍：IPMN

図13 膵管内乳頭粘液性腫瘍

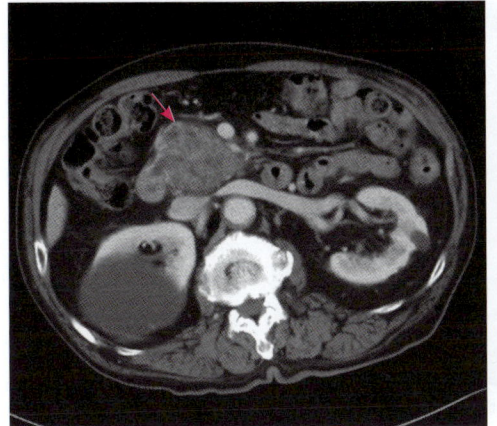

a　水平断像

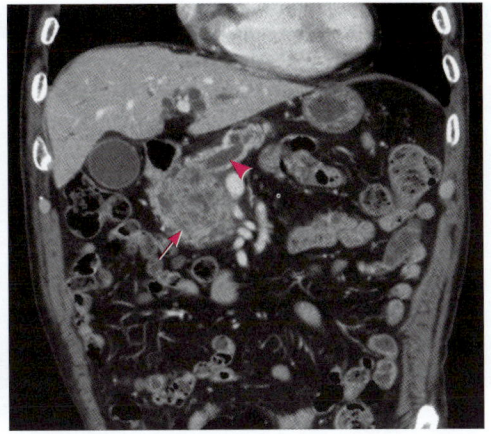

b　冠状断像
膵管（▶）が拡張している。

主膵管やその分枝に乳頭状に増殖する粘液産生能を有した嚢胞性腫瘍（→）であり，高齢男性の膵頭部に好発する。

●食道癌

図14 食道癌

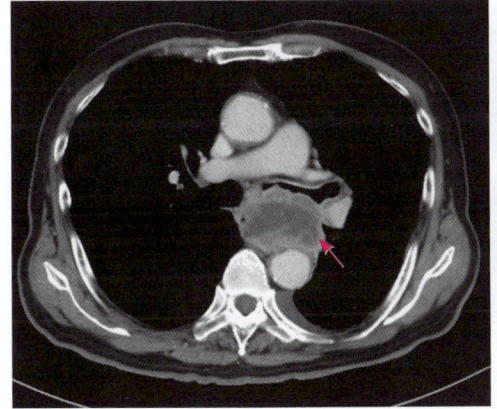

a　水平断像

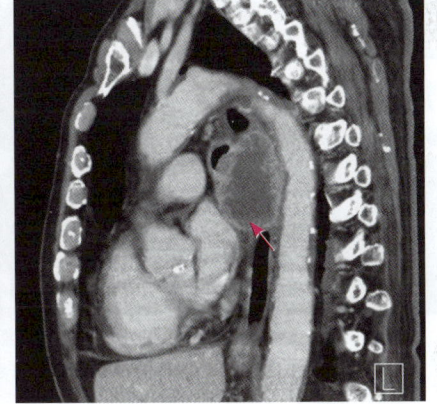

b　矢状断像

体軸方向に長い臓器であるため腫瘍（→）の進展を見るのに冠状断像や矢状断像などが診断に有用である。

●大腸癌

図15 S状結腸癌

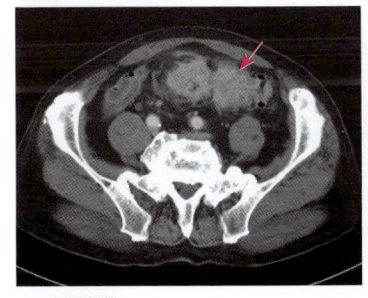

a　水平断像

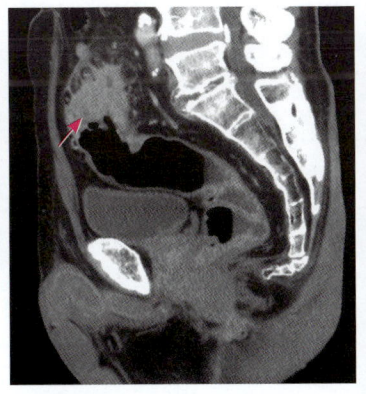

b　矢状断像

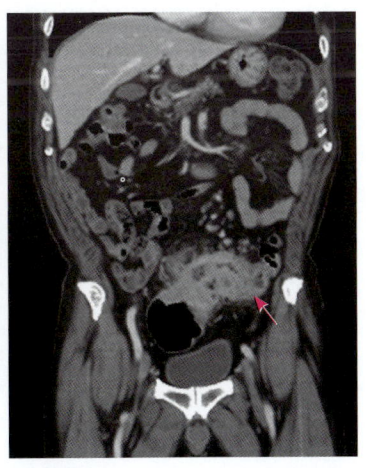

c　冠状断像

S状結腸内を占拠する腫瘍（→）が描出されている。

CT：腹部

●十二指腸穿孔（腹腔内遊離ガス：free air）
図16 十二指腸穿孔

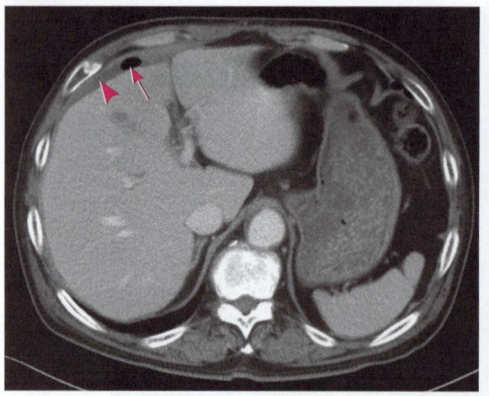

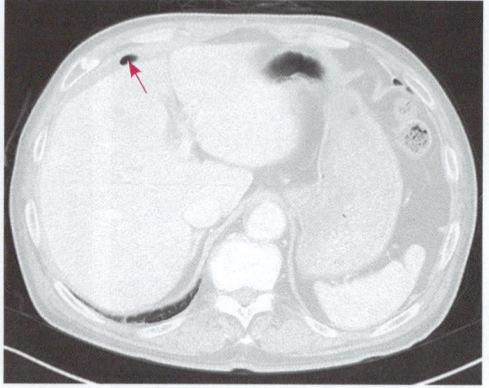

矢印（→）はフリーエア像，矢頭（▶）は腹水である。

●膀胱癌
図17 膀胱癌

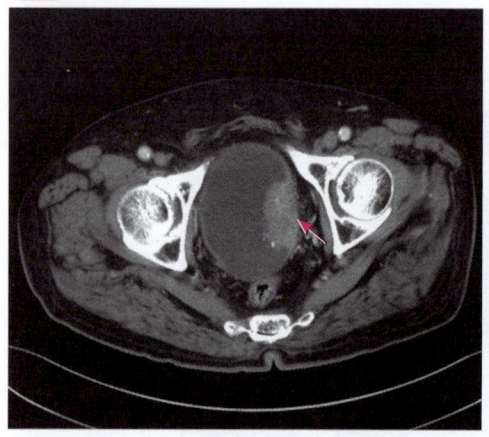

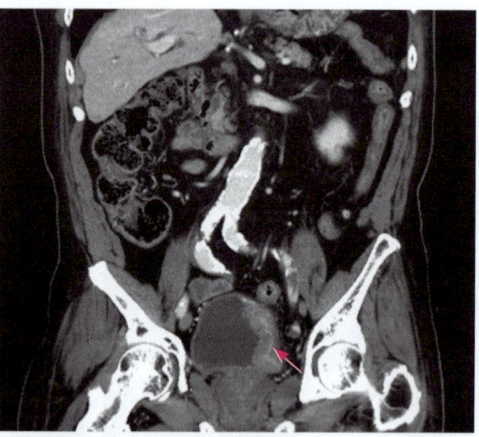

a　水平断像　　　　　　　　　　　　b　冠状断像
膀胱左側壁より内側に突出する腫瘍（→）が描出されている。深達度の評価はMRIの方が優れている。

MEMO

●内臓脂肪面積測定

【メタボリックシンドローム診断基準（日本内科学会等2005年版）】
- 腹腔内脂肪蓄積
- ウエスト周囲径（男性≧85cm，女性≧90cm）
- 内臓脂肪面積（男女とも≧100cm^2）

【内臓脂肪面積測定の目的】

内臓脂肪が蓄積
↓
生活習慣病（高血圧，高脂血症，糖尿病など）
↓
動脈硬化
↓
心臓疾患，脳血管障害

※生活習慣病や心臓疾患や脳血管障害に対する予防

●CT装置による内臓脂肪面積の測定

- 背臥位にて臍の位置を呼気停止下でスキャンする。
- 手動や専用ソフトを用いて内臓脂肪面積を求める（CT値は－200HUから－50HU程度）。

図18 当院における内臓脂肪面積の測定結果

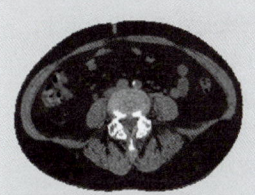

計測結果	
全脂肪面積	270.71 cm^2
内臓脂肪面積	137.28 cm^2
皮下脂肪面積	133.43 cm^2
体周囲長	78.19 cm
BMI	23.56

診断結果

[BMIによる肥満度診断] 正常
あなたの理想体重は、49.50 kg です。
（41.63～56.25kgの間であれば、標準です。）
[内臓脂肪量による診断] 内臓脂肪型肥満
内臓脂肪蓄積型の肥満の傾向があります。

BMIとは？
体重[kg] / (身長[m])^2 で計算される、身長と体重の理想的バランスを見る指数です。
一般的に、18.5未満…痩せ、18.5～25…正常、25以上…肥満 として判断されます。

内臓脂肪型肥満とは？
男女とも100cm^{2}以上で「内臓脂肪型肥満」の疑いがあります。（2005年 日本肥満学会）
注）今回の検査は、体内の脂肪量を計測するものです。ガンなどの病気を調べる検査ではありません。

（FUJIFILM社製ワークステーション SYNAPSE VINCENTより出力）

MEMO

14 CT：腹部 画像表示

●問題番号：64PM-82

Q1 造影CT後の❶三次元処理画像を示す。
画像処理はどれか。

1. 最小値投影法
2. 最大値投影法
3. 多断面変換表示法
4. ワイヤーフレーム法
5. ボリュームレンダリング法

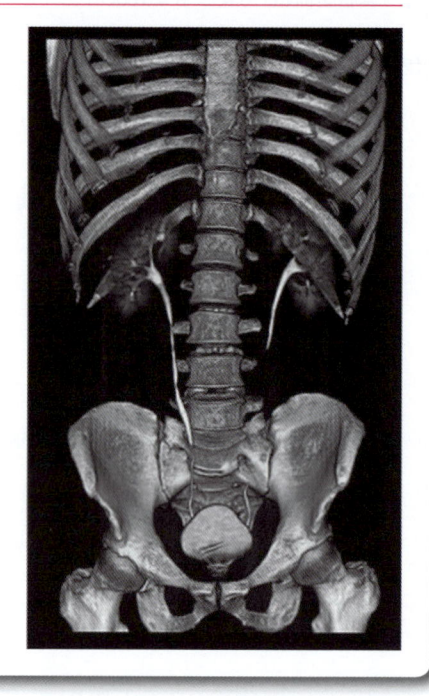

Q1

Key Word ▶▶ ❶三次元処理画像

解法ナビ ▶▶ ・この問題は，三次元画像の表示方法に関する知識が問われている。

選択肢解説 ▶ この画像は，三次元表示されていることから最小値投影法（min IP），最大値投影法（MIP），多断面変換表示法（MPR）ではない。また，線のみで表示されてもいないので，三次元コンピュータグラフィックス（CG）でのレンダリング法であるワイヤーフレーム法でもない。よって，「5. ボリュームレンダリング法（VR）」が正解である。

【1. 最小値投影法】 ➡ 最小値投影法ではないので「×」
【2. 最大値投影法】 ➡ 最大値投影法ではないので「×」
【3. 多断面変換表示法】 ➡ 多断面変換表示法ではないので「×」
【4. ワイヤーフレーム法】 ➡ ワイヤーフレーム法ではないので「×」
【5. ボリュームレンダリング法】 ➡ ボリュームレンダリング法なので「○」

正解：5

One Point Advice
各種表示方法（Ray Sum，MIP，MPR，VE，VR，Min IP，CPR）の画像をしっかり覚えておこう。

レベル・アップ　Level Up

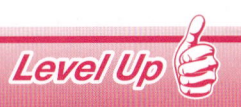

●MIP（maximum intensity projection）
- 投影面に対して，ボリュームデータ内の最大値をもつボクセルを表示する方法である。

図1 MIP像

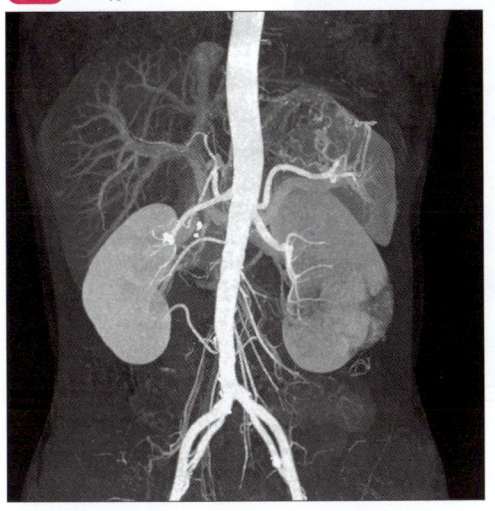

●MPR（multiplanar reconstruction）
- ボリュームデータから任意の断面を作成する方法である。

図2 MPR像

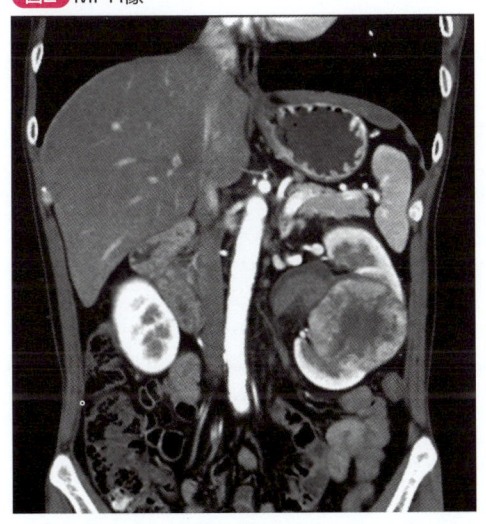

●MinIP（minimum intensity projection）
- 投影面に対して，ボリュームデータ内の最小値をもつ「ボクセル」を表示する方法である。
- 気管や膵管などの観察に用いられる。

図3 MinIP像

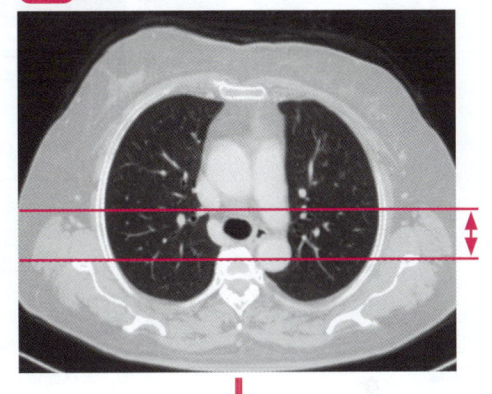

スラブを設定

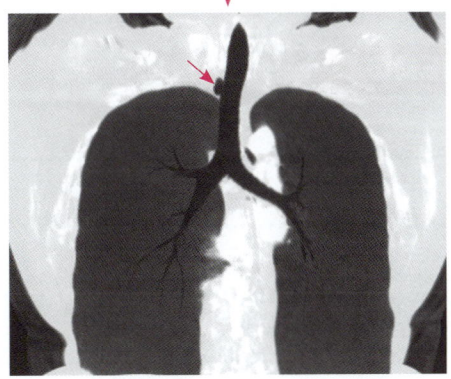

MinIP像
気管嚢胞（→）が観察できる。

CT：腹部

●CPR（curved multiplanar reconstruction）

- 蛇行する構造物を一断面に表示する方法である。
- 尿管に対してMPRでは一断面に表示できないが，CPRでは全体像を表示することができる。
- 冠状動脈の観察に多く利用されている。

図4 CPR像

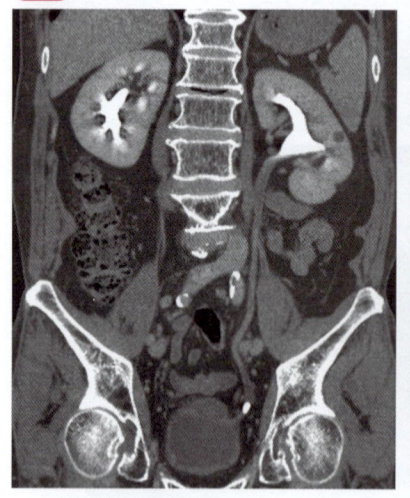

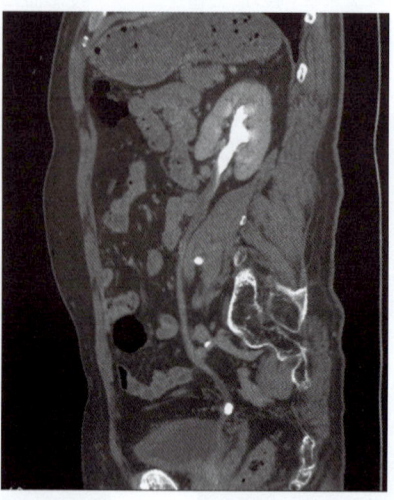

a 冠状断像　　b 矢状断像

MEMO

15 CT：腹部
ダイナミックCT

●問題番号：63PM-87

Q1 腹部CT像を示す。門脈が最も強く造影されているのはどれか。

1. ア　2. イ　3. ウ　4. エ　5. オ

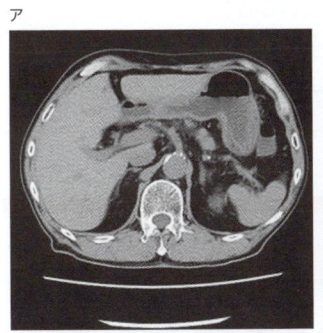

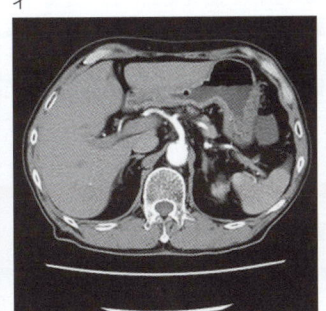

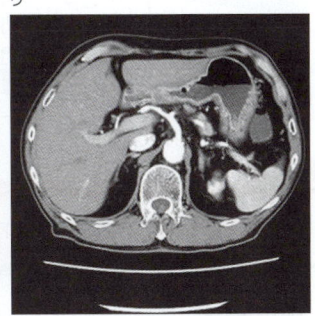

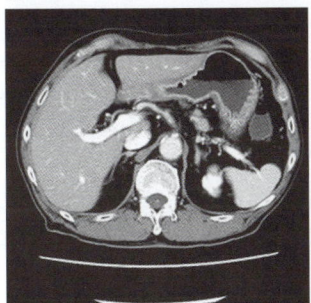

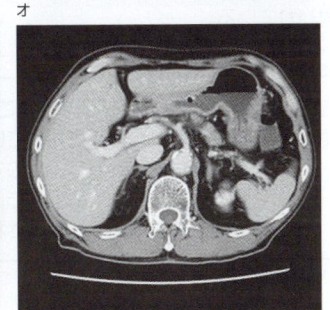

●問題番号：58PM-83

Q2 腹部CT画像を示す。**誤っている**のはどれか。

1. 急速静注法で撮影されている。
2. 上腸間膜動脈が造影されている。
3. 腎皮質が造影されている。
4. 胃壁が造影されている。
5. 画像は平衡相で撮影されている。

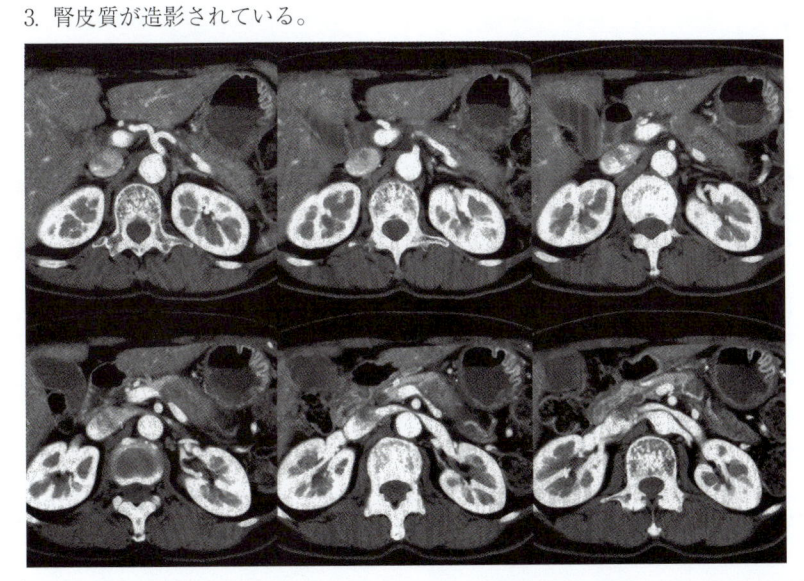

Q1

Key Word ▶▶▶ ❶腹部CT像

解法ナビ ▶▶▶ ・この問題は，腹部CT画像の解剖学的知識が問われている。

選択肢解説
- 【1. ア】 ➡ 単純画像なので「×」
- 【2. イ】 ➡ 腹部大動脈，腹腔動脈が強く造影されているので「×」
- 【3. ウ】 ➡ 門脈が造影されているが強い造影ではないので「×」
- 【4. エ】 ➡ 門脈が強く造影されているので「○」
- 【5. オ】 ➡ 血管系がどれも強い造影ではないので「×」

正解：4

Q2

Key Word ▶▶▶ ❷腹部造影CT画像

解法ナビ ▶▶▶ ・この問題は，腹部CT画像の解剖と造影剤投与からの撮影時相（動脈相，門脈相，平衡相）に関する知識が問われている。

選択肢解説
- 【1. 急速静注法】 ➡ 腹部大動脈のCT値が高いことから造影剤を急速注入しているので「×」
- 【2. 上腸間膜動脈】 ➡ 上腸間膜動脈は造影されているので「×」
- 【3. 腎皮質】 ➡ 腎皮質は造影されているので「×」
- 【4. 胃壁】 ➡ 胃壁は造影されているので「×」
- 【5. 平衡相】 ➡ 平行相では腎髄質が造影され下大静脈が均一に造影されるので「○」

正解：5

One Point Advice

造影剤を急速静注したダイナミックCT検査時の各撮影時相における画像についても併せて覚えておこう。

MEMO

レベル・アップ

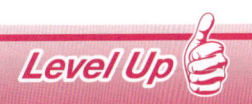

●各撮影時相における画像

図1 腹部ダイナミックCT（第1腰椎レベル）

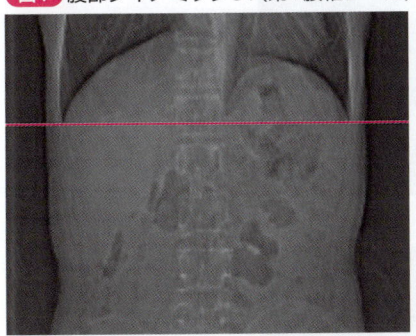

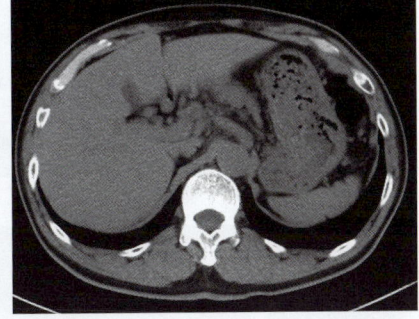

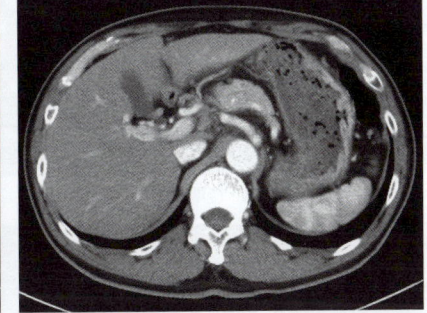

a　スライス位置
b　単純
c　早期動脈相（25秒）
d　後期動脈相（40秒）
e　門脈相（60秒）
f　平衡相（150秒）

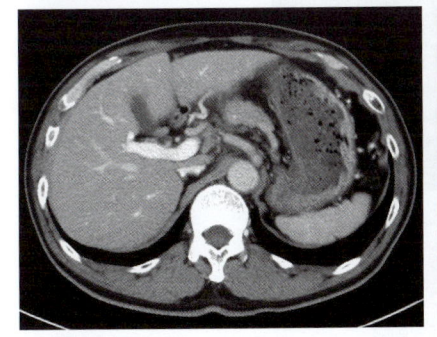

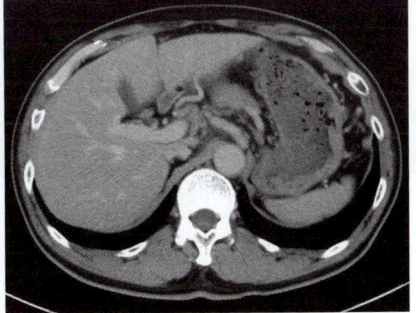

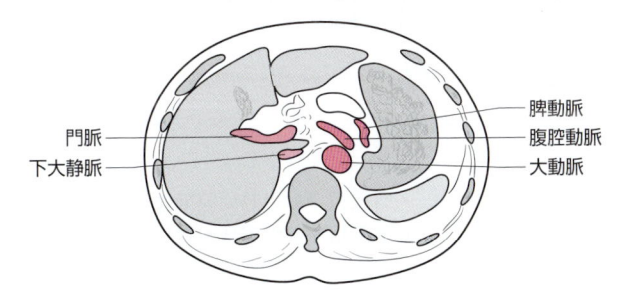

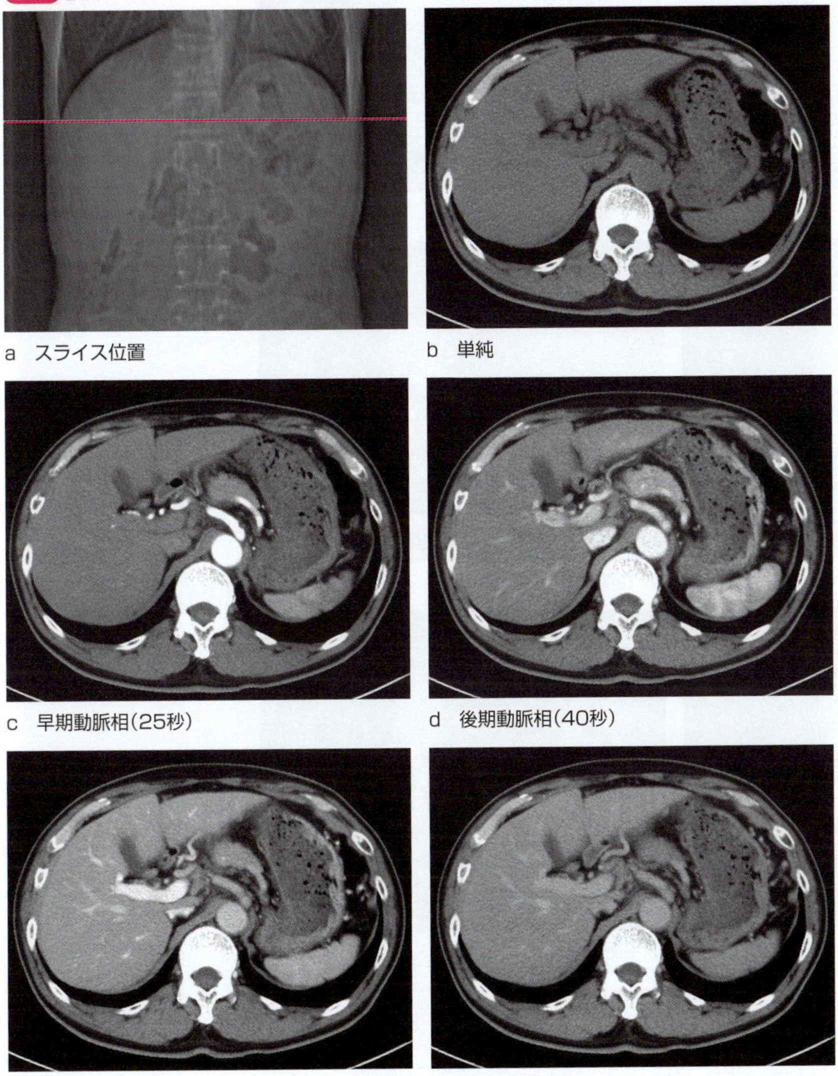

脾動脈
腹腔動脈
大動脈
門脈
下大静脈

- 早期動脈相では腹部大動脈と腹腔動脈が強く濃染される。
- 後期動脈相では腹部大動脈と腹腔動脈の濃染は弱まるが、門脈が濃染し始め、膵臓は強い濃染を示し、脾臓は斑状に濃染される。
- 門脈相では動脈は淡くなり、門脈が強く濃染される。
- 平衡相では血管や臓器の濃染が弱くなる。

CT：腹部

図2 腹部ダイナミックCT（第3腰椎レベル）

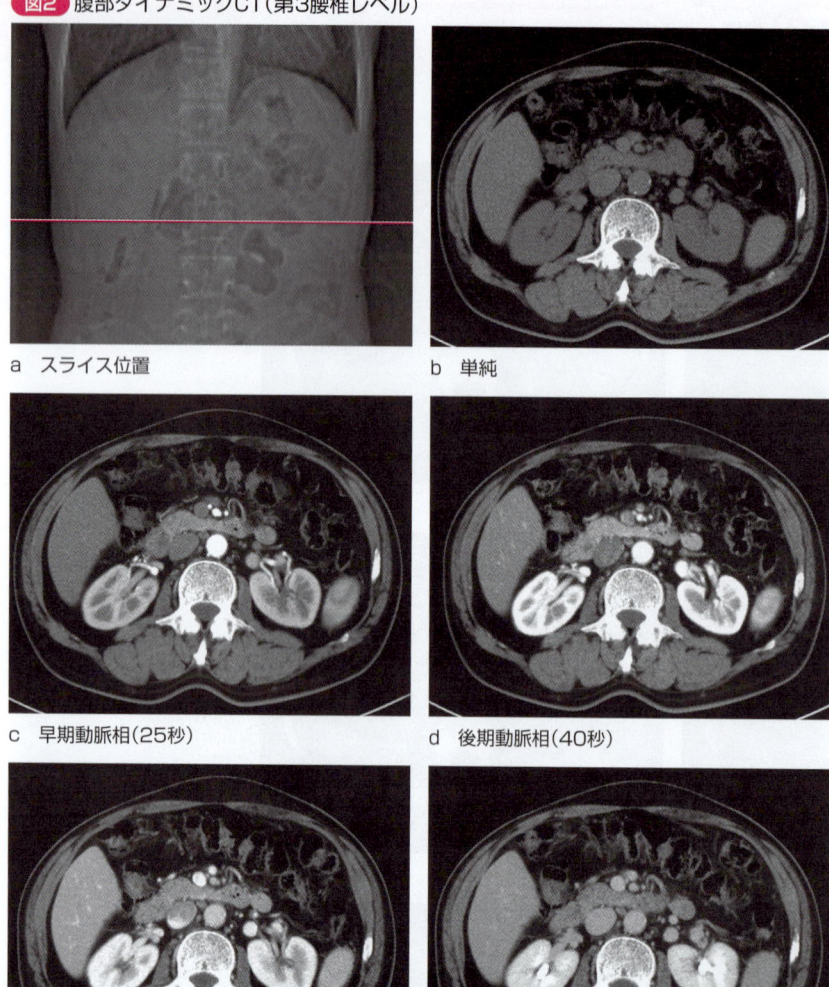

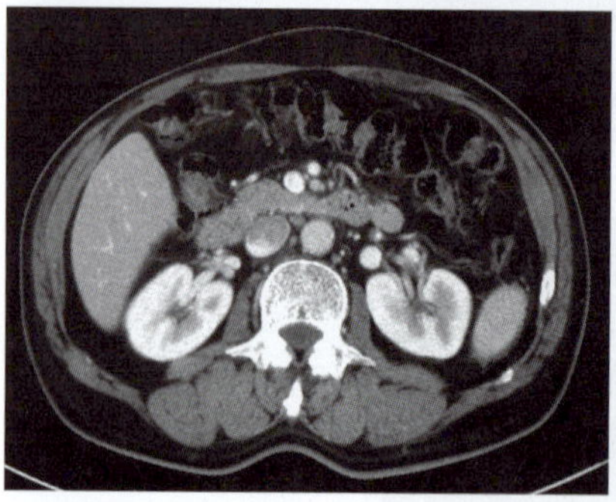

a スライス位置
b 単純
c 早期動脈相（25秒）
d 後期動脈相（40秒）
e 門脈相（60秒）
f 平衡相（150秒）

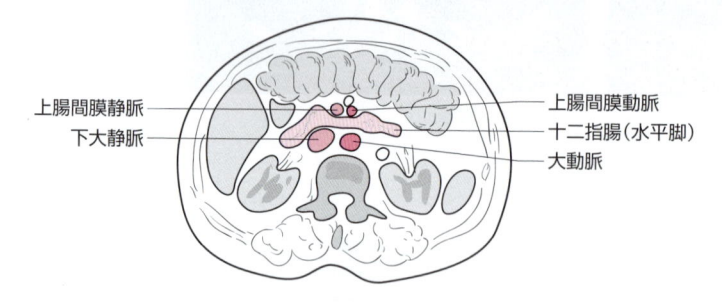

上腸間膜静脈
下大静脈
上腸間膜動脈
十二指腸（水平脚）
大動脈

- 早期動脈相では腹部大動脈と上腸間膜動脈が強く濃染される。
- 後期動脈相では腹部大動脈や腎皮質が強く濃染される。
- 門脈相では上腸間膜静脈が強く濃染される。
- 平衡相では腎実質や腎杯，腎盂が濃染される。

●肝細胞癌および膵臓癌の血流動態

- 正常肝実質の血流支配割合は，「門脈：3」に対して「肝動脈：1」である。
- 肝細胞癌では，悪性度が増すにつれて門脈血流は減少し，肝動脈からの血流の割合が増加していく。
- 典型的（古典的）な肝細胞癌（中〜低分化型肝細胞癌）では，門脈血流はなくなり，動脈血流でのみ栄養される。
- 典型的肝細胞癌は，動脈相で正常肝実質より強く濃染され，平衡相でwash outされて相対的に低吸収域を呈する。
- 高分化型の肝細胞癌は，乏血性であるため動脈相では濃染されず，門脈血流の支配により門脈相で濃染されるため，CT画像にて診断が困難となる場合が多い。
- 膵臓癌は，一般的に乏血性腫瘍であることが多く，動脈優位相で正常膵実質よりも低吸収域を呈する欠損像として描出される。
- 膵内分泌腫瘍は，多血性であることが多く，動脈相で強く造影される。
- 両膵疾患ともに，平衡相では正常膵実質と等吸収域を呈するため描出困難となる。

●画像解剖

図3 水平断像

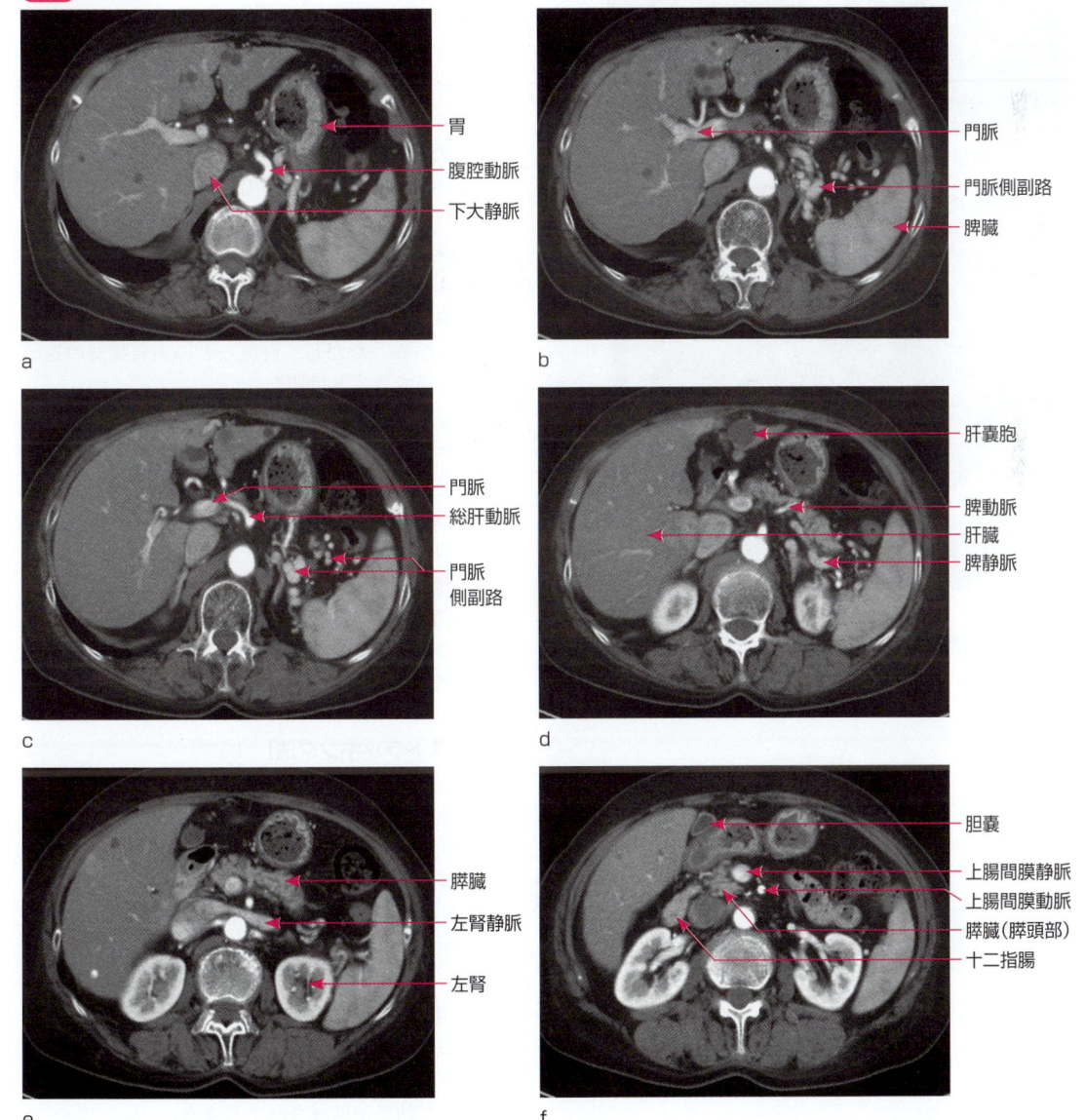

a: 胃／腹腔動脈／下大静脈
b: 門脈／門脈側副路／脾臓
c: 門脈／総肝動脈／門脈側副路
d: 肝嚢胞／脾動脈／肝臓／脾静脈
e: 膵臓／左腎静脈／左腎
f: 胆嚢／上腸間膜静脈／上腸間膜動脈／膵臓（膵頭部）／十二指腸

●造影剤の急速注入時に起こりえる現象
【下大静脈・肝静脈への逆流】
- 急速注入時に下大静脈や肝静脈に造影剤が逆流することがある。
- 門脈相以降の時相での画像と勘違いしてはいけない。
- 注入速度が速すぎた場合や，心拍数が少なく痩せ型の被検者において多く認められる。

図4 下大静脈・肝静脈への逆流

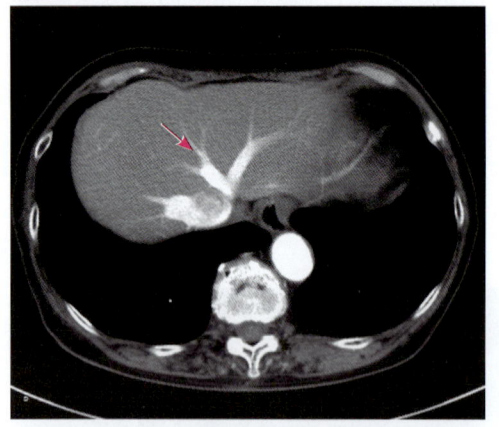

a　早期動脈相

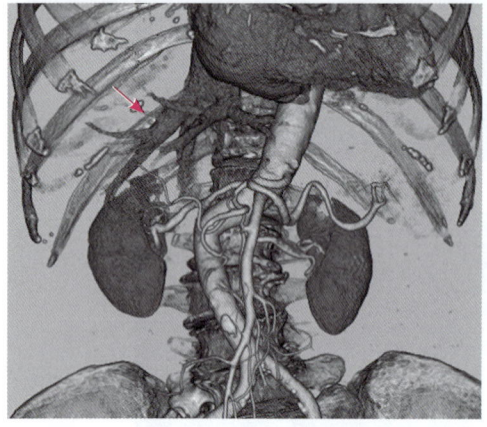

b　VR像
肝静脈（→）が描出されているが，腹部大動脈も強く造影されている。

●造影剤注入条件
- 造影CT検査において，同一被検者間や異なる被検者間で造影効果の再現性・安定性を保つことは重要である。
- 一般的には，**体重当たりの総ヨード量**（mg$I$/kg）と**注入時間**（秒）が一定となるような注入条件下で造影することにより，時間濃度曲線（time density curve：TDC）の安定化を図っている（肝細胞癌や膵臓癌などを対象とした場合，体重当たりの総ヨード量：600mg$I$/kg，注入時間：30秒）。ただし，心拍出量などの影響によりTDCには差異が生じる。
- TDCを合わせた上で，一定のタイミングで撮影するために，固定時間撮影法（40，80，180秒など）やボーラストラッキング法（腹部大動脈のCT値が200HU上昇してから10秒後に後期動脈相を撮影するなど）が適用され，再現性が担保される。

●生理食塩水の後押し
- 近年の自動注入装置は，2つのシリンジの注入を1つの自動注入装置で行うことができ（デュアルインジェクタ），造影剤を投与後に，もう一方から生理食塩水を後押しするような使われ方がされている。生理食塩水の後押しは以下のような理由から行われている。
　上腕静脈や鎖骨下静脈，上大静脈などの**デッドスペースに残っている造影剤を有効に活用**するために実施され，血管系の描出では造影剤量の減少も可能となる。ただし，肝臓などの実質臓器の造影では減量できるとは限らない。
　デッドスペースに停滞している**造影剤からのアーチファクトの低減**のために実施される。
　デッドスペースの容量は，10～30ml程度であり，20～30ml後押しされる。

●造影検査における撮影タイミングの最適化方法
- 造影CT検査では，造影剤投与後に適切なタイミングで撮影するため，**ボーラストラッキング法**および**テストインジェクション法**が用いられている。

【ボーラストラッキング法】
- 指定したスライス面において，造影剤の流入を1～数秒間隔でモニタリングし，自動または手動で撮影を開始する方法である。
- 多くは動脈相の撮影時に利用されるが，深部静脈血栓症の診断にて膝窩静脈などをモニタリングし，撮影タイミングを測る際にも利用される。
- テストインジェクション法より簡便である。
- CT装置と自動注入装置（インジェクタ）との同期機能がない場合，設定CT値への到達時間や造影剤の停止時間が不明であることから，生理食塩水の後押し効果が低減されてしまう。

- モニタリング位置と撮影開始位置が異なる場合や呼吸（息止め）の合図がある場合では，造影剤の検出から撮影までにタイムラグが生じる。

【テストインジェクション法】
- 少量の造影剤と生理食塩水を用いて，検査時と同一の注入速度で注入し，指定したスライス面内における血管や臓器のTDCを作成して撮影タイミングを決定する方法である。
- ボーラストラッキング法より煩雑で，造影剤使用量が増えてしまうが，あらかじめ撮影開始時間を設定できるためタイムラグが生じない。
- 脳や肺の動静脈を分離させる際に有用な方法である。
- ※ボーラストラッキング法とテストインジェクション法は，上記のように一長一短であり，検査目的によって使い分けて利用される。

●造影剤注入時における血管外漏出
- 造影剤を急速に注入することが多くなった近年，血管外漏出の発生率も増加している。
- サーフロー針などの留置針を用いて血管確保することで，血管外漏出は生じないという報告もあるが，実際には起こっている現状から，自動注入装置の圧力表示や患者の状態をよく観察する必要がある。
- 最近では，血管外漏出を自動感知して注入を停止させるシステムが搭載された自動注入装置も存在する。
- 多量の造影剤が漏出されると，血管や神経，筋肉などを圧迫し，コンパートメント症候群を起こす恐れがあり，その場合，切開して造影剤を排出させる処置が必要となることもある。

MEMO

16 CT：その他
アーチファクト

●問題番号：63PM-80

Q1 ヘリカルCTのステアステップアーチファクトに関係するのはどれか。**2つ選べ。**

1. 管電圧
2. 管電流
3. スライス厚
4. 再構成関数
5. 再構成間隔

●問題番号：62AM-18

Q2 X線CTで特定の回転角度の投影データが不良の場合に発生するアーチファクトはどれか。**2つ選べ。**

1. リング
2. シャワー
3. ストリーク
4. コーンビーム
5. ステアステップ

●問題番号：59PM-81

Q3 頭部X線CT画像を示す。
発生しているアーチファクトはどれか。

1. リングアーチファクト
2. モーションアーチファクト
3. ストリークアーチファクト
4. ステアステップアーチファクト
5. トランスケーションアーチファクト

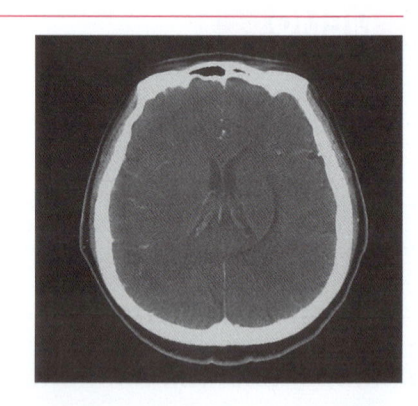

●問題番号：58PM-81

Q4 3次元CT画像を示す。矢印で示すアーチファクトを最小限にする方法はどれか。

1. mAs値を大きくする。
2. 撮影視野を小さくする。
3. ヘリカルピッチを大きくする。
4. 骨領域抽出用のしきい値を高くする。
5. 咬合平面とスキャン平面とを一致させる。

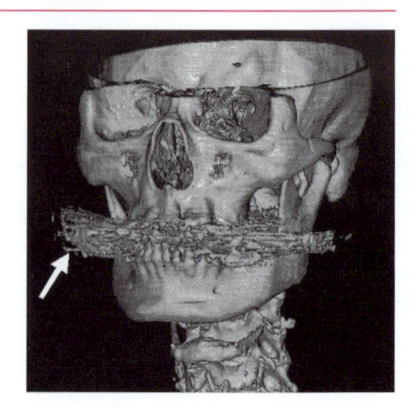

●問題番号：58AM-17

Q5 X線CTのアーチファクトに関係あるのはどれか。

a. 多重反射
b. サイドローブ
c. 部分体積効果
d. ビームハードニング
e. ミスレジストレーション

1. a, b   2. a, e   3. b, c   4. c, d   5. d, e

Q1

Key Word ▶▶ ❶ステアステップアーチファクト

解法ナビ ▶▶
- この問題は，ステアステップアーチファクトに関する知識が問われている。
- このアーチファクトが，3次元画像を作成する際に生じるものであることを覚えておく必要がある。

選択肢解説 ▶▶
- 【1. 管電圧】 ➡ 関係ないので「×」
- 【2. 管電流】 ➡ 関係ないので「×」
- 【3. スライス厚】 ➡ 薄くすることで低減されるので「○」
- 【4. 再構成関数】 ➡ 関係ないので「×」
- 【5. 再構成間隔】 ➡ 小さくすることで低減されるので「○」

正解：3と5

Q2

Key Word ▶▶ ❷CTのアーチファクト

解法ナビ ▶▶
- この問題は，CT画像の作成とアーチファクトに関する知識が問われている。
- 設問における「特定の回転角度の投影データが不良」という文章から選択肢1～3に絞ることができ，リングアーチファクトが全角度の投影データが不良となることで発生するものと知っていれば正解を導き出すことができる。

選択肢解説 ▶▶
- 【1. リング】 ➡ 全投影角度のデータが不良の場合に生じるので「×」
- 【2. シャワー】 ➡ 特定方向の投影データが不良の場合に生じるので「○」
- 【3. ストリーク】 ➡ 特定方向の投影データが不良の場合に生じるので「○」
- 【4. コーンビーム】 ➡ マルチスライスCTにおける検出器の多列化により生じるので「×」
- 【5. ステアステップ】 ➡ 3次元画像を作成する際に生じるので「×」

正解：2と3

Q3

Key Word ▶▶ ❸CTのアーチファクト

解法ナビ ▶▶
- この問題は，CT画像上のアーチファクトに関する知識が問われている。
- リング状にアーチファクトが発生していることに気がつけば解くことができる。

選択肢解説 ▶▶
- 【1. リングアーチファクト】 ➡ リング状のアーチファクトが生じているので「○」
- 【2. モーションアーチファクト】 ➡ ボケたようなアーチファクトが生じていないので「×」
- 【3. ストリークアーチファクト】 ➡ 線状のアーチファクトが生じていないので「×」
- 【4. ステアステップアーチファクト】 ➡ 階段状のアーチファクトが生じていないので「×」
- 【5. トランスケーションアーチファク】 ➡ MRIのアーチファクトなので「×」

正解：1

Q4

Key Word ④CTのアーチファクト

解法ナビ
- この問題は，CT画像上のアーチファクトに関する知識が問われている。
- 画像上のアーチファクトが何の原因で発生しているのかを理解していると解くことができる。
- また，各種撮影条件がアーチファクトに及ぼす影響について知っておくことも必要である。

選択肢解説

画像上には義歯によるメタルアーチファクトが出現している。咬合面とスキャン断面を平行にすることで最小限に抑えることが可能である。

【1. mAs値→大】 ⇒ S/N比の向上にはつながるが，義歯によるアーチファクトの低減方法と関係ないので「×」

【2. 撮影視野→小】 ⇒ 空間分解能の向上にはつながるが，義歯によるアーチファクトの低減方法と関係ないので「×」

【3. ヘリカルピッチ→大】 ⇒ さらなるアーチファクトの増大（広範囲化）をもたらすので「×」

【4. 骨領域抽出用の閾値→高】 ⇒ アーチファクトは低減されるが抽出できる骨領域も減少するので「×」

【5. 咬合平面とスキャン平面→一致】 ⇒ 義歯によるアーチファクトを最小限にする方法なので「○」

正解：5

Q5

Key Word ⑤X線CTのアーチファクト

解法ナビ
- この問題は，CTのアーチファクトに関する知識が問われている。
- 超音波画像や血管撮影画像などのアーチファクトも併せて覚えておく必要がある。

選択肢解説

【a. 多重反射】 ⇒ 超音波画像におけるアーチファクトなので「×」
【b. サイドローブ】 ⇒ 超音波画像におけるアーチファクトなので「×」
【c. 部分体積効果】 ⇒ CT画像におけるアーチファクトなので「○」
【d. ビームハードニング】 ⇒ CT画像におけるアーチファクトなので「○」
【e. ミスレジストレーション※】 ⇒ DSA画像におけるアーチファクトなので「×」

※ミスレジストレーション
DSA検査において造影前後の画像の差分処理を実施する際，患者の体動や拍動，腸内ガスの移動が原因で発生する位置ずれのアーチファクトである。

図1 DSA像

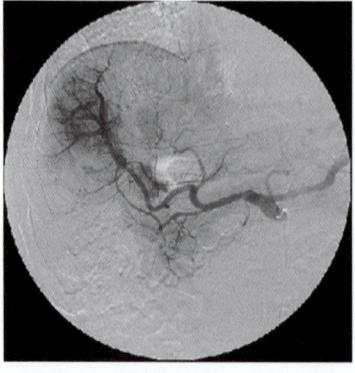

a　息止め良好時のDSA像 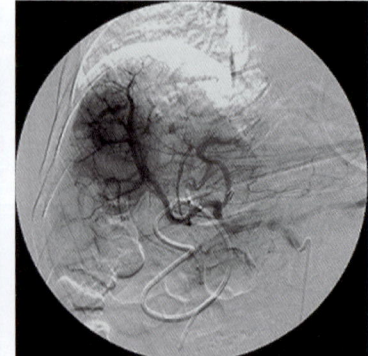　　b　息止め不良時のDSA像

正解：4

One Point Advice

- CT画像におけるアーチファクトに関する問題は出題されるであろう。
- 各アーチファクトの発生機序，ポジショニングや撮影条件によるアーチファクトの対処方法，また，それぞれのアーチファクトが画像上でどのように認められるかなどの画像の特徴についても整理しておくとよい。
- さらに，CT画像のみならず，他の検査で発生するアーチファクトについても覚えておく必要がある。

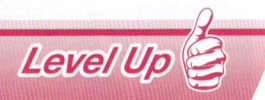

レベル・アップ / Level Up

●画像解剖

表1 アーチファクトの種類

装置の故障によるアーチファクト
リングアーチファクト
ストリークアーチファクト
シャワーアーチファクト

スキャン状況によるアーチファクト
ヤスリ状アーチファクト
モーションアーチファクト
ビームハードニング効果
ダークバンド
パーシャルボリューム効果
メタルアーチファクト
ヘリカルアーチファクト
ステアステップアーチファクト
コーンビームアーチファクト
アンダーシュート

●リングアーチファクト

- 特定の検出器の信号が**全投影角度**で検出されない，または感度が低いなどの原因によって画像上にリング状として出現するアーチファクトである。
- ストリークアーチファクトの重なった部分がリング状となる。
- CT装置のトラブルによるアーチファクトである。

図2 リングアーチファクト像

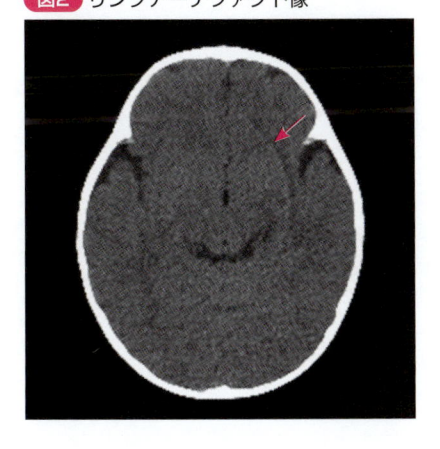

●ストリークアーチファクト

- **特定の角度**の投影データが特定の検出器で出力されない場合に生じる。
- 検出系のトラブルが考えられ，データ収集部の動作不良や接触不良によって発生する。
- 完全に不良になったわけではない。
- 上肢を体幹部に付けた状態で撮影した場合においても発生し，上肢を身体の前で組むことで軽減される。

●シャワーアーチファクト

- **特定方向**からの投影データがすべての検出器で出力されなかった場合に生じる。
- CT装置側（X線管出力系）のトラブルによって生じるアーチファクトである。
- ガントリや寝台に付着した造影剤などによって生じる場合もある。

図3 シャワーアーチファクト像

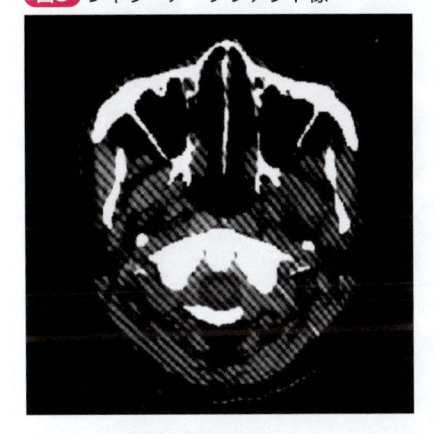

●ヤスリ状アーチファクト

- **肩や肺尖部**，股関節などの撮影では，Y軸（体幹の前後方向）に比べX軸（体幹の左右方向）の方が検出器に入射されるX線量が少なくなる。そのため，投影データの信号対雑音比（S/N比）が劣化して，S/N比の悪い方向に沿ってヤスリ状のアーチファクトが出現する。

- 低減方法として，X軸とY軸に対するS/N比を同一にさせる画像処理ソフトを用いる。また，両腕を可能な限り挙上させることで上腕骨頭などの影響を避けることができ，造影検査においては，肘静脈から注入されている造影剤によるアーチファクトも低減可能となる。

図4 ヤスリ状アーチファクト像

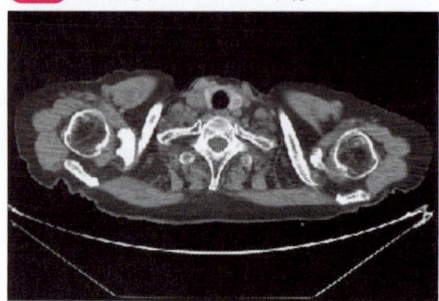

● モーションアーチファクト
- 被写体の動きによるアーチファクトである。
- 撮影中，被写体が動くと投影データ間に不一致が生じるためアーチファクトが現れる。
- 体動やガスの蠕動などによっても生じる。
- 撮影時間を短くし，息止めをしっかり行うことで軽減できる。

図5 モーションアーチファクト像

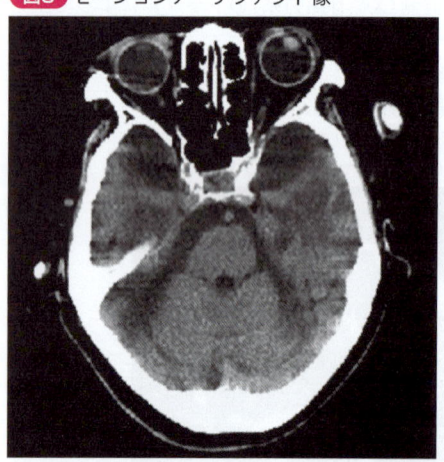

a 頭部水平断像

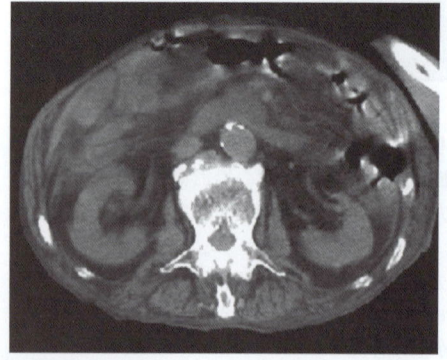

b 腹部水平断像

● ビームハードニング
- 連続X線が物体を透過する場合，低エネルギーX線ほど減弱が大きく，透過する物体の厚さが厚いほど実効エネルギーが高くなる現象である。
- 同じ厚さにおいて，水よりも骨のほうが減弱は大きく，線質が高エネルギーとなる。そのため，CTでは軟部組織と吸収の大きい骨組織の境界でアーチファクトが生じやすい。

図6 ビームハードニングアーチファクト像

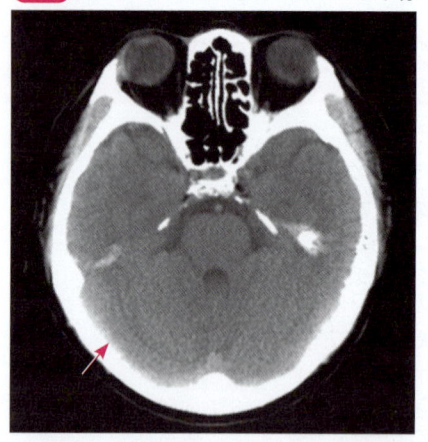

a 投影データ補正なし

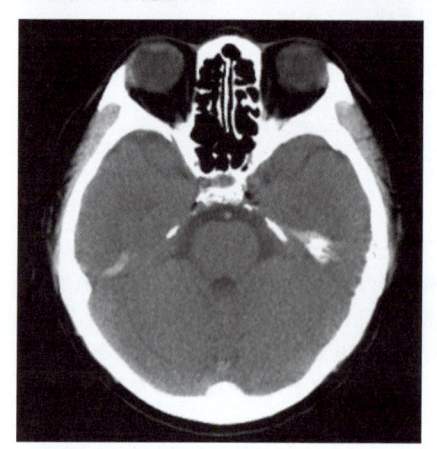

b 投影データ補正あり

●ダークバンドアーチファクト

- 後頭蓋窩に発生する帯状のアーチファクトであり，**「ハンスフィールドのダークバンド」**と呼ばれる。
- X線管から放出されたX線は放射状に広がって検出器に到達するため，収集スライス厚が厚い場合，均等な投影データが検出されず，正確な形状を再現できなくなり発生する。
- 薄い収集スライス厚で撮影した画像を加算する**スタック処理**により低減可能である。また，**管電圧を高くする**ことで低減可能である。

図7 ダークバンドアーチファクト像

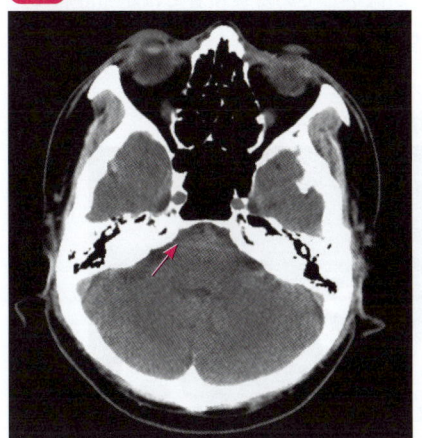

a　頭部水平断像

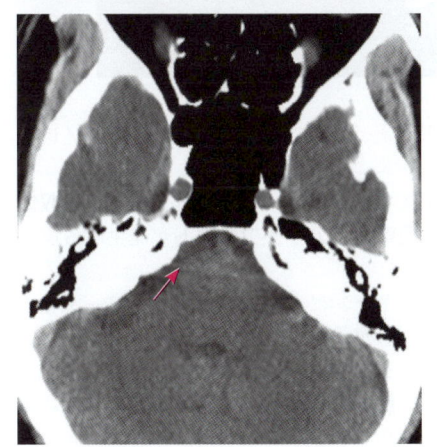

b　頭部水平断像（拡大）

●部分体積（パーシャルボリューム）効果

- CT画像における画像再構成の最小単位は「ピクセルサイズ×スライス厚」，つまり，ボクセルサイズで表されるため，吸収値に差があってもCT値は1容積内の平均値となる。そのため，境界が不明瞭になり，吸収差が小さい陰影が描出されない現象が生じる。

図8 部分体積効果の概念図

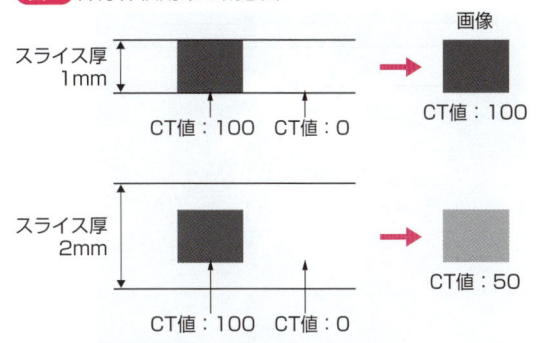

スライス厚 1mm　CT値：100　CT値：0　→　画像　CT値：100

スライス厚 2mm　CT値：100　CT値：0　→　CT値：50

図9 部分体積効果

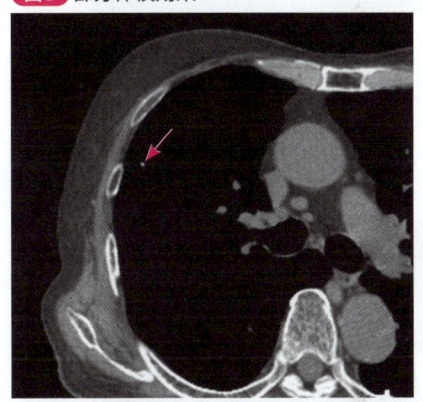

a　スライス厚1mm

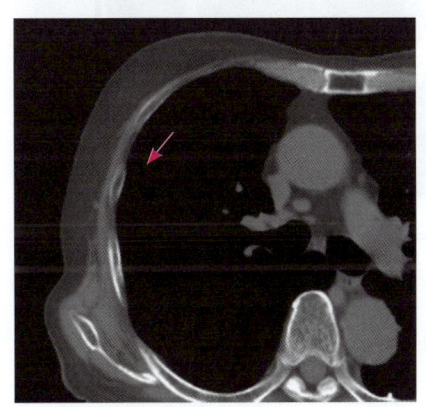

b　スライス厚5mm
スライス厚1mmでは陰影（→）が描出されているが，5mmでは失われている。

● 金属(メタル)アーチファクト
- 体内に留置されたクリップやステント，ペースメーカ，義歯，バリウム造影剤などの周囲に放射状にみられるアーチファクトである。
- 検査前に金属（ピアス，補聴器，入れ歯など）は外し，また，撮影範囲内に金属が含まれないようにポジショニングすることで軽減される。

図10 金属アーチファクト像

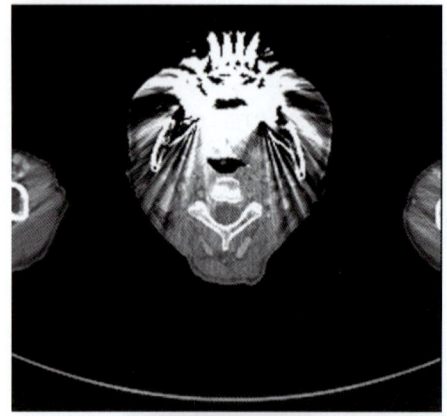

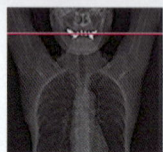

a 義歯によるアーチファクト

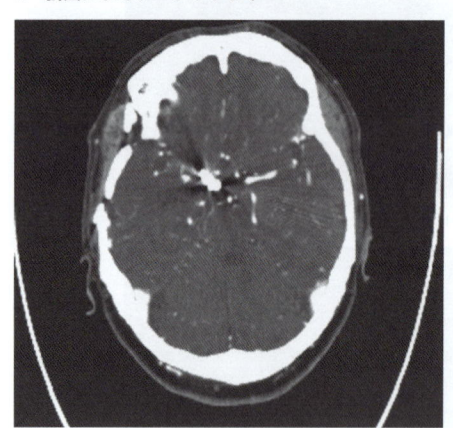

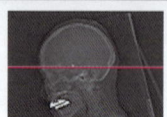

b 脳動脈瘤クリップによるアーチファクト

● 造影剤によるアーチファクト
- 造影検査における上肺野の撮影において，鎖骨下静脈や上大静脈内の造影剤からアーチファクトが生じることがある。
- 対策方法として，造影剤濃度の低減や生理食塩水による後押しなどが実施される。
- 造影剤は可能な限り**右肘静脈**から注入される。この理由は，
  ①上大静脈までの距離が短いため
  ②左腕頭静脈が大動脈弓部の前面を通りアーチファクトの影響を受けやすいため
  ③心機能が低下している被検者では左頸静脈に逆流する場合があるため
  である。

図11 造影剤によるアーチファクト像

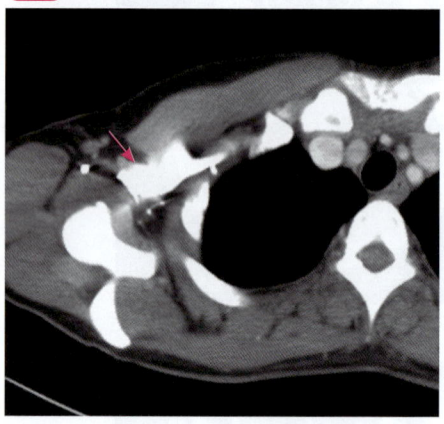

● ヘリカルアーチファクト（風車状：ウインドミル）
- ヘリカルスキャンでは，肋骨や椎体など**高吸収体物質**から**風車状のアーチファクト**が発生する場合がある。
- ヘリカルスキャンによる補間計算は実データを用いて行われるが，ピッチファクタが大きい場合には投影データの間隔が広がり，実データと補間計算による投影データに矛盾が生じるため，アーチファクトが発生する。
- ピッチファクタが**大きく**なるにつれてアーチファクトは**顕著**となる。

●ステアステップアーチファクト

- 三次元画像を作成する際に生じる**階段状のアーチファクト**で，頭頂部など傾斜した被写体において顕著となる。
- 再構成スライス厚を**薄く**したり，再構成間隔を**小さく**したり，ピッチファクタを**小さく**することで軽減できる。
- エリアシング効果とローテーション効果がある。

  ①エリアシング効果

  実効スライス厚よりも画像再構成間隔が広い場合，被写体から情報が少なくなり，再現できないために生じる。画像再構成間隔をスライス厚の半分以下にすることにより解決する(50％オーバーラップ)。

  ②ローテーション効果

  ヘリカルスキャンでの再構成時の補間誤差によって生じる。ローテーション効果による階段状のアーチファクトは寝台移動距離に関係するため，ピッチファクタを小さくすることで低減できる。

図12 ステアステップアーチファクト像

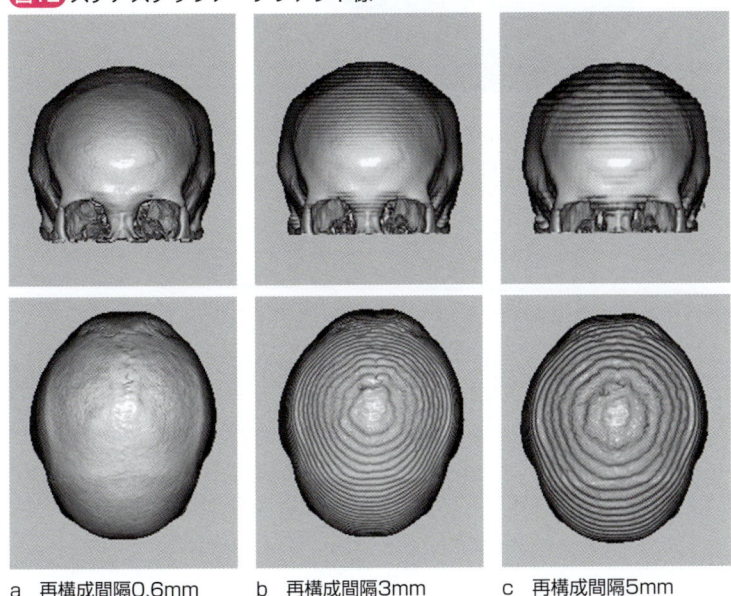

a 再構成間隔0.6mm　　b 再構成間隔3mm　　c 再構成間隔5mm

●コーンビームアーチファクト

- マルチスライスCTにおけるX線線束は，Z軸方向（体軸方向）にも広がりをもつ(**コーン角**)ため，対向する投影データの角度情報が異なり，アーチファクトが発生する。
- コーン角を考慮した再構成法の1つとして「**フェルドカンプ(Feldkamp)画像再構成法**」がある。

図13 コーンビームアーチファクトの概念図

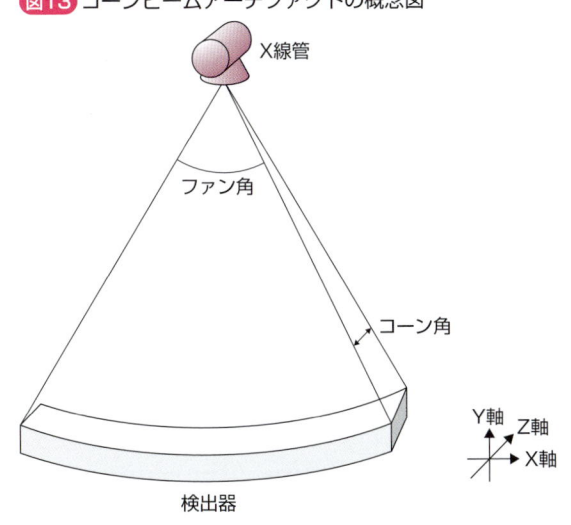

●アンダーシュート
- 肺血管や胸膜など高吸収で描出されるものの周囲に出現する**黒い帯状のアーチファクト**であり、空間分解能の向上のため、**高周波数**成分を強調するような再構成関数を用いる場合に発生する。

図14 アンダーシュート像

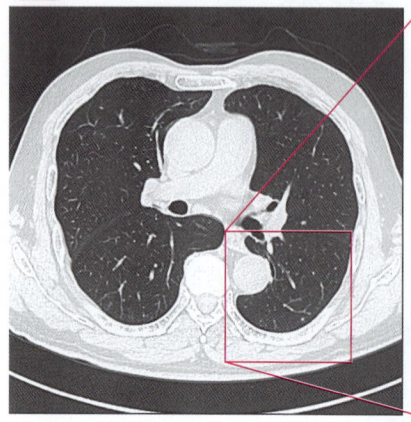

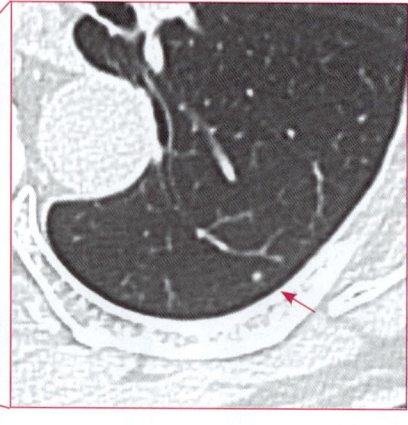

MEMO

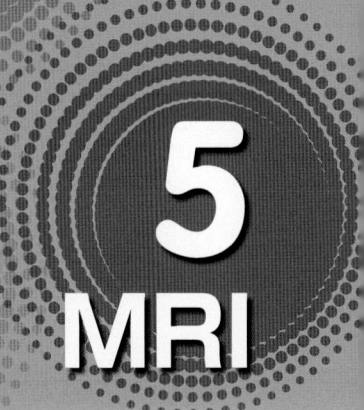

5
MRI

1 MRI：頭頸部
画像解剖①

●問題番号：60AM-40

Q1 ❶頭部MRI画像を示す。正しいのはどれか。
1. 冠状断像である。
2. 脳脊髄液の信号強度が高い。
3. 基底核レベルの断層面である。
4. 半卵円中心が描出されている。
5. 白質よりも灰白質の信号強度が高い。

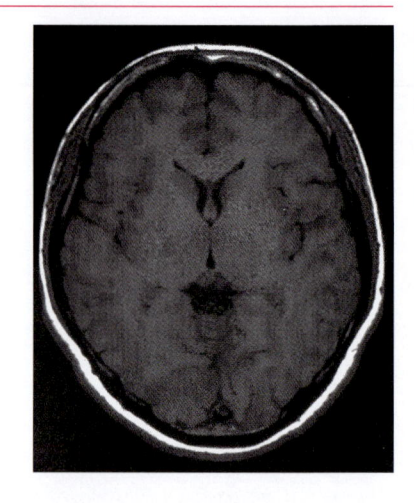

●問題番号：60AM-41

Q2 ❷頭部MRI画像を示す。正しいのはどれか。
1. T2強調画像である。
2. Aは側脳室を示す。
3. Bは橋を示す。
4. Cは前頭葉を示す。
5. Dは小脳を示す。

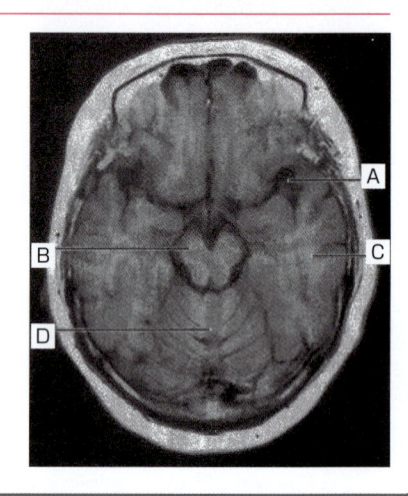

Q1

Key Word ▶▶ ❶頭部MRI画像

解法ナビ ▶▶ ・この問題は，頭部MRI水平断像における画像解剖と各構造物の信号強度に関する知識が問われている。

選択肢解説

【1. 冠状断像】	➡	水平断像なので「×」
【2. 脳脊髄液の信号強度→高】	➡	T1強調画像において脳脊髄液は低信号を呈するので「×」
【3. 基底核レベルの断層面】	➡	基底核レベルの画像なので「〇」
【4. 半卵円中心の描出】	➡	半卵円中心は脳梁の頭頂部側の水平断像にて白質が半卵円形に広がる部位であり，この画像には描出されていないので「×」
【5. 信号強度→白質＜灰白質】	➡	T1強調画像において灰白質よりも白質のほうが高信号を呈するので「×」

正解：3

Q2

Key Word ▶▶▶ ❷頭部MRI画像

解法ナビ ▶▶▶ ・この問題は，頭部MRI画像の種類と水平断像の画像解剖の知識が問われている。

選択肢解説 ▶▶▶
- 【1. T2強調画像】 ➡ T1強調画像なので「×」
- 【2. A＝側脳室】 ➡ Aはシルビウス裂なので「×」
- 【3. B＝橋】 ➡ Bは中脳なので「×」
- 【4. C＝前頭葉】 ➡ Cは側頭葉なので「×」
- 【5. D＝小脳】 ➡ Dは小脳なので「○」

正解：5

One Point Advice
頭部MRIの水平断像および冠状断像の画像解剖と各種画像の各構造物の信号強度について覚えておこう。

レベル・アップ Level Up

●画像解剖

図1 T1強調水平断像

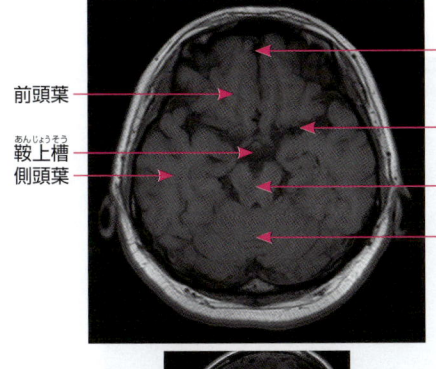

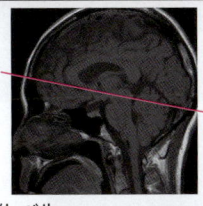

a　中脳レベル
- 大脳鎌
- 前頭葉
- シルビウス裂
- 鞍上槽
- 側頭葉
- 中脳
- 小脳

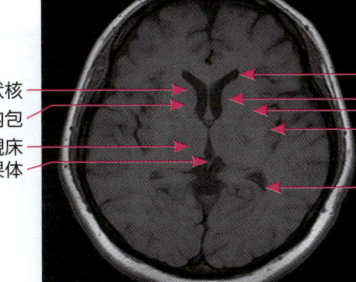

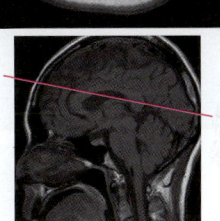

b　基底核（尾状核，淡蒼球，被殻など）レベル
- 尾状核
- 内包
- 視床
- 松果体
- 側脳室前角
- 淡蒼球
- 被殻
- 外包
- 側脳室後角

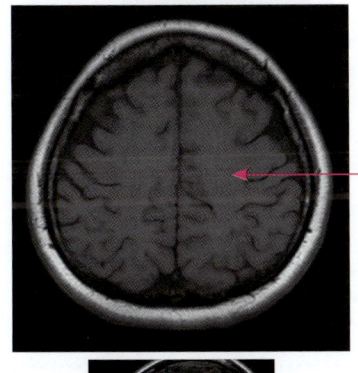

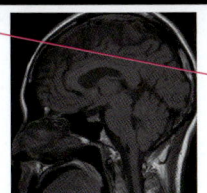

c　半卵円中心レベル
- 半卵円中心

MRI：頭頸部

図2 T2強調冠状断像

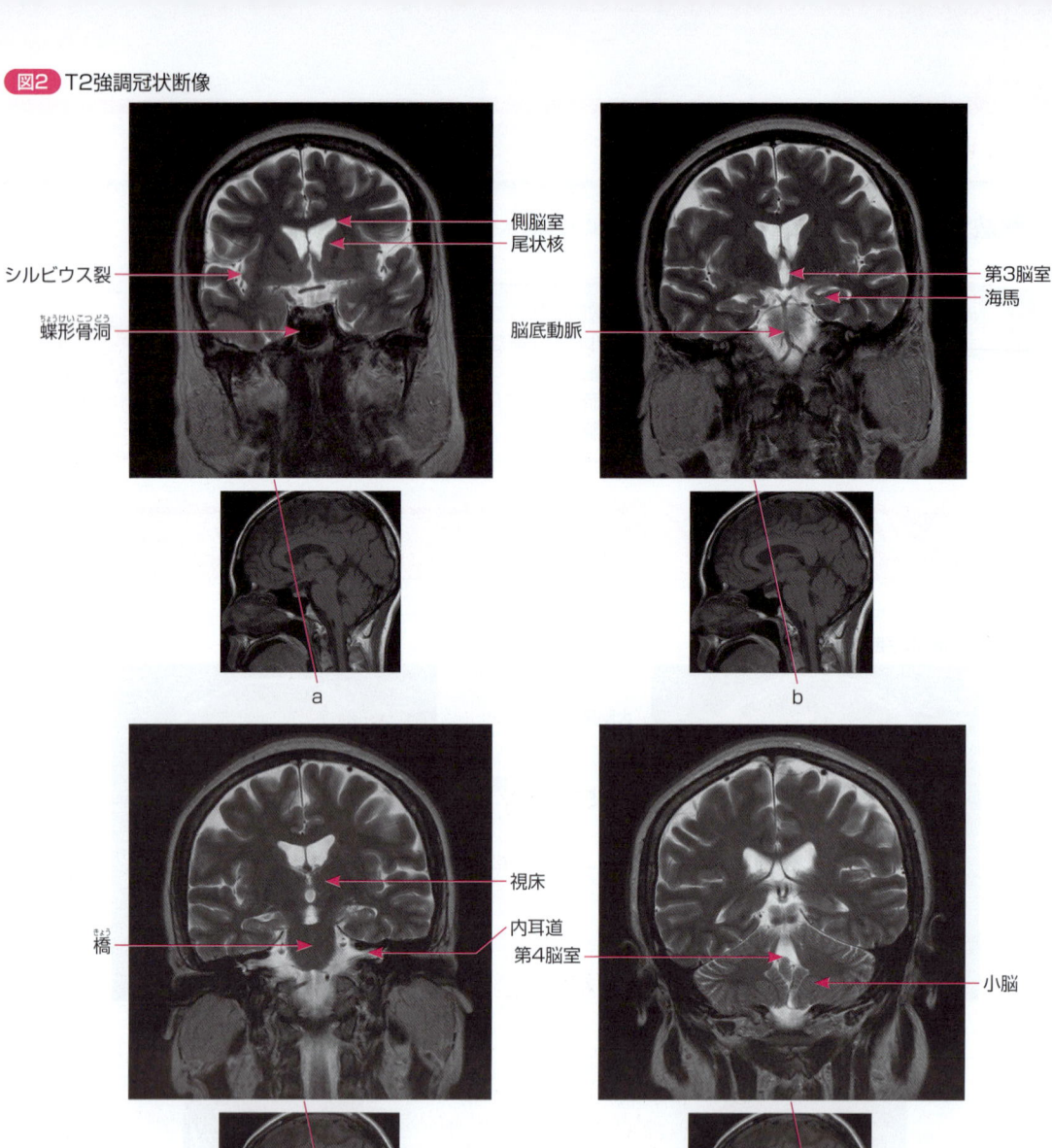

シルビウス裂
蝶形骨洞
側脳室
尾状核

第3脳室
海馬
脳底動脈

a

b

視床
橋
内耳道
第4脳室
小脳

c

d

MEMO

2 MRI：頭頸部
画像解剖②

●問題番号：62AM-48

Q1

❶MRIの矢状断像を示す。橋はどれか。

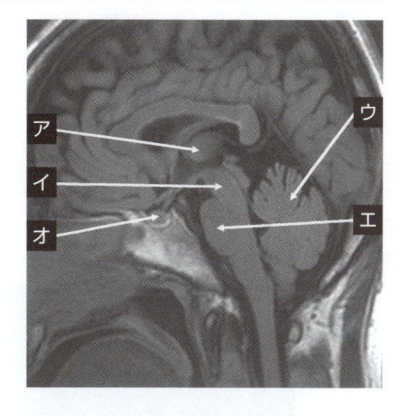

1. ア
2. イ
3. ウ
4. エ
5. オ

●問題番号：58AM-37

Q2

❷頭部MRIのT1強調矢状断像を示す。描出されているのはどれか。

1. 側頭葉
2. 上顎洞
3. 大脳鎌
4. 下垂体
5. 側脳室三角部

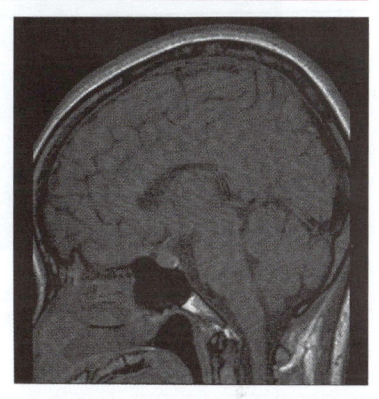

Q1

Key Word ❶MRI矢状断像

解法ナビ
- この問題は，下垂体観察の標準的な画像である頭部MRIのT1強調正中矢状断像における画像解剖の知識が問われている。

選択肢解説

- 【1.ア】→ 視床なので「×」
- 【2.イ】→ 中脳なので「×」
- 【3.ウ】→ 小脳なので「×」
- 【4.エ】→ 橋なので「○」
- 【5.オ】→ 下垂体なので「×」

正解：4

Q2

Key Word ❷頭部MRI T1強調矢状断像

解法ナビ
- この問題もまた，下垂体観察の標準的な画像である頭部MRIのT1強調正中矢状断像における画像解剖の知識が問われている。

選択肢解説

【1. 側頭葉】 ➡ このスライス像では描出されないので「×」
【2. 上顎洞】 ➡ このスライス像では描出されないので「×」
【3. 大脳鎌】 ➡ 描出されていないので「×」
【4. 下垂体】 ➡ 描出されているので「○」
【5. 側脳室三角部】 ➡ 描出されていないので「×」

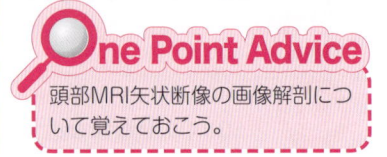

正解：4

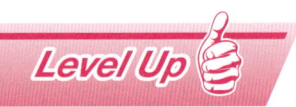

One Point Advice
頭部MRI矢状断像の画像解剖について覚えておこう。

レベル・アップ / Level Up

●頭部（下垂体中心）の解剖

図1 下垂体矢状断像

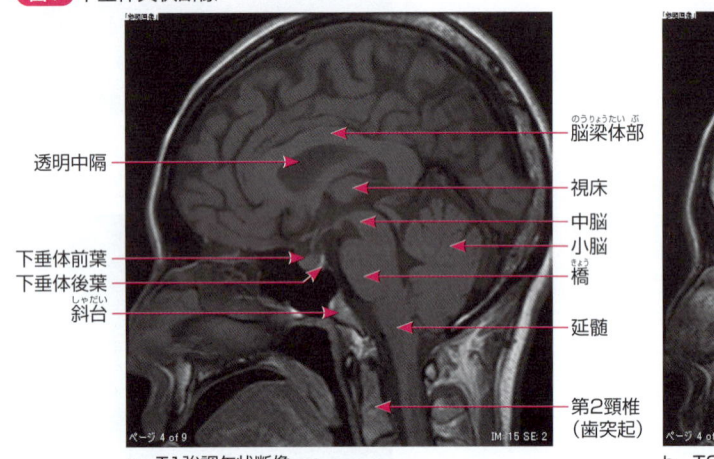

ラベル（左画像）：透明中隔、下垂体前葉、下垂体後葉、斜台
ラベル（右側）：脳梁体部、視床、中脳、小脳、橋、延髄、第2頸椎（歯突起）

a　T1強調矢状断像
b　T2強調矢状断像

下垂体の撮像はT1強調の矢状断像および冠状断像が基本撮像法である。
下垂体後葉はT1強調画像で高信号を呈する。

●撮像時のスライス設定（位置決め）

図2 頭部撮像における基準線

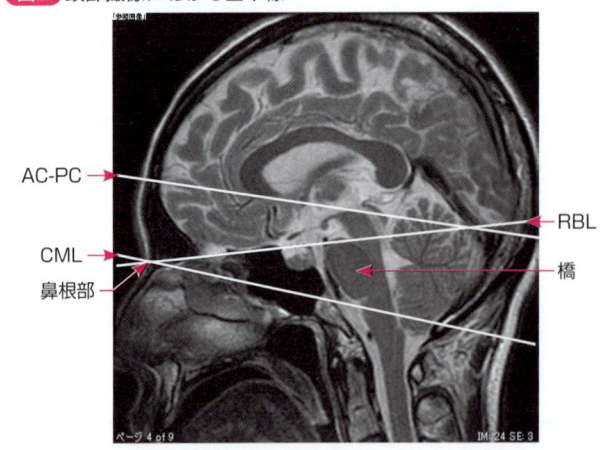

ラベル：AC-PC、CML、鼻根部、RBL、橋

- CML（鼻根部と橋下縁を結ぶ線）はCTで用いるOMLとほぼ一致している。
- AC-PCライン（前交連と後交連を結ぶ線）はCMLに対し約−4.3°とされる基準線。解剖学的基準線。
- RBL（鼻根部と橋上縁を結ぶ線）はCMLに対し約−13°の角度をなす基準線。視神経に平行な線。

※頭部MRI撮像で使用される一般的な基準線は，AC-PCラインやCML。

3 MRI：頭頸部
画像解剖③

●問題番号：61AM-32

Q1 ❶MRAを示す。矢印で示す血管はどれか。
1. 前大脳動脈
2. 中大脳動脈
3. 後大脳動脈
4. 椎骨動脈
5. 脳底動脈

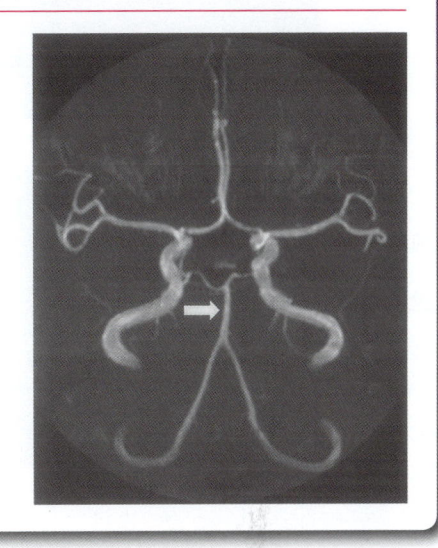

Q1

Key Word ▶▶ ❶MRA

解法ナビ ▶▶ ・この問題は，頭部MRA画像における脳血管の解剖学的知識が問われている。

選択肢解説 ▶▶
- 【1. 前大脳動脈】→ 前大脳動脈ではないので「×」
- 【2. 中大脳動脈】→ 中大脳動脈ではないので「×」
- 【3. 後大脳動脈】→ 後大脳動脈ではないので「×」
- 【4. 椎骨動脈】→ 椎骨動脈ではないので「×」
- 【5. 脳底動脈】→ 脳底動脈なので「○」

正解：5

One Point Advice
3D-TOF法で撮像された頭部MR angiography像（MIP処理）における各観察方向での血管解剖を覚えておこう。

レベル・アップ / Level Up

●頭部MRA解剖・撮像法

- 頭部に分布する動脈は左右の内頸動脈と外頸動脈および椎骨動脈により構成される。
- 内頸動脈は，眼動脈，前大脳動脈，中大脳動脈，後交通動脈を分岐する。
- Willis動脈輪は脳底部において内頸動脈を含めた分枝（前大脳動脈・前交通動脈）と椎骨動脈の分枝（後大脳動脈・後交通動脈）が連絡して形成された輪状の動脈吻合である。
- 外頸動脈は，上甲状腺動脈，舌動脈，後頭動脈，顔面動脈，顎動脈，中硬膜動脈，浅側頭動脈を分岐する。
- 椎骨動脈は，前下小脳動脈，後下小脳動脈，脳底動脈，後大脳動脈，後交通動脈を分岐する。
- TOF（time of flight）法は血流の**流入効果**を利用して，スライス断面に垂直な血管を高信号に描出する。
- 3D-TOF法を用いたMRAの目的は，**脳動脈瘤の検索**，動脈硬化の程度評価，脳血管障害（脳梗塞や脳出血）での血管走行評価，脳動静脈奇形（AVM）やもやもや病の評価などである。
- PC（phase contrast）法は位相ずれの情報を利用して血管を描出する撮像であり，**血流速度**や**血流方向**を求めることができる。

図1 3D-TOF MRA画像

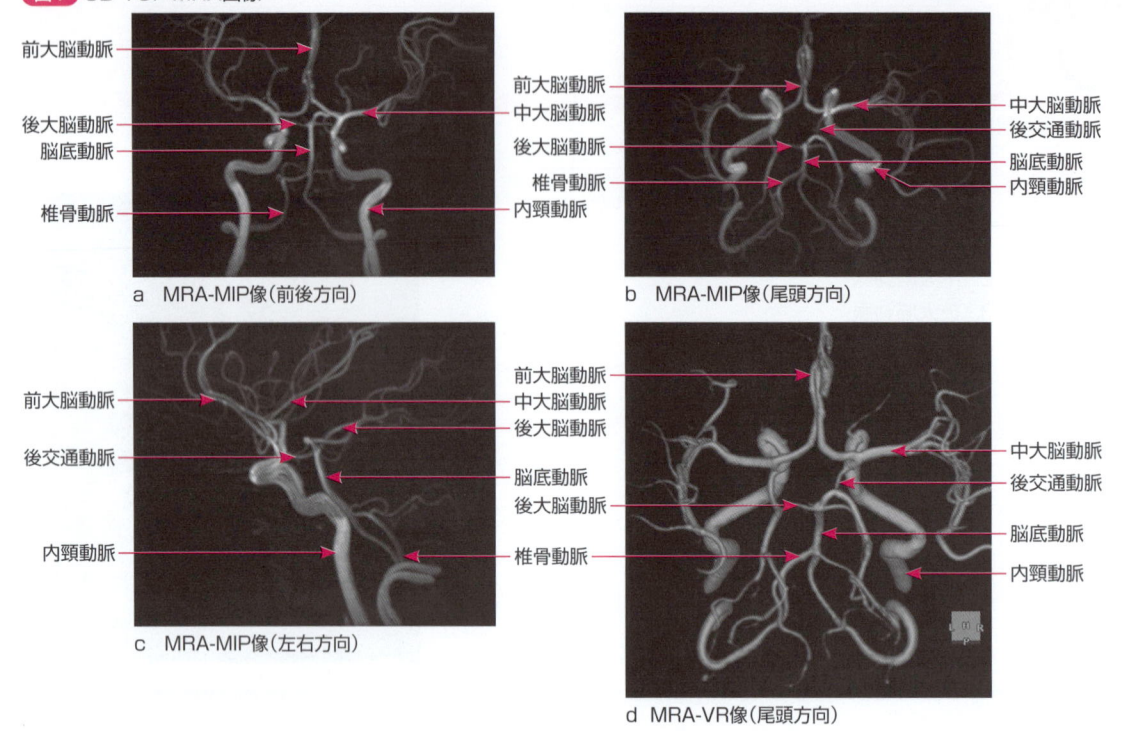

a　MRA-MIP像（前後方向）
（ラベル: 前大脳動脈, 後大脳動脈, 脳底動脈, 椎骨動脈）

b　MRA-MIP像（尾頭方向）
（ラベル: 前大脳動脈, 中大脳動脈, 後大脳動脈, 椎骨動脈, 内頸動脈, 中大脳動脈, 後交通動脈, 脳底動脈, 内頸動脈）

c　MRA-MIP像（左右方向）
（ラベル: 前大脳動脈, 後交通動脈, 内頸動脈, 中大脳動脈, 後大脳動脈, 脳底動脈, 後大脳動脈, 椎骨動脈）

d　MRA-VR像（尾頭方向）
（ラベル: 前大脳動脈, 中大脳動脈, 後大脳動脈, 椎骨動脈, 内頸動脈, 中大脳動脈, 後交通動脈, 脳底動脈, 内頸動脈）

● 疾患を伴うMRA像

図2 脳動脈瘤

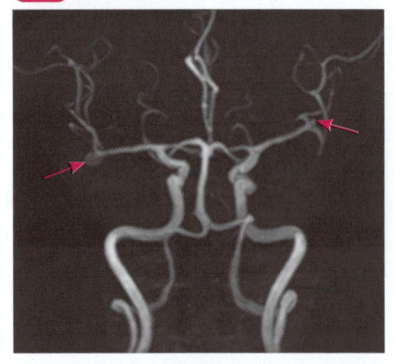

両側の中大脳動脈分岐部に脳動脈瘤が認められる（→）。

図3 脳動静脈奇形（AVM）

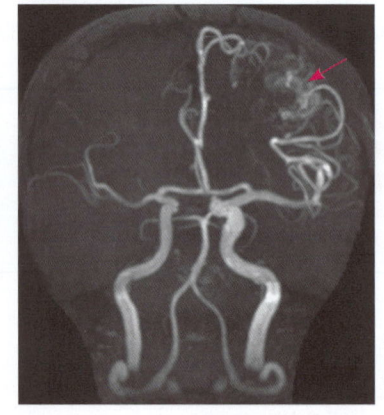

手術適応の場合，流入動脈や流出静脈，異常血管の大きさや場所などの情報が必要となる。

図4 もやもや病

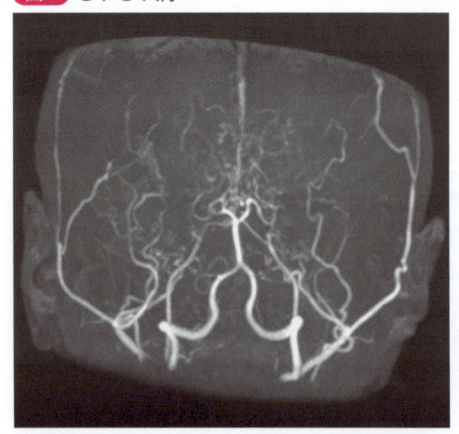

両側内頸動脈は細く，前・中大脳動脈は描出されていない。また，両側後大脳動脈近位部での閉塞も認められる。外頸動脈から側副血行路が形成されている。

4 MRI：頭頸部
各種画像①

●問題番号：64AM-32

Q1 MRI像と得られる情報の組合せで正しいのはどれか。

1. diffusion MRI ———— 組織灌流血液量
2. perfusion MRI ———— 水分子拡散
3. functional MRI ———— リン脂質代謝
4. 磁化率強調画像 ———— 小出血巣
5. 拡散テンソル画像 ———— 血管の三次元解剖

●問題番号：59AM-38

Q2 MRI画像を別に示す。A〜Eの画像と名称との組合せで正しいのはどれか。

	A	B	C	D	E
1.	T1強調画像	T2強調画像	拡散強調画像	FLAIR像	T2*強調画像
2.	T1強調画像	拡散強調画像	T2強調画像	FLAIR像	T2*強調画像
3.	T1強調画像	T2強調画像	FLAIR像	拡散強調画像	T2*強調画像
4.	FLAIR像	T2*強調画像	T2強調画像	T1強調画像	拡散強調画像
5.	FLAIR像	T1強調画像	T2強調画像	T2*強調画像	拡散強調画像

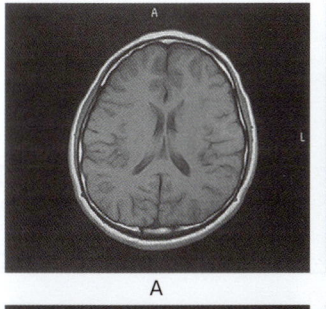

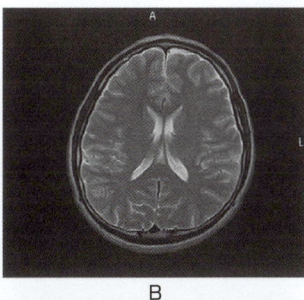

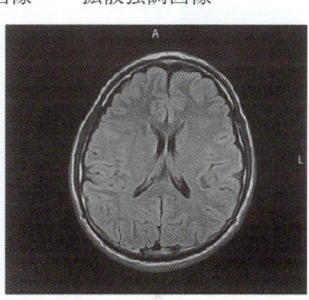

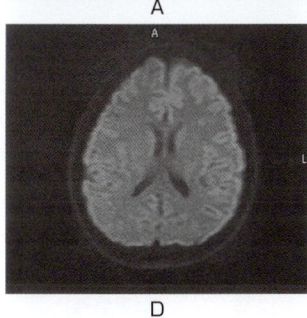

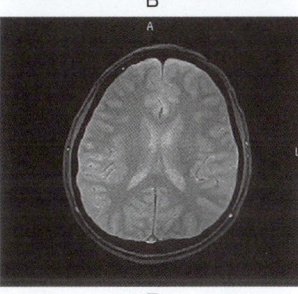

Q1

Key Word ▶▶▶ MRI撮像法

解法ナビ ▶▶▶ ・この問題は，各種MRI撮像法と得られる画像の特徴に関しての知識が問われている。

選択肢解説

【1. diffusion MRI＝組織灌流血液量】 ⇒ diffusion MRIは水分子のブラウン運動（拡散の程度）を画像化する方法なので「×」

【2. perfusion MRI＝水分子拡散】 ⇒ perfusion MRIは組織の血液灌流状態を画像化する方法なので「×」

【3. functional MRI＝リン脂質代謝】 → functional MRIは神経活動による酸素化ヘモグロビンの変動を画像化する方法なので「×」。リン脂質代謝の情報は^{31}P-MRS（スペクトロスコピー）によって得られる

【4. 磁化率強調画像＝小出血巣】 → 磁化率強調画像は位相差情報を用いて磁化率の異なる組織間のコントラストを強調でき，微小出血や脳動静脈奇形（AVM）などの描出に優れるので「○」

【5. 拡散テンソル画像＝血管の三次元解剖】 → 拡散テンソル画像は拡散の異方性を表したものであるので「×」。拡散強調画像の撮像において強い一対の傾斜磁場（MPG）の印加する方向を複数変化させ，得られた画像から脳・脊髄の神経線維（髄鞘）の方向や拡散を規制する強さを表示した画像である

正解：4

Q2

Key Word ▶▶▶ MRI撮像法

解法ナビ ▶▶▶ ・この問題は，各種MRI撮像法と得られる画像の特徴に関しての知識が問われている。

選択肢解説 ▶▶▶

A：T1強調画像　　D：拡散強調画像
B：T2強調画像　　E：T2*強調画像
C：FLAIR像

	A	B	C	D	E
【1】→	○	○	×	×	○
【2】→	○	×	×	×	○
【3】→	○	○	○	○	○
【4】→	×	×	×	×	×
【5】→	×	×	×	×	×

正解：3

One Point Advice
各種MRI撮像法の原理と得られる画像の特徴について覚えておこう。

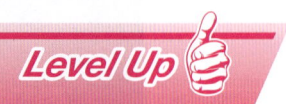

レベル・アップ / Level Up

●各組織の信号強度

表1 各組織のMRI信号強度

	水	空気	脂肪	骨	白質	灰白質	脳血管（動脈）
T1強調画像	低	低	高	低	等〜高	等	低（無信号）
T2強調画像	高	低	高	低	低	等	低（無信号）
FLAIR像	低	低	高	低	等	高	低（無信号）
拡散強調画像	低	低	低〜等	低	等	高	低（無信号）
T2*強調画像	高	低	等	低	低	高	低（無信号）

※信号強度
低信号 → 黒く表示
高信号 → 白く表示
等信号 → 灰色に表示

T2強調画像の信号強度は高速SE法を用いた場合である。SE法では脂肪の信号強度は低または等信号を呈する。骨構造は，骨皮質（緻密質）と骨髄質（海綿骨）で形成されており，骨外側が骨皮質，骨内部が骨髄質である。骨髄質は，T1（SE法）およびT2強調画像（高速SE法）ともに高信号を呈するのに対し，骨皮質はT1およびT2強調画像ともに低信号を呈する。

●各種MRI撮像法

①STIR法
反転回復(inversion recovery：IR)法にて，**脂肪組織**のnull pointにTI(inversion time)を設けることで脂肪の信号強度を抑制する方法である。脂肪と同程度なT1値をもつ組織の信号も併せて抑制してしまうため，**造影検査には利用できない**。

②FLAIR法
IR法にて，**水組織**のnull pointにTIを設けることで水の信号強度を抑制する方法である。陳旧性の脳梗塞や**ラクナ梗塞，脳室周囲の疾患**の診断に利用されている。TRを長く設定する必要があることから撮像時間が長くなり，エコー信号の収集は高速SE法が利用されている。

③拡散強調画像(diffusion weighted image：DWI)
組織の水分子の**ブラウン運動**〔拡散(自由)運動〕を，一般的には3軸の傾斜磁場(MPG：motion proving gradient)を用いることで拡散の度合を画像化する方法であり，水分子の拡散が低下すると高信号となる。MPGを印加する強さを「b値(b-factor)」といい，頭部では一般的に1000sec/mm^{2}程度が用いられている。b値が高いほどT2値の影響が低下し，拡散低下が強調された画像となるが，SNR(signal to noise ratio)も低下する。DWIは発症から数時間以内の**急性期脳梗塞の診断**に有用とされている。

④見かけの拡散係数(apparent diffusion coefficient：ADC)画像(ADC map)
DWIはT2値を反映しているため，急性期脳梗塞でなくても高信号となる(**T2 shine through現象**)。そのため，DWI(高b値画像)とb値を0(ゼロ)にした画像を利用して，T2 shine throughの影響を除外したADC mapを作成し，DWI(高b値画像)とともに診断に利用されている。急性期脳梗塞ではADC値が低下するため**低信号**を呈する。

⑤拡散テンソル画像(diffusion tensor image：DTI)
MPGの方向が異なる複数のDWIを利用して，脳や脊髄の神経線維の方向を画像化し，**拡散の異方性**を表した画像である。

⑥灌流画像(perfusion image)
ガドリニウム造影剤の急速注入により磁化率変化を測定する方法や，造影剤を用いず(非造影法)，RFパルスで血流を標識して測定する方法(ASL：arterial spin labelingなど)を用いて，脳血液量の灌流状態を画像化したものであり，局所脳血液量(rCBV)や平均通過時間(MTT)などの情報が得られる。急性期脳梗塞においてDWIと対比(diffusion-perfusion mismatch)することで救済領域(**ペナンブラ**)を評価でき，治療方針の決定に利用されている。

⑦機能(functional)MRI画像
脳の賦活領域では血液中の酸素濃度(**酸素化ヘモグロビン**)が変化するため局所磁場の乱れが生じ，信号強度に違いが生じる。機能MRI画像は，活性時の画像から安静時の画像を差分処理することで，脳の神経細胞の活動による局所血行動態を反映した画像を得ている。

⑧磁化率強調画像(susceptibility weighted image：SWI)
GRE法を用いたT2*強調画像とは異なり，磁化率の異なる組織のコントラストを位相差の情報を用いることで強調できる画像である。脳内の**微小出血**や**脳動静脈奇形**などの局所の磁化率の異なる疾患の描出に対して利用され，病変部や静脈血が低信号を呈する。画像表示として，一般的にはmin IP(minimum intensity projection)処理を施して観察される。

図1 各種水平断像

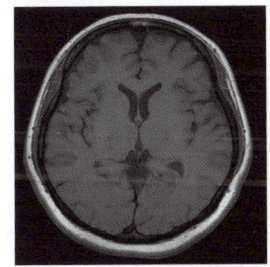

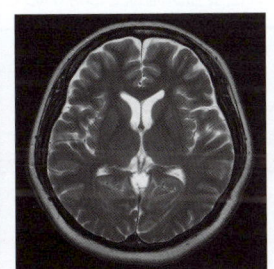

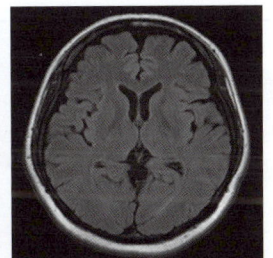

a　T1強調画像　　b　T2強調画像　　c　FLAIR像

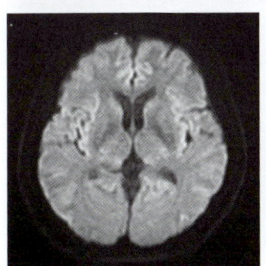

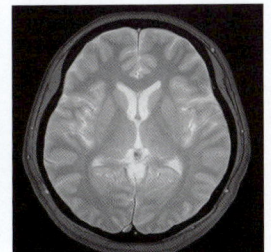

d　拡散強調画像(DWI)　　e　T2*強調画像　　f　STIR像

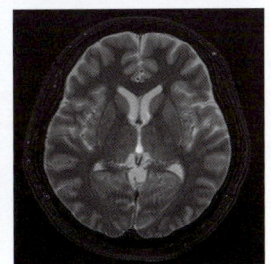

5 MRI：頭頸部
各種画像②

●問題番号：64AM-43

Q1 ❶発症2時間後の右基底核梗塞のMRI像を示す。画像の種類はどれか。

1. FLAIR画像
2. T1強調画像
3. T2強調画像
4. 拡散強調画像
5. プロトン密度強調画像

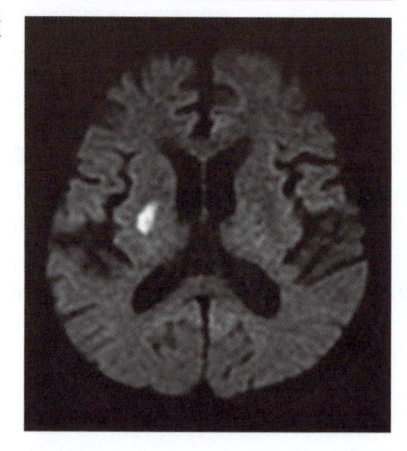

Q1

Key Word ▶▶ ❶発症2時間後の脳梗塞MRI像

解法ナビ ▶▶ ・この問題は，脳梗塞の病態と各種MRI画像の特徴に関しての理解度が問われている。

選択肢解説 ▶▶ この画像上の右淡蒼球に高信号を呈する画像所見が認められる。設問において「発症2時間後の脳梗塞」と記されていることから，この画像は拡散強調画像であると判断できる。早期の脳梗塞巣はFLAIR画像やT1・T2強調画像，プロトン密度強調画像では描出されない。また，拡散強調画像は他の画像と異なり，脳実質の外側（周囲）が低信号を呈する。

【1. FLAIR画像】　　　　➡ FLAIR画像ではないので「×」
【2. T1強調像】　　　　　➡ T1強調画像ではないので「×」
【3. T2強調像】　　　　　➡ T2強調画像ではないので「×」
【4. 拡散強調画像】　　　➡ 拡散強調画像なので「○」
【5. プロトン密度強調画像】➡ プロトン密度強調画像ではないので「×」

正解：4

One Point Advice
頭部MRI画像における各種疾患の画像所見について覚えておこう。

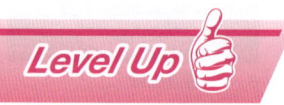

レベル・アップ　Level Up

●脳梗塞巣の信号強度

表1 脳梗塞巣のMRI信号強度

	超急性期	急性期	亜急性期	慢性期
拡散強調画像	変化なし～高	高	高	低
T1強調画像	変化なし	低	低	低
T2強調画像	変化なし	高	高	高
FLAIR像	変化なし	高	高	低

図1 発症1時間後の各種画像

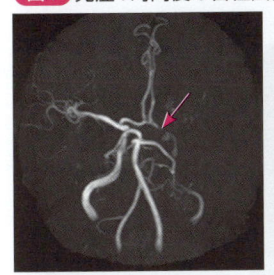

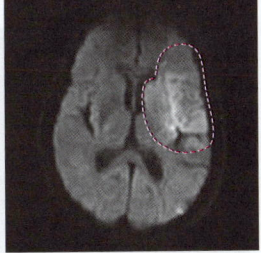

a　MRA像(3D-TOF)　　b　拡散強調水平断像　　c　T2強調水平断像

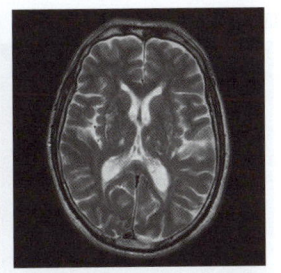

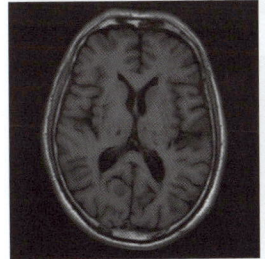

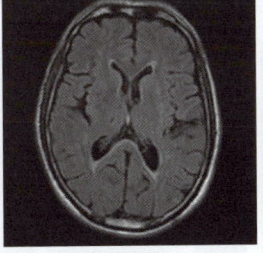

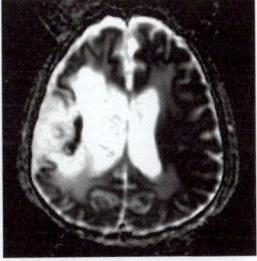

d　T1強調水平断像　　e　FLAIR水平断像　　f　CT水平断像

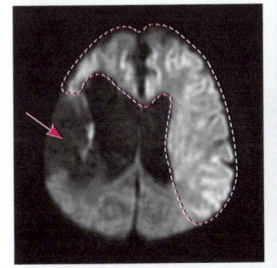

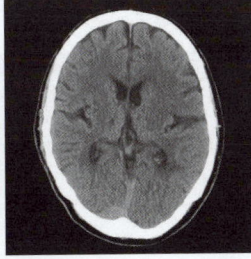

MRA像では左中大脳動脈(→)が描出されておらず,拡散強調画像(DWI)では血管支配領域下の尾状核,被殻,淡蒼球,および側頭葉に高信号が認められる(○)。T1・T2強調画像,FLAIR像,CT画像では明らかな梗塞巣は描出されていない。

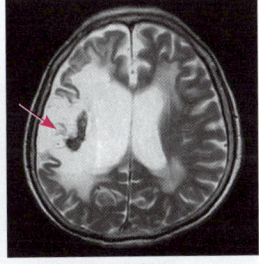

図2 発症3時間後の各種画像(急性期脳梗塞と陳旧性脳梗塞)

a　拡散強調水平断像　　b　見かけの拡散係数画像(ADC map)　　c　T2強調水平断像

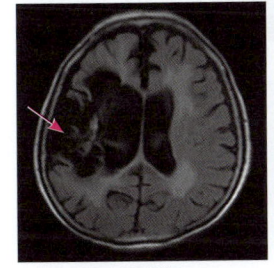

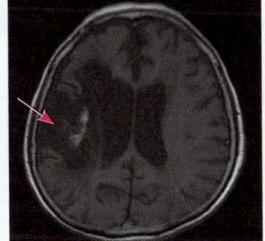

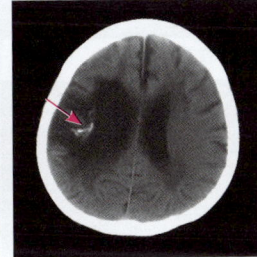

d　FLAIR水平断像　　e　T1強調水平断像　　f　CT水平断像

両側前頭葉および左側頭葉に拡散強調画像では高信号,ADC mapでは低信号に描出され,他の撮影法では信号変化が認められない超急性期の梗塞巣が指摘できる(○)。
また,右側頭葉にT2強調画像で高信号,FLAIR像・T1強調画像で低信号を呈する陳旧性の梗塞巣を認める(→)。

●脳内出血巣の信号強度

- MRI画像において,ヘモグロビンの変性における生化学的状態の鑑別が可能である。

表2 脳内出血巣のMRI信号強度

	超急性期	急性期	亜急性期早期	亜急性期後期	慢性期
ヘム鉄の性状	オキシヘモグロビン	デオキシヘモグロビン	メトヘモグロビン	メトヘモグロビン	ヘモジデリン
磁性	Fe^{2+}/反磁性	Fe^{2+}/常磁性	Fe^{3+}/常磁性	Fe^{3+}/常磁性	Fe^{3+}/常磁性
拡散強調画像	高信号	低信号	低信号	高信号	低~高信号
T1強調画像	低~等信号	低信号	高信号	高信号	低信号
T2強調画像	等~高信号	低信号	低信号	高信号	低信号
T2*強調画像	等信号	低信号	低信号	低信号	低信号
SWI画像	低信号	低信号	低信号	低信号	低信号

●脳内出血巣の経時的変化

図3 発症1時間後の左視床出血における各種画像

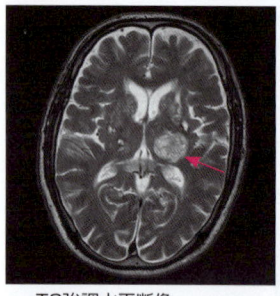

a T2強調水平断像
b T1強調水平断像 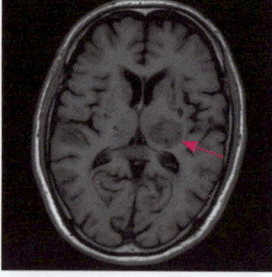
c FLAIR水平断像 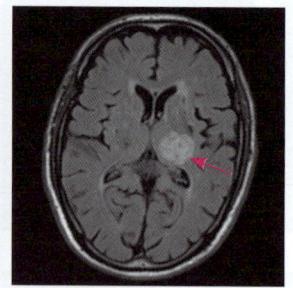
d T2*強調水平断像 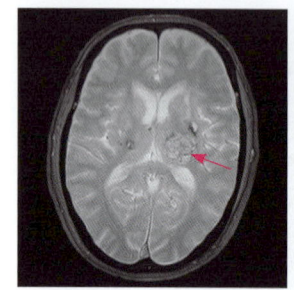
e 拡散強調水平断像 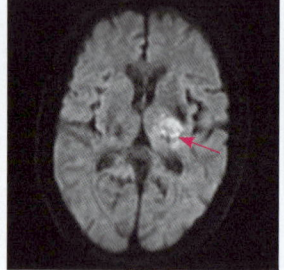
f CT水平断像 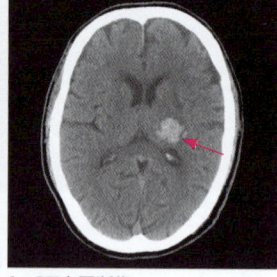

T2強調画像および拡散強調画像（DWI）で出血巣（→）は高信号を呈しており，T1強調画像では低信号を呈していることから，超急性期である。

図4 発症5日後の右視床出血における各種画像

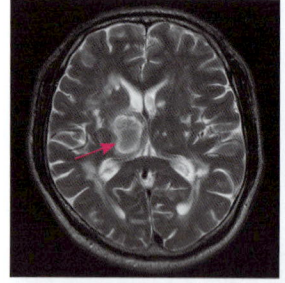

a T2強調水平断像
b T1強調水平断像 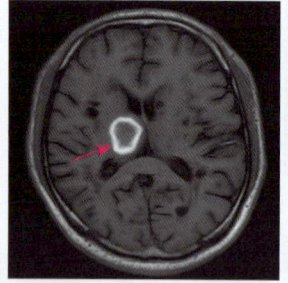
c FLAIR水平断像 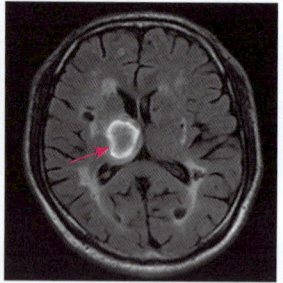
d T2*強調水平断像 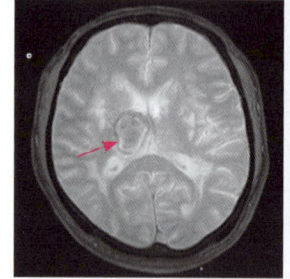
e 拡散強調水平断像 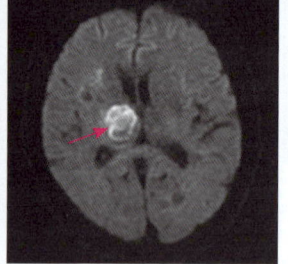

T2強調画像，T1強調画像および拡散強調画像（DWI）で出血巣（→）が高信号を呈していることから，亜急性期後期である。

図5 発症4カ月後の右視床出血における各種画像

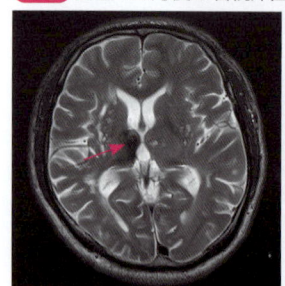

a T2強調水平断像
b 磁化率強調水平断像 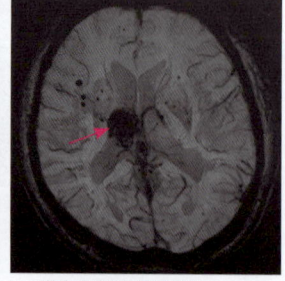

T2強調画像および磁化率強調画像（SWI）で出血巣（→）が低信号を呈していることから，慢性期である。

●急性硬膜下血腫

図6 硬膜下血腫における各種画像

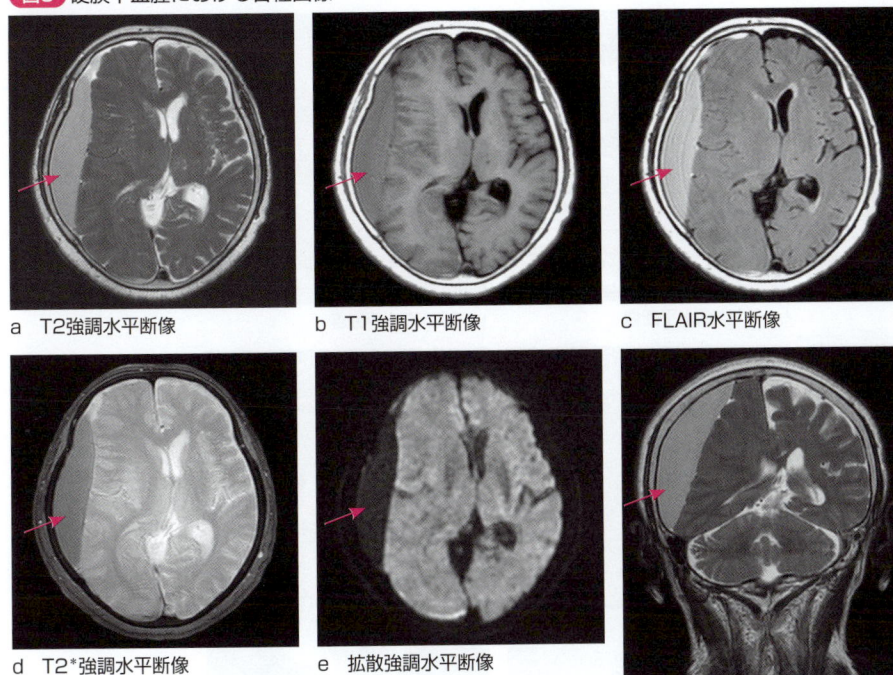

a　T2強調水平断像　　b　T1強調水平断像　　c　FLAIR水平断像

d　T2*強調水平断像　　e　拡散強調水平断像　　f　T2強調冠状断像

出血巣(→)の形状は三日月状を成しており，正中構造の偏移(Midline shift)が認められる。T2強調画像およびFLAIR像で高信号，T1強調画像およびT2*強調画像で等信号，拡散強調画像(DWI)で低信号を呈していることから，超急性期と急性期の間の時期である。

●脳腫瘍（星細胞腫）

図7 脳腫瘍（星細胞腫）における各種画像

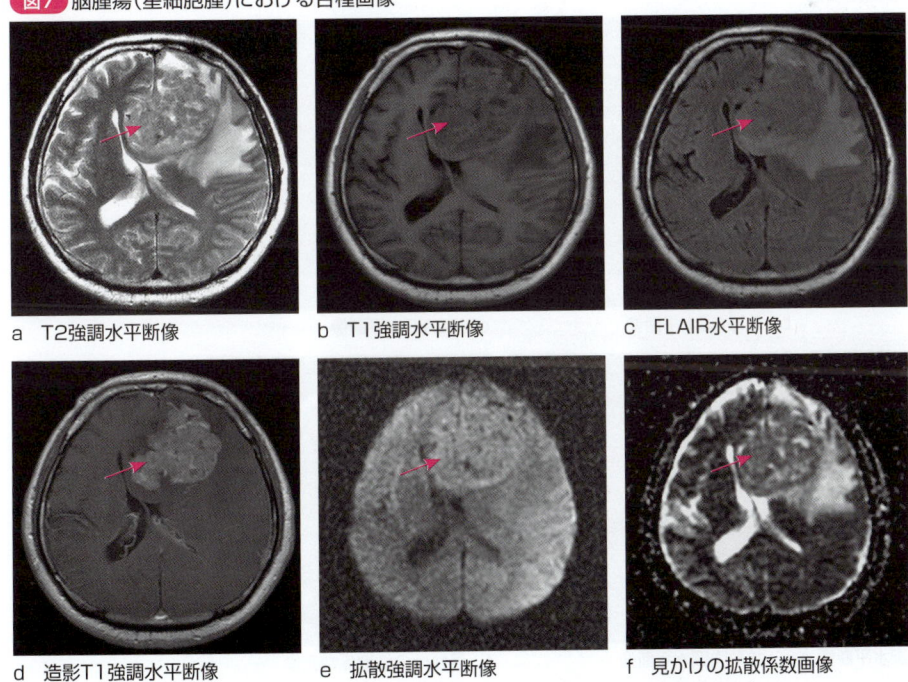

a　T2強調水平断像　　b　T1強調水平断像　　c　FLAIR水平断像

d　造影T1強調水平断像　　e　拡散強調水平断像　　f　見かけの拡散係数画像（ADC map）

腫瘤(→)はT2強調画像で不均一な高信号を呈し，周辺部には浮腫(T2強調画像およびFLAIR像で高信号，T1強調画像で低信号)が認められる。造影剤の投与により不均一に濃染されている。

●転移性脳腫瘍（原発：乳癌）

図8 転移性脳腫瘍における各種画像

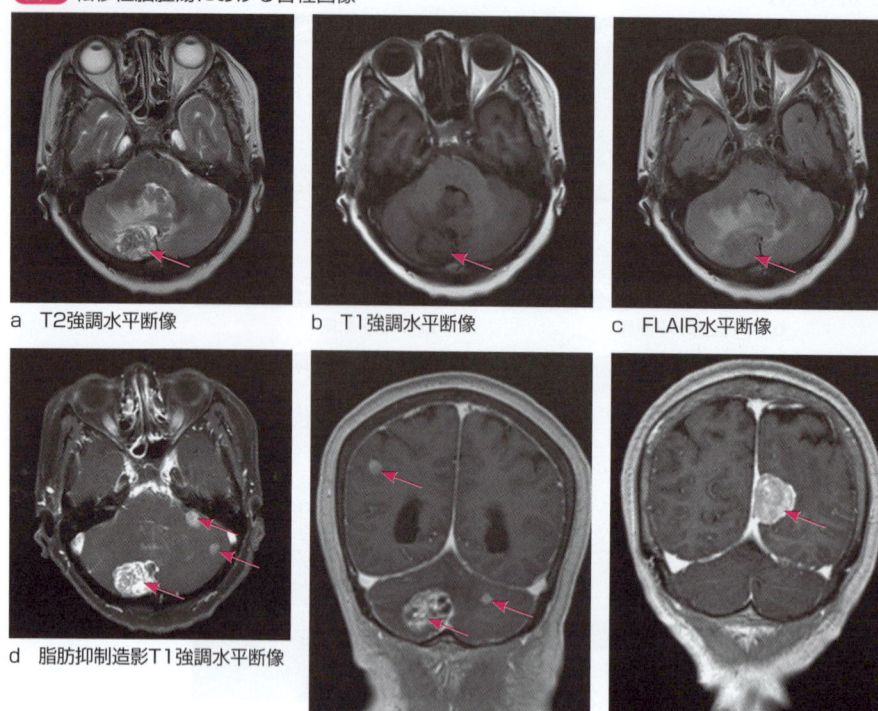

a　T2強調水平断像
b　T1強調水平断像
c　FLAIR水平断像
d　脂肪抑制造影T1強調水平断像
e　脂肪抑制造影T1強調冠状断像
f　脂肪抑制造影T1強調冠状断像

腫瘤（→）はT2強調画像で不均一な軽度高信号を呈し，周辺部には浮腫が認められる．造影剤の投与により境界明瞭な濃染像が確認できる．造影後には，髄膜播種や骨転移を含めた転移巣の検出を目的に，3軸断層像を撮像する．

●髄膜腫

図9 髄膜腫における各種画像

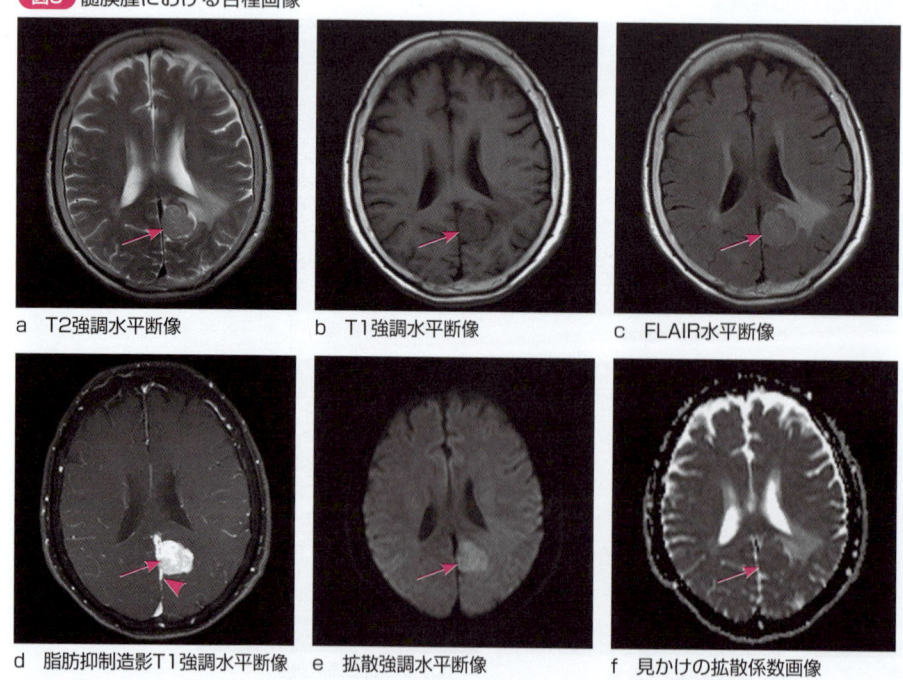

a　T2強調水平断像
b　T1強調水平断像
c　FLAIR水平断像
d　脂肪抑制造影T1強調水平断像
e　拡散強調水平断像
f　見かけの拡散係数画像（ADC map）

腫瘤（→）はT2強調画像で円形な軽度高信号を呈し，T1強調画像で低信号を呈する．造影剤の投与により均一に濃染されている．また，硬膜が肥厚されて尾の引いた所見（dural tail sign）が認められる（▶）．

●多発性硬化症

図10 多発性硬化症における各種画像

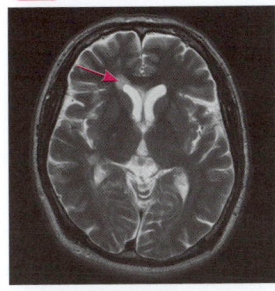

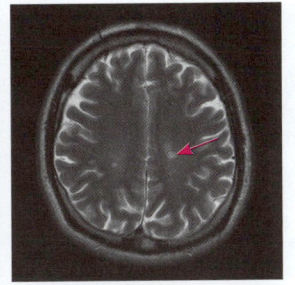

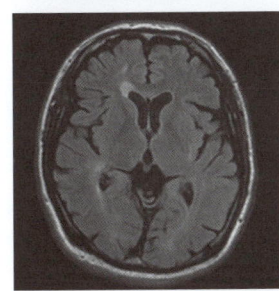

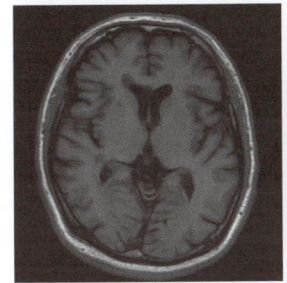

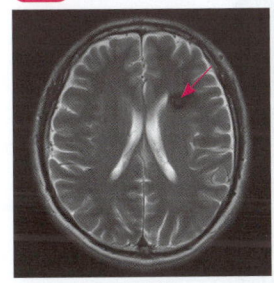

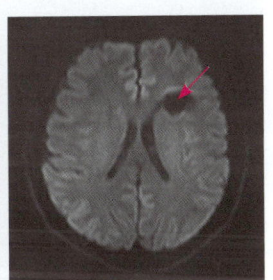

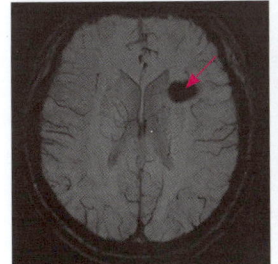

a T2強調水平断像
b T2強調水平断像
c FLAIR水平断像
d FLAIR水平断像
e T1強調水平断像
f FLAIR冠状断像

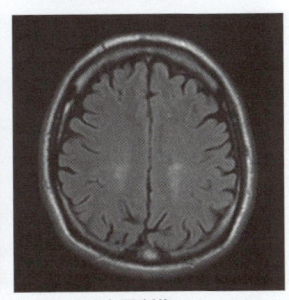

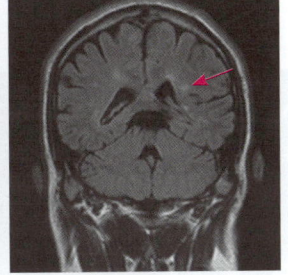

白質内に存在する脱髄病巣（→）はT2強調画像およびFLAIR像で高信号を呈し、T1強調画像で低信号を呈する。

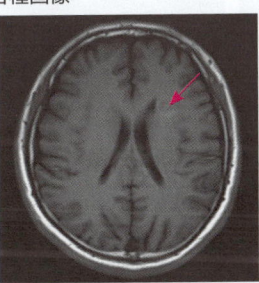

●海綿状血管腫

図11 海綿状血管腫における各種画像

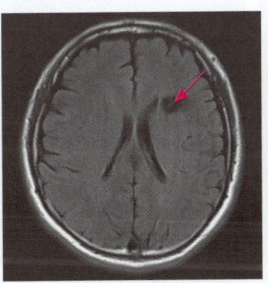

a T2強調水平断像
b T1強調水平断像
c FLAIR水平断像
d 拡散強調水平断像
e 磁化率強調画像（SWI）水平断像
f T2強調冠状断像
g T2強調矢状断像

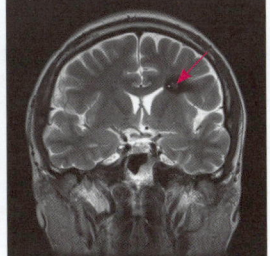

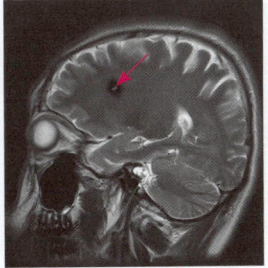

腫瘤（→）はT2強調画像で内部に点状の高信号を有する低信号領域として描出されている。磁化率強調画像（SWI）で低信号を呈し、T1強調画像で等～高信号を呈する。

●下垂体腺腫

図12 下垂体腺腫における各種画像

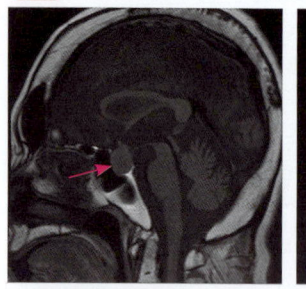

a　T1強調矢状断像
b　T1強調冠状断像 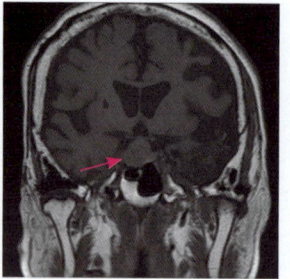
c　脂肪抑制造影T1強調矢状断像 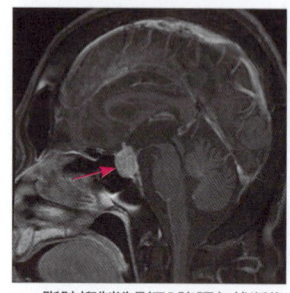
d　脂肪抑制造影T1強調冠状断像 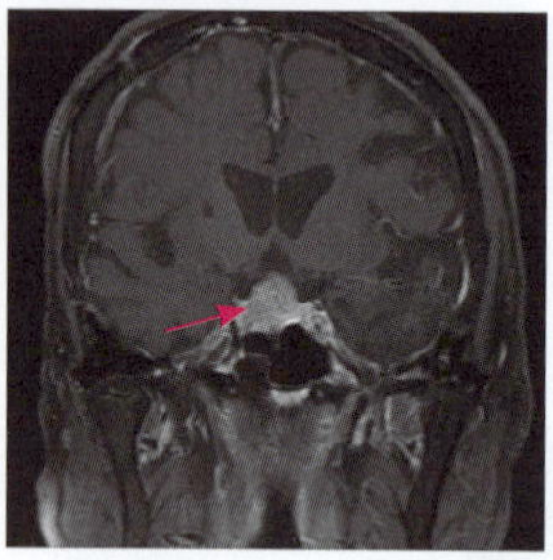

トルコ鞍内に腫大した下垂体（→）が確認でき，造影剤の投与によりやや不均一に濃染されている。

●下垂体微小腺腫（micro adenoma）

図13 下垂体微小腺腫における各種画像

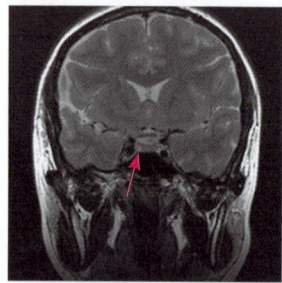

a　T2強調冠状断像
b　T1強調冠状断像 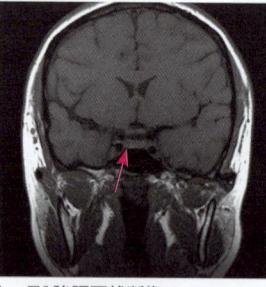
c　T1強調矢状断像 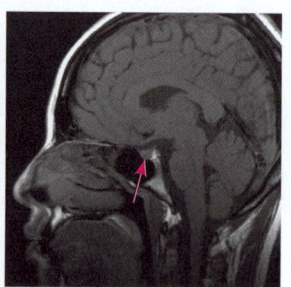
d　脂肪抑制ダイナミックMRI画像GRE法T1強調画像（早期相） 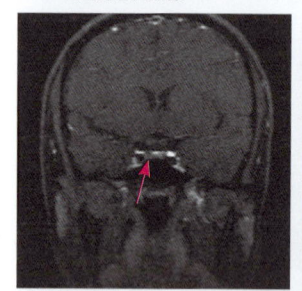
e　脂肪抑制ダイナミックMRI画像GRE法T1強調画像（平衡相） 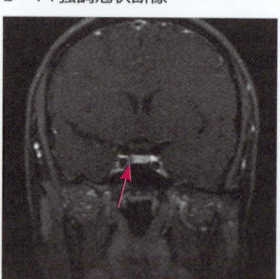
f　脂肪抑制ダイナミックMRI画像GRE法T1強調画像（後期相） 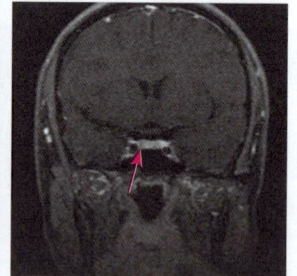
g　脂肪抑制造影SE法T1強調画像（後期相） 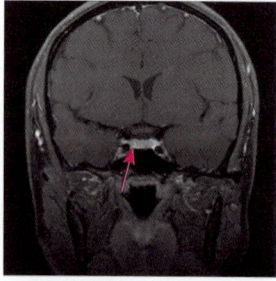

下垂体前葉右側に，T2強調画像で軽度高信号，T1強調画像で軽度低信号を呈する所見（→）が認められる。下垂体後葉はT1強調画像で高信号を呈している。ダイナミックMRIの後期相では病変部が不明瞭となっており，造影効果の遅延が認められる。微小腺腫の検出にはダイナミックMRIが最も有効であるとされている。

※ダイナミックMRI
　ガドリニウム造影剤を急速注入して経時的に撮像する検査であり，各撮像時相での目的部位の造影効果によって病変の質的診断を行う。対象とする部位によって撮像方法や撮像タイミング，撮像条件（シーケンス）は異なる。

●ラトケ嚢胞

図14 ラトケ嚢胞における各種画像

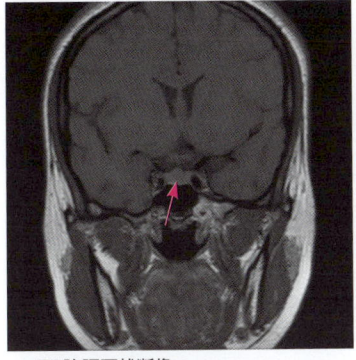

a　T1強調冠状断像 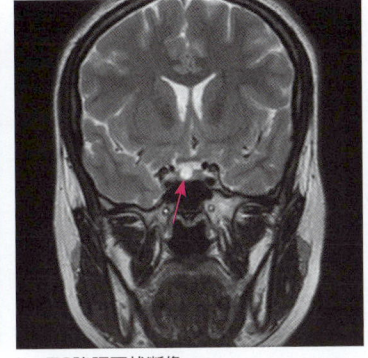
b　T2強調冠状断像 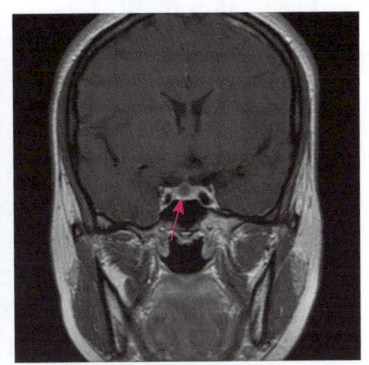
c　造影T1強調冠状断像

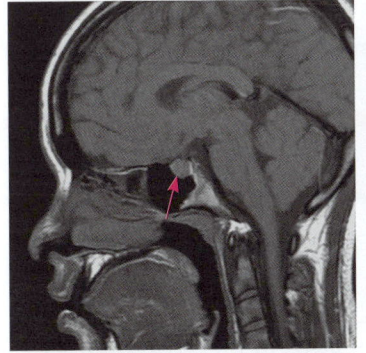

d　T1強調矢状断像 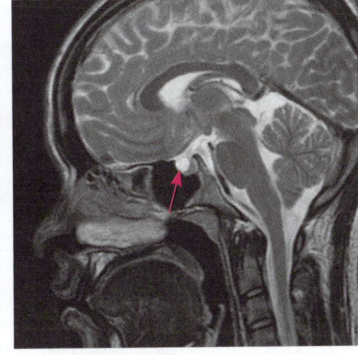
e　T2強調矢状断像 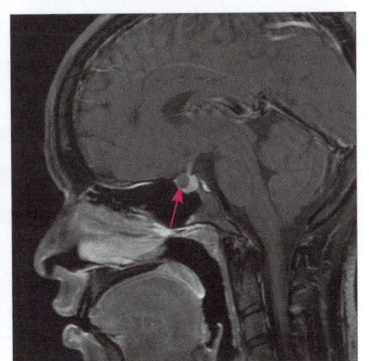
f　脂肪抑制造影T1強調矢状断像

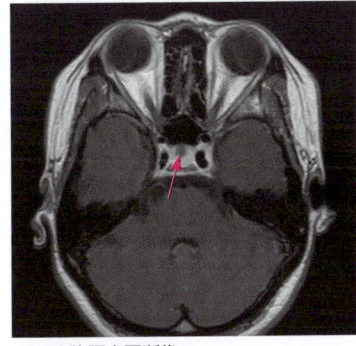

g　T1強調水平断像

下垂体前葉～鞍上部に，T2強調画像で均一な高信号，T1強調画像で低信号を呈する腫瘍性病変（→）が認められる。造影像にて増強効果はみられず，周囲との境界も明瞭に描出されていることから，嚢胞である。

●聴神経腫瘍

図15 聴神経腫瘍における各種画像

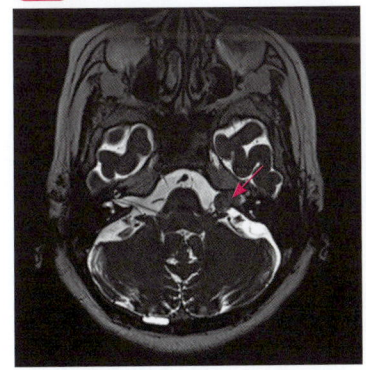

a　steady state coherent GRE法水平断像（FIESTA）
b　脂肪抑制造影T1強調水平断像 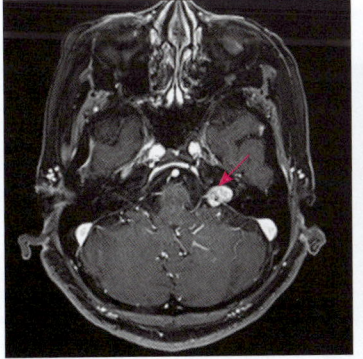
c　造影T1強調冠状断像 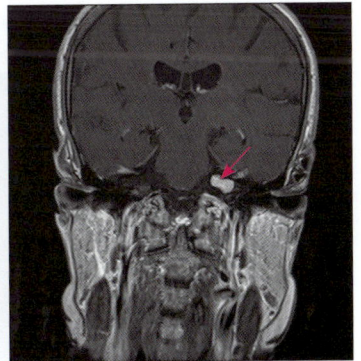

左内耳道内に，FIESTA像で低信号，造影T1強調画像で増強された腫瘍（→）が認められる。

6 MRI：胸部
心臓①

●問題番号：63AM-47

Q1
❶MRIの信号強度で正しいのはどれか。

1. 心筋はT1強調画像で高信号である。
2. 脂肪はT1強調画像で低信号である。
3. 骨皮質はT2強調画像で低信号である。
4. 脳脊髄液はT2強調画像で低信号である。
5. 靱帯はプロトン密度強調画像で高信号である。

Q1
Key Word ❶MRIの信号強度

解法ナビ
・この問題は，主たる器官および組織のT1強調画像，T2強調画像，プロトン密度強調画像などにおける信号強度についての知識が問われている。

選択肢解説

【1. 心筋：T1強調画像→高】	⇒ 心筋などの筋肉組織はT1およびT2強調画像ともに高信号を呈するとはいえないので「×」
【2. 脂肪：T1強調画像→低】	⇒ 脂肪組織はT1強調画像で高信号，T2強調画像でSE法の場合には低または等信号，高速SE法の場合には高信号を呈するので「×」
【3. 骨皮質：T2強調画像→低】	⇒ 骨皮質はT1およびT2強調画像ともに低信号を呈するので「○」
【4. 脳脊髄液：T2強調画像→低】	⇒ 脳脊髄液はT2強調画像で高信号，T1強調画像で低信号を呈するので「×」
【5. 靱帯：プロトン密度強調画像→高】	⇒ 靱帯はT1，T2およびプロトン密度強調画像で低信号を呈するので「×」

正解：3

レベル・アップ / Level Up

●心筋の信号強度

図1 胸部MRI T1強調画像

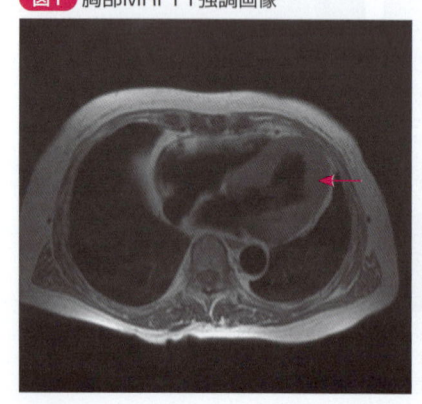

心筋（→）の信号強度は，脂肪組織に対して低信号を呈しているが，心内腔に対しては高信号を呈している。比較対象の組織によって表現する信号強度が変わることに注意しなければならない。比較対象がない設問の場合には，画像上の信号強度を回答すればよく，この場合では，心筋の信号強度は高信号とはいえない。T2強調画像においても同様である。

●脂肪の信号強度

図2 頸椎MRI矢状断像

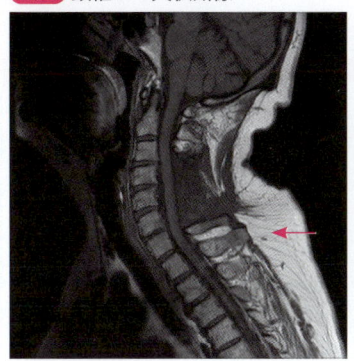

a　T1強調画像 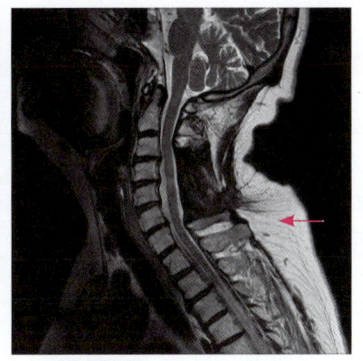　　b　T2強調画像

T1およびT2強調画像（高速SE法）において脂肪（→）は高信号を呈している。

●骨の信号強度

図3 股関節MRI冠状断像

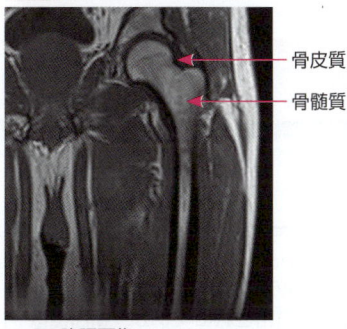

骨皮質
骨髄質

a　T1強調画像 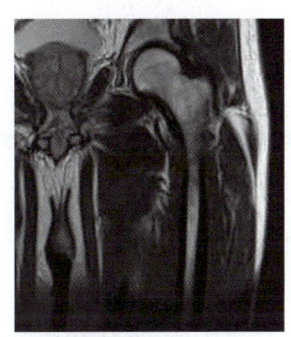　　b　T2強調画像

関節軟骨
・骨端の関節面を形成
骨端腺
・骨端軟骨の痕跡
骨質 ｛ 海綿質（骨）
　　　　緻密質（骨）
髄腔
・骨髄を入れる
骨膜
・血管が広く分布，骨の増厚に関与
・神経が広く分布
骨幹

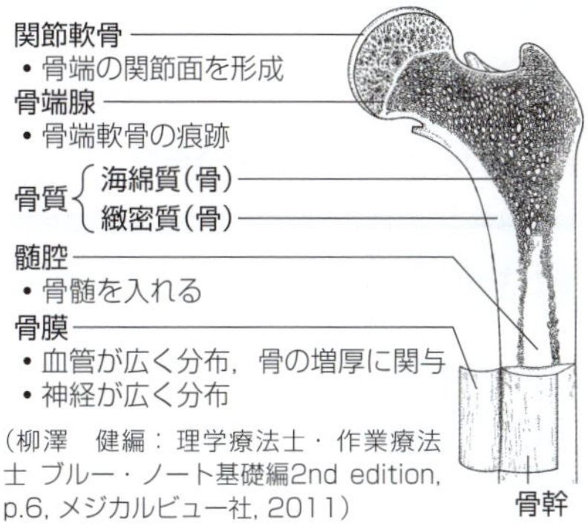

（柳澤　健編：理学療法士・作業療法士　ブルー・ノート基礎編2nd edition, p.6, メジカルビュー社, 2011）

骨皮質（緻密骨）はT1およびT2強調画像でともに低信号を呈するのに対し，骨髄質（海綿骨）はT1およびT2強調画像でともに高信号を呈している

●脳脊髄液の信号強度

図4 頭頸部MRI矢状断像

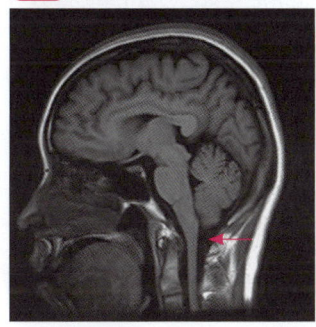

a　T1強調画像 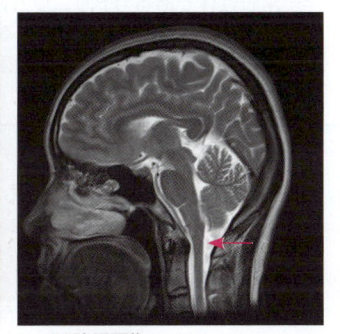　　b　T2強調画像

脳脊髄液（→）はT1強調画像において低信号，T2強調画像において高信号を呈している。

●靱帯の信号強度

図5 膝関節プロトン密度強調矢状断像

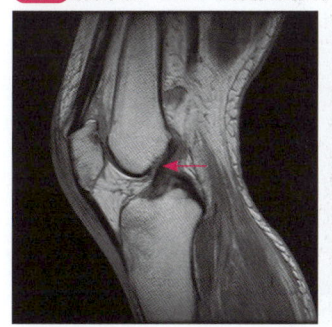

a　前十字靱帯 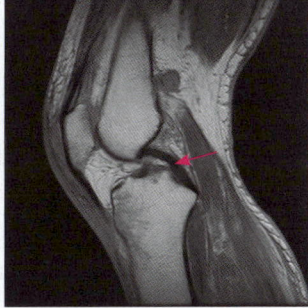　　b　後十字靱帯

aの画像上の矢印（→）は前十字靱帯を，bの画像上の矢印（→）は後十字靱帯を示しており，ともに低信号を呈している。T2強調画像やT1強調画像においても低信号を呈する。

MRI：胸部

7 MRI：胸部
心臓②

●問題番号：58AM-31

Q1 MRIで**誤っている**のはどれか。
1. 脊髄腔の描出には造影剤投与が必要である。
2. 発症6時間後の脳梗塞の描出に有効である。
3. 冠動脈の撮影は動きの少ない時相のみでの信号収集をする。
4. 心臓の検査では造影剤と肺の空気との磁化率の違いが障害となる。
5. Gd製剤はT1，T2の双方を短縮する。

Q1

Key Word ▶▶▶ MRI検査全般

解法ナビ ▶▶▶ ・この問題は，MRI検査に関する全般的な知識が問われている。

選択肢解説

【1. 脊髄腔】 → 脊髄腫瘍などの鑑別診断にはガドリニウム造影剤が利用されるが，脊髄腔の描出には必要ないので「○」

【2. 発症6時間後の脳梗塞】 → 発症6時間後の脳梗塞はCT像で描出されにくいが，MRI拡散強調画像では描出できるので「×」

【3. 冠動脈の撮影】 → 心電同期撮像により動きの少ない時相のみを収集可能であるため「×」

【4. 心臓の検査】 → 常磁性体であるガドリニウム造影剤と空気との磁化率の違いによりアーチファクトが生じるので「×」

【5. Gd製剤】 → ガドリニウム造影剤はT1短縮効果とT2短縮効果を併せもつので「×」

正解：1

レベル・アップ / Level Up

●脊髄腔の描出

図1 頭頸部MRI矢状断像

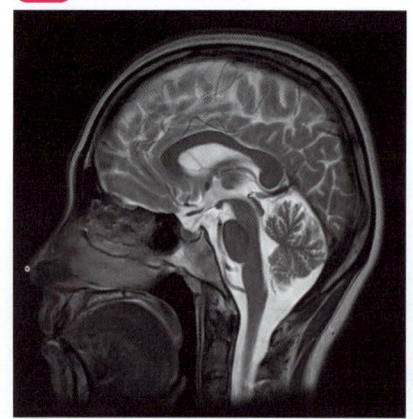

脊髄腔は脈絡叢で産生された脳脊髄液が循環している。その水信号によりT2強調画像で高信号として描出される。

●急性期脳梗塞の描出

図2 発症2時間後のCT像と各種MRI像

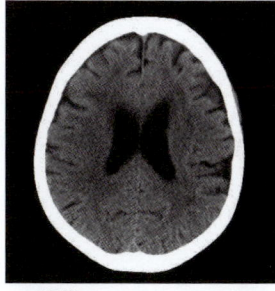

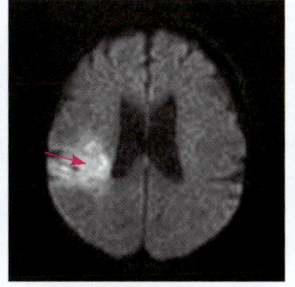

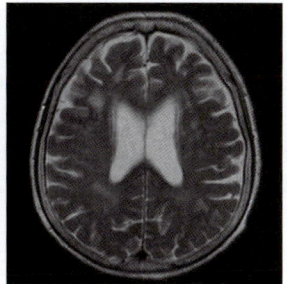

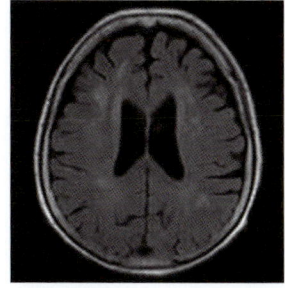

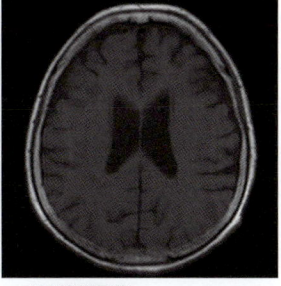

a CT像　　b 拡散強調画像（DWI）　　c T2強調画像

d FLAIR像　　e T1強調画像

CT像やT2強調画像，FLAIR像において，急性期梗塞領域は指摘できない。それに対し，拡散強調画像では急性期脳梗塞巣が明瞭に描出されている（→）。

図3 発症36時間後のCT像と各種MRI像

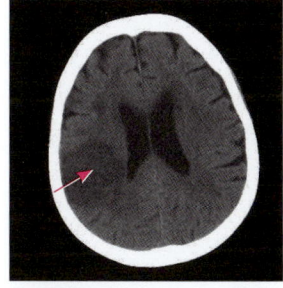

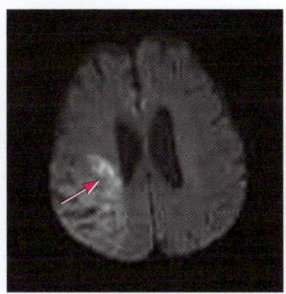

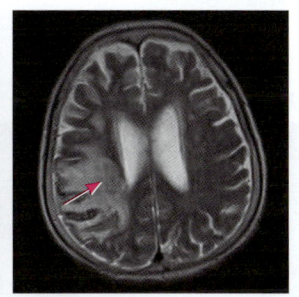

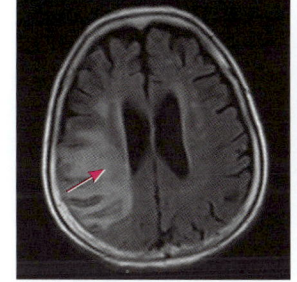

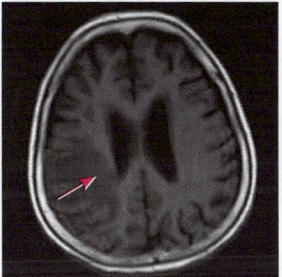

a CT像　　b 拡散強調画像（DWI）　　c T2強調画像

d FLAIR像　　e T1強調画像　　f 磁化率強調画像（SWI）

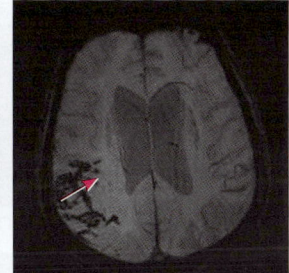

CT像およびすべてのMRI像において脳梗塞巣（→）は描出されており，発症2時間後の拡散強調画像上の虚血領域と一致しているのがわかる。

●心臓MRI検査

- 心臓MRI検査は，虚血性心疾患における診断を目的とし，また，治療方針の決定において多くの情報を得るために実施される。主な目的は以下のとおりである。

> ①MRI画像の動画観察による心機能の診断および局所壁運動の評価
> ②心筋perfusion MRI検査による心筋虚血の診断
> ③遅延造影MRI検査による心筋梗塞の診断とバイアビリティ（生存している心筋の程度）の評価
> ④冠状動脈を対象としたMRA像による狭窄病変の評価

（高原太郎ほか編：改訂版MRI応用自在，メジカルビュー社，2004．より引用）

●遅延造影MRI検査

- **心筋梗塞部位の検出**と**心筋のバイアビリティ評価**を目的として実施される。
- ガドリニウム造影剤を注入して10分ほど経過した後に，心電図同期IR法にて呼吸停止下で撮像すると梗塞部が高信号域として描出される。
- 造影機序：通常，Gd造影剤は血管内と細胞外液に分布するため，正常心筋の分布容積は20％程度といわれる。心筋梗塞部は細胞膜の障害が生じ，分布容積は80〜90％と増加し，完全壊死となると100％近くまでなる。その結果，正常部に比べT1緩和時間が短縮され高信号となる。
- ガドリニウム造影剤によるT1値短縮効果と，IR法を用いた正常心筋に対するヌルポイントへのTI（inversion time）設定により，正常心筋と心筋梗塞部位のコントラストを増強させる。
- 遅延造影MRI検査は，心内膜下梗塞や微小梗塞の検出が可能であり，さらに，SPECT検査よりも高い診断能を有しているともいわれている。

●冠状動脈MRA像

- 自然呼吸下による呼吸同期または呼吸停止下にて，心電図同期法を利用し，動きの少ない時相を数十フェーズ撮像して，再構成により画像データを作成する。
- 特長は，造影剤が不要であること，放射線被ばくがないこと，**石灰化の影響がないこと**，などである。
- CT検査では，石灰化が存在すると冠状動脈の狭窄度の評価は困難であるが，MRI検査では，それらの影響を受けることなく評価が行える。
- 造影剤が不要であるため，腎機能の悪い被検者や，気管支喘息，造影剤アレルギーをもつ被検者でも検査が実施できる。

●大血管の描出

図4 胸部大動脈弓部狭窄

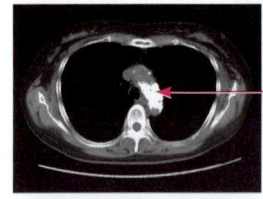

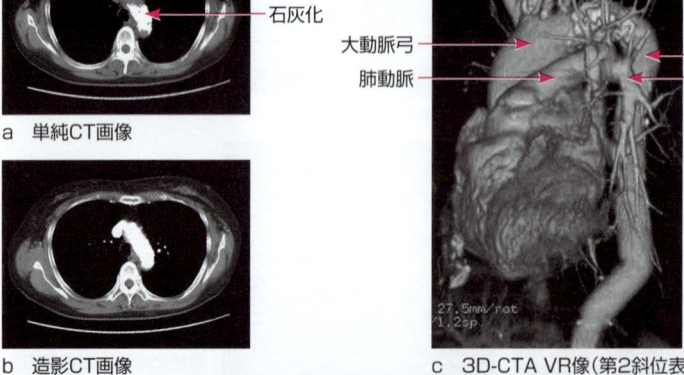

a 単純CT画像 （石灰化）
b 造影CT画像
c 3D-CTA VR像（第2斜位表示） 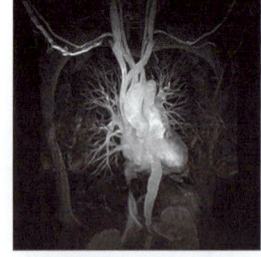
 （上大静脈，腕頭動脈，大動脈弓，肺動脈，左鎖骨下動脈，左総頸動脈，下行大動脈，左肺動脈）
d 造影MRI MIP像（正面表示）
e 造影MRI MIP像（第2斜位表示） 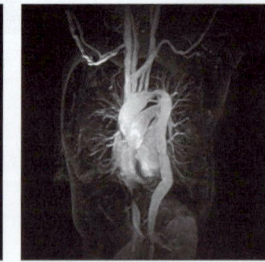
f 造影MRI VR像（第2斜位表示） 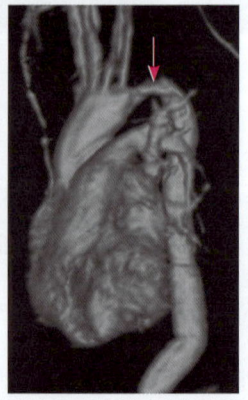

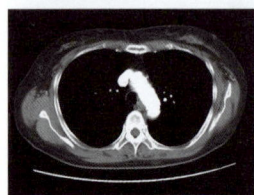

心臓や大血管の描出において，時間分解能が優れているCT検査が一般的には選択される。本症例では，大動脈弓部の石灰化が強く，3D-CTAにて狭窄の評価が困難であった。造影MRI画像においては，大動脈弓部の狭窄所見が描出されている（→）。

8 MRI：胸部
乳房

●問題番号：62AM-33

Q1

❶乳房の画像検査で正しいのはどれか。

1. MRIで検査ができる。
2. X線CTでは腹臥位で撮影する。
3. 全体の検査件数は減少している。
4. 50歳以上はマンモグラフィを撮影しない。
5. 超音波検査はマンモグラフィよりも微細石灰化像の描出に優れている。

Q1

Key Word ▶▶▶ ❶乳房の画像検査

解法ナビ ▶▶▶ ・この問題は，乳房の画像検査に関する全般的な知識が問われている。

選択肢解説

【1】→ 乳房のMRI検査は良悪性の鑑別や転移検索，手術前の広がり診断を目的として実施されているので「○」
【2】→ 乳房のMRI検査は腹臥位で実施されるが，CT検査は通常，背臥位で実施されるので「×」
【3】→ ピンクリボン活動もあって検査数は増加しているので「×」
【4】→ 50歳以上では乳腺が目立たなくなる脂肪性乳房となり，マンモグラフィは有用となるので「×」
【5】→ 微細石灰化像に関してはマンモグラフィが有用なので「×」

正解：1

One Point Advice

乳房を対象としたスクリーニング検査であるマンモグラフィや超音波検査と，精密検査であるCTやMRI検査のそれぞれの特徴を把握しておくことが必要である。

レベル・アップ / Level Up

●乳房に対する各種画像検査の特徴

①マンモグラフィ
- 低エネルギーX線を用いて，乳房を圧迫させた状態で撮影する。
- 微細石灰化が検出できるよう空間分解能の向上を図る。
- 腫瘍性病変の形状や微細石灰化の分布などの情報によって悪性度を判断する。
- 若年者（40歳未満）に多い高密度乳房では腫瘍性病変を描出できない場合がある。
- 腫瘍性病変において乳癌と嚢胞の鑑別が困難な場合がある。

②超音波検査
- 背臥位にて乳房の形状に沿ってプローブ（高周波数）を走査し，リアルタイムに観察する。
- 若年者における腫瘍性病変の検出には優れているが，脂肪の多い乳房内の小さな腫瘍性病変の検出には困難を要する。
- 石灰化の描出は一般的に困難となる。

③CT検査
- 乳癌の診断が確定している，もしくは乳癌が強く疑われる被検者に対し，手術前における病巣の位置同定や摘出範囲の決定などのシミュレーション，遠隔転移の検索，化学療法の効果判定などの目的で実施される。

- 背臥位の状態で画像収集されるため手術時の際の乳房の形状と同一となる。
- 両側同時に撮影されるため比較観察が可能となる。
- 造影後の画像から腫瘍や近傍血管，リンパ節などを合成表示した三次元画像は手術前情報として有用となる。

④MRI検査
- 乳房温存手術の可否決定において，**乳管内進展などの広がり診断**などを目的に実施される。
- ペースメーカや強磁性体を体内にもつ被検者は検査を行うことができない。
- **腹臥位**にて専用のRFコイル内に乳房を入れて撮像する。
- 撮像開始前に静脈へのルートを確保し，造影時の体動による位置ズレを防止する。
- 造影前には，囊胞や浮腫，乳管の描出を目的として脂肪抑制T2強調画像が撮像される。
- 病変の存在診断や対側病変の見落としを防止するために，拡散強調画像（DWI）が撮像される。
- ガドリニウム造影剤を用いたダイナミック検査を実施して，良悪性の鑑別診断を行う。
- 造影前後の画像を用いたサブトラクション（差分）処理を行うこともある。
- 三次元高速高分解能撮像により，乳管内進展の有無などの広がり診断を行う。

図1 マンモグラフィ（乳頭腺管癌）

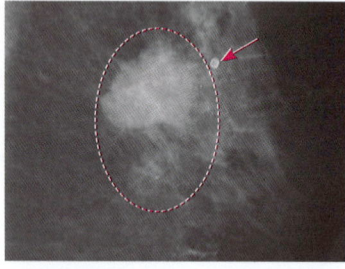

脂肪性乳房においてスピキュラ状（放射状）の腫瘤性病変（⋯）と石灰化陰影（→）が明瞭に描出されている。

図2 超音波画像

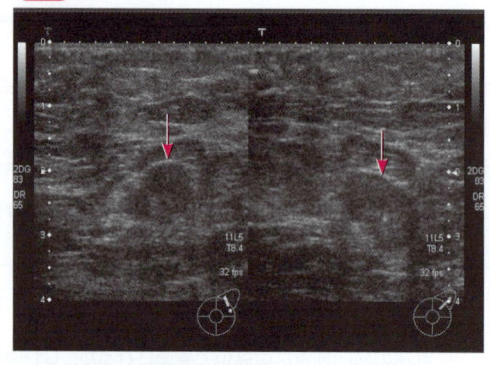

超音波画像における乳腺組織は高エコーを呈し，乳癌などの腫瘤性病変（→）は低エコーを呈するため，描出されやすい。

図3 造影CT像

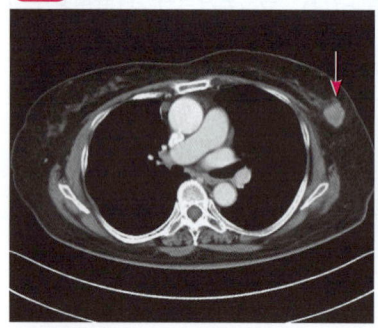

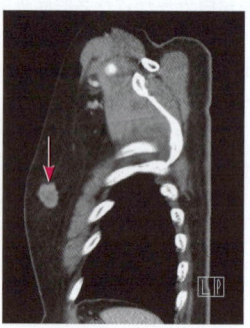

a 水平断像　　b 矢状断像

ヨード造影剤の投与により，濃染された腫瘤性病変が明瞭に描出されている（→）。

図4 乳房MRI像

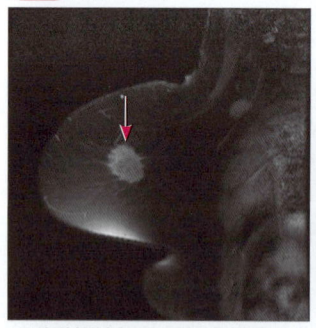

a 脂肪抑制造影T1強調矢状断像　　b 脂肪抑制造影T1強調水平断像　　c STIR矢状断像

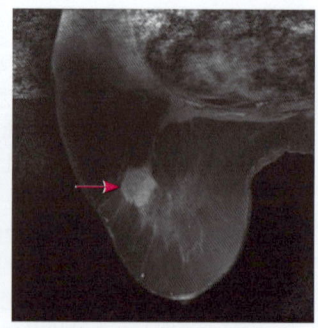

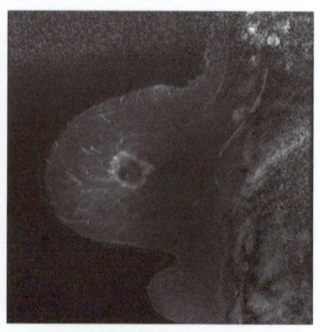

ガドリニウム造影剤の投与と脂肪抑制法の適用により，辺縁にスピキュラを伴う腫瘤性病変（→）が明瞭に描出され，内部構造が不均一となっていることがわかる。また，CHESS法を用いた脂肪抑制では，磁場の不均一の影響により抑制されていない箇所が存在するのに対し，STIR法では乳房全域において抑制されていることがわかる。

● 症例画像

図5 右乳頭腺管癌各画像

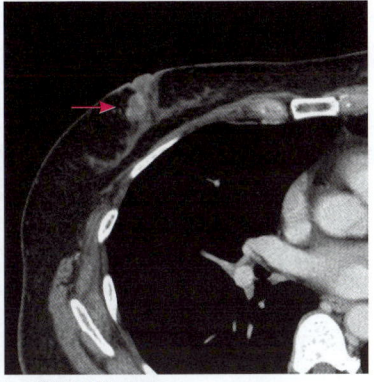

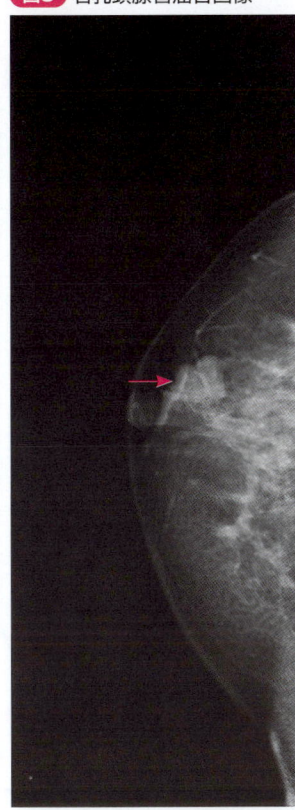

a　マンモグラフィ（CC方向） 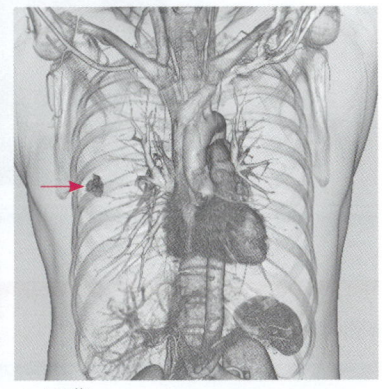
b　造影CT像
c　VR像
d　STIR像 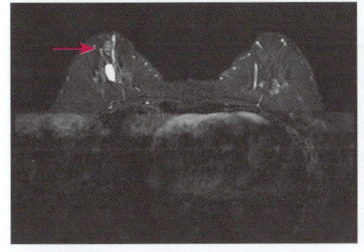
e　T1強調画像 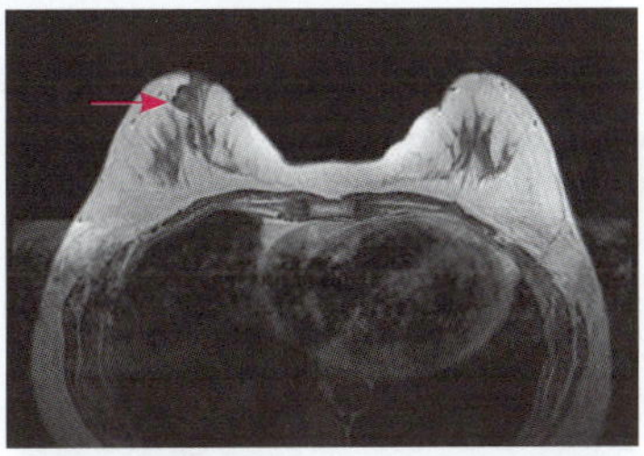
f　拡散強調画像（DWI）：白黒反転 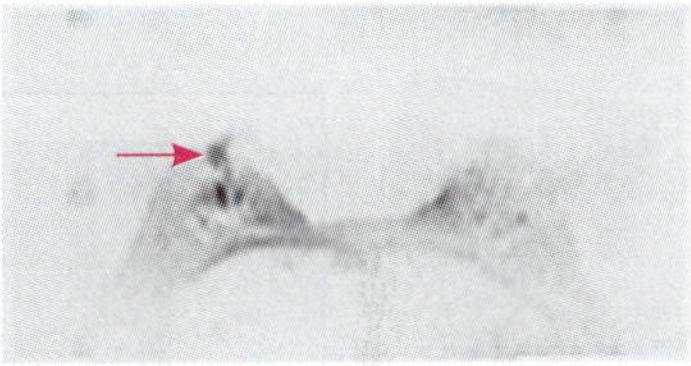
g　脂肪抑制ダイナミックT1強調画像（造影2分後） 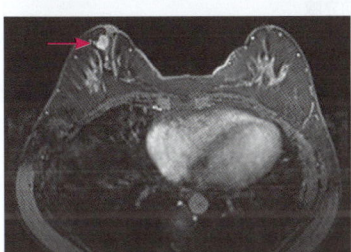
h　脂肪抑制ダイナミックT1強調画像（造影6分後）

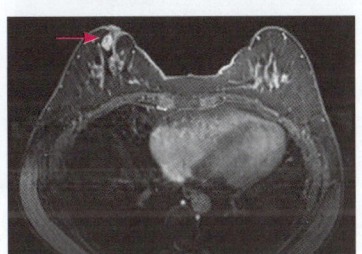

9 MRI：腹部
画像解剖

●問題番号：59AM-39

Q1 ❶男性の骨盤部MRI画像のT2強調横断像を示す。矢印が示すのはどれか。

1. 膀胱
2. 睾丸
3. 直腸
4. 前立腺
5. 精囊腺

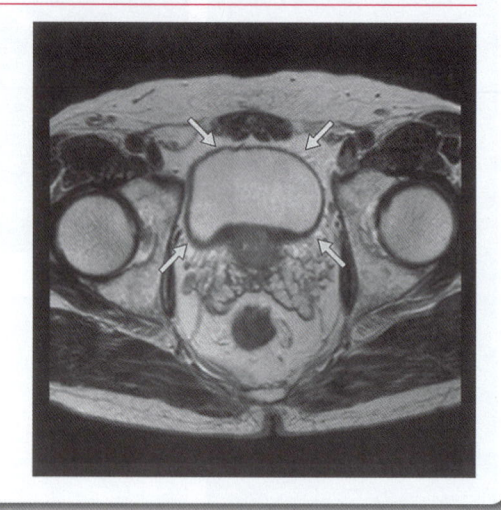

Q1

Key Word ▶▶▶ ❶男性骨盤部のT2強調横断像

解法ナビ ▶▶▶ ・この問題は，男性の骨盤部MRIのT2強調水平断像における画像解剖の知識が問われている。

選択肢解説

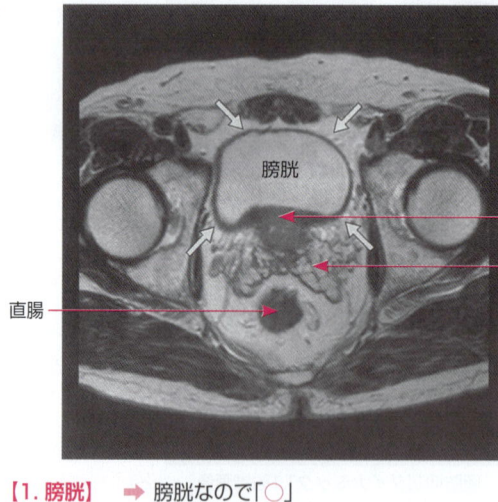

（画像注釈：膀胱／前立腺／精囊腺／直腸）

【1. 膀胱】　➡　膀胱なので「○」
【2. 睾丸】　➡　睾丸ではないので「×」
【3. 直腸】　➡　直腸ではないので「×」
【4. 前立腺】➡　前立腺ではないので「×」
【5. 精囊腺】➡　精囊腺ではないので「×」

正解：1

One Point Advice
男性および女性の骨盤部MRIにおける各断層面の画像解剖について覚えておこう。

レベル・アップ Level Up

● 画像解剖：腹部

図1 各種水平断像①

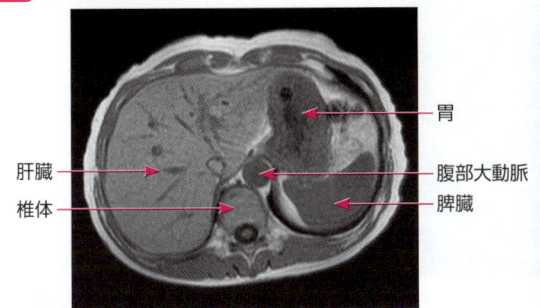

a GRE法in phase T1強調画像
（肝臓、椎体、胃、腹部大動脈、脾臓）

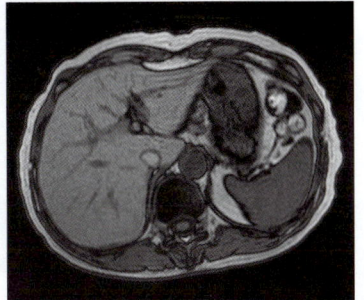

b GRE法opposed phase T1強調画像

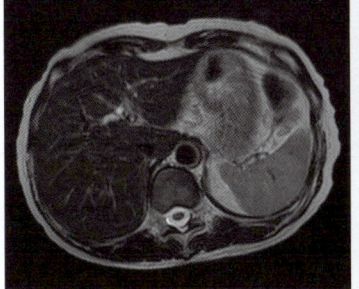

c 高速SE法呼吸同期T2強調画像

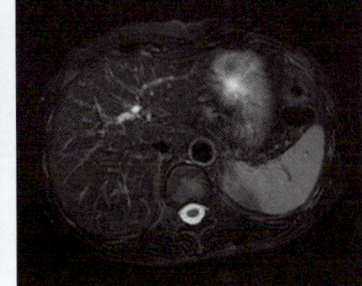

d 高速SE法呼吸同期脂肪抑制T2強調画像

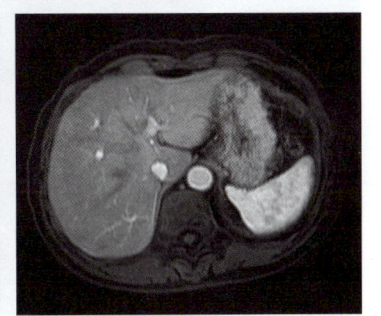

e GRE法脂肪抑制造影T1強調画像（動脈相）

図2 各種水平断像②

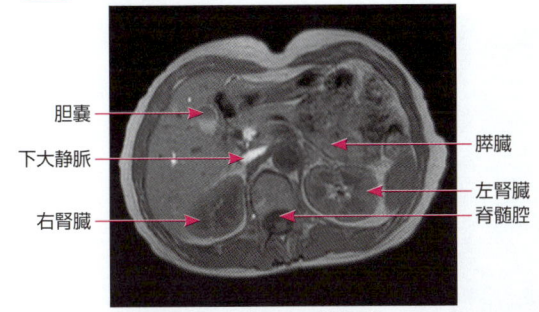

a GRE法in phase T1強調画像
（胆嚢、下大静脈、右腎臓、膵臓、左腎臓、脊髄腔）

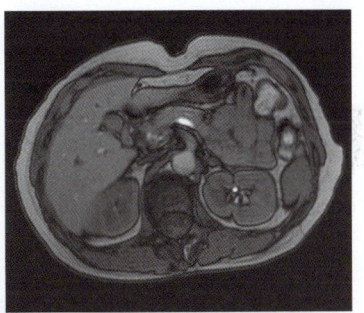

b GRE法opposed phase T1強調画像

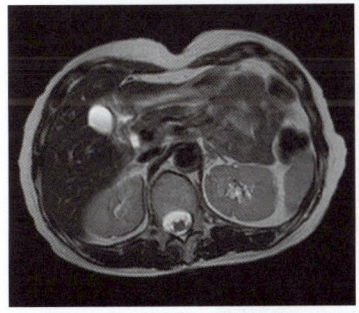

c 高速SE法呼吸同期T2強調画像

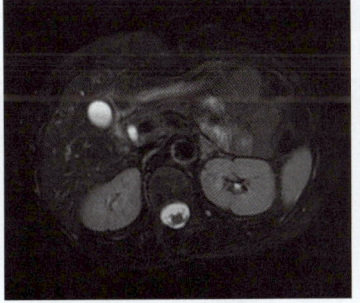

d 高速SE法呼吸同期脂肪抑制T2強調画像

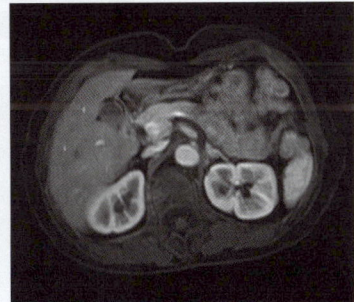

e GRE法脂肪抑制造影T1強調画像（動脈相）

MRI：腹部

●画像解剖：男性骨盤内

図3 各種水平断像①

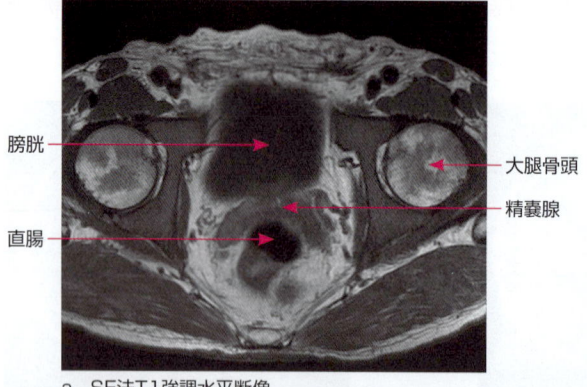

a　SE法T1強調水平断像

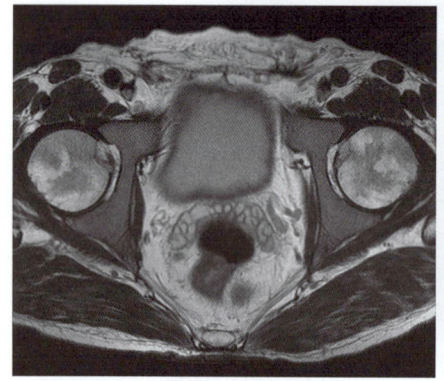

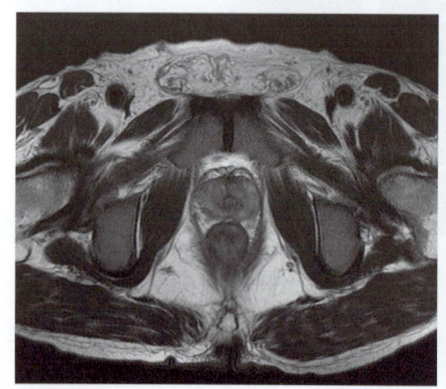

（ラベル：膀胱、直腸、大腿骨頭、精嚢腺）

b　高速SE法T2強調水平断像

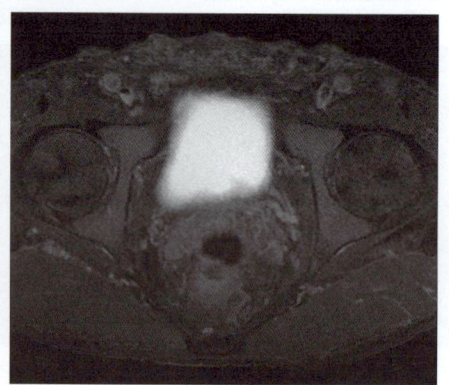

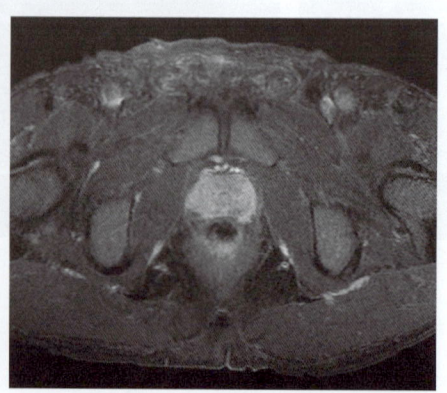

c　SE法脂肪抑制造影T1強調水平断像

図4 各種水平断像②

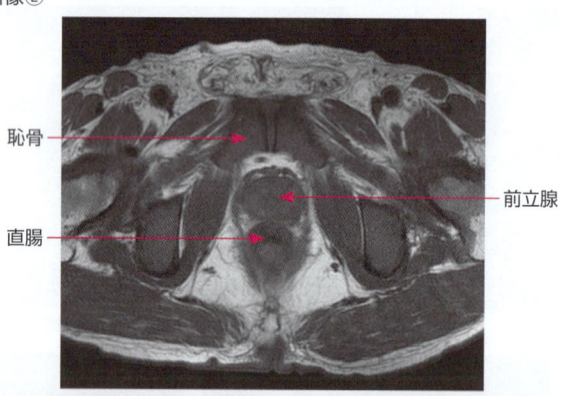

a　SE法T1強調水平断像

（ラベル：恥骨、直腸、前立腺）

b　高速SE法T2強調水平断像

c　SE法脂肪抑制造影T1強調水平断像

図5 各種画像

a 高速SE法T2強調矢状断像

膀胱／恥骨／精巣／S状結腸／精嚢腺／直腸／前立腺

b 高速SE法T2強調冠状断像

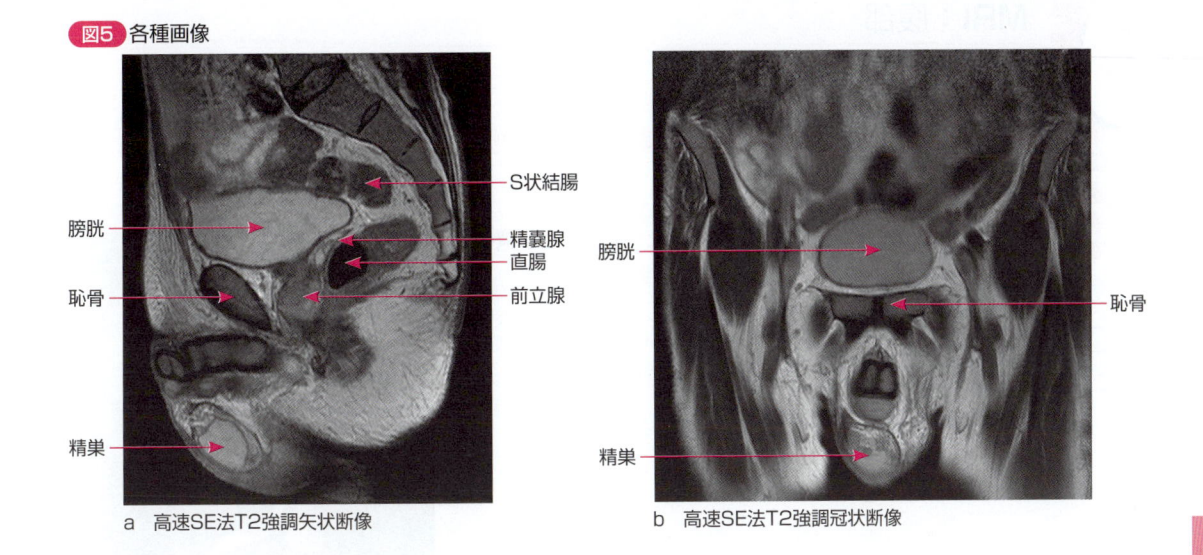

膀胱／精巣／恥骨

● 画像解剖：女性骨盤内

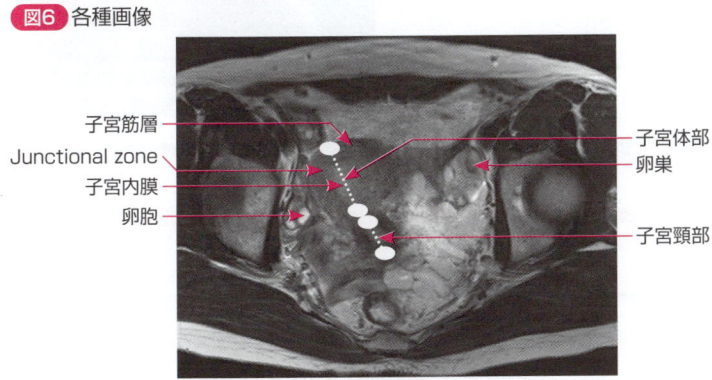

図6 各種画像

a 高速SE法T2強調水平断像

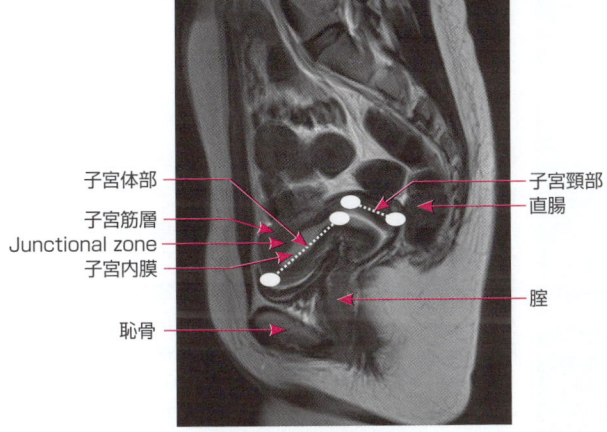

子宮筋層／Junctional zone／子宮内膜／卵胞／子宮体部／卵巣／子宮頸部

b 高速SE法T2強調矢状断像

子宮体部／子宮筋層／Junctional zone／子宮内膜／恥骨／子宮頸部／直腸／腟

10 MRI：腹部
画像読影①

●問題番号：63AM-46

Q1
❶MRI像を示す。動脈瘤が存在するのはどれか。**2つ選べ。**

1. 腹部大動脈
2. 総腸骨動脈
3. 外腸骨動脈
4. 内腸骨動脈
5. 大腿動脈

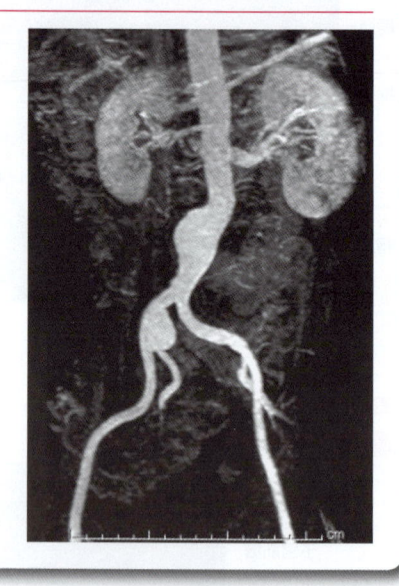

Q1

Key Word ❶MR angiography

解法ナビ
- この問題は，腹部および骨盤部の血管と動脈瘤における画像所見についての知識が問われている。

選択肢解説

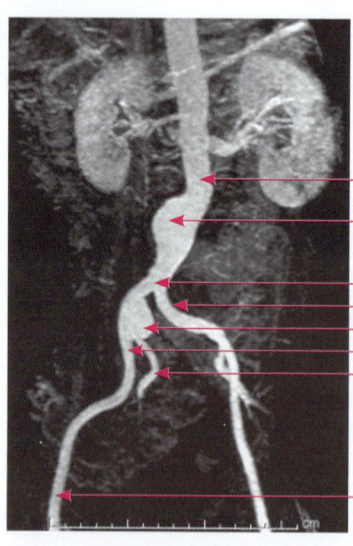

画像ラベル：腹部大動脈／動脈瘤／分岐部／総腸骨動脈／動脈瘤／外腸骨動脈／内腸骨動脈／大腿動脈

【1. 腹部大動脈】 ⇒ 動脈瘤が認められるので「○」
【2. 総腸骨動脈】 ⇒ 動脈瘤が認められるので「○」
【3. 外腸骨動脈】 ⇒ 動脈瘤が認められないので「×」
【4. 内腸骨動脈】 ⇒ 動脈瘤が認められないので「×」
【5. 大腿動脈】 ⇒ 動脈瘤が認められないので「×」

正解：1と2

One Point Advice
心臓をはじめ，全身に流れる主要血管の画像解剖と，代表的な循環器疾患の画像所見について覚えておこう。

レベル・アップ Level Up

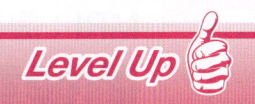

●腹部大動脈瘤

図1 腹部大動脈瘤

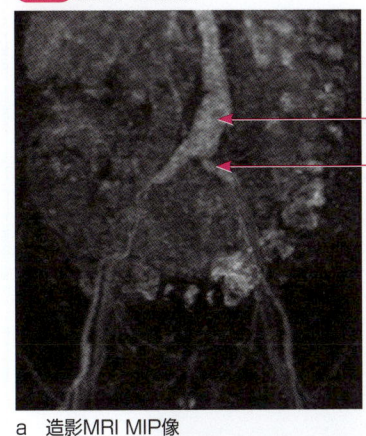

a 造影MRI MIP像 — 腹部大動脈瘤／総腸骨動脈

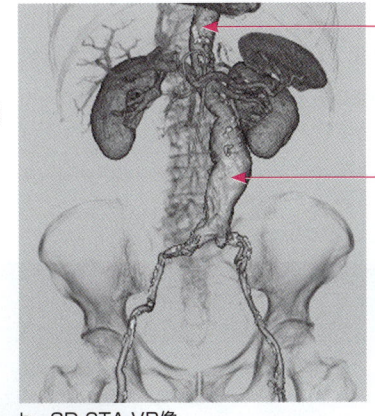

b 3D-CTA VR像 — 腹部大動脈／腹部大動脈瘤

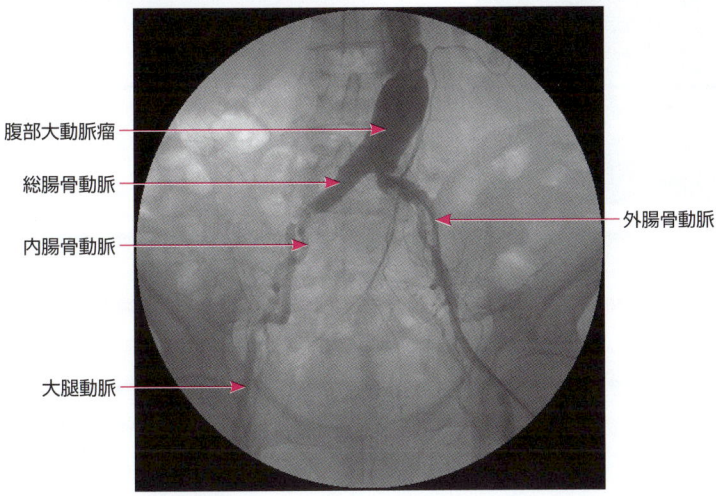

c DA画像 — 腹部大動脈瘤／総腸骨動脈／内腸骨動脈／大腿動脈／外腸骨動脈

MRI，CT，DA画像すべてにおいて，腹部大動脈の分岐手前の位置に動脈瘤が認められる。大動脈瘤は，形態から真性動脈瘤，解離性動脈瘤，仮性動脈瘤に分類される。また，形状から囊状，紡錘状に分類される。通常，非侵襲性で，時間分解能および血管形状の再現性に優れているCT検査が第1選択として実施される。

MEMO

11 MRI：腹部
画像読影②

●問題番号：59AM-31

Q1
❶MRI画像を示す。正しいのはどれか。**2つ選べ。**

1. 水抑制画像である。
2. 胆嚢が観察できる。
3. 腎動脈が観察できる。
4. 造影後に撮影している。
5. 膵尾部に低信号域が観察できる

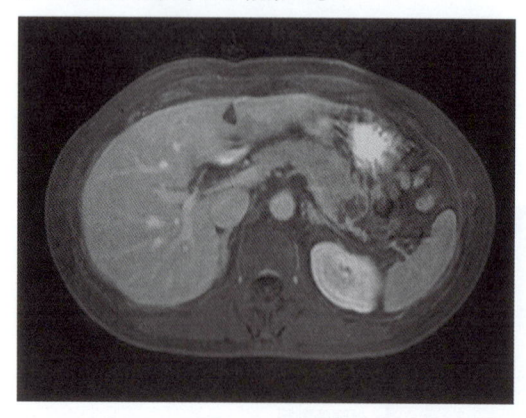

Q1
Key Word ▶▶▶ ❶脂肪抑制造影T1強調画像

解法ナビ ▶▶▶ ・この問題は，MRIの撮像技術や上腹部の画像解剖および画像所見に関する幅広い知識が問われている。

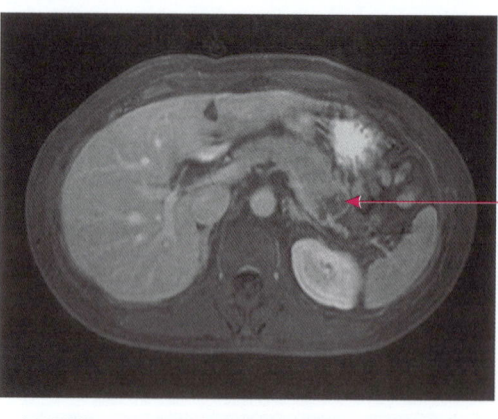

選択肢解説 ▶▶▶

病変部

- 上記画像には，肝臓，膵尾部，脾臓，左腎臓上極，胃，下大静脈，腹部大動脈などが描出されている。
- 腹部大動脈および腎臓が高信号を呈しており，皮下脂肪および内臓脂肪が低信号を呈していることから，脂肪抑制法を用いた造影像であることがわかる。
- MRI検査で利用される細胞外液性ガドリニウム（Gd）造影剤は，T1値短縮効果を有しているため，投与後はT1強調画像が撮像され，脂肪抑制法を併用することで，より造影効果が明瞭となる。

- 胃内部に高信号域が認められるが，これは，MRCPの際に使用される鉄剤含有経口消化管造影剤（塩化マンガン四水和物やクエン酸鉄アンモニウム）の所見である。この経口造影剤は，T2値短縮効果を有しており，T2強調画像において陰性造影剤として働くが，T1値短縮効果も併せもつため，T1強調画像上では高信号として描出される。
- 正常な膵臓は，一般的には均一に造影されるが，上記画像の膵尾部には造影されない低信号領域が認められるため，病変の存在が疑われる。
- 胆嚢や腎動脈は，上記画像よりも足側のスライス像で描出される。

【1. 水抑制画像】 ➡ 水抑制画像ではないので「×」
【2. 胆嚢】 ➡ 胆嚢は認められないので「×」
【3. 腎動脈】 ➡ 腎動脈は認められないので「×」
【4. 造影後撮影】 ➡ 造影後の写真なので「○」
【5. 膵尾部⇒低信号域】 ➡ 膵尾部に低信号域が認められるので「○」

正解：4と5

One Point Advice

MRI検査で撮像される各種画像の特徴および信号強度について覚えておこう。
また，解剖学的知識はもとより，代表的な疾患の特徴的な画像所見についても覚えておこう。

レベル・アップ　Level Up

●MRI検査用造影剤

- 造影MRI検査では，撮像部位を問わず，静注によって血管から細胞外液に分布するガドリニウム造影剤（以下：細胞外液性Gd造影剤）が使用される。
- 細胞外液性Gd造影剤は，**T1値短縮効果**を有しているため，T1強調画像を撮像すると造影CT画像に類似した増強効果が得られ，脂肪抑制法を併用することでさらなる増強効果が得られる。
- 細胞外液性Gd造影剤は，T2値短縮効果も併せもつが，画像コントラストにはほとんど影響しない。
- 細胞外液性Gd造影剤の排泄機序は，腎臓を介してほぼ尿中より排出される。
- 肝臓を対象とした造影MRI検査では，細胞外液性Gd造影剤のほかに，脂溶性Gdキレート製剤であるガドキセト酸ナトリウム〔以下：肝特異性Gd造影剤（Gd-EOB-DTPA）〕や超常磁性体酸化鉄コロイド製剤であるフェルカルボトラン（以下：SPIO造影剤）が使用されている。
- 肝特異性Gd造影剤（Gd-EOB-DTPA）は，細胞外液性Gd造影剤と同様，**T1値短縮効果**をもち，ダイナミック造影検査において血流情報（動脈相・門脈相・平衡相）を得ることができる。
- 肝特異性Gd造影剤（Gd-EOB-DTPA）投与後**15～20分**経過すると，正常肝細胞では，造影剤が特異的に取り込まれ，T1強調画像において高信号を呈する。一方，正常肝細胞が存在しない病巣では造影剤は取り込まれず，病巣とのコントラストを増強することができる（陽性造影剤）。
- 昨今，肝臓の造影検査では肝特異性Gd造影剤（Gd-EOB-DTPA）が主流となっている。
- 肝特異性Gd造影剤（Gd-EOB-DTPA）の排泄機序は，約6割が腎臓を介して尿中へ排出され，残りは肝臓より胆汁へ移行してファーター乳頭より消化管内に排出される。
- SPIO造影剤は，**T2値短縮効果**を有しており，静注投与により肝臓内の細網内系細胞（クッパー細胞）に取り込まれ，T2強調画像において低信号を呈するため，クッパー細胞をもたない腫瘍，特に転移性肝癌とのコントラストを増強することができる（陰性造影剤）。
- MRI検査用造影剤はCT検査で利用されるヨード造影剤に比べて，副作用の発現率は少ない。
- 悪心・嘔吐，局所熱感，疼痛，頭痛，めまいなどの軽度の副作用発現率は，0.1～0.5％程度であり，気管支痙攣，喉頭痙攣，頻脈，不整脈，蕁麻疹などの重度の副作用発現率は，0.02％程度である。
- 造影剤による副作用は，気管支喘息やアレルギー体質の被検者に生じやすい。
- 副作用発現リスクの高い被検者に対する造影検査の実施時には，副腎皮質ステロイド薬や抗ヒスタミン薬を前投与することがある。
- ガドリニウム含有造影剤は，高度の腎機能障害や腎不全をもつ被検者への投与により，**腎性全身性線維症**（nephrogenic systemic fibrosis：**NSF**）を発症することがあるため，検査前には，**年齢**や血清クレアチニン値から**推定糸球体濾過量**（eGFR）を算出して**腎機能を評価**するなど，綿密な検討が必要である。

● 典型的な造影パターン

【肝細胞癌（hepatocellular carcinoma：HCC）】

- 典型的な肝細胞癌は，検査および造影剤の種類を問わず，ダイナミック検査において**動脈相で濃染**され，**門脈相および平衡相で**wash outされる。
- 肝特異性Gd造影剤（Gd-EOB-DTPA）を用いた肝細胞造影相（**15〜20分後**）では，**正常肝細胞**が顕著に**高信号**を呈し，病巣とのコントラストが増強する。
- 肝細胞癌の分化度や病態により造影効果が変化することに注意が必要である。

図1 HCCにおける造影パターン（典型例）

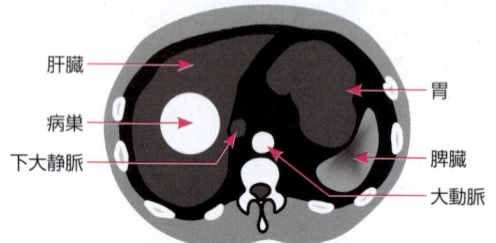

	GD-DTPA造影剤 脂肪抑制T1強調画像	Gd-EOB-DTPA造影剤 脂肪抑制T1強調画像	ヨード造影剤 CT画像
造影前			
動脈相			
門脈相			
平衡相			
肝細胞造影相			

【転移性肝癌（原発：大腸癌）】

- 典型的な転移性肝癌は，ダイナミック検査において**動脈相で辺縁部が不均一に濃染**される。
- 肝特異性Gd造影剤（Gd-EOB-DTPA）を用いた肝細胞造影相では，**正常肝細胞が高信号**を呈し，**転移巣は低信号**を呈する。
- 転移性肝癌は，原発腫瘍の性質を併せもつことが多いため，原発腫瘍の種類によって造影効果が異なる。
- SPIO造影剤の投与により，**T2強調画像**において**正常肝細胞が低信号**を呈するため，信号変化のない病巣とのコントラストが増強される。

図2 転移性肝癌（原発：大腸癌）における造影パターン（典型例）

	GD-DTPA造影剤 脂肪抑制T1強調画像	Gd-EOB-DTPA造影剤 脂肪抑制T1強調画像	ヨード造影剤 CT画像	SPIO造影剤 脂肪抑制T2強調画像
造影前	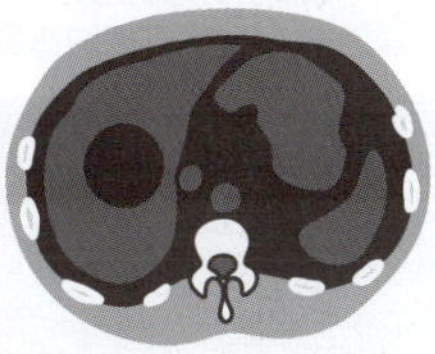	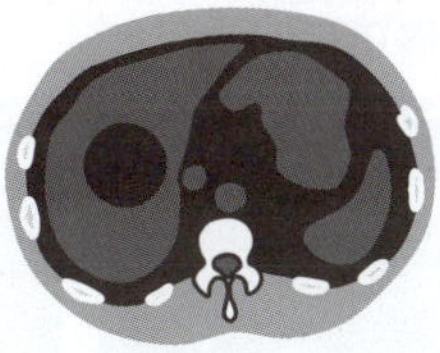	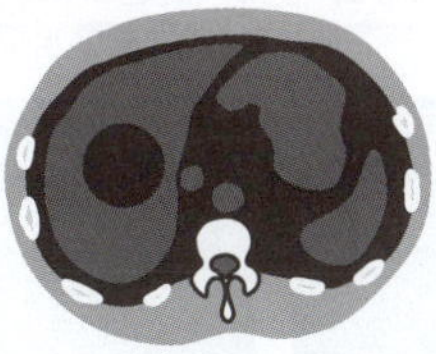	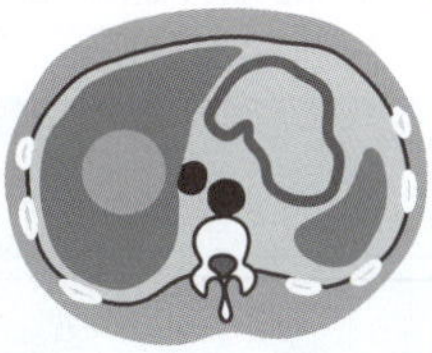
動脈相	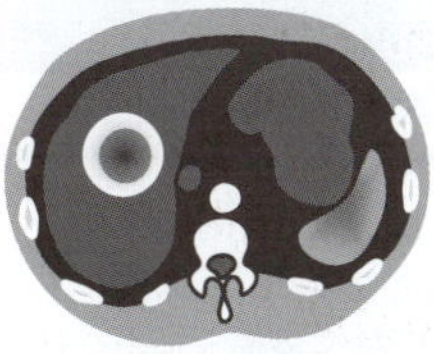	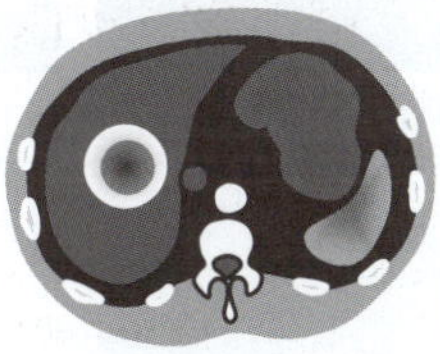	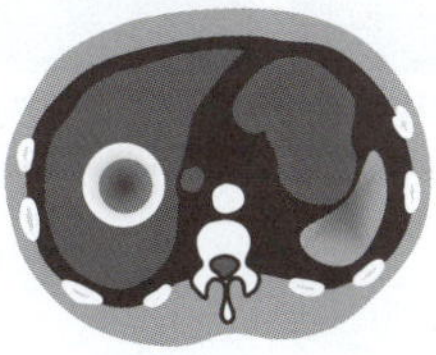	
門脈相	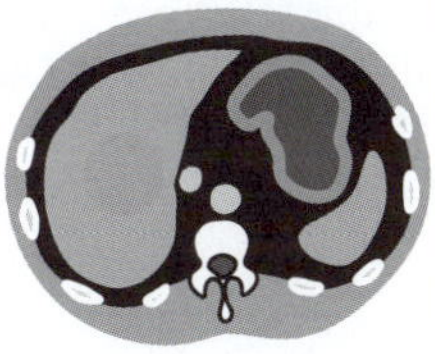	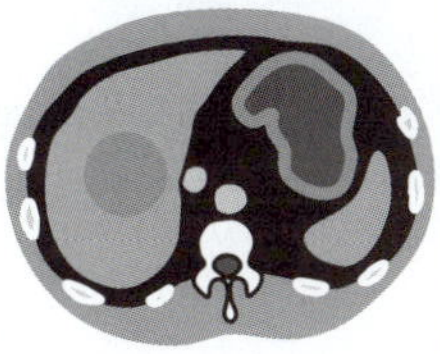	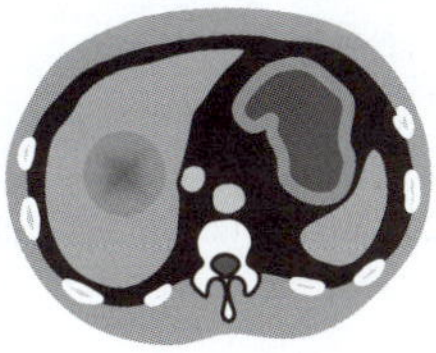	
平衡相	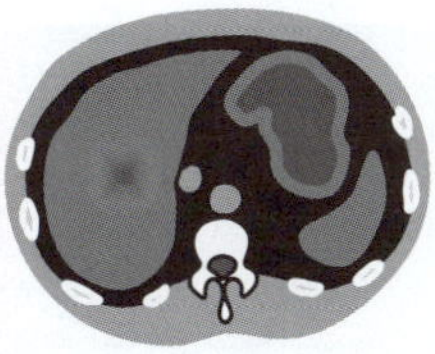	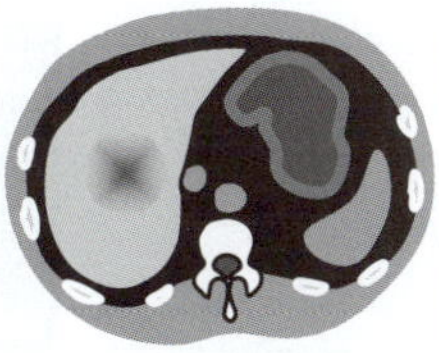	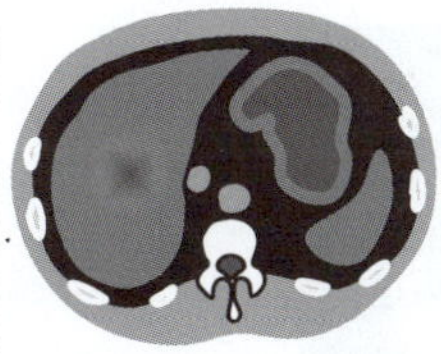	
造影後10分				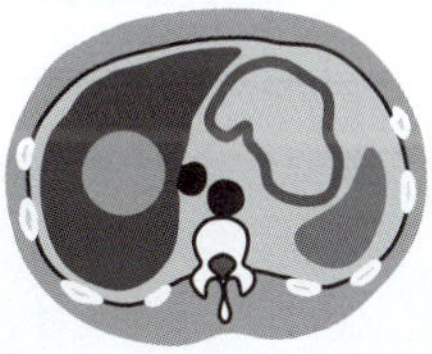
肝細胞造影相		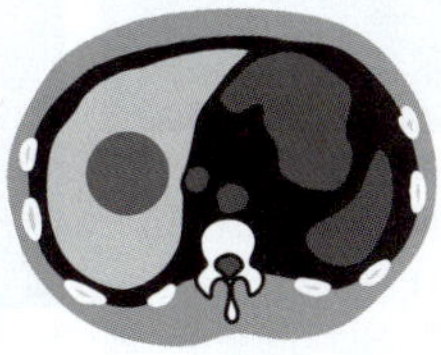		

● 症例画像

【肝細胞癌（肝特異性Gd造影剤：Gd-EOB-DTPA）】

図3 肝細胞癌（典型例）

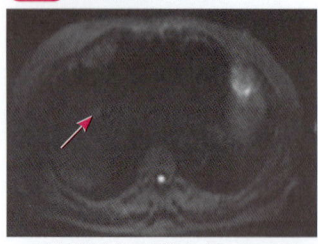

a 拡散強調水平断像（b値=1000）
b 高速GRE法脂肪抑制造影T1強調水平断像（動脈相） 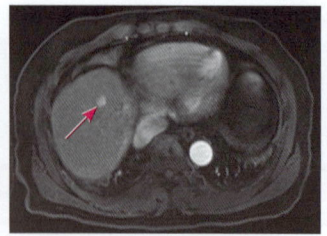
c 高速GRE法脂肪抑制造影T1強調水平断像（肝細胞造影相） 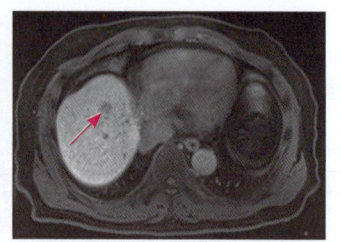
d 拡散強調画像（b値=1000） 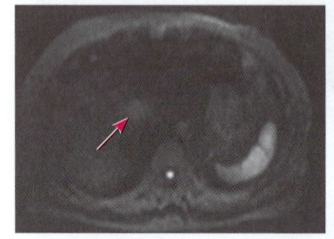
e 高速GRE法脂肪抑制造影T1強調水平断像（動脈相） 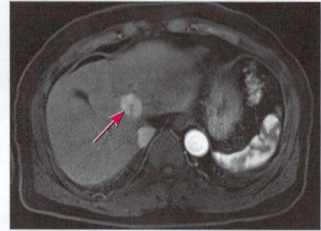
f 高速GRE法脂肪抑制造影T1強調水平断像（肝細胞造影相） 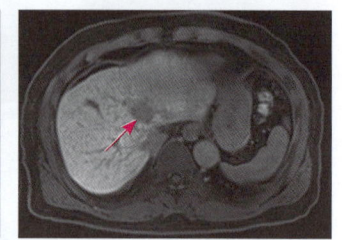
g 拡散強調画像（b値=1000）：白黒反転像 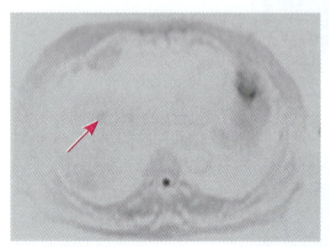
h 拡散強調画像（b値=1000）：白黒反転像 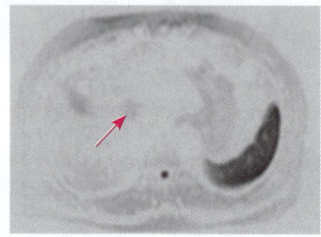

肝臓のS2（左葉外側後亜区域）とS4（左葉内側区）に腫瘤性病変（→）が確認できる。拡散強調画像（白黒反転像）では黒く描出され，ダイナミックMRI（Gd-EOB-DTPA）の動脈相で腫瘤に増強効果がみられ，肝細胞造影相で低信号に描出されている。

※体幹部の拡散強調画像では，白黒反転表示した場合に病変の検出力が増す場合があるため，白黒反転像が多用される。

【転移性肝癌（原発：横行結腸癌　肝特異性Gd造影剤：Gd-EOB-DTPA）】

図4 転移性肝癌

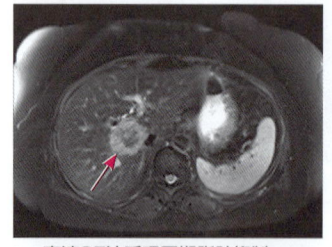

a 高速SE法呼吸同期脂肪抑制T2強調水平断像
b 拡散強調水平断像（b値=1000） 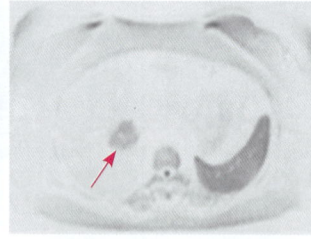
c GRE法脂肪抑制造影T1強調水平断像（動脈相） 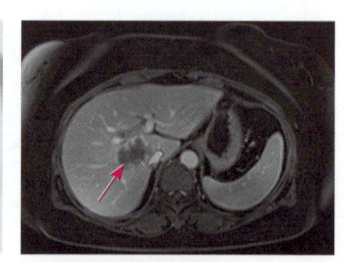
d GRE法脂肪抑制造影T1強調水平断像（平衡相） 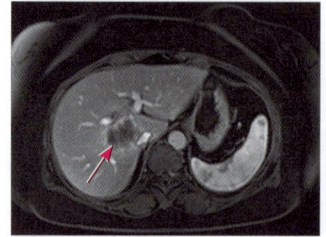
e GRE法脂肪抑制造影T1強調水平断像（肝細胞造影相） 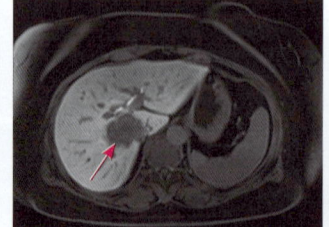
f GRE法脂肪抑制造影T1強調冠状断像（肝細胞造影相） 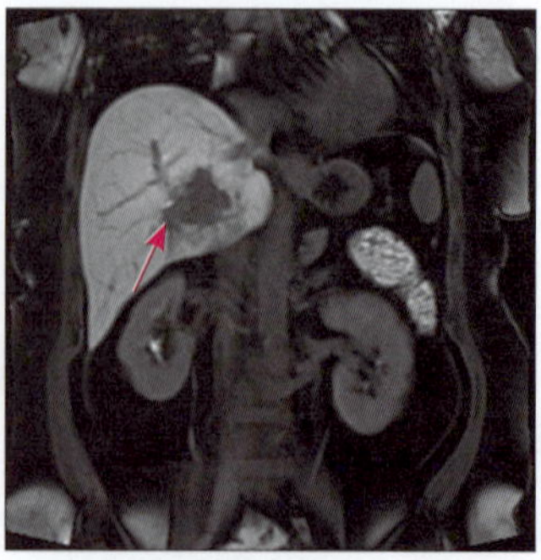

T2強調画像および拡散強調画像で，肝臓のS1（尾状葉）およびS6（右葉後下亜区域）に腫瘤性病変（→）が確認できる。ダイナミック検査における動脈相で腫瘤の辺縁に増強効果がみられ，肝細胞造影相では低信号を呈している。

【転移性肝癌（SPIO造影剤）】

図5 転移性肝癌

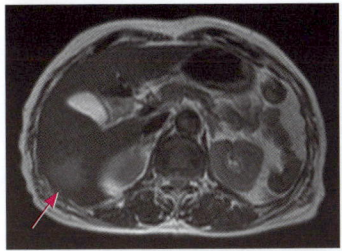

a 高速SE法呼吸同期T2強調水平断像

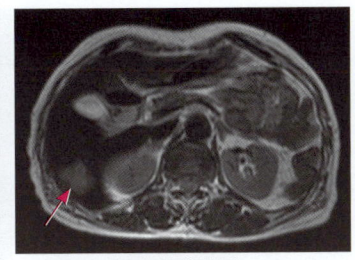

b 高速SE法呼吸同期造影T2強調水平断像（10分後）

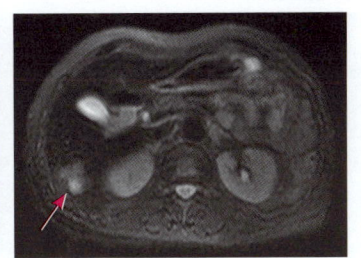

c 高速SE法呼吸同期脂肪抑制造影T2強調水平断像（10分後）

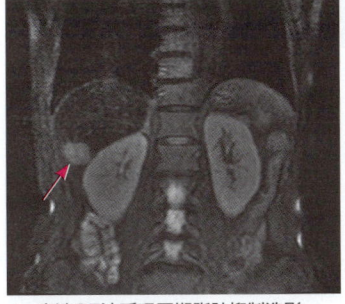

d 高速SE法呼吸同期脂肪抑制造影T2強調冠状断像（10分後）

造影前のT2強調画像で、**肝臓のS6**（右葉後下亜区域）に腫瘤性病変（→）が確認できる。造影剤投与10分後のT2強調画像において、正常肝細胞はさらなる低信号を呈しており、脂肪抑制法の併用により腫瘤が明瞭に描出されている。

【副腎腺腫】

図6 副腎腺腫

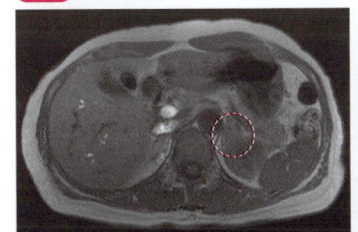

a GRE法in-phase T1強調水平断像

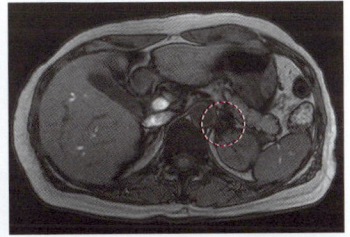

b GRE法opposed-phase T1強調水平断像

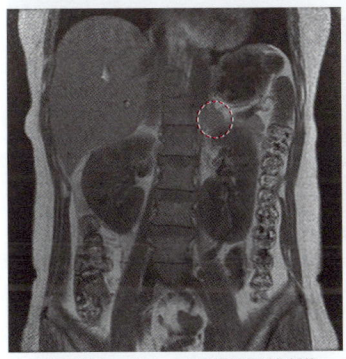

c GRE法in-phase T1強調冠状断像

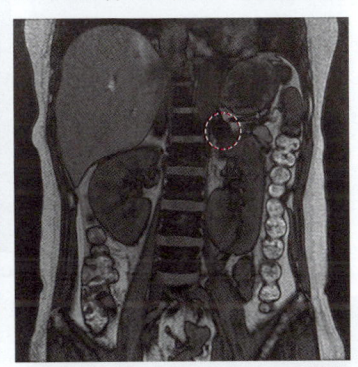

d GRE法opposed-phase T1強調冠状断像

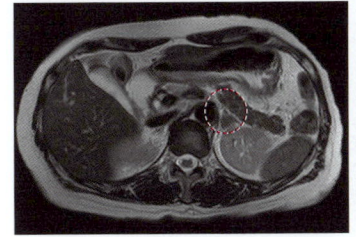

e 高速SE法呼吸同期T2強調水平断像

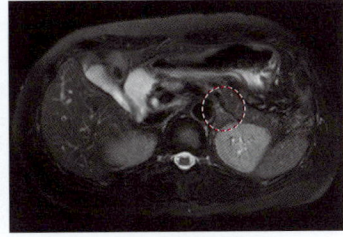

f 高速SE法呼吸同期脂肪抑制T2強調水平断像

副腎腺腫は脂肪成分が多く含まれており、第2の化学シフトと呼ばれる「in-phase像（高信号を呈する）」や「opposed-phase像（低信号を呈する）」が撮像される。

【前立腺癌】

図7 前立腺癌

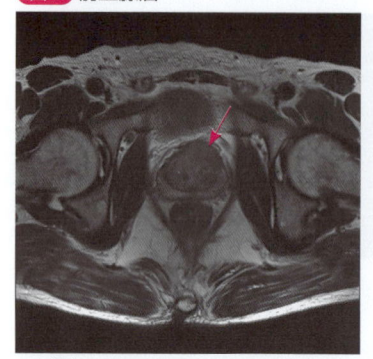

a 高速SE法T2強調水平断像
b 拡散強調水平断像(b値=1000) 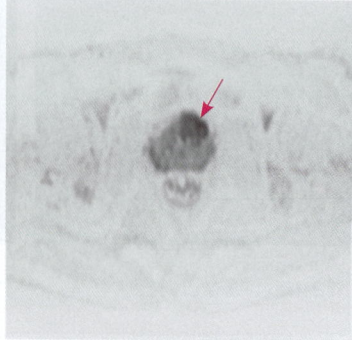
c ADC map 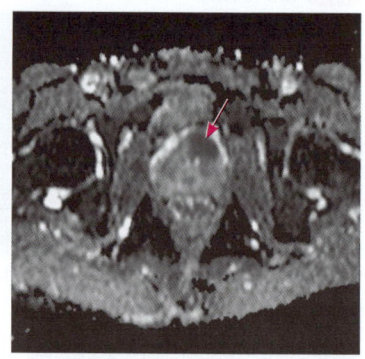
d GRE法脂肪抑制造影T1強調水平断像（早期相） 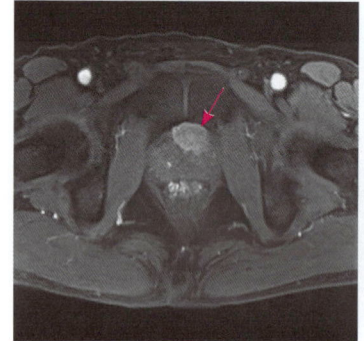
e GRE法脂肪抑制造影T1強調水平断像（後期相） 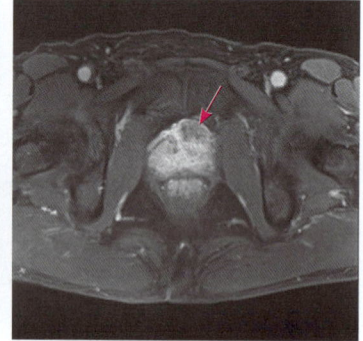

前立腺の左腹側の内腺（移行域）に，T2強調画像で低信号，拡散強調画像（白黒反転像）で低信号，ADC mapで低信号を呈する病巣（→）が確認できる。ダイナミック検査において早期相では強く濃染されており，後期相では正常組織は濃染されているが，病巣は低信号を呈している。

【膀胱癌】

図8 膀胱癌

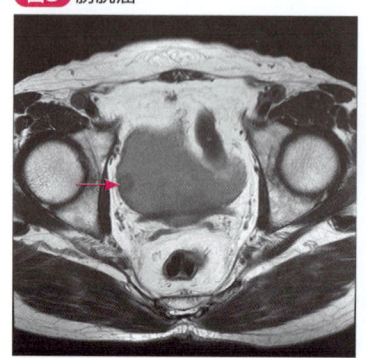

a 高速SE法T2強調水平断像
b 拡散強調水平断像(b値=1000) 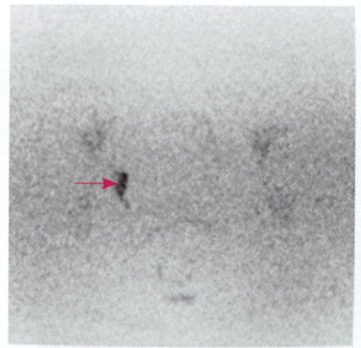
c GRE法脂肪抑制造影T1強調水平断像（早期相） 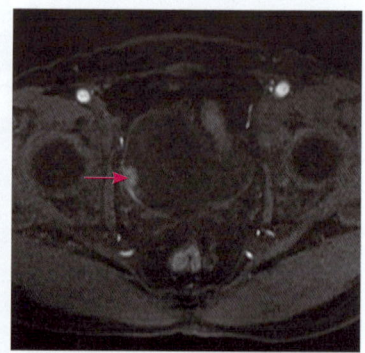
d GRE法脂肪抑制造影T1強調水平断像（後期相） 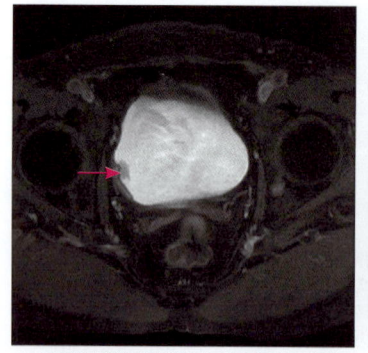
e GRE法脂肪抑制造影T1強調冠状断像（後期相） 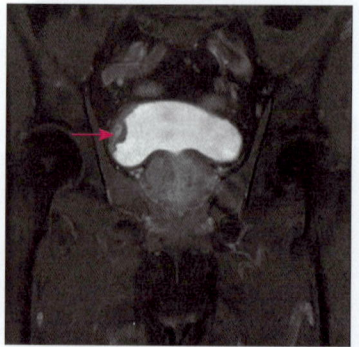

膀胱の右側壁に，T2強調画像で低信号，拡散強調画像（白黒反転像）で低信号を呈する病巣（→）が確認できる。ダイナミック検査において早期相では濃染されており，後期相では膀胱内に造影剤が排泄されるため，相対的に低信号を呈している。

【子宮体癌】

図9 子宮体癌

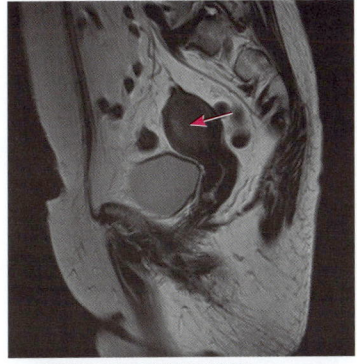

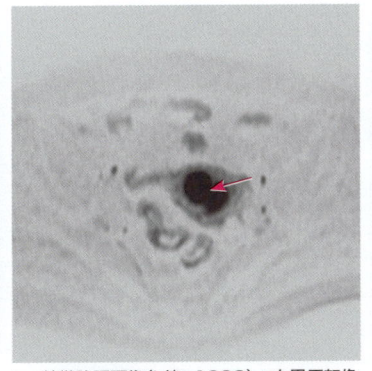

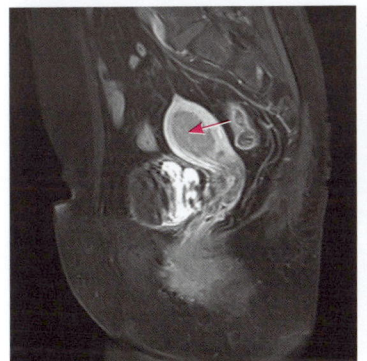

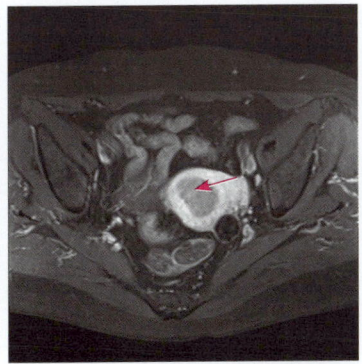

a 高速SE法T2強調矢状断像
b 拡散強調画像（b値=1000）：白黒反転像
c ADC map
d SE法脂肪抑制造影T1強調矢状断像
e SE法脂肪抑制造影T1強調水平断像
f 高速GRE法脂肪抑制造影T1強調冠状断像

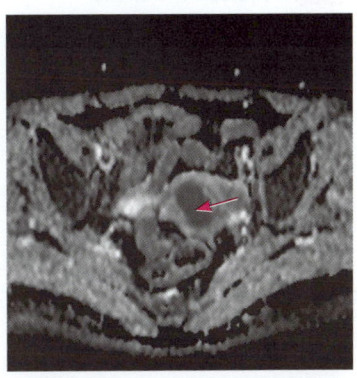

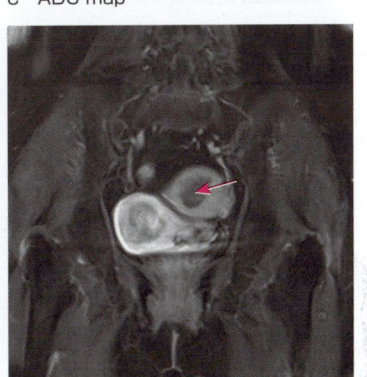

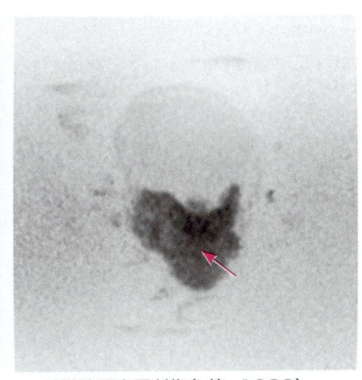

子宮内膜にT2強調画像で淡い高信号，拡散強調画像（白黒反転像）およびADCmapで低信号を呈する病巣（→）が認められ，造影画像では内膜に比べて造影効果が弱く描出されている。

【子宮頸癌】

図10 子宮頸癌

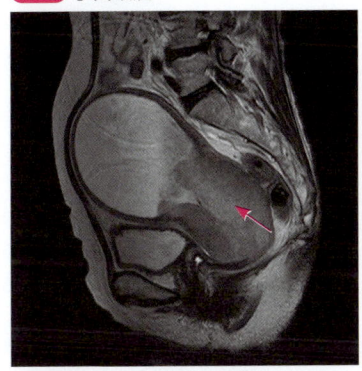

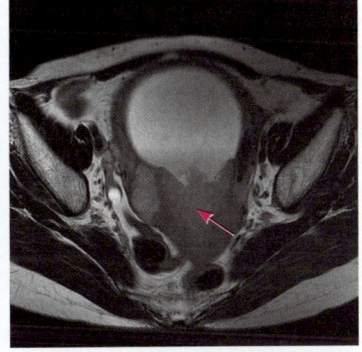

a 高速SE法T2強調矢状断像
b 高速SE法T2強調水平断像
c SE法脂肪抑制造影T1強調矢状断像
d SE法脂肪抑制造影T1強調水平断像
e 拡散強調水平断像（b値=1000）

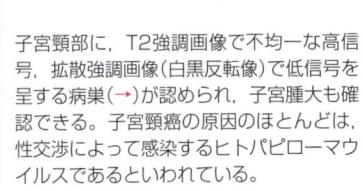

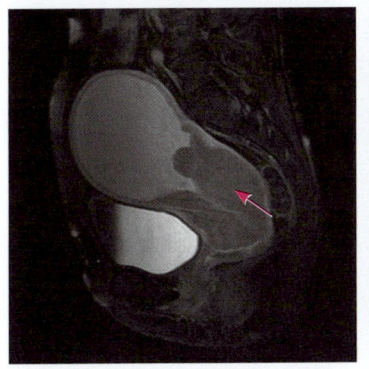

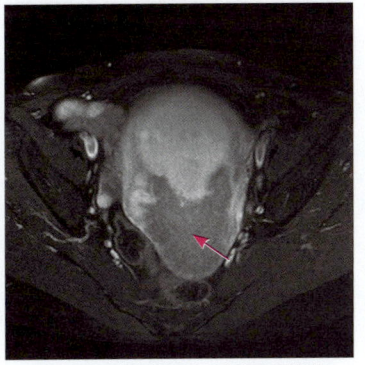

子宮頸部に，T2強調画像で不均一な高信号，拡散強調画像（白黒反転像）で低信号を呈する病巣（→）が認められ，子宮腫大も確認できる。子宮頸癌の原因のほとんどは，性交渉によって感染するヒトパピローマウイルスであるといわれている。

【子宮筋腫および腺筋症】
図11 子宮筋腫および腺筋症

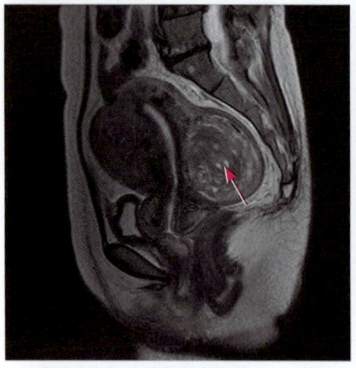

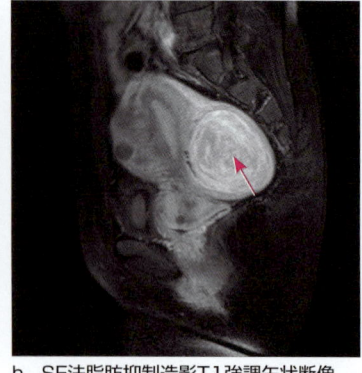

a 高速SE法T2強調矢状断像　　b SE法脂肪抑制造影T1強調矢状断像

子宮背側漿膜下に，T2強調画像で，境界明瞭で内部が不均一な低〜高信号を呈する筋腫（→）が認められる。子宮前壁筋層は肥厚し境界が不明瞭で不均一な低信号を呈していることから腺筋症も併発している。

【卵巣癌】
図12 卵巣癌

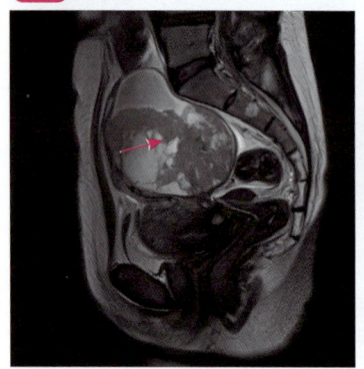

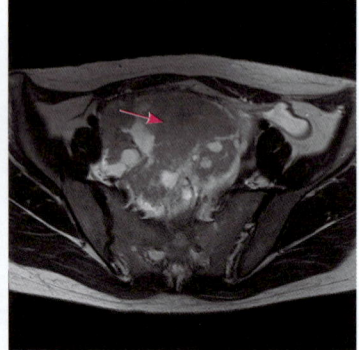

a 高速SE法T2強調矢状断像　　b 高速SE法T2強調水平断像

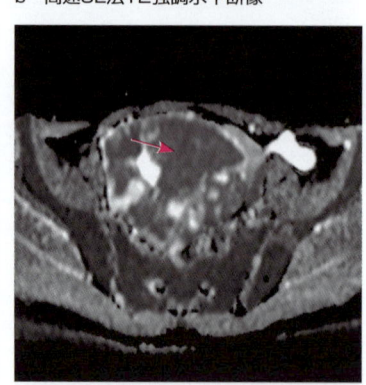

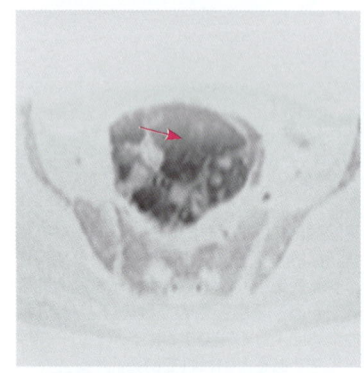

c 拡散強調水平断像（b値＝1000）　　d ADC map

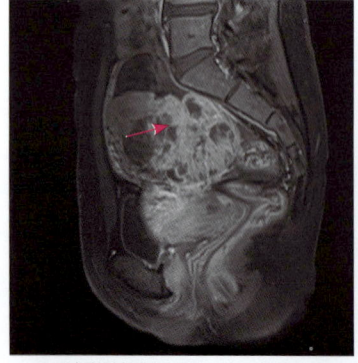

e SE法脂肪抑制造影T1強調矢状断像　　f SE法脂肪抑制造影T1強調水平断像

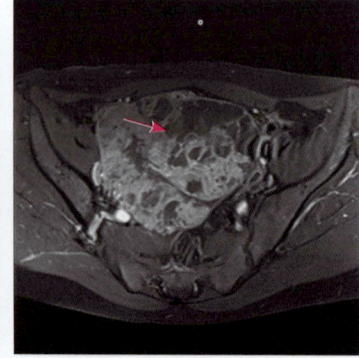

T2強調画像および拡散強調画像において，不均一な信号強度を呈する病巣が認められ，造影画像においても不均一に濃染されている。卵巣癌は，嚢胞性病変と充実性病変が混在したものであり，充実性病変はT2強調画像で淡い高信号，拡散強調画像（白黒反転像）で低信号を呈し，造影画像において強い増強効果が認められる。

【内膜症性嚢胞（チョコレート嚢胞：良性腫瘍）】
図13 内膜症性嚢胞

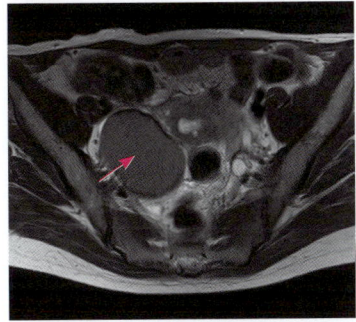

a 高速SE法T2強調水平断像
b 拡散強調水平断像（b値=1000） 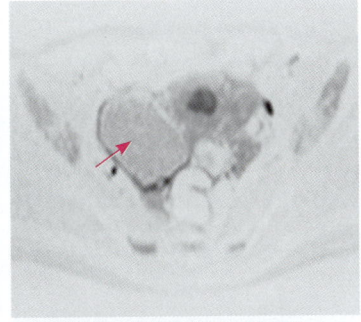
c SE法T1強調水平断像 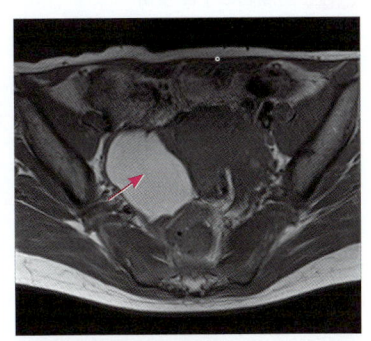
d SE法脂肪抑制T1強調水平断像 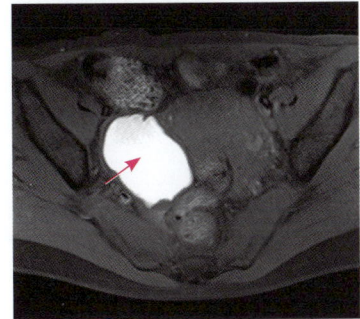
e SE法脂肪抑制造影T1強調水平断像 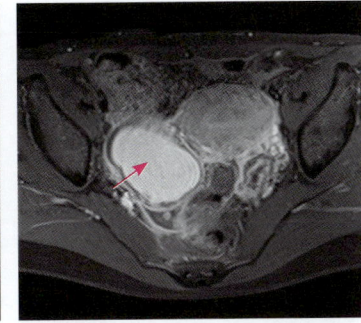

右卵巣付近に，T2強調画像で等信号，T1強調画像で高信号を呈する腫瘤性病変（→）が認められる。脂肪抑制法を適用しても信号低下は認められない。造影画像において濃染される充実性病変が確認できないため，血塊が疑われる。

【Dermoid cyst（卵巣成熟嚢胞性奇形腫・皮様嚢腫：良性腫瘍）】
図14 Dermoid cyst

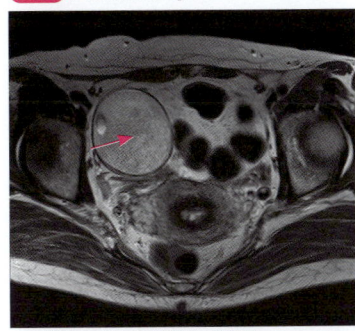

a 高速SE法T2強調水平断像
b SE法T1強調水平断像 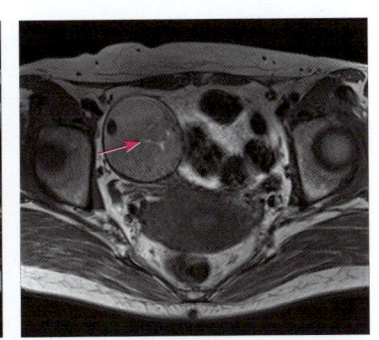
c SE法脂肪抑制T1強調水平断像 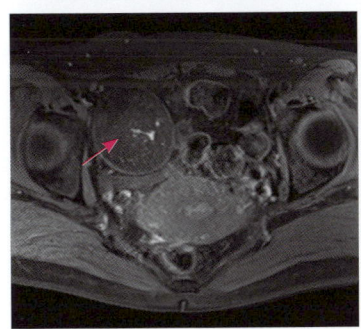
d SE法脂肪抑制造影T1強調水平断像 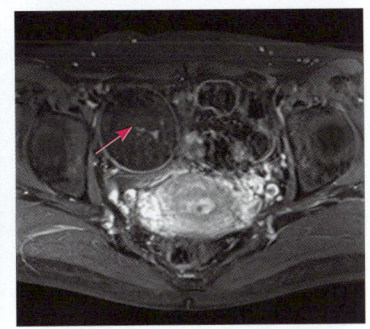

骨盤腔右側に，T2強調画像およびT1強調画像において不均一な高信号を呈する楕円状の腫瘤性病変（→）が確認できる。脂肪抑制法を用いたT1強調画像では信号低下が認められ，造影画像において濃染されていないことがわかる。dermoid cystは，胚細胞性腫瘍であるため，病巣内には，原始生殖細胞が作り出した脂肪組織や髪の毛，骨，歯などが認められることがある。

【直腸癌の子宮浸潤】
図15 直腸癌の子宮浸潤

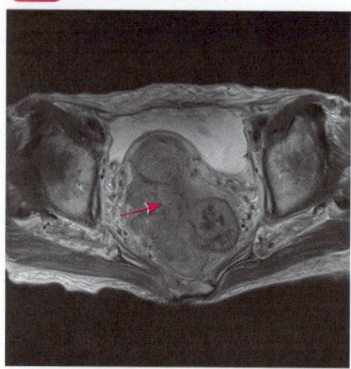

a 高速SE法T2強調水平断像
b 高速SE法T2強調矢状断像 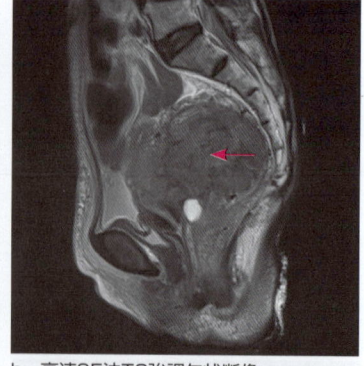
c SE法脂肪抑制造影T1強調水平断像 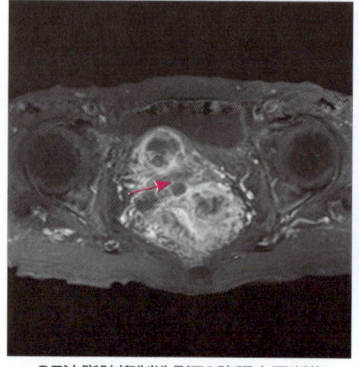
d SE法脂肪抑制造影T1強調矢状断像 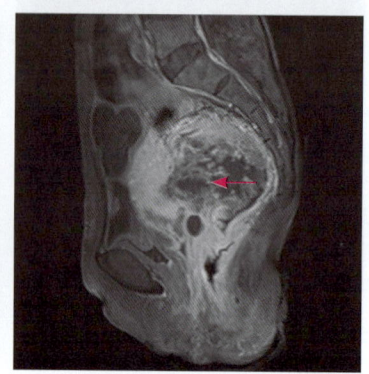
e 拡散強調水平断像（b値＝1000） 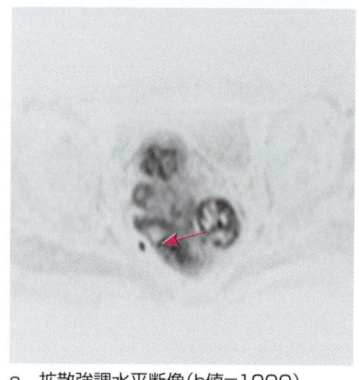

T2強調画像で，直腸から子宮体部にかけて不均一な信号強度を呈する腫瘤が認められ，造影画像においても不均一に濃染されている。また，膀胱の圧排所見や子宮頸部の囊胞も確認できる。

MEMO

12 MRI：腹部
MRCP

●問題番号：63AM-32

Q1 高速スピンエコー法で撮影したMRI像を示す。使用したTR，TEはどれか。

	TR(ms)	TE(ms)
1.	10	5
2.	500	10
3.	1000	50
4.	4000	10
5.	10000	800

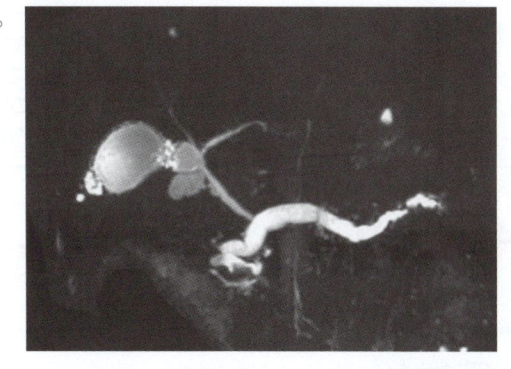

●問題番号：62AM-41

Q2 MRCPで正しいのはどれか。
1. 急性膵炎では禁忌である。
2. 逆行性膵胆管造影後に行う。
3. 強いT1強調画像を使用している。
4. 膵癌や胆管細胞癌を高信号に描出する。
5. 完全閉塞した膵管の上流側の観察が可能である。

●問題番号：60AM-39

Q3 MRCPで正しいのはどれか。
1. ガドリニウム造影剤静注後に撮影する。
2. 強いT2強調画像である。
3. 胃全摘後の患者には適応できない。
4. 総胆管結石は高信号になる。
5. 主膵管閉塞があると閉塞部より末梢の膵管は描出されない。

●問題番号：58AM-38

Q4 MRCP像を示す。正しいのはどれか。
1. 内視鏡で造影している。
2. 強いT2(heavy T2)強調画像である。
3. ヨード造影剤を投与している。
4. ガドリニウムMRI造影剤を投与している。
5. 細網内皮系造影剤を投与している。

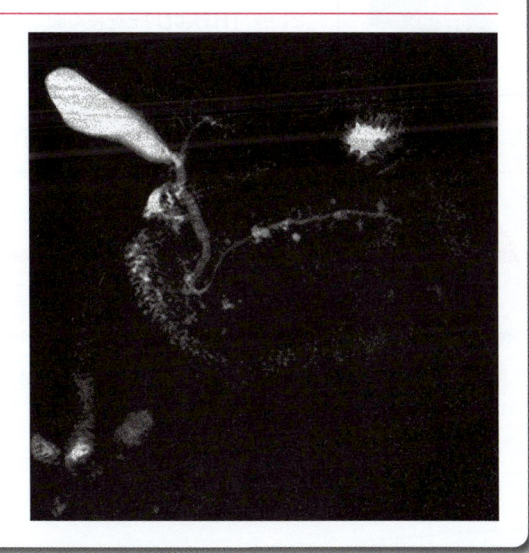

Q1

Key Word ▶▶▶ ❶MRCP

解法ナビ ▶▶▶ ・この問題は，MRCPに関する総合的な理解度が問われている。

選択肢解説

この画像はMRCP像であり，TRおよびTEを非常に長く設定して撮像される。特に，TEを長く設定することからT2値が極めて長い自由水のみを描出でき，「heavy（強い）T2強調画像」とも呼ばれ，脳脊髄液や尿管などの観察にも利用されている（MR hydrography）。しかし，腹水を伴っていると，MIP表示にて明瞭に描出されない場合がある。

正解：5

Q2

Key Word ▶▶▶ ❷MRCP

解法ナビ ▶▶▶ ・この問題もまた，MRCPに関する総合的な理解度が問われている。

選択肢解説

【1】➡ 禁忌事項ではないので「×」
【2】➡ MRCPでは管腔内に造影剤を投与する必要がないので「×」
【3】➡ TRおよびTEを長く設定して撮像したheavy（強い）T2強調画像が撮像されるので「×」
【4】➡ 悪性腫瘍は，拡散強調画像やT2強調画像で高信号を呈することが多いが，MRCPで用いる強いT2強調画像では水分のみを高信号に描出するため，悪性腫瘍は低信号に描出されるため「×」
【5】➡ ERCPでは閉塞部位より先の上流側は観察できないが，MRCPは閉塞部位の上流側の膵管や胆管などを観察できるので「○」

正解：5

Q3

Key Word ▶▶▶ ❸MRCP

解法ナビ ▶▶▶ ・この問題もまた，MRCPに関する総合的な理解度が問われている。

選択肢解説

【1】➡ ガドリニウム造影剤は使用しないので「×」
【2】➡ TRおよびTEを長く設定して撮像したheavy（強い）T2強調画像なので「○」
【3】➡ 胃全摘後の患者に対して検査可能であるので「×」
【4】➡ 結石は低信号（無信号）として描出されるので「×」
【5】➡ ERCPでは閉塞部より末梢の膵管は描出できないが，MRCPは閉塞部より末梢の膵管を高信号に描出できるので「×」

正解：2

Q4

Key Word ▶▶▶ ❹MRCP像

解法ナビ ▶▶▶ ・この問題もまた，MRCPに関する総合的な理解度が問われている。

選択肢解説

【1】→ ERCP像ではないので「×」
【2】→ TRおよびTEを長く設定して撮像したheavy（強い）T2強調画像なので「○」
【3】→ MRCPはヨード造影剤を使用しないので「×」
【4】→ MRCPはガドリニウム造影剤を使用しないので「×」
【5】→ 肝臓のクッパー細胞（細網内皮系）に取り込まれる肝網内皮系造影剤（SPIO造影剤）は使用しないので「×」

正解：2

One Point Advice

MRCPのような管腔内の水分を高信号として描出するMR hydrographyの撮像方法や適用部位、また、MRI検査で利用される造影剤の適用部位や特徴などについて覚えておこう。

レベル・アップ / Level Up

●MRCPの特徴

- ERCPはX線画像であるため、骨なども同時に描出される。
- ERCPの禁忌は、全身状態が著しく不良、ヨード造影剤の過敏症、**急性膵炎および胆管炎の被検者**である。
- MRCPは、TRとTEを**極めて長く**することで、非常に**長いT2値をもつ水分**（胆汁・膵液）を**高信号**に描出し、実質臓器や水分の少ない脂肪、筋肉などの背景信号を抑制する撮像法が用いられており、「**heavy（強い）T2強調画像**」と呼ばれる。
- 撮像シーケンスは、Single-shot高速SE法やMulti-slice法（2D法または3D法）が適用される。
- Single-shot高速SE法は、k空間のデータ充填において低周波成分はすべて収集し、高周波成分は半分側だけ収集する部分（ハーフ）フーリエ法が利用される。また、50mm前後の厚いスライス（スラブ）の1画像を2～3秒で撮像し、撮影角度を変更して複数のスライス像を収集する。
- Multi-slice法は、呼吸同期や横隔膜同期を併用して、1～2mm厚のスライス像を数十枚撮像し、得られた元画像の観察や、MIP処理した画像の多方向からの観察を行う。
- 胆囊内や総胆管内の結石は**無信号**（**低信号**）を呈する。
- 総胆管や膵管が閉塞された場合、ERCPでは閉塞部より先の末梢側は造影されないため確認できないが、MRCPでは閉塞部の末梢側に水分が存在することにより**拡張した管腔を確認できる**。
- MRCPでは、血管内に静注されるMRI検査用の造影剤は使用しない。
- MRCPでは、障害陰影となる消化管内に存在する水分の信号強度を低下させるために、鉄剤含有経口消化管造影剤（**塩化マンガン四水和物**やクエン酸鉄アンモニウム）を飲用させることがある。
- 経口消化管造影剤は、**T2値短縮効果**のため、**T2強調画像で陰性造影剤**として機能するが、T1値短縮効果も併せもつため、**T1強調画像では陽性造影剤**として働く。
- 体内金属が存在する被検者に対するMRCP像では、磁化率アーチファクトの出現により、目的管腔が不明瞭になる場合がある。
- **MR hydrography**の適応部位は多岐にわたるが、一般的に撮像されている部位は、胆管や膵管（MRCP）、腎盂や尿管（MR urography）、脊髄腔（MR myelography）である。

●MRCPとERCPとの比較

表1 MRCPとERCPとの比較

	侵襲度	被ばく	ヨード造影剤	治療の併用
MRCP	低	なし	不使用	不可
ERCP	高	あり	使用	可能

●MRCP像

図1 正常例

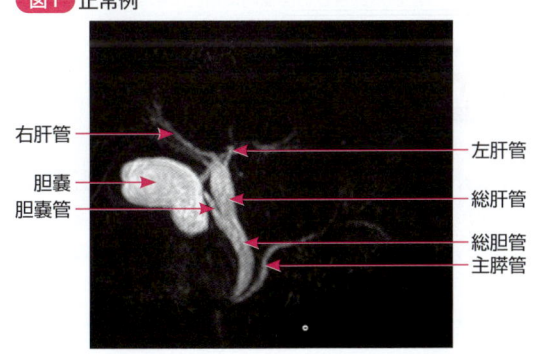

（右肝管、胆囊、胆囊管、左肝管、総肝管、総胆管、主膵管）

● 症例画像

【胆石，総胆管結石】

図2 胆石，総胆管結石

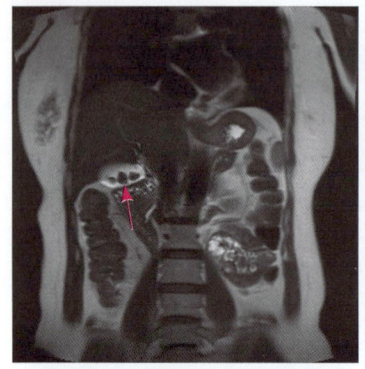

a 部分フーリエSingle-shot高速SE法 T2強調冠状断像
b 部分フーリエSingle-shot高速SE法 T2強調冠状断像 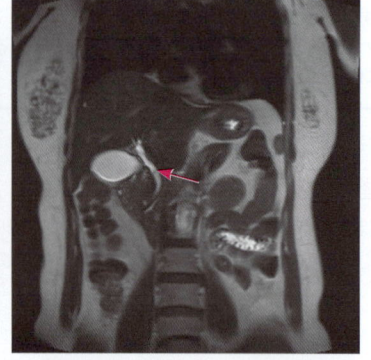
c Multi-slice法MRCP像（元画像） 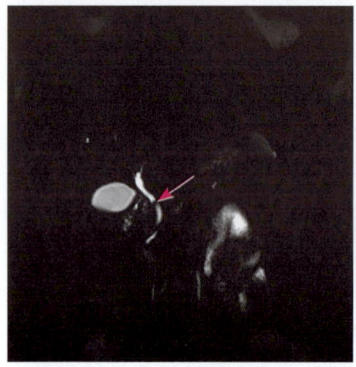
d Multi-slice法MRCP像（元画像） 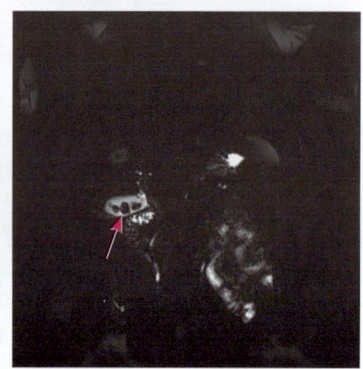
e 高速SE法呼吸同期脂肪抑制 T2強調水平断像 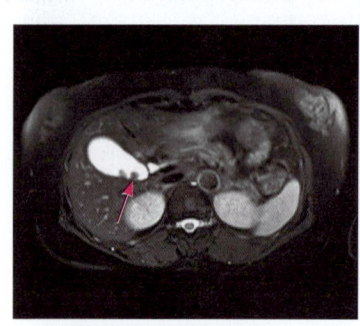
f Multi-slice法MRCP像（MIP表示） 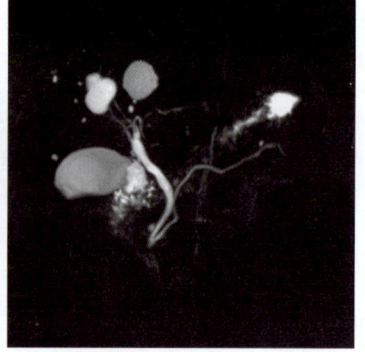

胆嚢内および総胆管内に結石による欠損像が認められる（→）。

MEMO

【胆嚢腺筋腫症，胆管低位合流】

図3 胆嚢腺筋腫症，胆管低位合流

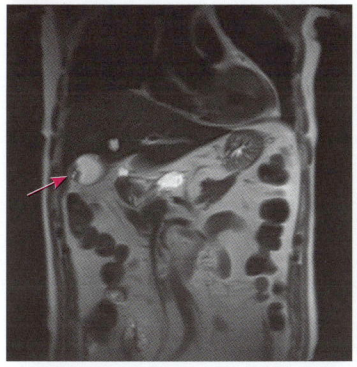

a 部分フーリエSingle-shot高速SE法T2強調冠状断像

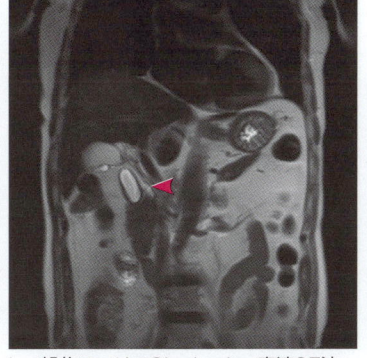

b 部分フーリエSingle-shot高速SE法T2強調冠状断像

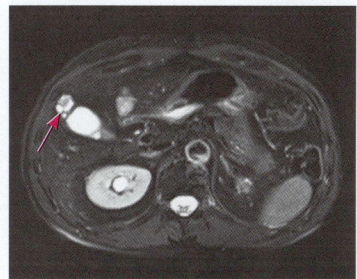

c 高速SE法呼吸同期脂肪抑制T2強調水平断像

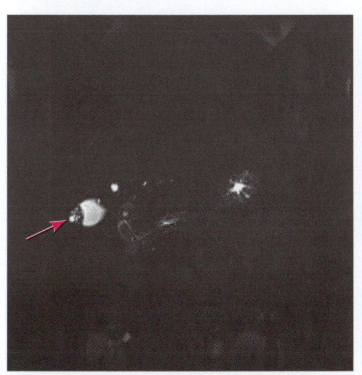

d Multi-slice法MRCP像（元画像）

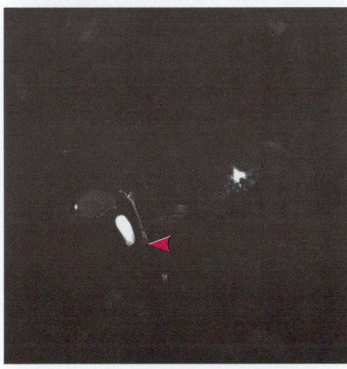

e Multi-slice法MRCP像（元画像）

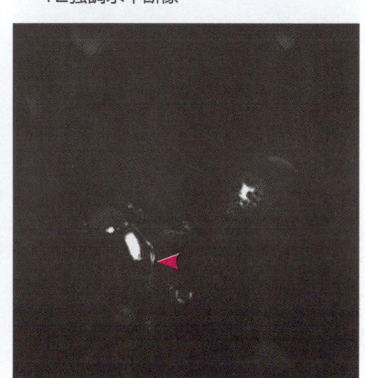

f Multi-slice法MRCP像（元画像）

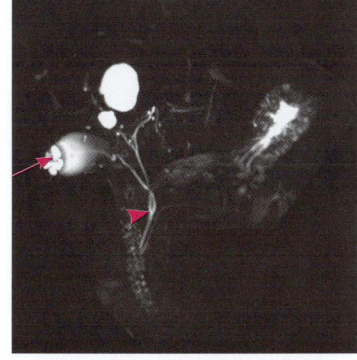

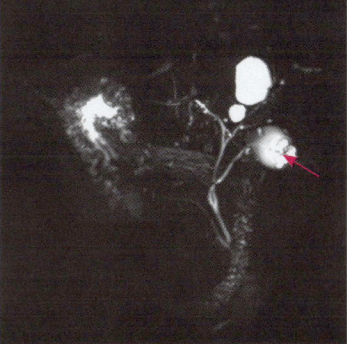

g Multi-slice法MRCP像（MIP表示）

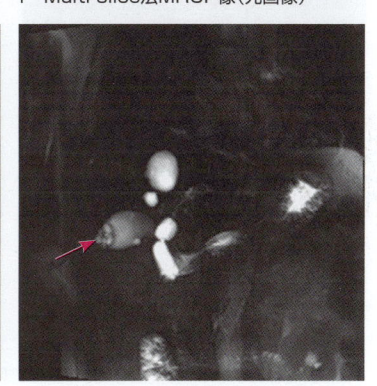

h Multi-slice法MRCP像（MIP表示）

i Single-shot高速SE法MRCP像

胆嚢底部の肥厚した壁内に拡張したRAS（Rokitansky-Aschoff sinus）が認められる（→）。また，胆嚢管が下部胆管に合流していることが確認できる（▶）。

MEMO

【胆嚢癌】
図4 胆嚢癌

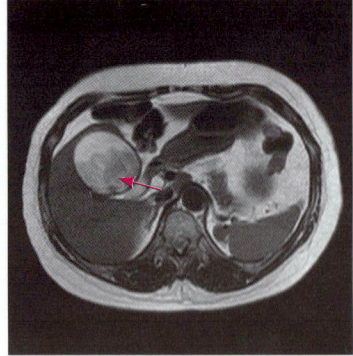

a 高速SE法呼吸同期T2強調水平断像
b GRE法T1強調水平断像 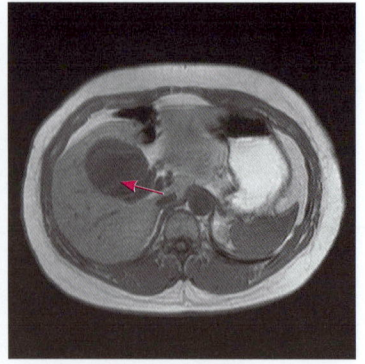
c Multi-slice法MRCP像（元画像） 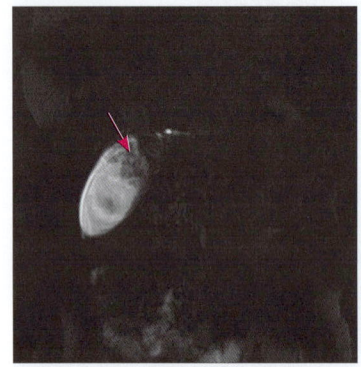
d Multi-slice法MRCP像（元画像） 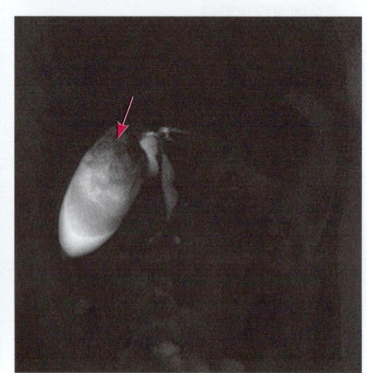
e Multi-slice法MRCP像（MIP表示） 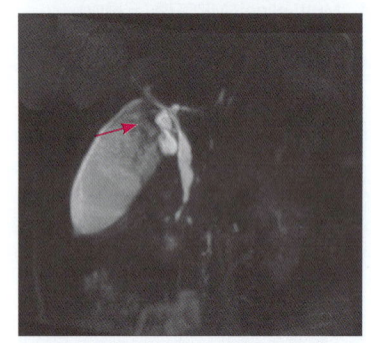

T2強調画像およびT1強調画像で，胆嚢に腫瘤（→）が認められる。また，MRCP像では体部～頸部に欠損した画像所見が確認できる。

MEMO

【肝門部胆管癌】

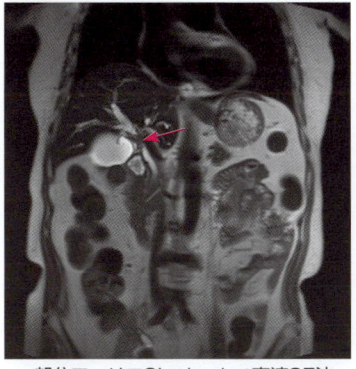

図5 肝門部胆管癌

a 部分フーリエSingle-shot高速SE法 T2強調冠状断像

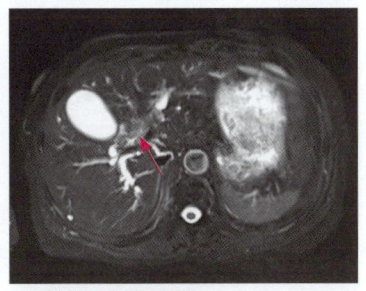

b 高速SE法呼吸同期 脂肪抑制T2強調水平断像

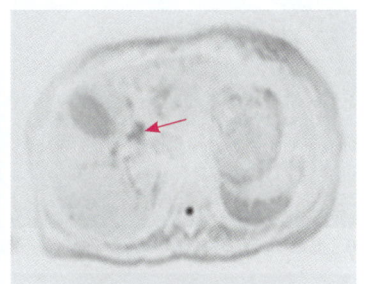

c 拡散強調水平断像（b値＝1000）

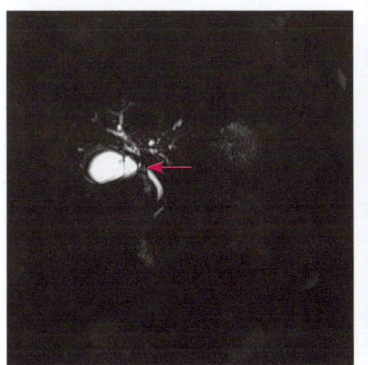

d Multi-slice法MRCP像（元画像）

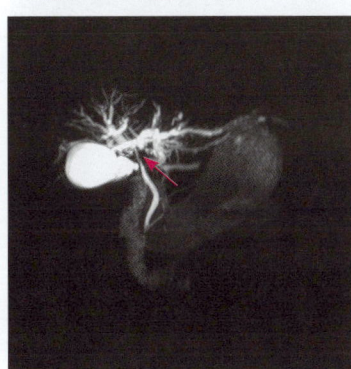

e Multi-slice法MRCP像（MIP表示）

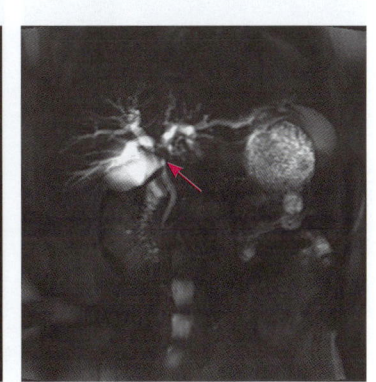

f Single-shot高速SE法MRCP像

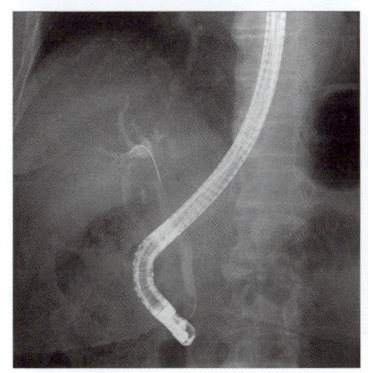

g ERCP画像

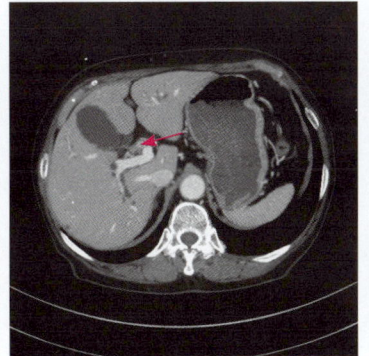

h 造影CT水平断像

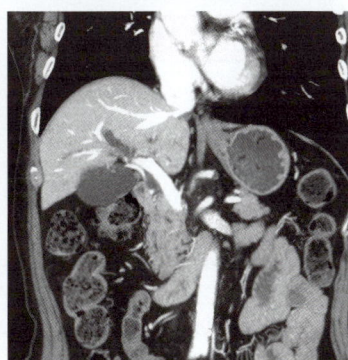

i 造影CT冠状断像

T2強調画像で淡く高信号，拡散強調画像（白黒反転像）で低信号を呈する病巣が認められ，MRCP像では総肝管の狭窄と左右肝管の拡張が確認できる。

MEMO

MRI：腹部

【膵管内乳頭粘液性腫瘍（IPMN）】

図6 膵管内乳頭粘液性腫瘍

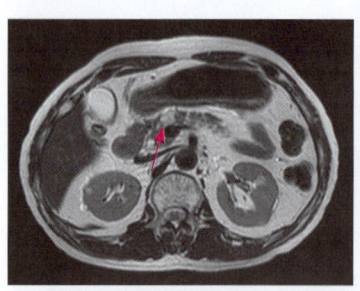

a 高速SE法T2強調水平断像
b Multi-slice法MRCP像（MIP表示） 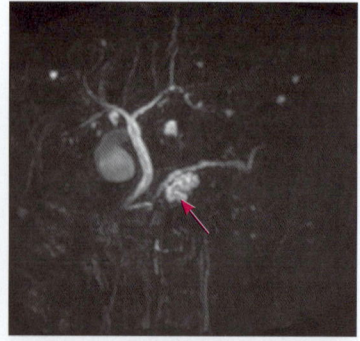
c Multi-slice法MRCP像（元画像） 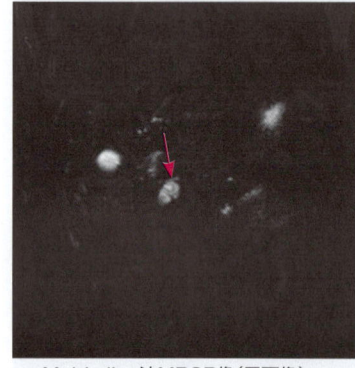
d Single-shot高速SE法MRCP像 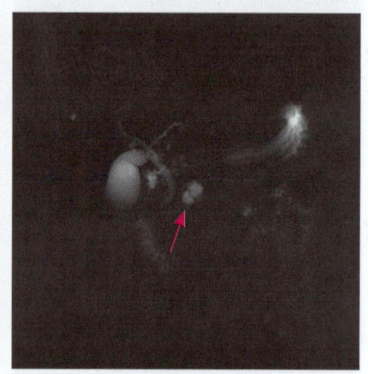

膵体部に多房性の嚢胞が認められ，MRCP像において主膵管と連続していることがわかる。

MEMO

13 MRI：脊髄
撮像法

●問題番号：58AM-32

Q1

❶ 脊椎，脊髄のMRIで誤っているものはどれか。

1. 通常はSE法かGRE法で撮影する。
2. 造影剤はGdキレート製剤を使用する。
3. 脳脊髄液はT1強調画像で高信号となる。
4. 脳脊髄液の拍動はアーチファクトの原因となる。
5. T2強調画像は診断に有用である。

Q1

Key Word ❶脊椎・脊髄のMRI

解法ナビ
・この問題は，脊椎および脊髄におけるMRI撮像法と得られた画像に関する知識が問われている。

選択肢解説
【1】→ SE法，高速SE法，GRE法，STIR法が適用されるので「×」
【2】→ ガドリニウムイオン（Gd^{3+}）をキレート化した安定化合物が使用されるので「×」
【3】→ T1強調画像で低信号を呈するので「○」
【4】→ 脳脊髄液の拍動もアーチファクトの原因となるので「×」
【5】→ T2強調画像は病理的な情報が得られ有用であるので「×」

正解：3

One Point Advice

脊髄MRIにおける撮像方法や各種画像の特徴のみならず，画像解剖および代表的疾患の画像所見についても覚えておこう。

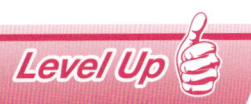

レベル・アップ / Level Up

●撮像シーケンス

【SE（スピン・エコー）法】
・スピン励起用90°パルスの**TE/2後に180°パルス**をかけて信号を得る撮像法である。
・180°パルスによって**位相分散を収束**させるため，装置に起因する**磁場の不均一性を相殺**することができ，SNRの高い画像が得られる。
・T1強調画像（T1WI）やT2強調画像（T2WI），プロトン密度強調画像（PDWI）が撮像される。
・T2WIの撮像は極めて時間がかかるため，一般的には**高速SE法を用いて撮像**されている。

【高速SE法】
・SE法のTR内において，**複数回位相エンコード用の180°パルスを印加**し，高速に撮像する方法である。
・1回の励起パルス内に印加した180°パルスの数を**エコートレイン数（ETL）**といい，1/ETLだけ撮像時間を短縮できる。
・ETLを必要以上に**増加**させるとコントラストが**低下**し，ボケも生じる。
・180°パルスを複数回印加することで**位相分散を再収束**できるため，**磁化率の違いによるアーチファクトが出現しにくい**反面，出血や鉄などの**磁化率変動を伴う疾患の描出能が劣化**する。
・MTC効果によって脂肪以外の軟部組織の信号強度が低下するため，SE法での画像に比べてコントラストは低下するが，脂肪の信号強度は低下しないため相対的に高信号を呈する。
・**J-カップリング効果**（スピン同士の相互作用）の減

少により，SE法での画像に比べて脂肪の信号強度が高信号として描出される。
- 脳脊髄液（CSF）の流れによる信号低下（フローボイド現象）やアーチファクトが生じやすい。
- 「ブラーリング（blurring）」というアーチファクトが生じやすい。

【GRE（グラジエント・エコー）法】
- スピン励起において，90°以下のフリップ角となるRFパルスを印加し，SE法での180°パルスの代わりに傾斜磁場を反転させて信号を収集する撮像法である。
- 180°パルスを使用しないためTRおよびTEを短く設定でき，高速撮像が可能である。
- フリップ角を10°～30°程度に設定することでT2*強調画像が得られる。
- 磁場の不均一性に非常に敏感であるため，T2*強調画像において血腫や骨髄質が低信号を呈する。
- 磁場の違いによるアーチファクトが出現しやすい。

【IR（インバージョンリカバリ：反転回復）法】
- 90°パルスを印加する前に180°パルスを印加して縦磁化成分を反転させ，縦磁化が回復する過程において90°パルスを印加し，その後，SE系シーケンスの適用によって信号を収集する撮像法である。
- 180°パルスから90°パルスまでの時間を反転時間（TI）といい，TIの設定によってT1値の差の度合いを変化させることができる。
- 磁場の不均一性の影響を受けにくいため，低磁場装置においても撮像可能となる。
- IRは，特定の組織の信号を抑制する際に適用され，TIを脂肪のヌルポイント（縦磁化がゼロになる時間）に設定して脂肪信号を抑制する方法を「STIR（short TI inversion recovery）法」といい，脳脊髄液のヌルポイントに設定して脳脊髄液を抑制する方法を「FLAIR（fluid attenuated inversion recovery）法」という。

①STIR法（非選択的脂肪抑制法）
　脂肪と同程度のT1値をもつ組織（血腫や高タンパク物質，Gd造影剤）の信号も抑制されるため，脂肪かどうかの判定に不向きとなる場合もある。眼窩内病変や脊髄疾患，炎症性疾患などの検出に利用されている。

※化学シフト選択法（chemical shift selective：CHESS）
　水と脂肪の共鳴周波数の差（化学シフト）を利用した選択的脂肪抑制法である。
　磁化率の違いによる磁場の不均一の影響で，脂肪組織が抑制されないことがあるため，撮像前には水の中心共鳴周波数を調節するシミングを行う。

図1 頭頸部脂肪抑制T2強調画像

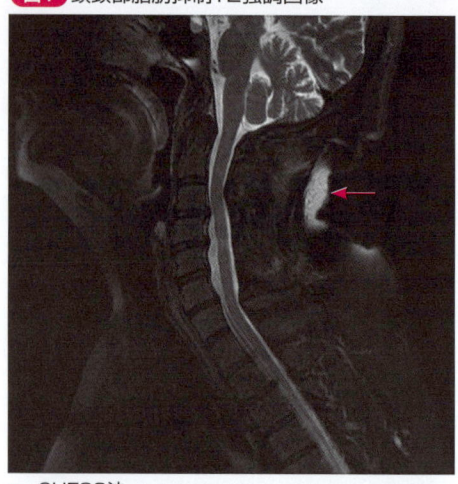

a　CHESS法

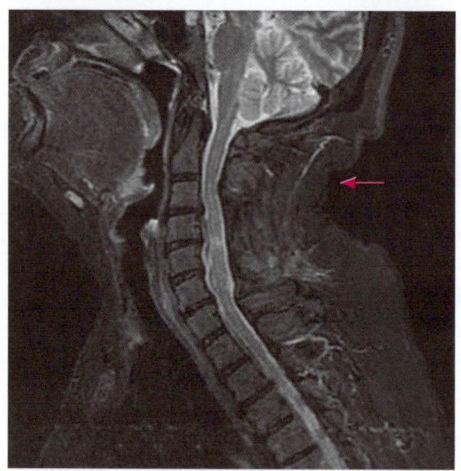

b　STIR法

選択的脂肪抑制法であるCHESS法を併用したT2強調画像では，磁化率の違いによる磁場の不均一性の影響により一部の脂肪組織が抑制されていない（→）。非選択的脂肪抑制法であるSTIR法では，磁場の不均一性に強いため脂肪組織が抑制されている。ただし，STIR法は，CHESS法に比べてSNRが低下する。

②FLAIR法
　陳旧性脳梗塞や脳室周囲の病変などの検出に利用されている。

【EPI（エコー・プラナー）法】
- 励起パルスを印加後，傾斜磁場を高速にくり返して反転させて多数の信号を得る撮像法であり，極めて高速な撮像が可能である。
- 1回の励起パルスですべての信号を収集する方法を「シングルショットEPI法」といい，複数に分割して信号を収集する方法を「マルチショットEPI法」という。
- 拡散強調画像（DWI）はSE系のEPI法で撮像され，T2値の差を反映した画像が得られる。
- 灌流画像（PWI）はGRE系のEPI法で撮像され，T2*強調画像が得られる。

●脳脊髄液の拍動によるアーチファクト

- 腰椎に対する撮像ではほとんど出現しないが，頸椎や胸椎，胸腰椎移行部での撮像においてアーチファクトが出現する。
- 心臓の拍動によるアーチファクトも含めて位相エンコード方向に出現するため，特に胸椎の撮像では，位相エンコードを前後方向から頭尾方向に変更することで対処できる。
- 収集マトリクス数の増加やFOVの拡大でも対処可能である。
- 飽和パルス（プリサチュレーションパルス）やフローコンペンセーションの使用によっても軽減可能である。

図2 胸椎撮像における脳脊髄液の拍動によるアーチファクト

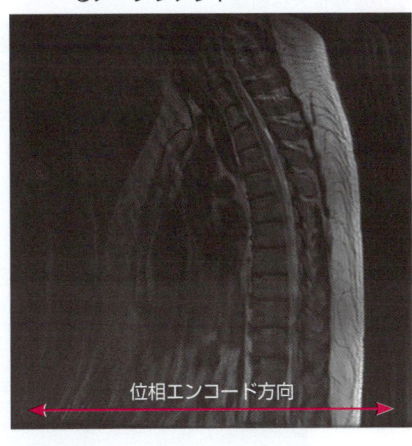

●脳脊髄液の流れ

- 脳脊髄液は，側脳室，第3脳室，第4脳室の内壁にある脈絡叢（血管の豊富な組織）から産生される無色透明な液体である。
- 以下の順路により循環・吸収されている。
  側脳室 ⇒（室間孔：モンロー孔）⇒ 第3脳室 ⇒（中脳水道）⇒ 第4脳室 ⇒（第4脳室外側口：ルシュカ孔，第4脳室正中口：マジャンディ孔）⇒ 脳外表・くも膜下腔 ⇒ くも膜顆粒 ⇒ 上矢状静脈洞
- 脳脊髄液の総量は150m*l*程度で，1日に大人で450〜500m*l*ほど産生される。
- 脳脊髄液は，外部からの衝撃から脳を守る役割と，循環によって脳へ栄養や酸素を送り老廃物を排出させる代謝の役割を担っている。

図3 脳脊髄液の順路

脈絡叢 → 側脳室 →（室間孔：モンロー孔）→ 脈絡叢 → 第3脳室 →（中脳水道）→ 脈絡叢 → 第4脳室 →（第4脳室正中口：マジャンディ孔／第4脳室外側口：ルシュカ孔）→ くも膜下腔 脊髄腔 → くも膜顆粒 → 上矢状静脈洞

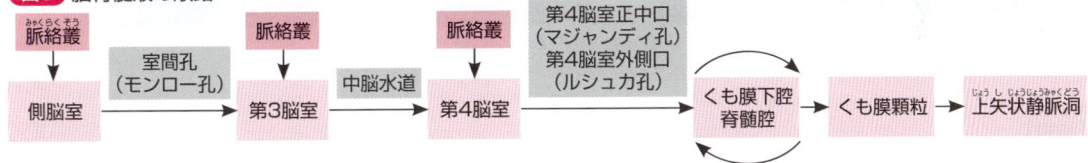

図4 脳脊髄液の循環と画像解剖（T2強調反転像）

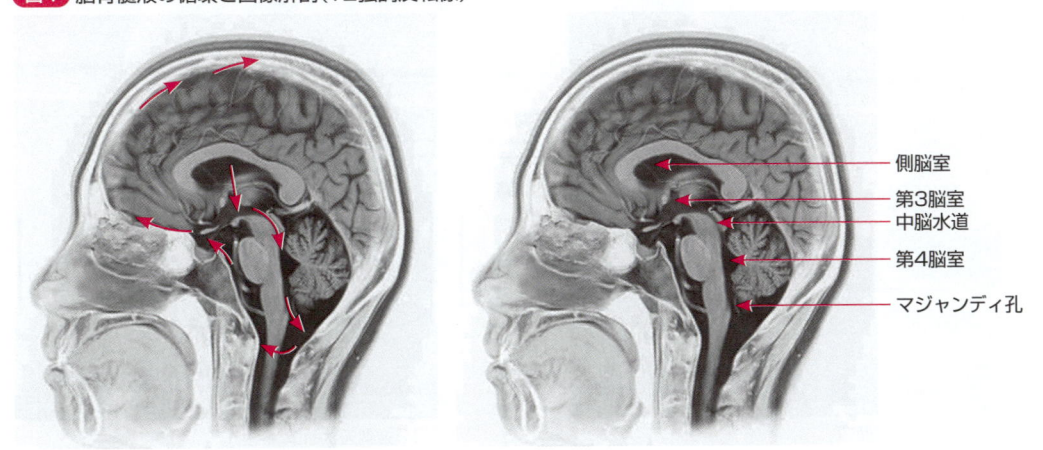

側脳室
第3脳室
中脳水道
第4脳室
マジャンディ孔

● 画像解剖

【頸椎】

図5 頸椎矢状断像

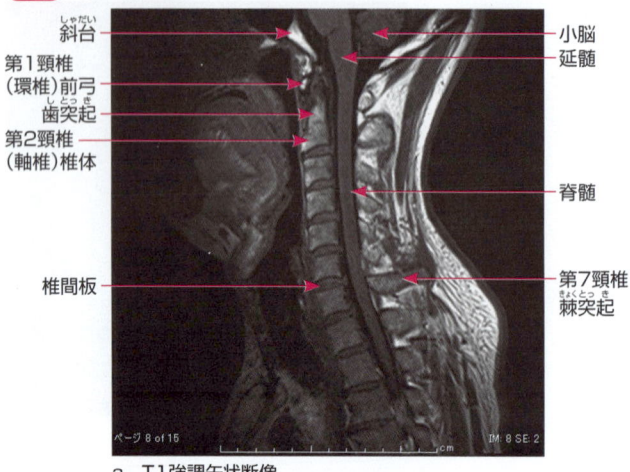

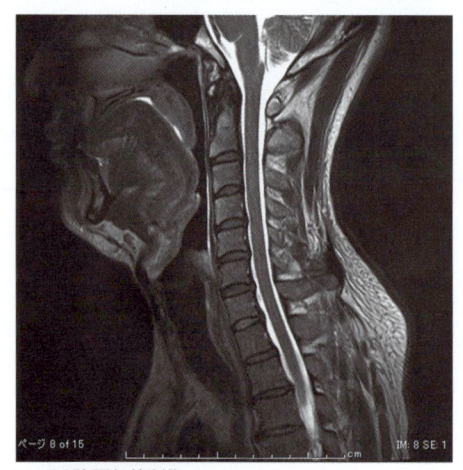

a T1強調矢状断像

斜台／第1頸椎（環椎）前弓／歯突起／第2頸椎（軸椎）椎体／椎間板／小脳／延髄／脊髄／第7頸椎棘突起

b T2強調矢状断像

図6 頸椎水平断像

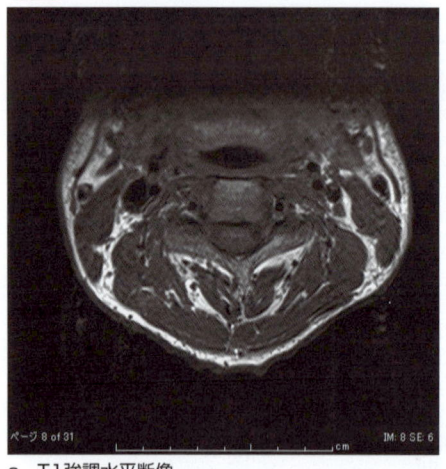

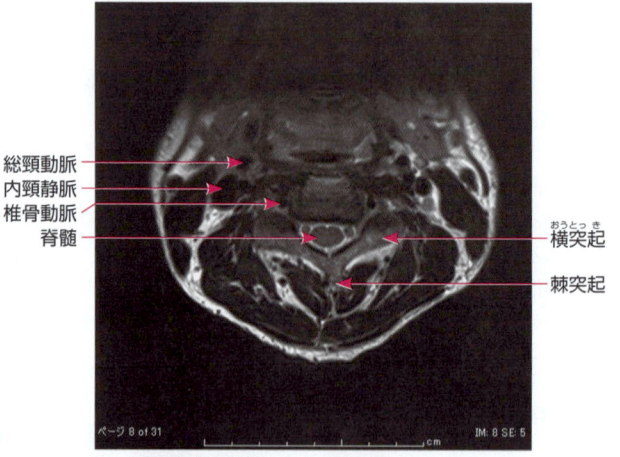

a T1強調水平断像

b T2強調水平断像

総頸動脈／内頸静脈／椎骨動脈／脊髄／横突起／棘突起

【胸椎】

図7 胸椎矢状断像

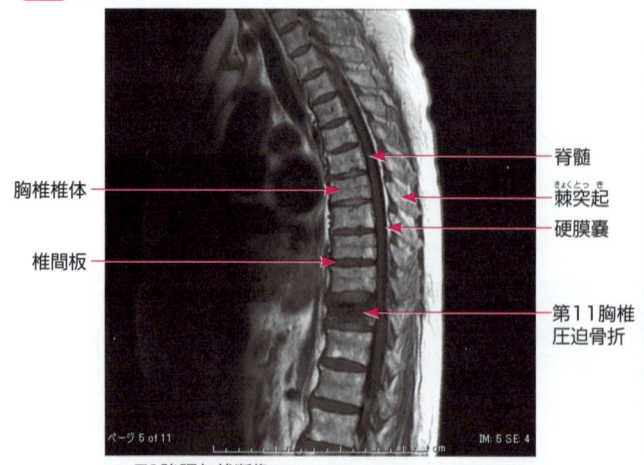

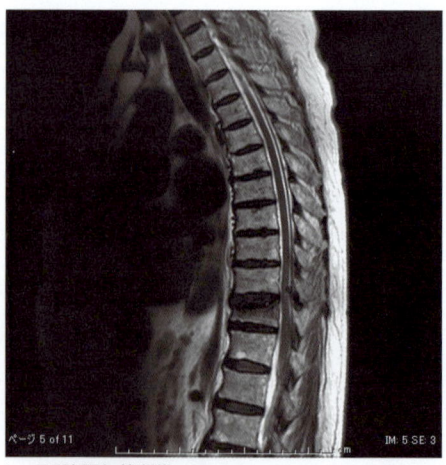

a T1強調矢状断像

胸椎椎体／椎間板／脊髄／棘突起／硬膜嚢／第11胸椎圧迫骨折

b T2強調矢状断像

図8 胸椎水平断像

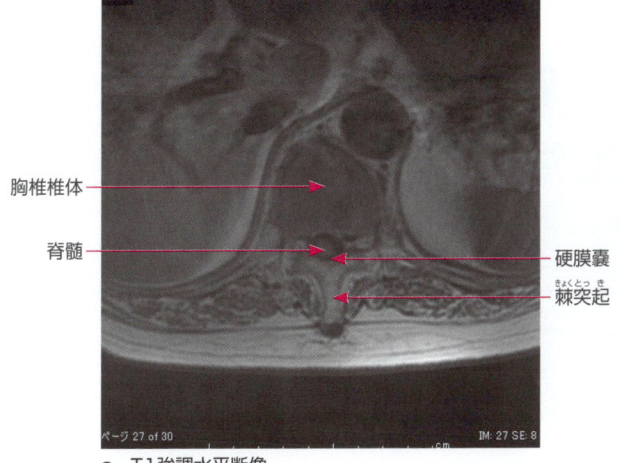

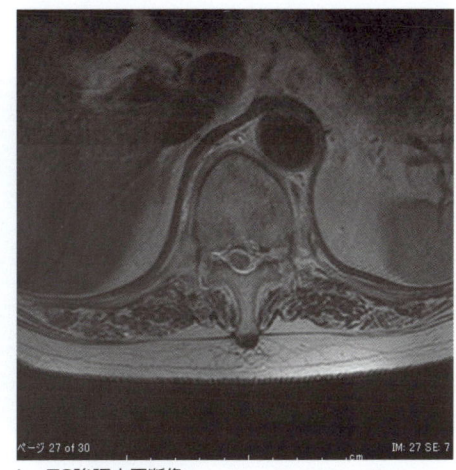

- 胸椎椎体
- 脊髄
- 硬膜嚢
- 棘突起

a　T1強調水平断像

b　T2強調水平断像

【腰椎】

図9 腰椎矢状断像

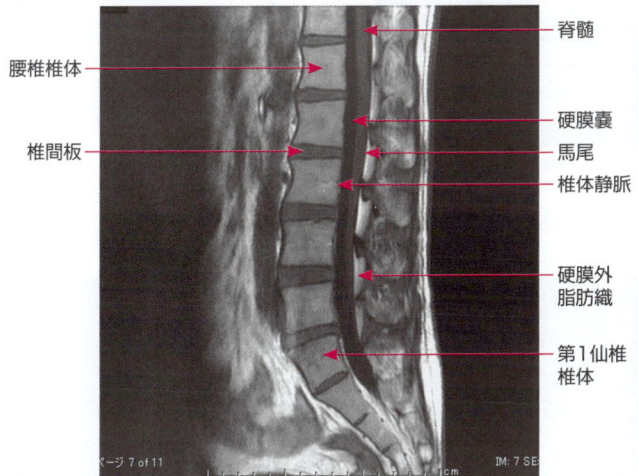

- 腰椎椎体
- 椎間板
- 脊髄
- 硬膜嚢
- 馬尾
- 椎体静脈
- 硬膜外脂肪織
- 第1仙椎椎体

a　T1強調矢状断像

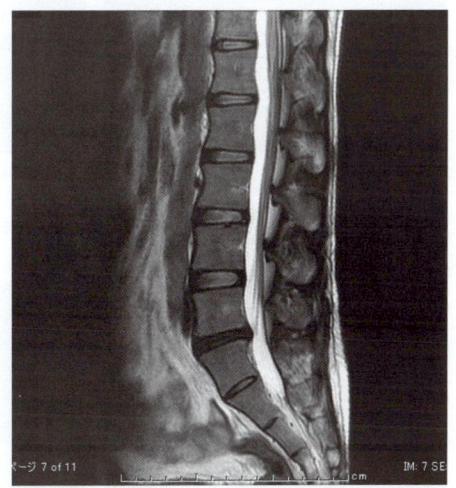

b　T2強調矢状断像

図10 腰椎水平断像

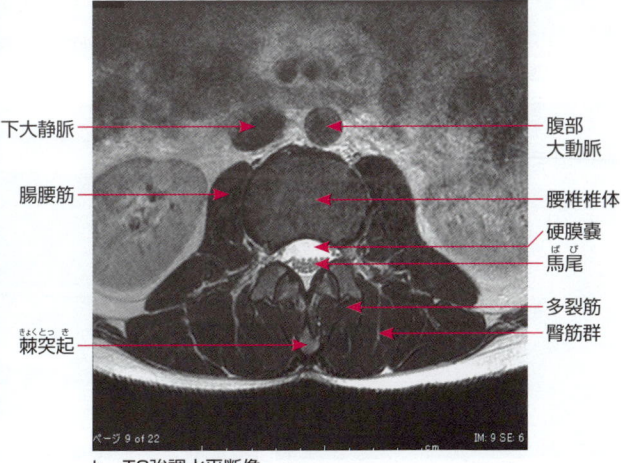

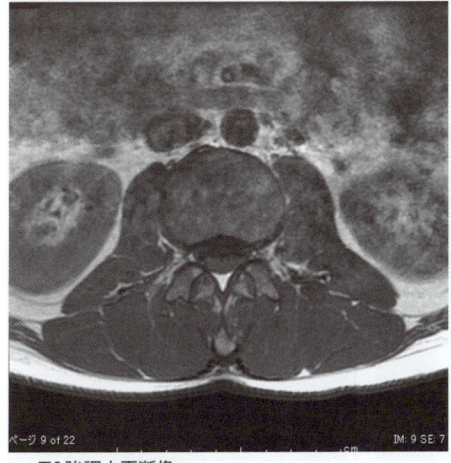

- 下大静脈
- 腹部大動脈
- 腸腰筋
- 腰椎椎体
- 硬膜嚢
- 馬尾
- 多裂筋
- 臀筋群
- 棘突起

a　T1強調水平断像

b　T2強調水平断像

MRI：脊髄

● 症例画像

【頸椎症】

図11 頸椎症

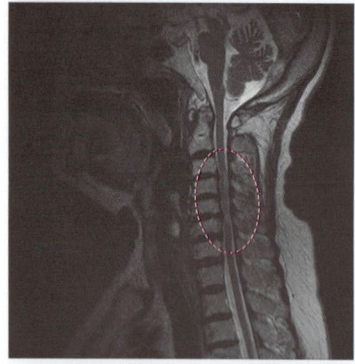

a　T2強調矢状断像
b　T1強調矢状断像 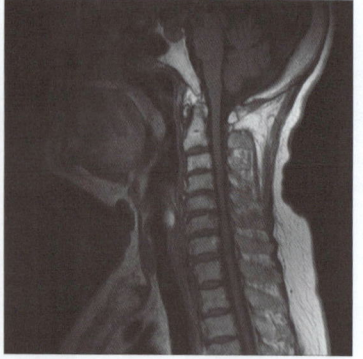
c　T2強調第4-5頸椎レベル水平断像 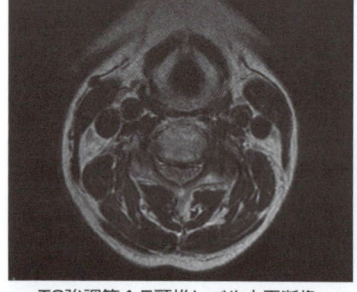
d　T2強調第5-6頸椎レベル水平断像 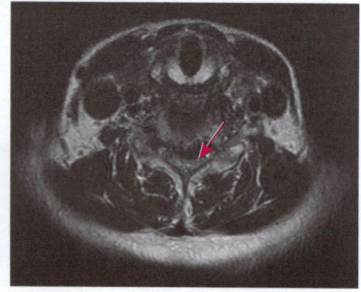

T2強調矢状断像において，第3頸椎（C3）から第7頸椎（C7）に変形がみられ，同部の脊柱管の狭窄所見（領域）が認められる。水平断像では，脊髄が後方に圧排されていることが確認できる（→）。

【頸胸椎後縦靱帯骨化症（ossification of posterior longitudinal ligament：OPLL）】

図12 頸胸椎後縦靱帯骨化症

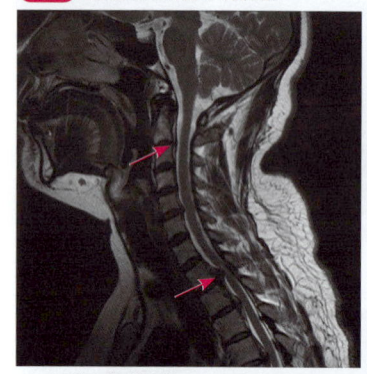

a　T2強調矢状断像
b　T1強調矢状断像 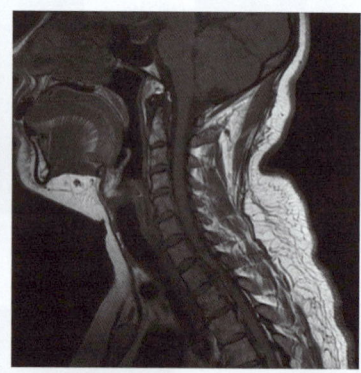
c　CT-MPR像 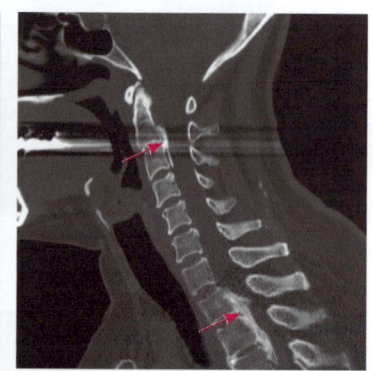
d　T2強調第2-3頸椎レベル水平断像 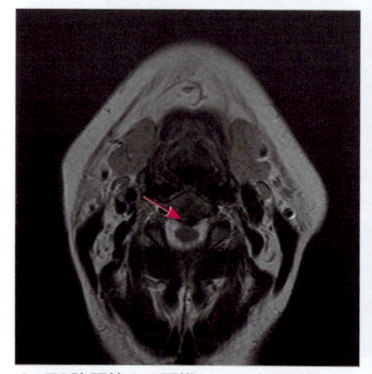
e　T2強調第1-2胸椎レベル水平断像 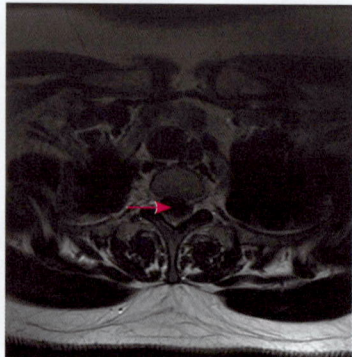
f　第1-2胸椎レベルCT画像 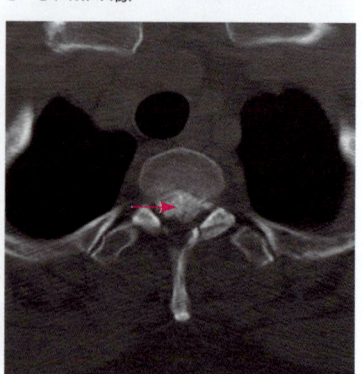

T2およびT1強調画像において，第2-3頸椎間および第1-2胸椎間に低信号を呈する所見（→）が認められ，脊髄の圧迫所見も確認できる。CT画像では同部位に骨化像を呈する高吸収域が認められる。

【頸椎脊髄空洞症】
図13 頸椎脊髄空洞症

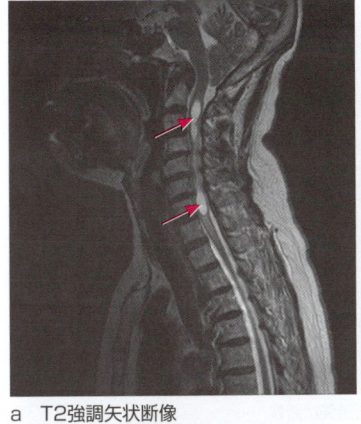

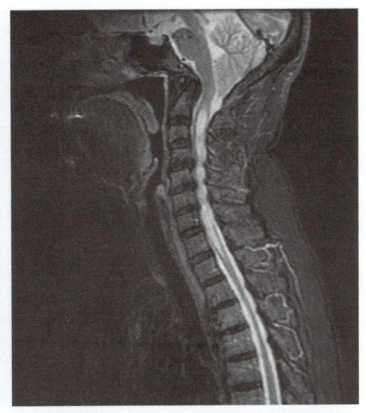

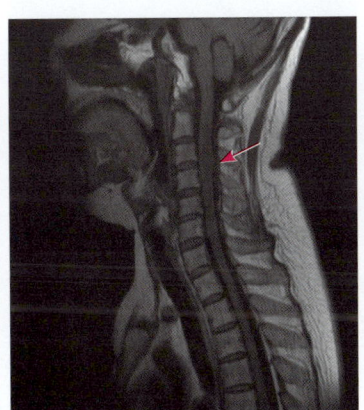

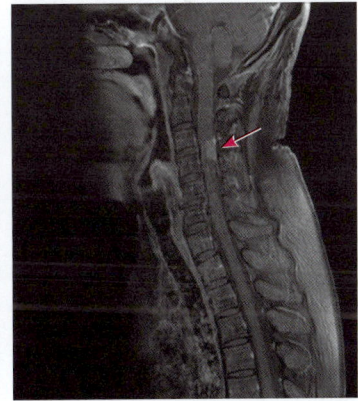

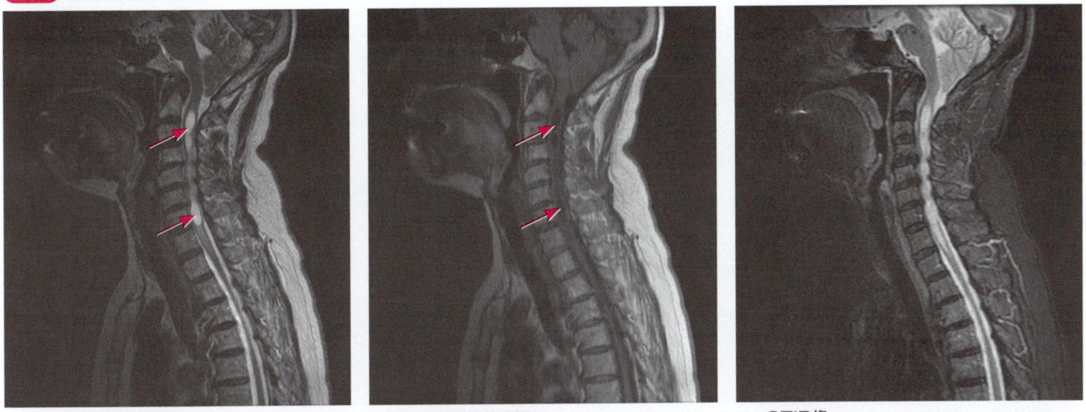

a T2強調矢状断像	b T1強調矢状断像	c STIR像
d T2強調第2頸椎レベル水平断像	e 拡散強調画像	f 脂肪抑制造影T1強調矢状断像

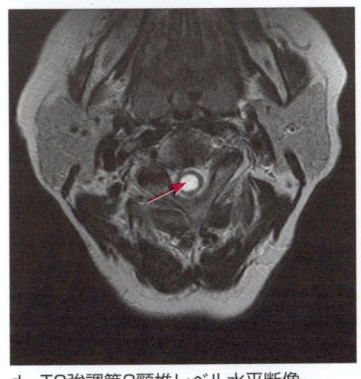

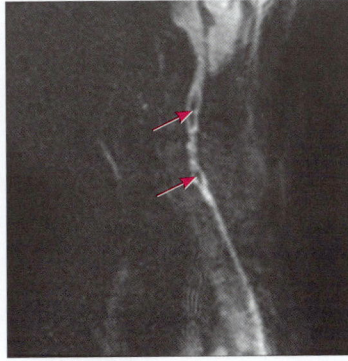

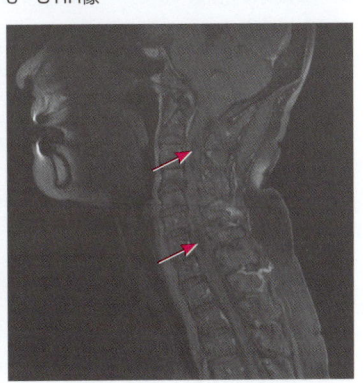

第2頸椎（C2）から第7頸椎（C7）間の脊髄内に，T2強調画像で高信号，T1強調画像で低信号を呈する所見（→）が認められる。また，脂肪抑制造影T1強調画像において，病巣の造影効果は認められない。

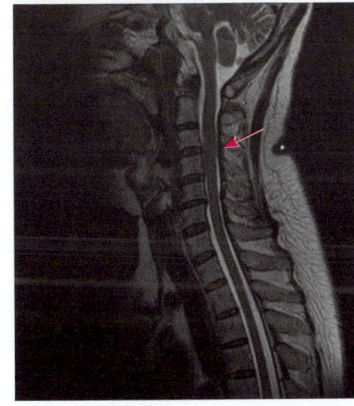

【乳癌脊髄播種】
図14 乳癌脊髄播種

a T2強調矢状断像	b T1強調矢状断像	c 脂肪抑制造影T1強調矢状断像

T2およびT1強調画像では，病巣の存在を明確に確認することができないが，脂肪抑制造影T1強調画像では，第3-4頸椎間の脊髄内に造影効果のある病巣（→）が認められる。

【肺癌脊椎転移】
図15 肺癌脊椎転移

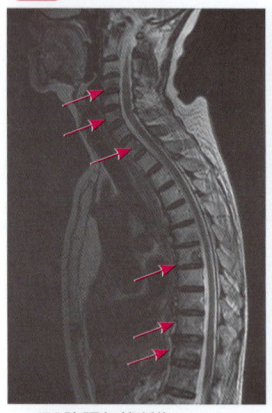

a　T2強調矢状断像
b　T1強調矢状断像 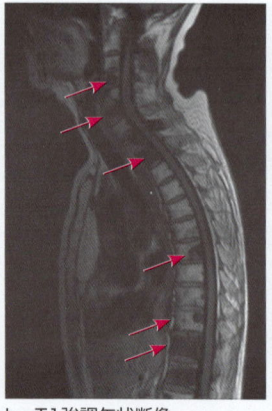
c　脂肪抑制造影T1強調矢状断像 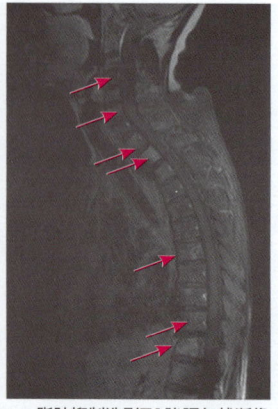

頸椎および胸椎椎体部において，T2強調画像で高信号，T1強調画像で低信号を呈する病巣（→）が多数認められる。脂肪抑制造影T1強調画像では，病巣部に造影効果が認められる。

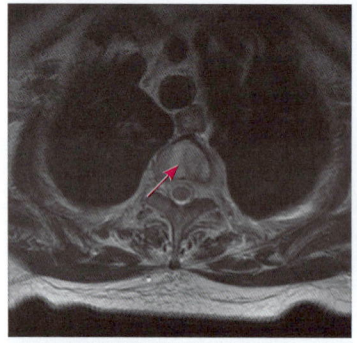

d　T2強調第2胸椎レベル水平断像
e　T1強調第2胸椎レベル水平断像 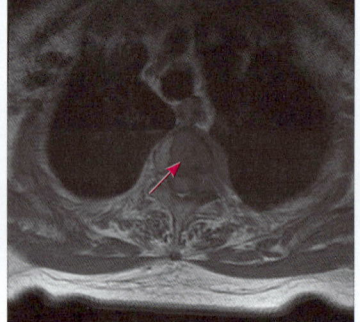
f　脂肪抑制造影T1強調第2胸椎レベル水平断像 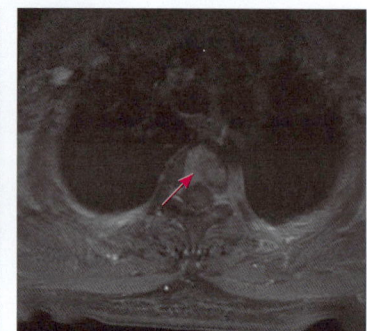

【腰椎椎間板ヘルニア】
図16 腰椎椎間板ヘルニア

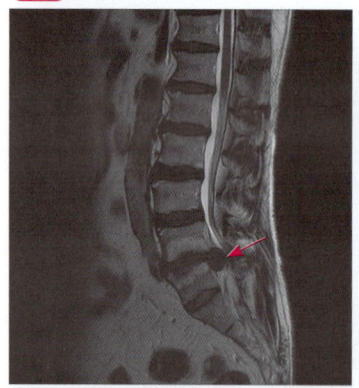

a　T2強調矢状断像 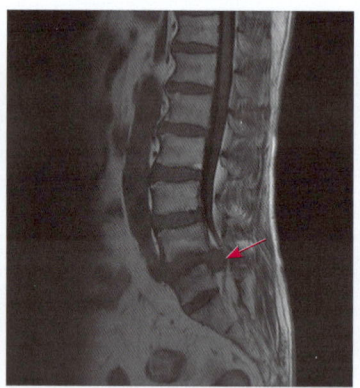
b　T1強調矢状断像 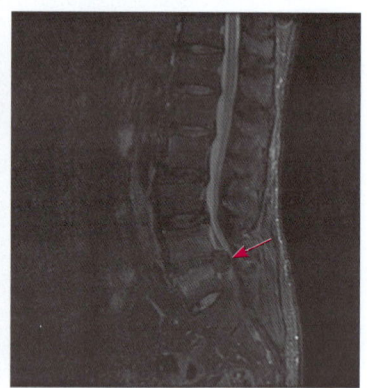
c　STIR画像

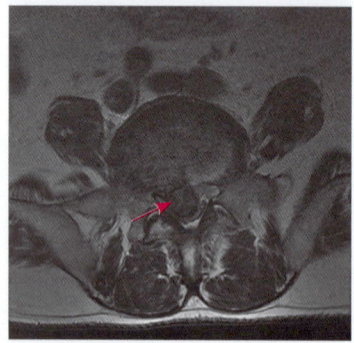

d　T2強調第4-5腰椎レベル水平断像

T2およびT1強調画像，STIR画像で，第4-5腰椎間の椎間板が後方に突出した所見（→）が認められる。T2強調水平断像では，椎間板が右側後方に突出し馬尾を圧迫していることがわかる。

【腰椎変性すべり症（腰部脊柱管狭窄症）】

図17 腰椎変性すべり症（腰部脊柱管狭窄症）

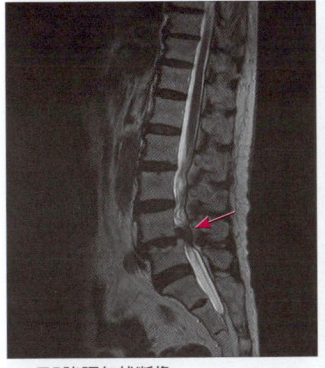

a　T2強調矢状断像
b　T1強調矢状断像 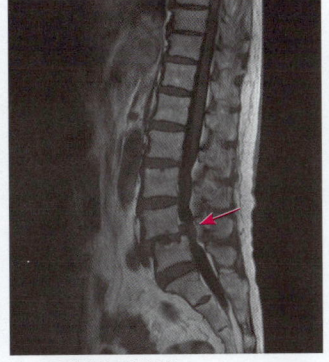
c　プロトン密度強調矢状断像 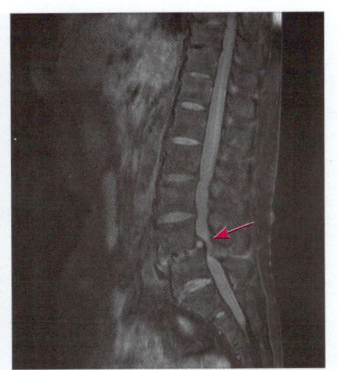
d　T2強調第4-5腰椎レベル水平断像 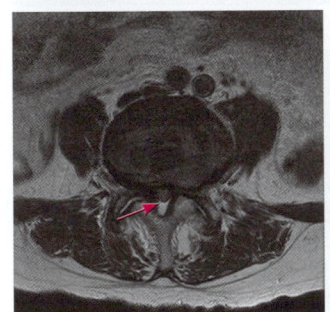
e　T1強調第4-5腰椎レベル水平断像 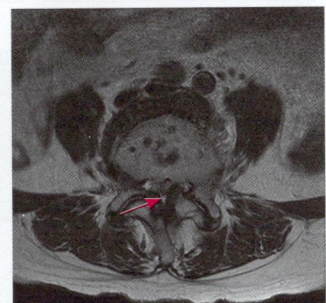
f　MRミエログラフィ MIP画像 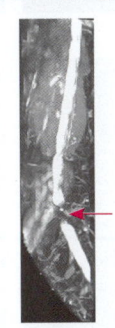
g　MRミエログラフィ MIP画像 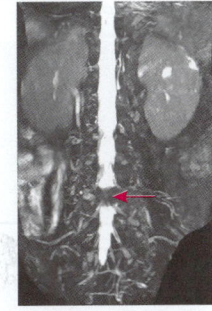

矢状断像では，第4腰椎の前方すべりと第4-5腰椎間の椎間板の後方突出が認められ，脊柱管が高度に狭窄されていることがわかる。MRミエログラフィにおいても脳脊髄液の信号の欠損所見が認められる。脊柱管全体が狭窄すると馬尾神経が圧迫され，間欠性跛行（歩行時に下肢の痛みやしびれが出現するが歩行を止めると軽減する）や排尿排便障害をきたすことがある。

【腰椎圧迫骨折】

図18 腰椎圧迫骨折

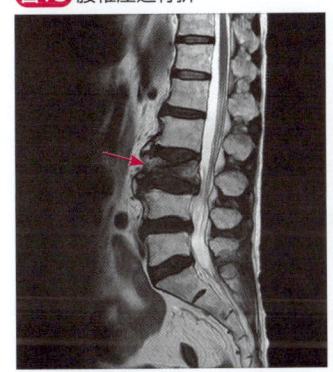

a　T2強調矢状断像
b　T1強調矢状断像 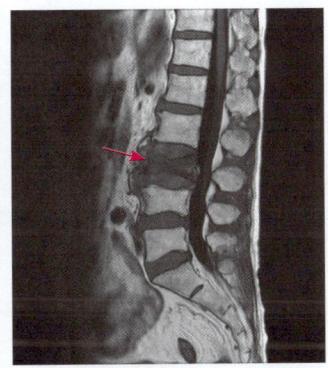
c　STIR画像 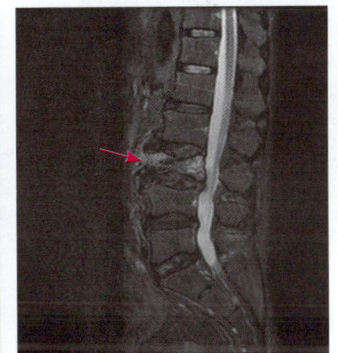
d　T2強調第3腰椎レベル水平断像 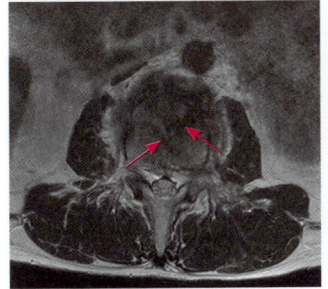
e　T1強調第3腰椎レベル水平断像 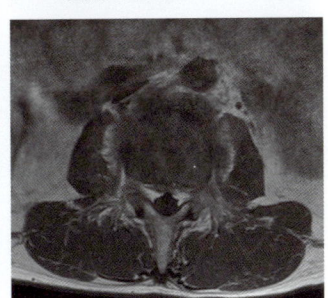

矢状断像で，第3腰椎椎体に変形所見（→）が認められる。信号強度は，T1強調画像で低信号，STIR画像で高信号，T2強調画像で高信号と低信号の混在信号を呈している。T2強調水平断像では椎体辺縁が不整となっており，骨折所見も認められる。

【化膿性脊椎炎】
図19 化膿性脊椎炎

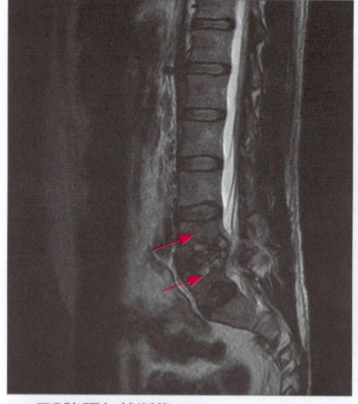

a　T2強調矢状断像

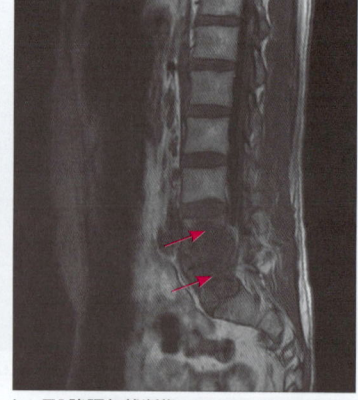

b　T1強調矢状断像

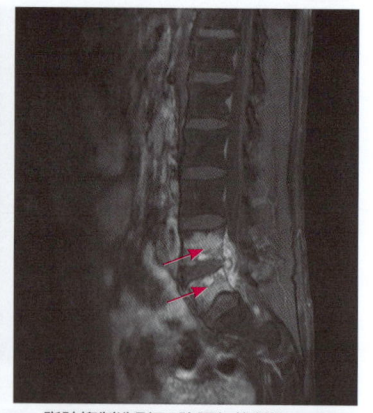

c　脂肪抑制造影T1強調矢状断像

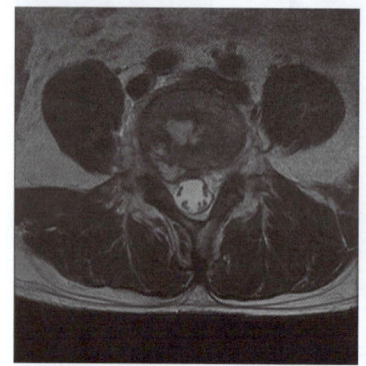

d　T2強調第4腰椎レベル水平断像

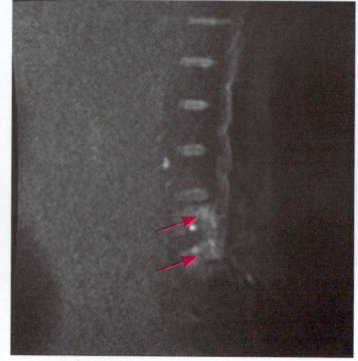

e　拡散強調画像

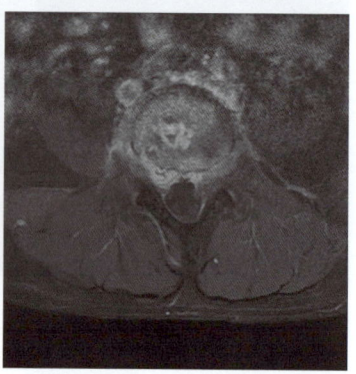

f　脂肪抑制造影T1強調第4腰椎レベル水平断像

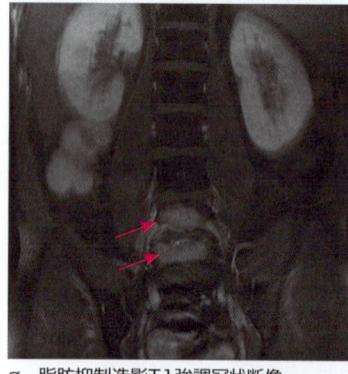

g　脂肪抑制造影T1強調冠状断像

第4・5腰椎椎体に軽度な変形所見(→)が認められ，信号強度は，T1強調画像で低信号，T2強調画像で高信号と低信号の混在信号を呈している．脂肪抑制造影T1強調画像では，第4・5腰椎椎体とその周囲に不均一な造影効果が認められる．

14 MRI：四肢
膝関節

●問題番号：61AM-31

Q1 ❶膝関節MRIのプロトン密度強調画像を示す。前十字靱帯はどれか。

1. ア
2. イ
3. ウ
4. エ
5. オ

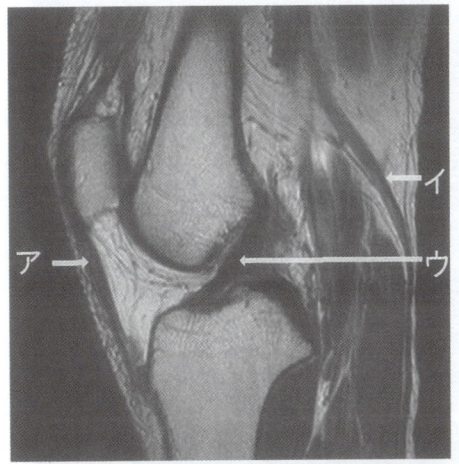

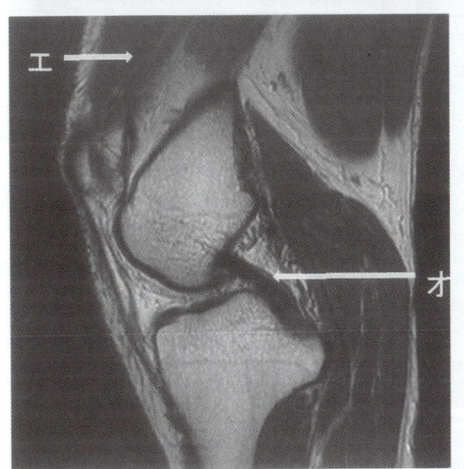

Q1

Key Word ▶▶ ❶膝関節のMRI

解法ナビ ▶▶ ・この問題は，膝関節MRI画像における解剖学的知識が問われている。

選択肢解説
- 【1】➡ 矢印アは膝窩靱帯なので「×」
- 【2】➡ 矢印イは大腿静脈なので「×」
- 【3】➡ 矢印ウは前十字靱帯なので「○」
- 【4】➡ 矢印エは外側広筋なので「×」
- 【5】➡ 矢印オは後十字靱帯なので「×」

正解：3

One Point Advice
四肢に対するMRI検査では画像解剖の知識が必要となる。さらに，各種撮像法の特徴や得られた画像の信号強度，また，代表的疾患の画像所見についても知っておくとよいだろう。

レベル・アップ / Level Up

● 画像解剖

図1 膝関節MRI矢状断像

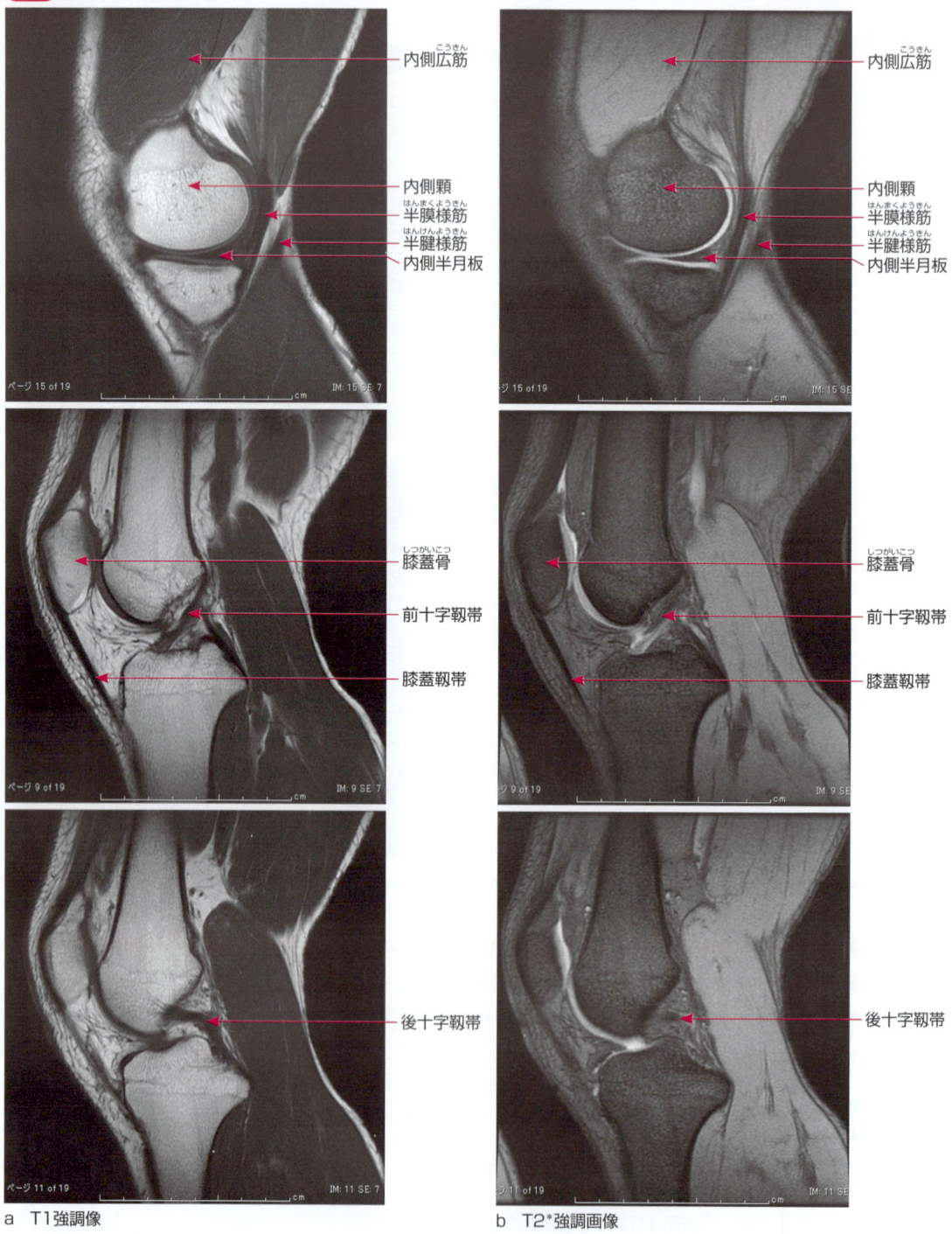

（左列ラベル）
- 内側広筋（こうきん）
- 内側顆
- 半膜様筋（はんまくようきん）
- 半腱様筋（はんけんようきん）
- 内側半月板
- 膝蓋骨（しつがいこつ）
- 前十字靱帯
- 膝蓋靱帯
- 後十字靱帯

（右列ラベル）
- 内側広筋（こうきん）
- 内側顆
- 半膜様筋（はんまくようきん）
- 半腱様筋（はんけんようきん）
- 内側半月板
- 膝蓋骨（しつがいこつ）
- 前十字靱帯
- 膝蓋靱帯
- 後十字靱帯

a　T1強調像　　　b　T2*強調画像

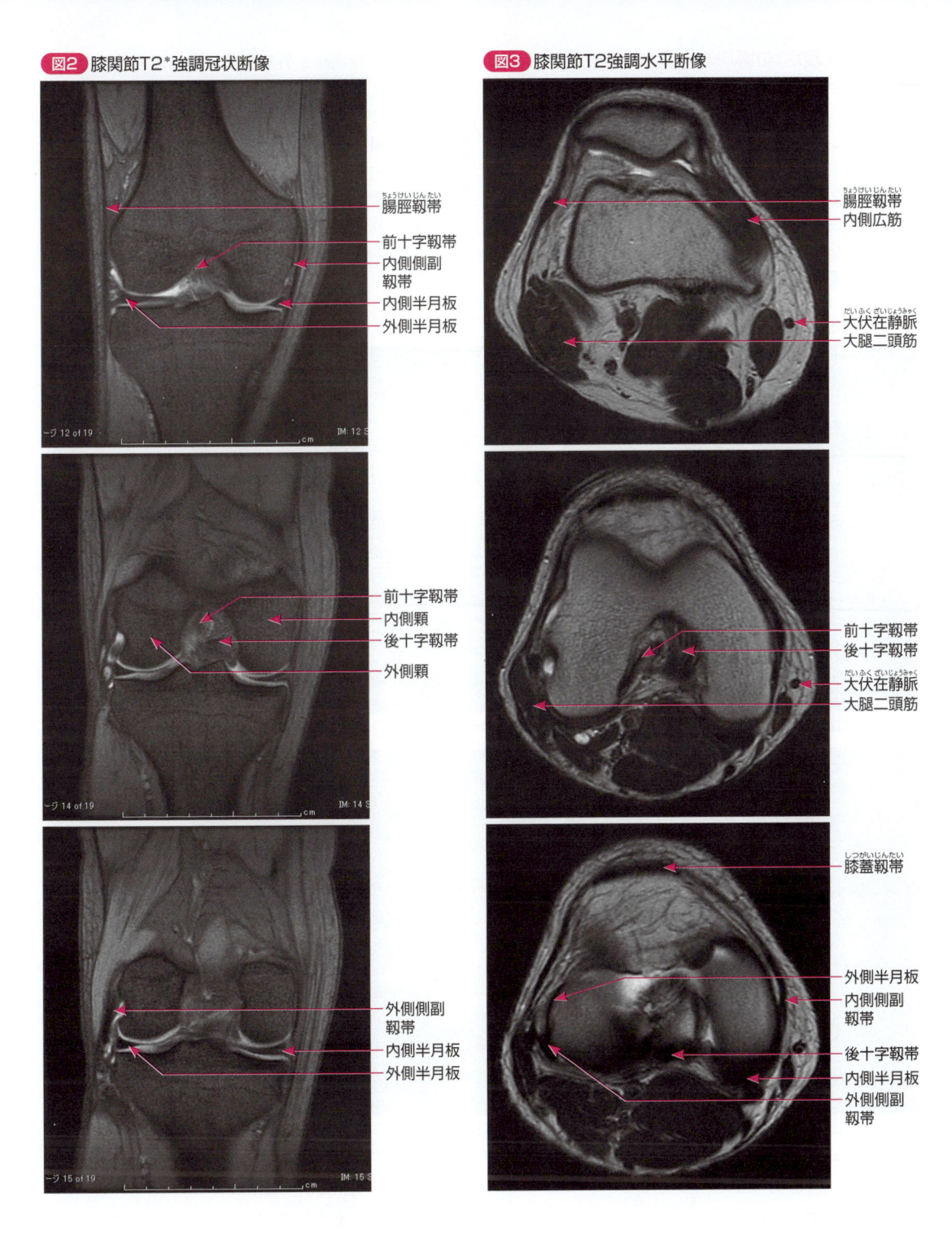

図2 膝関節T2*強調冠状断像

- 腸脛靭帯
- 前十字靭帯
- 内側側副靭帯
- 内側半月板
- 外側半月板

- 前十字靭帯
- 内側顆
- 後十字靭帯
- 外側顆

- 外側側副靭帯
- 内側半月板
- 外側半月板

図3 膝関節T2強調水平断像

- 腸脛靭帯
- 内側広筋
- 大伏在静脈
- 大腿二頭筋

- 前十字靭帯
- 後十字靭帯
- 大伏在静脈
- 大腿二頭筋

- 膝蓋靭帯
- 外側半月板
- 内側側副靭帯
- 後十字靭帯
- 内側半月板
- 外側側副靭帯

MRI：四肢

●スライス設定（位置決め：スカウト）

- GRE法を利用して，膝関節を中心とした3方向（水平断像，冠状断像，矢状断像）の位置決め画像を撮像する。
- 冠状断像と矢状断像を用いて，水平断像のスライス設定を行う。その際，関節面に対して平行に撮像できるよう角度調節する。
- 撮像した水平断像を用いて，冠状断像および矢状断像のスライス設定を行う。その際，冠状断像では，内側顆後縁と外側顆後縁を結ぶ基準線と平行なスライスとなるよう角度調節し，矢状断像では基準線に対して垂直な線，または垂直線から15°内側に傾斜させた線と平行なスライスとなるよう角度調節する。
- ※肩関節や股関節，足関節などの撮像においても，それぞれで決定されている基準線を用いてスライス設定されている。

図4 位置決め（スカウト）画像

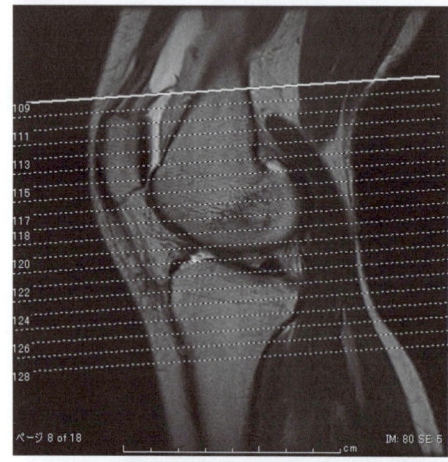

a　水平断位置決め画像

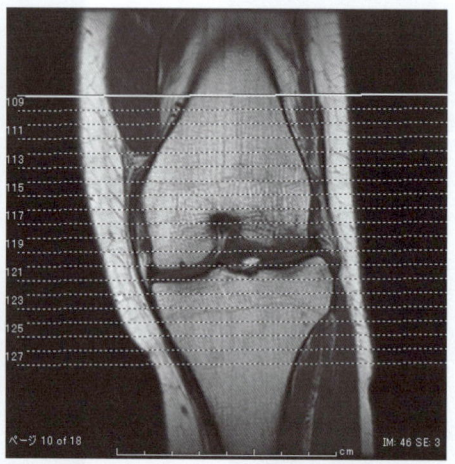

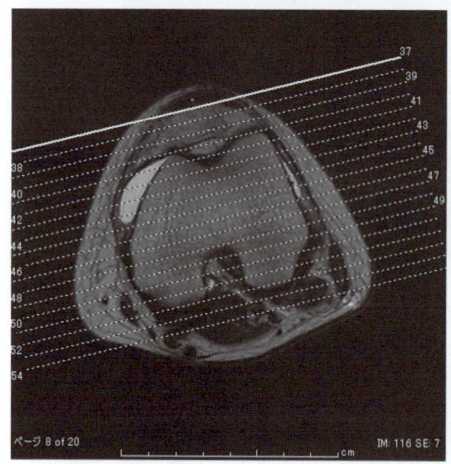

b　水平断位置決め画像

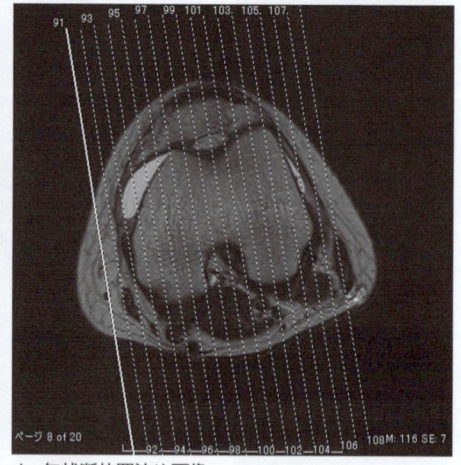

c　冠状断位置決め画像

d　矢状断位置決め画像

●撮像シーケンスの特徴

- T1強調画像は，主に**解剖学的構造の把握**に適しており，どのような組織がどのような形状を成しているのかを比較的高い分解能で示すことができる。骨折や炎症部位は低信号を呈する。
- T2強調画像は，主に**病変部の描出**を目的に撮像され，臨床診断において有用な画像である。病変部が存在した場合には高信号を呈する。
- STIR法は，骨髄浮腫の変化に非常に敏感であり，**均一な脂肪抑制が容易**である。新鮮な骨折や炎症部位は高信号を呈する。
- T2*強調画像は，出血性病変の検出に有用であり，過去に発症した出血巣の確認や**無症候性微小出血の検出**の際に撮像される。また，骨折部位は高信号を呈する。

●症例画像

【膝関節（右内側側副靱帯損傷）】

図5 膝関節（右内側側副靱帯損傷）

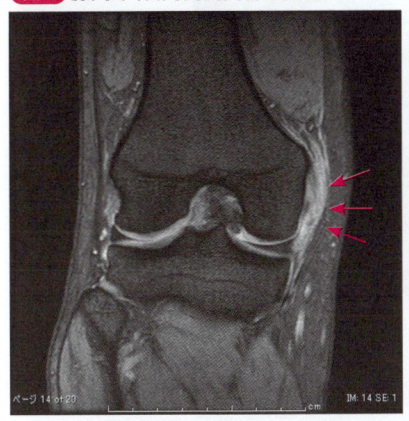

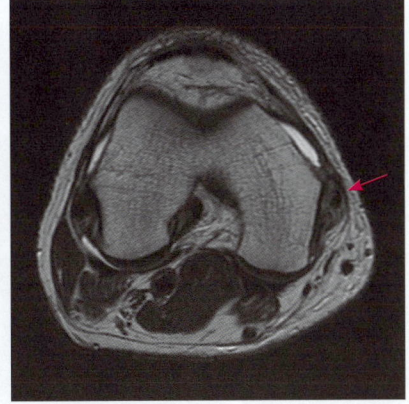

a　T2*強調冠状断像
b　T2強調水平断像

右内側側副靱帯（MCL）大腿骨側に，T2*強調画像で高信号を呈する所見（→）が認められる。靱帯はプロトンを有していないため，T1・T2・プロトン密度強調像において低信号を呈するが，損傷して出血を伴っている場合は高信号を呈し，断裂を伴っている場合には連続性が失われて描出される。膝関節MRI検査では，靱帯走行の不整や液体，血腫貯留を描出させることが重要である。また，前十字靱帯の描出には，正確なスライス設定が必要となるが，後十字靱帯では前十字靱帯に比べて太いため容易に描出される。

【膝関節（左内側半月板損傷）】

図6 膝関節（左内側半月板損傷）

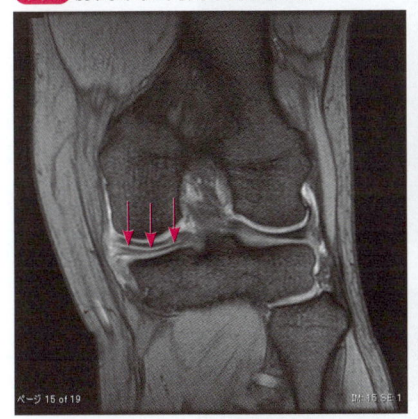

a　T2*強調冠状断像
b　T2*強調矢状断像

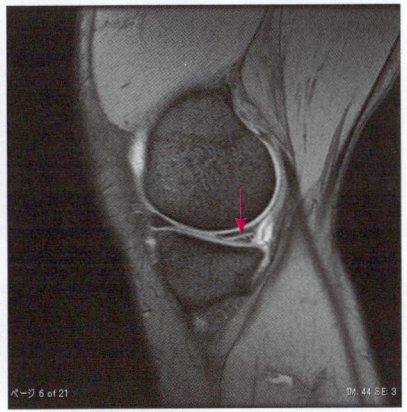

左内側半月板（MM）後節に，T2*強調画像で高信号を呈する所見（→）が認められ，左内側半月板損傷（水平断裂）が疑われる。半月板損傷の観察には，T2*強調画像やプロトン密度強調画像が有効である。

【股関節（右大腿骨大転子部骨折）】

図7 股関節（右大腿骨大転子部骨折）

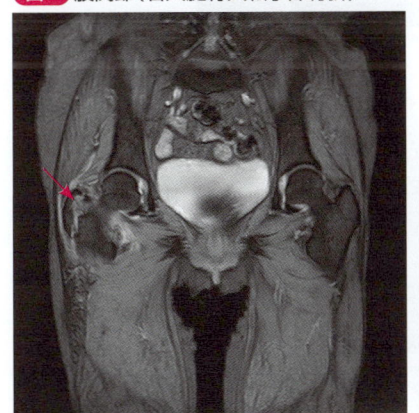

a　T2*強調冠状断像
b　T1強調水平断像

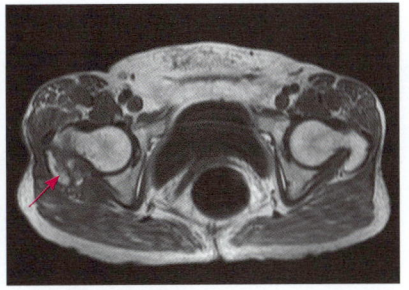

T2*強調画像で高信号，T1強調画像で低信号を呈する所見（→）が認められ，右大腿骨大転子部の骨折が疑われる。

【股関節（肺癌骨転移）】
図8 股関節（肺癌骨転移）

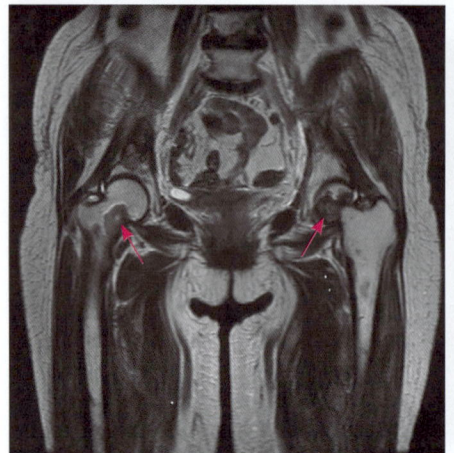

a T2強調冠状断像

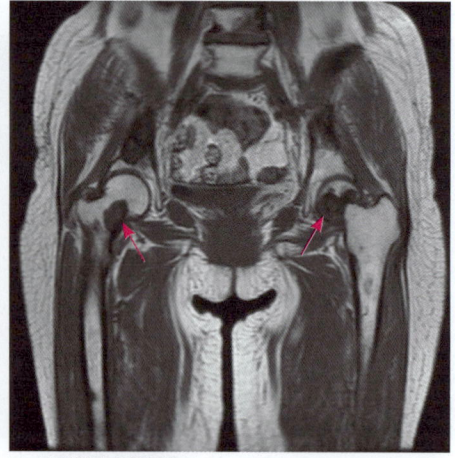

b T1強調冠状断像

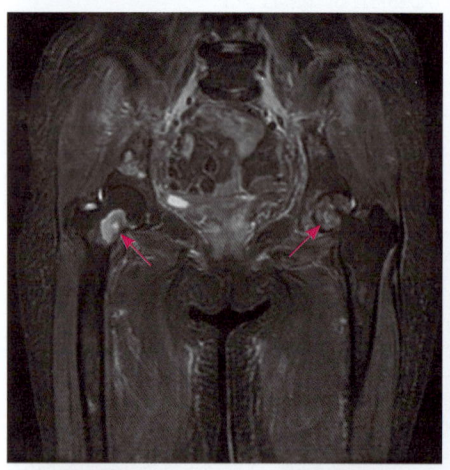

c STIR冠状断像

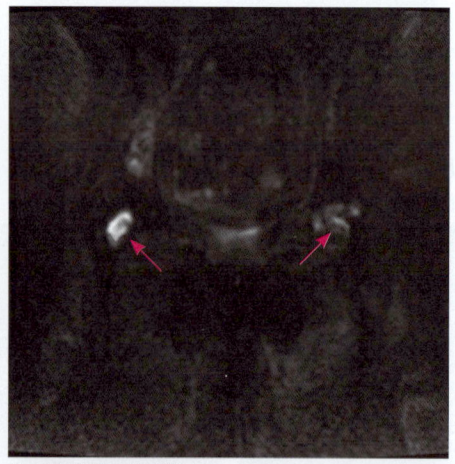

d 拡散強調冠状断像

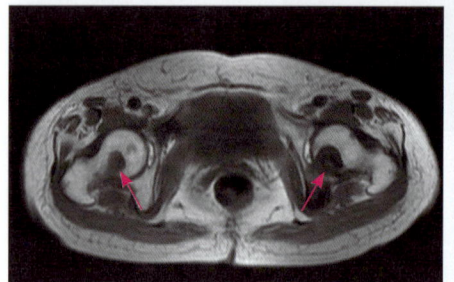

e T1強調水平断像

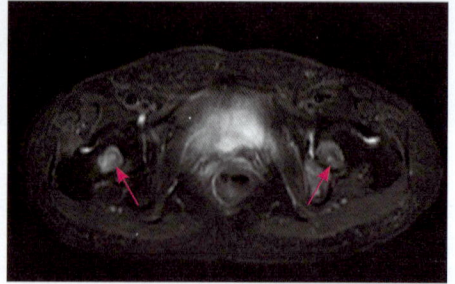

f STIR水平断像

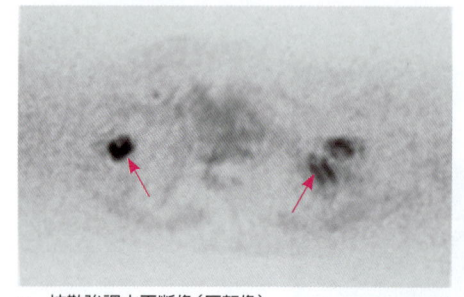

g 拡散強調水平断像（反転像）

右大腿骨頸部と左大腿骨骨頭（→）に，T2強調画像およびT1強調画像で低信号，STIR像および拡散強調画像で高信号を呈する所見が認められる。

【足関節（損傷）】

図9 足関節（損傷）

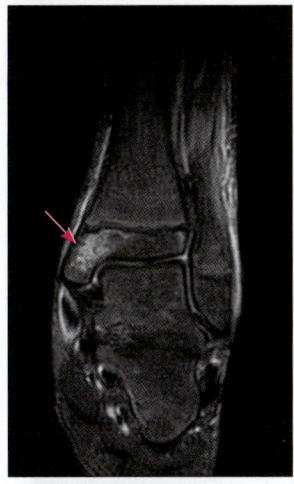

a　STIR冠状断像
b　T1強調冠状断像 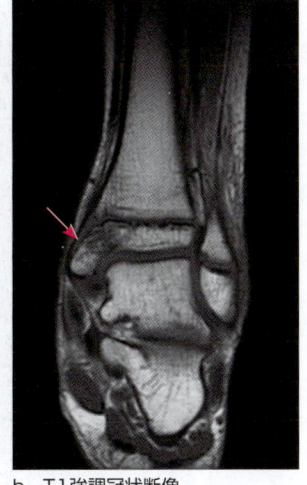

STIR像で高信号，T1強調画像で低信号を呈する所見が認められ，左脛骨内果損傷が疑われる。STIR像は炎症部位が高信号を呈するため損傷の診断に有用である。

【足部（右母趾捻挫）】

図10 足部（右母趾捻挫）

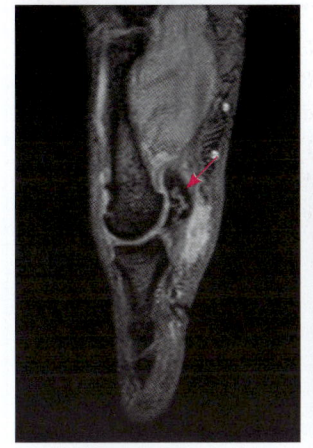

a　T2*強調矢状断像
b　STIR水平断像 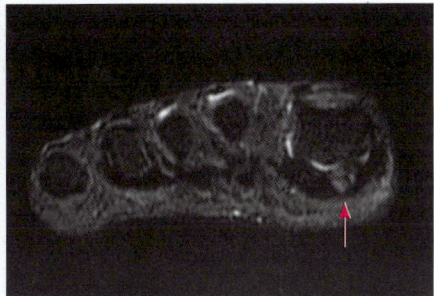

右種子骨にT2*強調画像およびSTIR像ともに高信号を呈する所見が認められ，骨折が疑われる。T2*強調画像は骨折部位が高信号を呈するため診断に用いられる。

【手根骨部（右舟状骨骨折）】

図11 手根骨部（右舟状骨骨折）

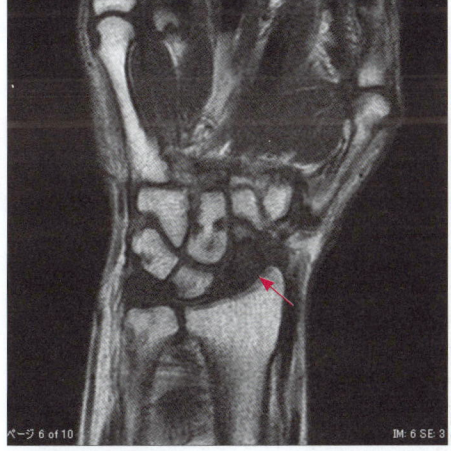

a　T1強調冠状断像
b　T2*強調冠状断像 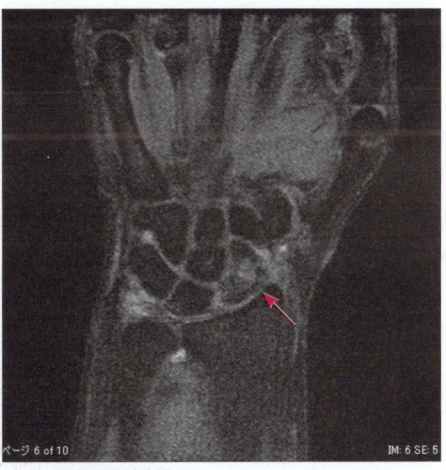

T1強調画像で低信号，T2*強調画像で高信号を呈する所見が認められ，右舟状骨骨折が疑われる。

MRI‥四肢

15 MRI：その他
アーチファクト

●問題番号：64AM-29

Q1 ❶MRIのアーチファクトとその抑制法の組合せで正しいのはどれか。**2つ選べ**。

1. 磁化率————————————TEの延長
2. 折り返し————————————TRの延長
3. ケミカルシフト————————受信周波数帯域幅の拡大
4. トランケーション————————マトリックス数の増加
5. ミスレジストレーション————読み取り時間の延長

●問題番号：64AM-33

Q2 頭部MRI矢状断像を示す。この❷アーチファクトを除去する方法はどれか。

1. 加算回数を増やす。
2. 位相エンコード数を増やす。
3. 受信周波数帯域を拡大する。
4. 被検者の体表金属を除去する。
5. 検査室の電波シールドを修繕する。

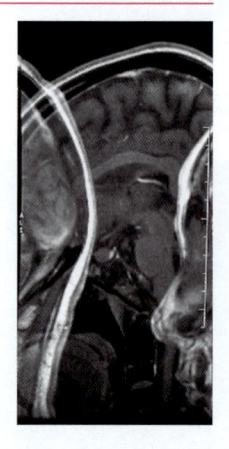

●問題番号：62AM-36

Q3 ❸MRIのアーチファクトで正しいのはどれか。

1. EPIは化学シフトアーチファクトが周波数方向に出現する。
2. 磁化率アーチファクトは読み取り時間を延長することで軽減される。
3. 打ち切りアーチファクトは撮影マトリクス数が増加した場合に生じる。
4. 折り返しアーチファクトの抑制にはオーバーサンプリングが効果的である。
5. 脂肪抑制法はミスレジストレーションアーチファクトの抑制に効果的である。

Q1

Key Word ❶MRIのアーチファクト

解法ナビ ・この問題は，CTおよびMRIのアーチファクトの種類に関する知識が問われている。

選択肢解説

【1. 磁化率】→ TEを短縮させることで抑制できるので「×」。その他，受信周波数帯域幅の拡大，スライス厚の狭小，ピクセルサイズの縮小により抑制できる。

【2. 折り返し】→ TRを延長させても抑制することができないので「×」。折り返しアーチファクトは表面コイルの使用によりFOV外側からの信号が受信できなくなるため抑制することができる。

【3. ケミカルシフト】	→	受信周波数帯域幅を拡大させることで抑制できるので「○」
【4. トランケーション】	→	マトリックス数を増加（ピクセルサイズの縮小）させることで抑制できるので「○」
【5. ミスレジストレーション】	→	位相エンコードと信号読み取りまでの時間内に血液などの対象物質が移動することによって、本来の位置とは異なる場所に対象物質が描出されてしまう現象である。信号を読み取るまでの時間を短縮させることや、速度補正（リフェイズ）用傾斜磁場を位相エンコード方向に加えることでアーチファクトを抑制できるので「×」。

正解：3と4

Q2

Key Word ▶▶ ❷アーチファクトを除去する方法

解法ナビ ▶▶
- この問題は、画像上に出現しているアーチファクトの種類とその対処方法に関する理解度が問われている。
- この画像上には折り返しアーチファクトが出現している。

選択肢解説 ▶▶

【1. 加算回数→増やす】	→	加算回数には無関係なので「×」。加算回数の増加は周期的な運動や拍動によるアーチファクト（ゴーストなど）の低減につながる。
【2. 位相エンコード数→増やす】	→	折り返しアーチファクトは位相エンコード方向に出現し、位相方向におけるエンコード数の増加（FOVの拡大と同義とみなす）により除去できるので「○」。位相エンコード方向でのオーバーサンプリング、FOV外側への飽和パルスの印加、FOVの拡大でも抑制できる。
【3. 受信周波数帯域を拡大】	→	受信周波数帯域には無関係なので「×」。受信周波数帯域の拡大は磁化率や化学シフトアーチファクトの低減に寄与する。
【4. 体表金属を除去】	→	体表金属とは無関係なので「×」。体表金属の除去は磁化率アーチファクトの除去につながる。
【5. 電波シールドを修繕】	→	電波シールドには無関係なので「×」。検査室の電波シールドの不良により、撮像には関係のないラジオ波（RF）が受信系に混入することでRFジッパー（雑音）アーチファクトが出現する。

正解：2

Q3

Key Word ▶▶ ❸MRIのアーチファクト

解法ナビ ▶▶
- この問題は、MRIのアーチファクトの特徴についての知識が問われている。

選択肢解説 ▶▶

【1. 化学シフトアーチファクト】	→	EPIでは位相エンコード方向に出現するので「×」
【2. 磁化率アーチファクト】	→	読み取り時間を延長しても磁化率アーチファクトの対策にはならないので「×」
【3. 打ち切りアーチファクト】	→	撮像マトリクス数の増加で軽減されるので「×」
【4. 折り返しアーチファクト】	→	オーバーサンプリングによって抑制できるので「○」
【5. ミスレジストレーションアーチファクト】	→	ミスレジストレーションとは位置ずれの意味であり、臓器などの動きによって生じるので「×」

正解：4

MRI：その他

●問題番号：61AM-33

Q4 MRIの磁化率アーチファクトで**誤っている**のはどれか。
1. TEを短くすることで軽減できる。
2. SE法に比べGRE法で強く現れる。
3. 空気と組織との境界面で発生しやすい。
4. スライス厚を薄くすることで軽減できる。
5. 被写体がFOVよりも大きいときに生じる。

●問題番号：59AM-36

Q5 MRIのアーチファクトで**誤っている**のはどれか。
a. 化学シフトアーチファクトは静磁場強度が強いほど大きい。
b. 磁化率アーチファクトはEPI（echo planar imaging）で最も小さい。
c. 折り返しアーチファクトは撮像野が撮像対象より大きいときに生じる。
d. ゴーストアーチファクトは位相エンコード方向に生じる。
e. 打ち切りアーチファクトは，信号強度が大きく異なる部位で，撮像マトリクスが少ないほど顕著になる。

1. a, b   2. a, e   3. b, c   4. c, d   5. d, e

●問題番号：59AM-34

Q6 MRI画像を示す。適切なアーチファクト対策はどれか。
1. ヘアピンをとる。
2. 検査着に着替える。
3. ネックレスを外す。
4. イヤリングを外す。
5. アイシャドーをおとす。

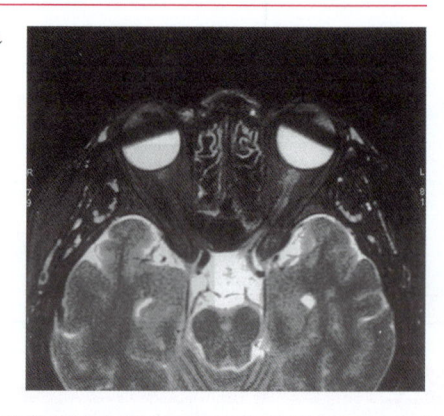

MEMO

Q4

Key Word ▶ ❹磁化率アーチファクト

解法ナビ ▶ ・この問題は，MRIのアーチファクトの種類とその対処方法に関する理解度が問われている。

選択肢解説 ▶
- 【1. TE短縮】 → TEを短くすることで軽減できるので「×」
- 【2. SE法＜GRE法】 → SE法に比べGRE法で強く現れるので「×」
- 【3. 空気と組織との境界面】 → 空気と組織との境界面で発生しやすいので「×」
- 【4. スライス厚を薄く】 → スライス厚を薄くすることで軽減できるので「×」
- 【5. 被写体＞FOV】 → 被写体がFOVよりも大きいときに生じるのは折り返しアーチファクトなので「○」

正解：5

Q5

Key Word ▶ ❺MRIのアーチファクト

解法ナビ ▶ ・この問題は，MRIのアーチファクトに関する特徴についての理解度が問われている。

選択肢解説 ▶
- 【a. 化学シフトアーチファクト】 → 静磁場強度に比例するので「×」
- 【b. 磁化率アーチファクト】 → EPIで最も大きいので「○」
- 【c. 折り返しアーチファクト】 → 撮像野が撮像対象より小さいときに生じるので「○」
- 【d. ゴーストアーチファクト】 → 位相エンコード方向の信号位置ずれとして現れるので「×」
- 【e. 打ち切りアーチファクト】 → 縞模様のアーチファクトで，信号強度が大きく異なる部位で撮像マトリクスが少ないときに現れるので「×」

正解：3（b，c）

Q6

Key Word ▶ ❻アーチファクト対策

解法ナビ ▶ ・この問題は，画像上に出現しているアーチファクトと原因とその対処方法に関する知識が問われている。

選択肢解説 ▶
この画像は，頭部T2強調画像であり，本来（アーチファクトがない）ならば硝子体の陰影が円形に描出される。しかし，硝子体は半円状となっていることから，アイシャドーの影響であると考えられる。アイシャドーには金属物質（強磁性体）が含まれているものもあり，磁化率の異なる物質が隣接して出現した磁化率アーチファクトであると考える。また，眉に鉄分を含んだ入れ墨をしている被検者もおり，検査の際には注意が必要である。なお，本設問は，すべてMRI室内への患者入室時の注意事項である。
- 【1. ヘアピンをとる】 → 「×」
- 【2. 検査着に着替える】 → 「×」
- 【3. ネックレスを外す】 → 「×」
- 【4. イヤリングを外す】 → 「×」
- 【5. アイシャドーをおとす】 → 「○」

正解：5

●問題番号：59AM-33

Q7
腹部MRI検査のモーションアーチファクトの軽減方法で最も**効果のない**のはどれか。

1. 鎮静剤の投与
2. 心拍同期撮像法
3. 抗コリン剤の投与
4. 音楽（BGM）の使用
5. 抑制帯による腹部の圧迫

●問題番号：58AM-36

Q8
MRIで血管内の信号強度を**低下させない**のはどれか。

a. 遅い血流
b. 速い血流
c. 乱流
d. 渦流
e. 層流

1. a, b 2. a, e 3. b, c 4. c, d 5. d, e

●問題番号：58AM-33

Q9
MRI画像を示す。矢印で示すアーチファクトはどれか。

1. 血流
2. 体動
3. 磁化率
4. 折り返し
5. 化学シフト

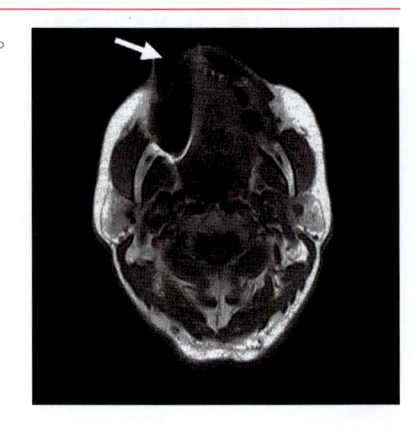

●問題番号：58AM-23

Q10
MRIの化学アーチファクトで**誤っている**のはどれか。

1. 水と脂肪との接触面で生じる。
2. 水とシリコンの樹脂との接触面で生じる。
3. SE法では周波数エンコード方向にみられる。
4. EPI法では位相エンコード方向にみられる。
5. GRE法では位相エンコード方向にみられる。

Q7

Key Word ▶▶ 腹部MRI検査のモーションアーチファクトの軽減

解法ナビ ▶▶ ・この問題は，体動を抑制するための有効な方法に関する知識が問われている。

選択肢解説 ▶ この問題は消去法で最も効果がない選択肢を決定する必要がある。

【1. 鎮静剤の投与】	➡ 自己による体動抑制が不可能な場合には鎮静剤の投与が有効なので「×」
【2. 心拍同期撮像法】	➡ 最も動きの少ない時相での撮像により心臓によるアーチファクトを低減できるので「×」
【3. 抗コリン剤の投与】	➡ 副交感神経の神経伝達物質であるアセチルコリンの作用（消化管の蠕動運動）を抑制できるので「×」
【4. 音楽（BGM）の使用】	➡ 落ち着かせる効果は期待できるが，体動の抑制効果はそれほど期待できないので「〇」
【5. 抑制帯による腹部の圧迫】	➡ 腹部に対する抑制帯などによる圧迫固定は有効なので「×」

正解：4

Q8

Key Word ▶▶ ❽MRIでの血管内の信号強度

解法ナビ ▶▶ ・この問題は，フローボイド現象や各種血流による血管内の信号強度についての理解度が問われている。

選択肢解説 ▶▶ 血管内の信号強度を低下させる因子には，速い血流，乱流，渦流，位相分散がある。
- 【a. 遅い血流】→ 信号強度が低下しないので「○」
- 【b. 速い血流】→ 信号強度が低下するので「×」
- 【c. 乱流】→ 信号強度が低下するので「×」
- 【d. 渦流】→ 信号強度が低下するので「×」
- 【e. 層流】→ 信号強度が低下しないので「○」

正解：2（a，e）

Q9

Key Word ▶▶ ❾アーチファクト

解法ナビ ▶▶ ・この問題は，画像上に出現しているアーチファクトに関する知識が問われている。

選択肢解説 ▶▶ この画像は，上歯部におけるT1強調画像であり，矢印の位置に拡大した無信号となる領域が確認できる。このアーチファクトは，金属義歯（メタル）の影響によるものであり，磁化率アーチファクトの特徴的な画像である。
- 【1. 血流アーチファクト】 ➡ 「×」
- 【2. 体動アーチファクト】 ➡ 「×」
- 【3. 磁化率アーチファクト】 ➡ 「○」
- 【4. 折り返しアーチファクト】 ➡ 「×」
- 【5. 化学シフトアーチファクト】 ➡ 「×」

正解：3

Q10

Key Word ▶▶ ❿化学アーチファクト

解法ナビ ▶▶ ・この問題は，化学アーチファクトに関する理解度が問われている。

選択肢解説 ▶▶
- 【1】➡ 水と脂肪の境界面で起こるので「×」
- 【2】➡ 樹脂には脂肪成分が含まれているため化学アーチファクトが生じるので「×」
- 【3】➡ SE法では周波数エンコード方向にみられるので「×」
- 【4】➡ EPI法では位相エンコード方向にみられるので「×」
- 【5】➡ GRE法では周波数エンコード方向にみられるので「○」

正解：5

ウラ技
・化学シフトアーチファクトはEPI法だけ位相エンコード方向に，それ以外のシーケンスでは周波数エンコード方向にみられる。

One Point Advice
MRI画像上に出現するアーチファクトに関する問題は毎年出題されている。アーチファクトの原因や特徴，対策のみならず，アーチファクトが出現されている画像についてもしっかり覚えておこう。

レベル・アップ　Level Up

●磁場によるアーチファクト

【磁化率アーチファクト(susceptibility artifact)】

①原因・特徴
- 磁化率が極端に違う部位の境界(組織と空気)では局所的な磁場勾配が生じ，**位相分散により信号が消失**する現象である。
- **頭蓋底**や**副鼻腔**に出現し，**腸管ガス**の多い腹部においても出現する。
- 高速SE法で最も影響が小さく，SE法，GRE法，EPI法の順に顕著となる。

②対策
- SE系のシーケンスを使用する。
- TEを短くして位相分散の影響を軽減させる。
- スライス厚を薄くする。
- ピクセルサイズを縮小する(マトリクス数を大きくする，またはFOVを小さくする)。
- 受信バンド幅を広くする。

【金属によるアーチファクト(metal artifact)】

①原因・特徴
- MRI画像は静磁場のわずかな歪みに敏感であり，被写体内に磁性体が存在すると無信号および高信号の歪みが出現する。
- 周波数エンコード方向に出現する。
  - ⅰ **強磁性体金属**(鉄，ニッケル，コバルト)(図1)
    - 金属部分は無信号を呈し，金属周囲の磁場が大きく歪められるため，離れたスライス像にも影響することがある。
  - ⅱ **常磁性体金属**(マンガン，プラチナ，アルミニウム)(図2)
    - 金属中に発生する渦電流により金属周囲の信号欠損が起こる。

②対策
- 脱着可能な金属はすべて取り除く。
- 撮像条件に関する対策法は上記の磁化率アーチファクトと同様である。

図1 強磁性体の金属義歯によるアーチファクト

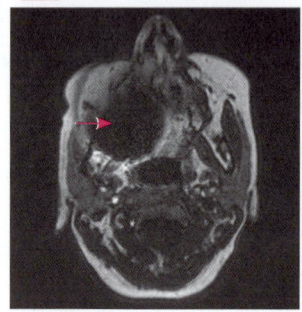

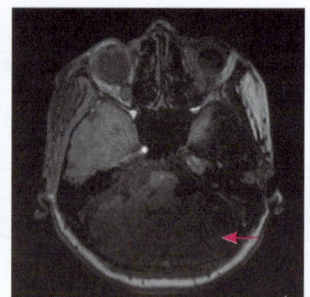

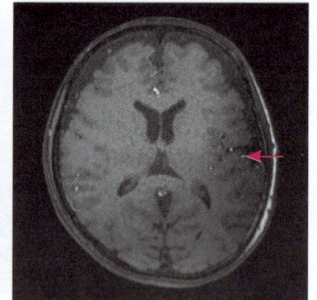

a　金属義歯部　　　b　MRA元画像　　　c　MRA元画像

図2 脳動脈瘤内のプラチナ製コイルによるアーチファクト

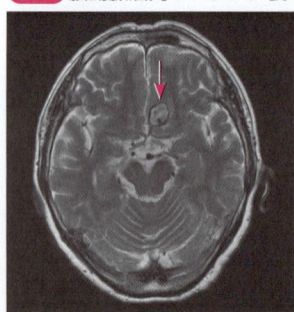

a　T2強調水平断像　　　b　T2強調矢状断像　　　c　T2強調冠状断像

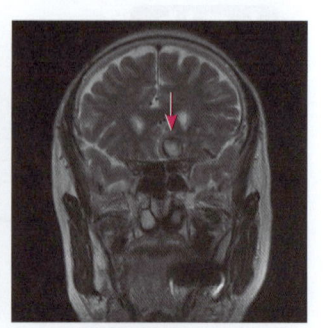

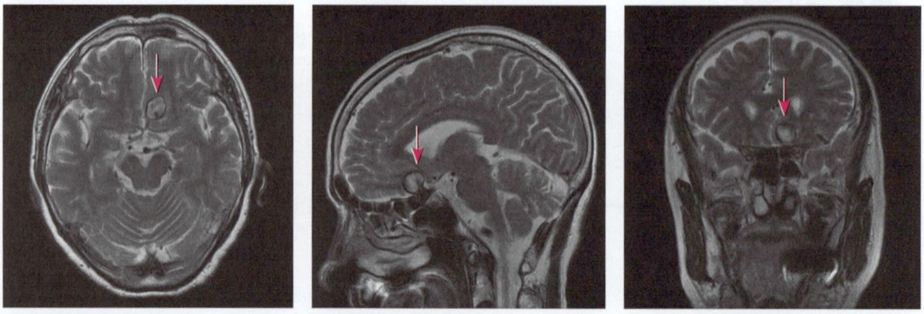

●被検者(患者)によるアーチファクト

- 実際に動く方向に関係なく,位相エンコード方向の信号位置ずれとして現れる。
- 体動は,「周期的な動き」と「ランダムな動き」に分けられる。
- 周期的な動き(呼吸,拍動)ではゴーストが発生し,ランダムな動きでは明瞭に出現せずに信号対雑音比(SNR)が低下する。

【周期的な運動や拍動によるアーチファクト(ghost, flow artifact):規則的な動き】(図3)
①原因・特徴
- 心拍動や呼吸,脳脊髄液の拍動などの周期的な運動によって起こる。
- 位相エンコードステップごとに位置が異なるため,**等間隔のゴーストが出現**する。
- 異常所見として誤診されてしまうこともあるので注意が必要となる。
- ゴースト間距離は,撮像時間に関するパラメータであるTR,位相エンコード数,加算回数を増加させることで広がり,呼吸数や心拍数が高い被検者においても広がる。

②対策
- 呼吸同期や心拍同期法を使用する。
- 飽和パルスを利用する。ただし,撮像時間の延長と撮像可能スライス数の減少が生じる。
- フローコンペンセーション法(流速補正)を使用する。
- 脂肪の周期運動によるアーチファクトが顕著な場合には脂肪抑制法を使用する。
- 位相と周波数エンコード方向を変換する。
- 被検者をしっかり固定する。

【体動(モーション)によるアーチファクト(motion artifact):不規則な動き】(図4)
①原因
- 患者自身が動いてしまう場合や,胃や腸の蠕動,嚥下,眼球の動きなどが原因である。

②対策
- 検査前に動かないよう指示する。
- 副交感神経抑制剤(抗コリン剤)を使用する(蠕動運動の抑制)。
- 鎮静剤を投与する(暴れてしまっている場合)。
- 鎮痛剤を投与する(痛みが原因で静止状態が困難な場合)。
- 抑制帯などを用いて腹部を固定する(呼吸などによる腹部の動きを抑制)。
- k-spaceの充填方向を回転させてデータ収集する。

図3 大動脈の拍動(周期的な動き)によるゴーストアーチファクト

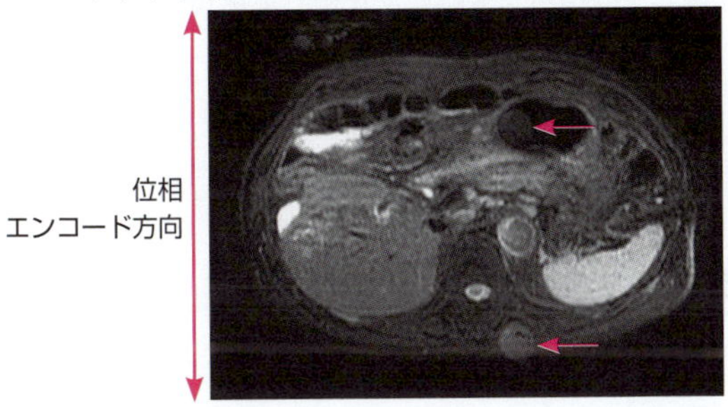

位相エンコード方向

図4 体動によるアーチファクト

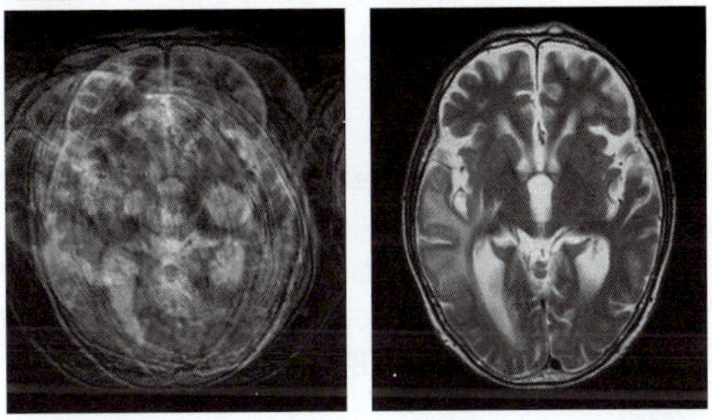

a 改善前　　b 改善後

●画像処理によるアーチファクト

【折り返し(エイリアシング)アーチファクト(aliasing artifact)】(図5)
①原因・特徴
- FOV外側の組織が折り返されて実画像と重なるアーチファクトである。
- データ収集において,受信バンド幅外の周波数が受信バンド幅内に混入されることで生じる。
- 一般的には位相エンコード方向に出現する(全方向に出現するが位相エンコード方向のアーチファクトが問題となる)。

②対策
- 表面コイルを使用して,コイル外の信号を極端に低くさせる。

- FOVを広げる。
- 過剰(オーバー)サンプリング法を使用する。
- FOV外側に飽和パルスを印加する。
  ※臨床では，経過観察の問題や労力などから**オーバーサンプリング法**が適用されている。

図5 折り返しアーチファクト
位相エンコード方向

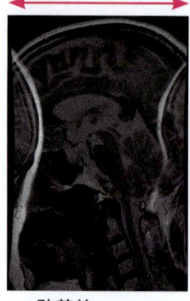

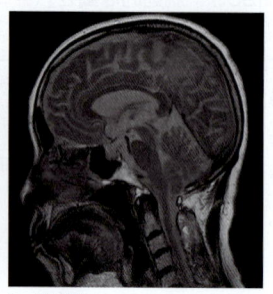

a 改善前　　b 改善後

【化学(ケミカル)シフトアーチファクト(chemical shift artifact)】(図6, 7)
①原因・特徴
- 水と脂肪の核磁気共鳴周波数は**3.5ppm(part per million)**異なっているが，画像再構成の際，周波数エンコード傾斜磁場による周波数差と化学シフトによる周波数差が区別できず，脂肪からの信号位置を誤認するため，水と脂肪の境界面に高信号および無信号が出現する。
- SE法やGRE法では周波数エンコード方向に出現し，EPI法では位相エンコード方向に出現する。
- 化学シフトアーチファクトの出現は，脂肪と水が隣接していることを表している。

②対策
- 磁場強度を下げる(現実的には難しい)。
- 受信バンド幅を広くする。ただし，SNRは低下する。
- 脂肪抑制法を適用して脂肪の信号を低下させる。
- 化学シフトアーチファクトの幅W(pixel)は，以下の式で表せる。

$$W(\text{pixel}) = \frac{3.5(\text{ppm}) \times 42.58(\text{MHz/T}) \times B_0(\text{T})}{BW(\text{Hz})/N_x}$$

- ただし，B_0は静磁場強度，BWは受信バンド幅，N_xは周波数エンコード方向のマトリクス数である。
- この式より，化学シフトアーチファクトは磁場強度に比例し，受信バンド幅に反比例して出現することがわかる。

【打ち切り(トランケーション)アーチファクト(truncation artifact)】(図8)
①原因・特徴
- 二次元フーリエ変換におけるサンプリング不足が原因である。
- 信号強度が大きく異なる部位に，**縞目状のさざ波のようなアーチファクト**が出現する。
- 位相エンコード方向に出現する。

②対策
- 受信バンド幅(BW)を小さくする，またはサンプリング時間(Δt)を長くして，さざ波を少なくする。
- マトリクス数を増やす，またはFOVを小さくしてピクセルサイズを小さくする。
- 生データに信号フィルタ処理を加える。ただし，空間分解能は低下する。

●RF(radio frequency)パルスによるアーチファクト
【クロストークアーチファクト(cross talk artifact)】(図9, 10)
①原因・特徴
- **スライス間隔が狭い**場合や**スライス同士が重なる**場合にRFパルスが干渉し，**画像コントラストが低下**する現象である。
- RFパルスのフーリエ変換が矩形でないために出現する。

②対策
- 隣り合うスライスが重ならないようにする。
- スライス間隔（ギャップ）をスライス厚の20％程度設ける。
- スライス励起の順番を変更する（インターリービング：interleaving）。

図6 化学シフトアーチファクト

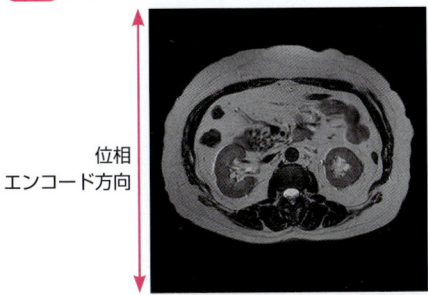

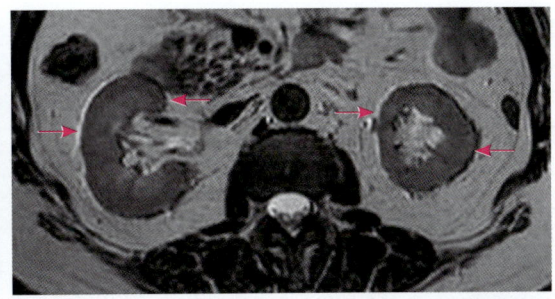

位相エンコード方向

後腹膜腔内の脂肪組織に囲まれた腎臓の輪郭が，一方は無信号（黒く），一方は高信号（白く）で縁どられている。

図7 化学シフトアーチファクト

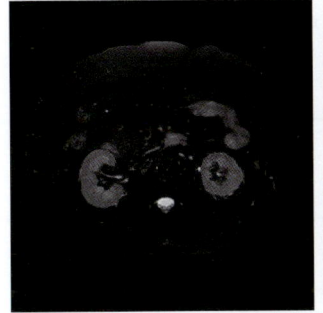

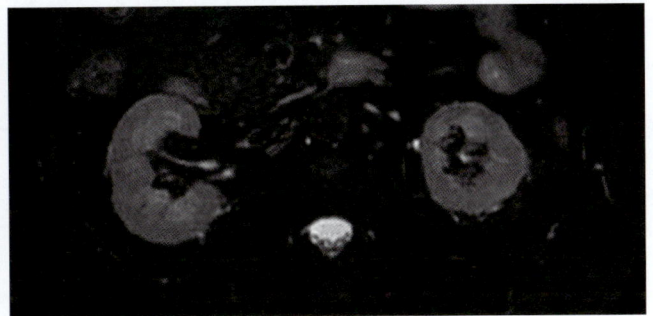

脂肪抑制法の適用により化学シフトアーチファクトは出現しない。

図8 打ち切りアーチファクト

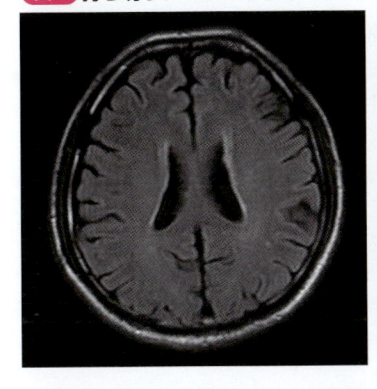

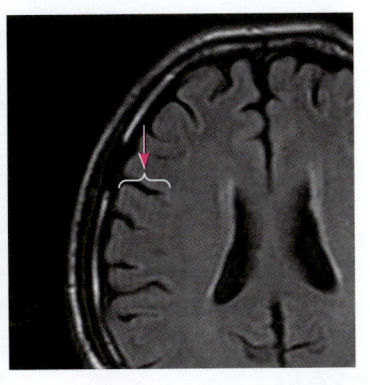

図9 脊髄腔MRI検査時の位置決め画像

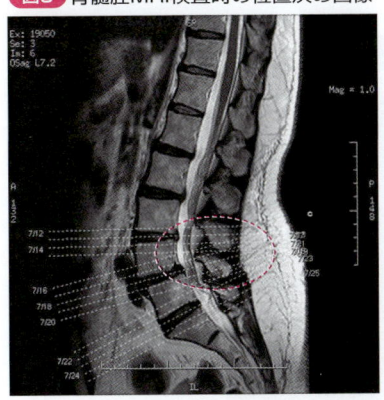

スライス面が重なっている。

図10 クロストークアーチファクト

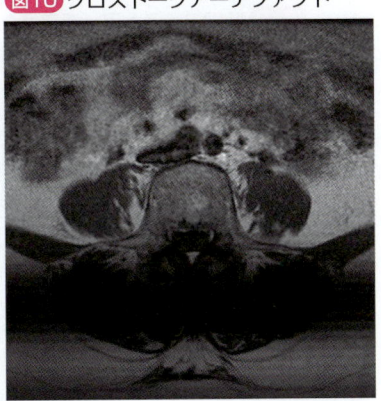

信号の低下が生じている。

【RFジッパーアーチファクト】(図11)

①特徴
- データ収集時に必要のないラジオ波(RF)が混入することで生じる。
- 白黒の偽信号が交互に現れ，破線状(ジッパー状)のように出現する。
- アーチファクトの出現位置と方向によって原因を特定することができる。

②原因

a MR信号の混入
- 位相エンコード方向のFOV中央に，周波数エンコード方向と平行な線が出現する。
- MR信号(FID信号)が部分的に180°パルスと重なると生じる。

b RF励起パルスの混入
- 周波数エンコード方向のFOV中央(ゼロ周波数の位置)に，位相エンコード方向と平行な線が出現する。
- RF励起パルス(90°パルスなど)が完全に消失せず，MR信号に影響を与える。

c 外部からのRF混入
- 周波数エンコード方向の特定周波数に位相エンコード方向と平行な線が出現する。
- 検査室の電波シールド不良やモニタ機器などが原因で，撮像とは関係のないRF(FM放送など)が受信系に混入することで生じる。

- 上記a〜cを「RFジッパーアーチファクト」という場合と，aを「ジッパーアーチファクト」，bを「RFフィードスルーアーチファクト(RF feed through)」，cを「RF雑音(ノイズ)アーチファクト(noise artifact)」という場合がある。

③対策
- TEを延長させる。
- 送信バンド幅(周波数帯域幅)を広げてスライス厚を大きくする。
- RF送信装置を調整する。
- 電波シールドを修繕する。

●特有なアーチファクト

【N/2(Nハーフ)ゴーストアーチファクト(N half ghost artifact)】(図12)

①原因・特徴
- EPI法の撮像で出現する。
- EPIでは傾斜磁場を高速に反転してMR信号を収集するため，わずかな局所磁場の乱れ(静磁場の不均一，渦電流など)によって位相のズレが発生する。
- k-spaceに信号収集する偶数番目と奇数番目では軌跡が反対となり，発生した位相のズレも反対となるため，位相エンコード方向にFOVの半分だけずれたゴーストが出現する。

②対策
- コイルの感度分布情報(リファレンスデータ)を取り直す。
- シミングを施行して磁場の均一性を向上させる。

【ブラーリング(blurring)】

①原因・特徴
- 画像の輪郭がぼけるアーチファクトである。

図11 RFジッパーアーチファクト

図12 N/2ゴーストアーチファクト

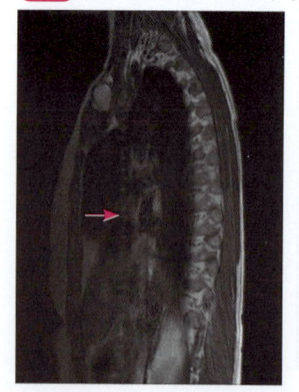

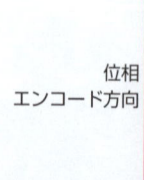

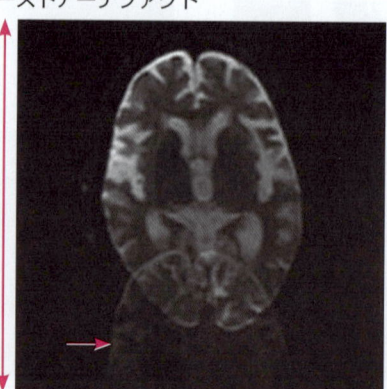

位相エンコード方向

- ETL（echo train length）が大きいシングルショット高速SE法（SSFSE法）で出現する。
- ETLが大きい場合，T2減衰によって初期のMR信号と終末のMR信号が異なり，これらのデータを用いて1画像を作成するために生じる。

②対策
- エコー間隔を短縮させる。
- パラレルイメージングを用いて収集回数を減らす。
- マルチショットを利用して収集回数を減らす。

【パラレルイメージングアーチファクト（parallel imaging artifact）】（図13）
①原因・特徴
- パラレルイメージングとは，**複数の受信コイル（フェーズドアレイコイル）**を用いて，画像コントラストや空間分解能を劣化することなく撮像時間を短縮させる方法である。
- 撮像前に複数のコイルの感度分布情報の差を求めておき，k-spaceの位相エンコード数を1ラインごと飛ばして充填させることで折り返しアーチファクトを生じさせ，各コイルの感度分布を用いてFOV内の画像を展開再構成させる。
- 撮像前と実際の撮像時の感度分布情報が異なるとアーチファクトが出現する。

②対策
- コイルの感度分布情報（リファレンスデータ）を取り直す。
- 折り返しアーチファクトが生じないようFOVを広げる。
- reduction factor（撮像時間の短縮度を表す指標）を下げる。

【マジックアングルアーチファクト（magic angle artifact）】（図14，15）
①原因・特徴
- T1強調画像やプロトン密度強調像，T2*強調画像のような**TEの短い撮像法で出現**する。
- 静磁場方向に対して，**靱帯や腱の走行が55°**となった場合に**高信号域が出現**する。
- 炎症や断裂と誤診される恐れがあるので注意が必要である。

②対策
- 腱や靱帯の走行が静磁場方向に対して55°にならないよう工夫する。
- TEの長いT2強調画像で出現しているかを確認する。

図13 パラレルイメージングアーチファクト

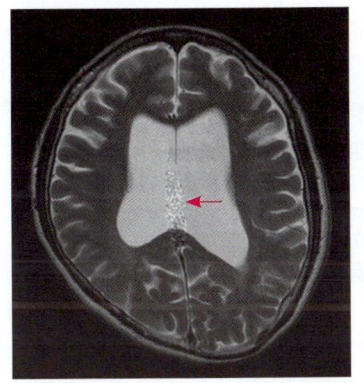

形状からリップアーチファクトとも呼ばれる。

図14 膝関節T2*強調画像におけるマジックアングルアーチファクト

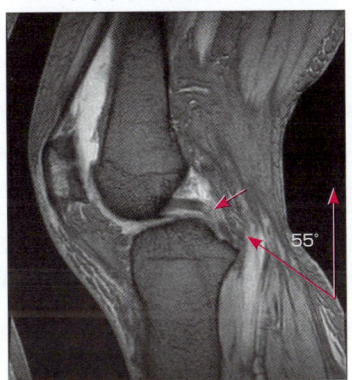

後十字靱帯の走行方向が静磁場方向と55°となっている部分（→）で高信号が認められ，靱帯が途絶されているように見える。

図15 膝関節T2強調画像

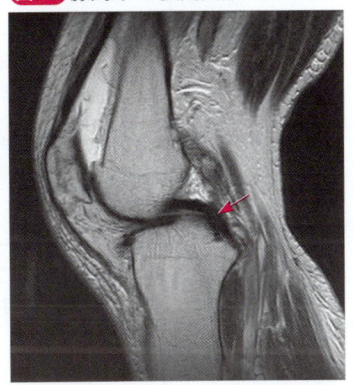

T2*強調画像においてアーチファクトが出現していた部分（→）は正常な信号を呈している。

●アーチファクトの出現方向のまとめ

表1 位相エンコード方向と周波数エンコード方向

位相エンコード方向	ゴースト，体動，折り返し，化学シフト（EPI法），打ち切り，RFフィードスルー，RFノイズ，N/2ゴースト
周波数エンコード方向	金属，化学シフト（SE法・GRE法），ジッパー

16 MRI：その他
コイル

●問題番号：62AM-22

Q1
5インチ❶RFコイルの写真を別に示す。撮影に適する部位はどれか。

1. 脳
2. 肝臓
3. 脊髄
4. 大動脈
5. 手掌

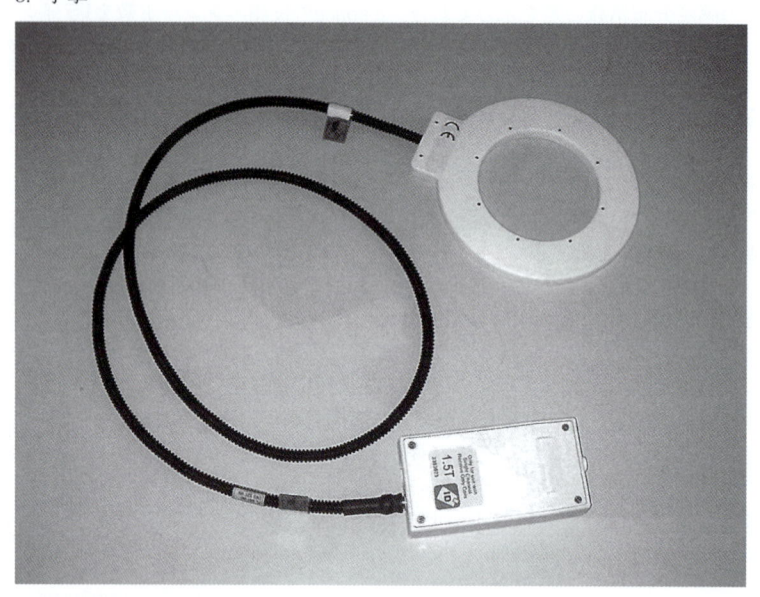

Q1
Key Word ▶▶ ❶RFコイル

解法ナビ ▶▶ ・この問題は，撮像に利用するRFコイルに関する知識が問われている。

選択肢解説 ▶▶ この写真のRFコイル（円形コイル）は撮像視野が小さい部位（手掌や顎関節）に利用されている。大動脈など体幹部の撮像にはガントリ内のBodyコイルや表面（サーフェイス）コイルが利用される。

【1. 脳】 ➡ 「×」
【2. 肝臓】 ➡ 「×」
【3. 脊髄】 ➡ 「×」
【4. 大動脈】 ➡ 「×」
【5. 手掌】 ➡ 「○」

正解：5

One Point Advice
撮影部位によって専用のRFコイルが利用されている。病院実習の際に確認しておくとよいだろう。

レベル・アップ / Level Up

●RFコイルの役割と種類

- RFコイルは、RFの送信（MR信号を生じさせる機能）と受信（MR信号を得る機能）を行う常電導コイルである。
- RFコイルには送信のみおよび受信のみを担うタイプ、送受信兼用タイプの3種類がある。
- コイルに接続されるケーブルの本数が1本である場合は受信専用、2本である場合は送受信兼用であると思ってもよい。
- RFコイルの磁場方向が静磁場の方向と垂直になるよう設置される。
- RFコイルはMR画像のSNR、撮像範囲、感度均一性に影響を与える。
- 励起する領域や感度領域の大きさから、**ボリュームコイル**と**サーフェイス（表面）コイル**に分けられる。

【ボリュームコイル】

- ソレノイド（円筒らせん状）コイル（図1）、サドル（鞍状）コイル（図2）、バードケージ（鳥かご状）コイル（図3）などがあり、検査部位を完全に取り囲む形状を成している。
- ボリュームコイルには、送受信兼用のコイルと送信専用のコイルがある。
- ガントリ内のボディコイル、頭部用コイル、頸部用コイル、膝関節用コイル（図4）として利用されている。
- ボディコイルは送受信を兼用できるが、受信コイルとしては十分な感度は得られないため、一般的には送信コイルとして利用される。

①ソレノイド（円筒らせん状）コイル
- 巻き線の密度を高くすることで均一性が向上する。
- 同一サイズのサドルコイルよりもSNRは向上するが、体幹用として限界がある。
- コイルの磁場方向から開放型（オープン型）装置で多く用いられる。
- 平面状に巻いたものを「ループコイル」と呼び、表面コイルとして使われている。

図1 ソレノイドコイル

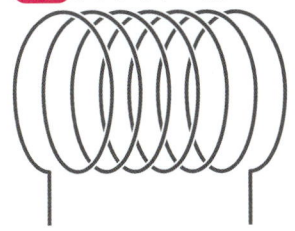

（金森勇雄 ほか著：MRの実践—基礎から読影まで、医療科学社、2011.より改変引用）

②サドル（鞍状）コイル
- 2個の矩形ループコイルを対向させたもので、形状がサドル状を成していることからこのように呼ばれている。

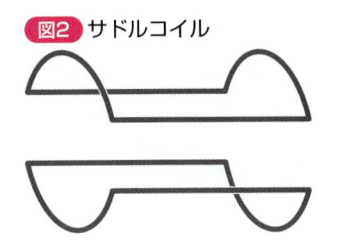

図2 サドルコイル

（金森勇雄 ほか著：MRの実践—基礎から読影まで、医療科学社、2011.より改変引用）

③バードケージ（多格子）コイル
- 円筒の周囲に多数の素子が等間隔で配置されているもので、形状が鳥かご状を成していることからこのように呼ばれている。
- 感度均一性に優れる。

図3 バードケージ（多格子）コイル

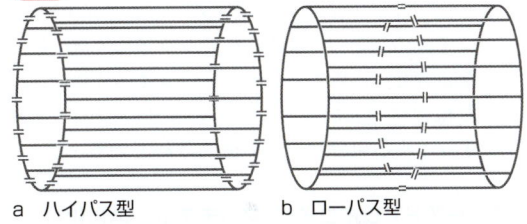

a ハイパス型　　b ローパス型

（金森勇雄 ほか著：MRの実践—基礎から読影まで、医療科学社、2011.より改変引用）

図4 バードケージ（多格子）コイル（膝・足関節用）

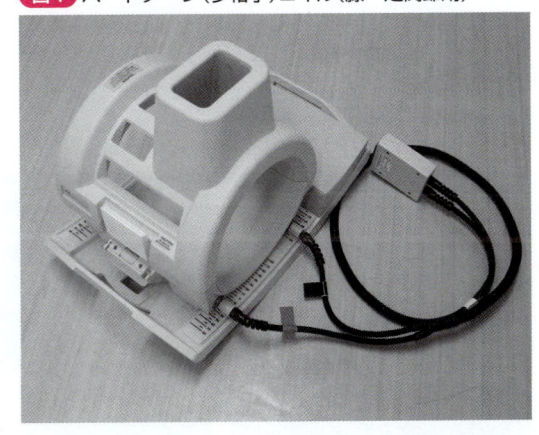

【サーフェイス（表面）コイル】

- 目的部位に密着させて使用する。
- どの検査部位にも利用でき，SNRや解像度の向上は図れるが，**感度領域が狭い**。
- 小径になると深さ方向の感度領域も浅くなるため，可能な限り密着させる。

- **受信専用コイル**であり，RFの送信はガントリ内の**ボディコイル**が担う。
- コイルの感度領域とSNRは相反する関係にあり，感度領域を広くするとSNRは低下する。
- 心臓・体幹部（肝臓や骨盤腔内）用コイルや肩関節用コイル，胸腰椎用コイルとして利用されている。

図5 サーフェイス（表面）コイル

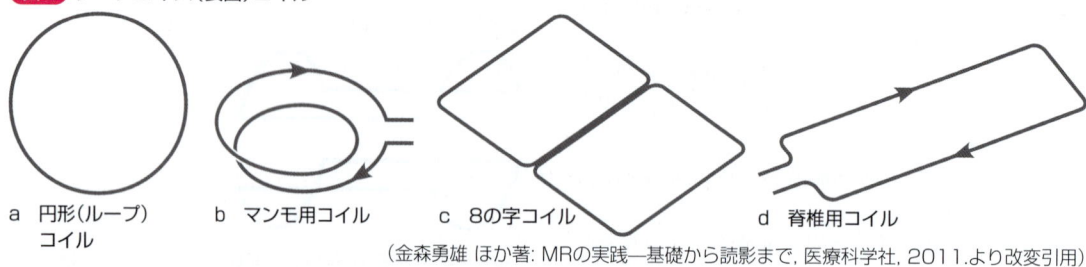

a 円形（ループ）コイル　　b マンモ用コイル　　c 8の字コイル　　d 脊椎用コイル

（金森勇雄 ほか著：MRの実践—基礎から読影まで，医療科学社，2011．より改変引用）

【QD（quadrature detection：直交検出）コイル】

- 現在利用されているRFコイルの多くはQDコイルであり，撮像範囲が広くてもSNRの向上が図れる。
- **2組のコイルが90°ずれて配置**されているため，送信時のRF出力は1/2ですむ。
- 同時に得られたMR信号の90°位相差を補正して加算することで**得られる信号が2倍**となり，**SNRは$\sqrt{2}$倍改善**される。
- ボリュームコイルであるソレノイドコイルとサドルコイルの組合せ，2組のサドルコイルを90°ずらした組合せ，2組のバードケージコイルを90°ずらした組合せ，表面コイルであるループコイルと8の字コイルの組合せなどで構成されている。

【フェーズドアレイコイル（マルチチャンネル化）】

- 小さい表面コイルはSNRの向上が図れるが感度領域は狭くなり，大きい表面コイルは感度領域を広くできるがSNRは低下する。したがって，感度領域とSNRは相反する関係にある。
- QDコイルが感度領域を小さくすることなくSNRを改善するのに対し，フェーズドアレイコイルはSNRを低下させることなく感度領域を広げることができる。
- 高感度の小さな表面コイルを多数つなぎ合わせたコイルである。
- それぞれのコイルは別々の撮像位置の信号を受信しており，画像を組合せて位相補正することで，広範囲においてSNRの高い画像が得られる。
- コイルの素子配列を**位相エンコード方向**に平行並列することで，高速撮像法である**パラレルイメージング**に対応可能となる。
- 胸腹部や骨盤，全脊椎を対象に利用されている。
- 多数のコイルを格子状に配置することで**全身を撮像することも可能**である。

※パラレルイメージング
　それぞれのコイルの空間的感度差を利用してk-spaceの複数行に相当するデータを同時に収集することで，利用したコイルの素子数分だけ撮像時間を短縮できる撮像法である。折り返しを利用したk-space外の操作によって画像収集する方法とk-space内の操作によって画像収集する方法とがある。

図6 フェーズドアレイ（phased array）コイル

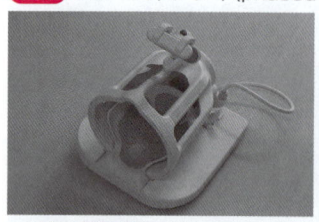

a 8ch 頭部用コイル 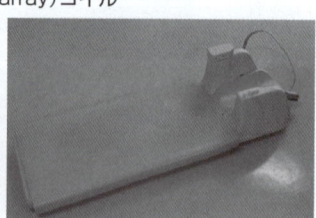　　b 脊椎・脊髄用コイル

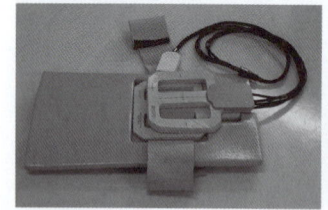

c 心臓用コイル 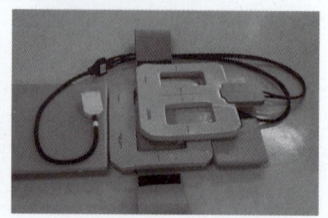　　d 体幹部用（肝臓や骨盤腔内など）コイル

6
エコー

1 エコー：頸部
頸動脈

●問題番号：63AM-39

Q1 ❶超音波検査で計測できるのはどれか。

1. 肺活量
2. 局所脳血流値
3. 糸球体濾過率
4. 内臓脂肪面積
5. 頸動脈の内中膜複合体厚

●問題番号：62AM-43

Q2 ❷超音波の適応となるのはどれか。**2つ選べ。**

1. 脂肪肝
2. 硬膜下血腫
3. 多発性硬化症
4. 頸部動脈硬化症
5. 椎間板ヘルニア

Q1
Key Word ❶超音波で可能な計測

解法ナビ
- この問題は，臨床現場で行われている検査に関する知識が問われている。

選択肢解説

【1. 肺活量】	⇒ スパイロメータを用いて肺に吸い込んだ空気量を計測するので「×」。成人男性の肺活量は3,000〜4,000ml程度，女性では2,000〜3,000ml程度である
【2. 局所脳血流値】	⇒ CTやMRI，SPECT検査により計測するので「×」
【3. 糸球体濾過率】	⇒ 血液中の血清クレアチニン値などから求めるので「×」
【4. 内臓脂肪面積】	⇒ CT画像より内臓脂肪面積を求めるので「×」
【5. 頸動脈の内中膜複合体厚】	⇒ 直線（リニア）型表在用探触子（周波数10MHz程度）を用いた超音波装置で計測するので「○」

正解：5

Q2
Key Word ❷超音波の適応

解法ナビ
- この問題は，疾患概念と超音波検査の特徴（利点・欠点）についての理解度が問われている。
- 超音波は骨を通過せず，気体中では伝わりにくいため，骨に囲まれた部位や肺，消化管などのガスを含む臓器の検査には適していないということを知っておくとよい。

選択肢解説

【1. 脂肪肝】→ 肝臓に脂肪が蓄積した状態を指し，超音波検査では「肝内エコーレベルの上昇」や「肝腎コントラストの増強」などを確認できるので「○」

【2. 硬膜下血腫】→ 頭蓋骨内側の硬膜と脳との間に血腫が形成される状態を指し，超音波は骨を通過しないため，CTやMRI検査が実施されるので「×」

【3. 多発性硬化症】→ 中枢神経系の疾患であり，MRI検査や髄液採取，血液検査により診断を行うので「×」

【4. 頸部動脈硬化症】→ 頸動脈は体表に近いところをとおる太い動脈であり，超音波検査により内中膜複合体厚やプラークの有無，狭窄率の測定が行えるので「○」

【5. 椎間板ヘルニア】→ 脊椎間の軟骨（椎間板）が脱出する状態を指し，MRI検査で診断を行うことが多いので「×」

正解：1と4

One Point Advice

「頸動脈に対する超音波検査では，**高周波数**の**リニア型プローブ**を用いて，**頸動脈が分岐する位置**の**内中膜複合体厚**を測定し，動脈硬化症の診断を行っている」，ということは覚えておこう。
また，各種疾患の概念や各種検査の特徴についてもしっかり理解しておくようにしよう。

レベル・アップ / Level Up

●局所脳血流値
① ^{133}Xe-CT法：非放射性の ^{133}Xe を吸入させて経時的に頭部CT画像を撮影し，脳内の ^{133}Xe 濃度の変化量を求める方法である。
② MRIによる方法：血流中の酸化還元ヘモグロビンの酸化度の変化から血流の変化を捉える方法である。
③ 核医学検査による方法： ^{123}I-IMP や ^{99m}Tc-HMPAO などの放射性医薬品を静注し，得られたSPECT画像の脳内分布から血流量を捉える方法である。

●糸球体濾過率
- 腎機能を知るために実施するクレアチニン・クリアランス測定のことを指す。
- 血液中の血清クレアチニン値などから腎機能を推測する。

●内臓脂肪面積
- 臍の位置おけるCT画像上の内臓脂肪面積が 100cm^2 以上の場合には内臓脂肪型肥満と判定される。
- 超音波装置でも，上腹部正中の腹膜前脂肪と皮下脂肪の厚さの比より内臓脂肪面積を推測することは可能であるが，一般的にはCT検査が実施される。

●頸動脈の内中膜複合体厚
- 頸動脈は全身の動脈硬化をよく反映することが証明されている。
- 全身の動脈硬化指標として，頸動脈に対する内中膜複合体厚，プラークスコア，「Salonen（サロネン）の分類」が利用されている。
- 頸動脈超音波検査では，血管内腔から近い順に3層構造の高低の輝度を呈し，**内腔に近い最初の高輝度層と次の低輝度層の厚さの和が頸動脈の内中膜複合体厚**となる。
- 半田らは，内中膜複合体厚が1.1mm以上を「プラーク」と定義している。

図1 頸動脈超音波画像

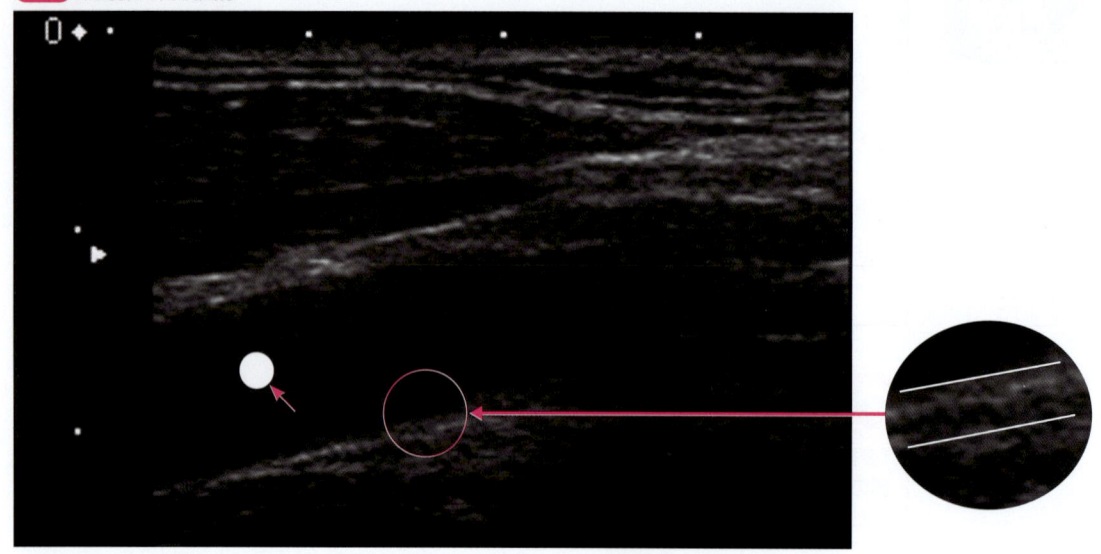

表在用プローブ（10MHz）を用いて描出した頸動脈エコーの画像である。頸動脈（→）において，プローブから遠い血管壁で内中膜複合体厚を測定する。拡大図上の2本の線との間の厚みが内中膜厚である。

MEMO

2 エコー：乳房
検査法

●問題番号：63AM-37

Q1 ❶超音波による乳房検査法で正しいのはどれか。**2つ選べ。**

1. 微小石灰化の描出に優れている。
2. リアルタイムで画像を観察できる。
3. 乳腺の発達した者は検査適応外となる。
4. マンモグラフィよりも強い圧迫が必要である。
5. 心臓ペースメーカを装着している場合でも検査が可能である。

●問題番号：61AM-44

Q2 ❷乳房超音波検査について正しいのはどれか。**2つ選べ。**

1. 検査体位は坐位で行う。
2. 使用する周波数は7.5〜10MHzである。
3. 通常は水平走査と矢状走査の2方向である。
4. 探触子で圧迫を加えて走査することはない。
5. 均一な組織のためアーチファクトは発生しない。

Q1

Key Word ❶超音波による乳房検査法

解法ナビ
・この問題は，超音波装置を用いた乳房検査の特徴についての知識が問われている。

選択肢解説
- 【1】→ 一般的に微小石灰化はマンモグラフィの方が優れているため「×」
- 【2】→ 乳房表面からプローブ走査を行い，リアルタイムに観察しながら検査を行うため「○」
- 【3】→ 超音波検査では乳腺の発達した被検者でも検査可能であるため「×」
- 【4】→ 圧迫は最小限に抑え，プローブは皮膚面上を滑らせるようにスライドさせるため「×」
- 【5】→ 心臓ペースメーカを装着していても超音波検査が可能であるため「○」

正解：2と5

ウラ技

乳腺超音波検査の有効性
- 高密度乳房(dense breast)や授乳乳腺(lactating breast)でも検査が可能である。
- リアルタイムな観察が可能である。
- 腫瘤の内部構造の把握ができる。
- 最小限の圧迫で検査が可能である。
- ペースメーカ装着者でも検査が可能である。

Q2

Key Word ▶▶▶ ❷乳房超音波検査

解法ナビ ▶▶▶ ・この問題は，乳房超音波検査の方法と特性についての知識が問われている。

選択肢解説

- 【1】→ 体位は背臥位(仰臥位)であるため「×」
- 【2】→ 使用するプローブの中心周波数は10MHz程度であるため「○」
- 【3】→ 縦(断)走査と横(断)走査を基本とするため「○」
- 【4】→ 皮膚と密着する程度に軽く圧迫させて，乳房の形状に沿って走査するので「×」
- 【5】→ 超音波画像特有のさまざまなアーチファクトが出現するため「×」

正解：2と3

One Point Advice

乳房においては，超音波検査やマンモグラフィ，その他のモダリティによる検査の特性を対比して理解しておく必要がある。

レベル・アップ / Level Up

●乳房超音波検査の特性

- マンモグラフィがX線吸収の差を画像化しているのに対し，超音波検査は音の反射を画像化しており，反射の強弱がエコーレベルの差，つまりコントラストとなる。
- 石灰化は音響インピーダンスが高く，通常，**高エコースポット**として描出されるが，周囲組織と音響インピーダンスと差の少ない場合には，描出されないこともある。
- 超音波による石灰化の描出は，サイズに依存せず，反射の強弱に依存する。
- 乳腺の発達した被検者において，マンモグラフィでは腫瘤の描出や性状の把握が困難となることが多いが，超音波検査では腫瘤と周囲組織との音響インピーダンスに差がある場合には容易に描出でき，内部構造の把握も可能となる。
- プローブを必要以上に皮膚面に強く押しつけて走査すると腫瘤本来の形状が損われ，見逃されることもあるため，軽く接触させて走査する。

表1 超音波とマンモグラフィの対比

超音波画像	マンモグラフィ(MMG)
①ゲイン，STC，ダイナミックレンジなどによって画像が変化する	①現像処理またはデジタル処理などによって画像が変化する
②プローブの構造や使用周波数によって解像度が変化する	②アナログではスクリーン・フィルム系の種類，デジタルではサンプリングピッチなどによって解像度が変化する
③微小石灰化の検出が困難となる	③微小石灰化の検出に優れている
④断面像であるため重なりが少ない	④重積像であるため，腫瘤と乳腺，乳腺間が重なって描出される
⑤局所像であるため，全対象部位を走査する必要がある	⑤乳房全域が1枚の画像内に描出される
⑥動画像であるためリアルタイムに病変の有無を判断することが可能である	⑥静止画像であるため撮影後に病変の有無の判断を行う
⑦検査時に拾い上げられなかった所見は見逃されてしまう	⑦検査後に所見の拾い上げを行うことができる

図1 乳房超音波画像の解剖

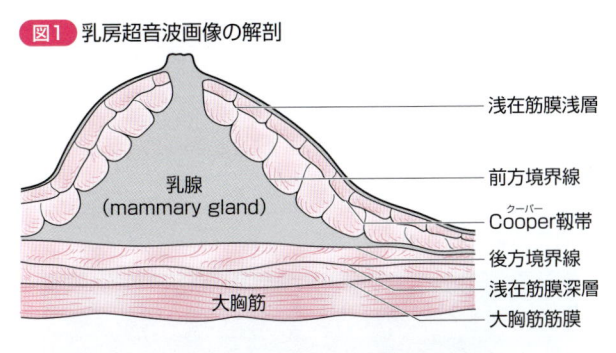

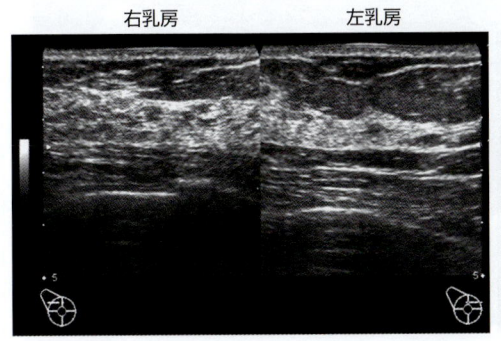

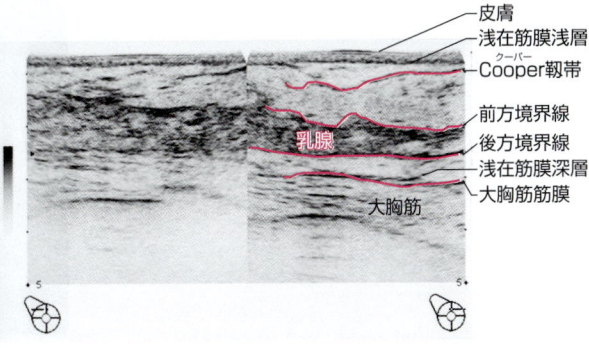

- 浅在筋膜浅層
- 前方境界線
- 乳腺 (mammary gland)
- Cooper靱帯
- 後方境界線
- 浅在筋膜深層
- 大胸筋
- 大胸筋筋膜

右乳房　左乳房

- 皮膚
- 浅在筋膜浅層
- Cooper靱帯
- 前方境界線
- 乳腺
- 後方境界線
- 浅在筋膜深層
- 大胸筋
- 大胸筋筋膜

前方境界線と後方境界線との間が乳腺であり，画像上では高エコーとして描出される。

図2 検査に用いられるプローブ

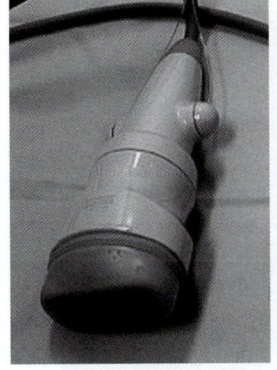

a　アニュラアレイプローブ（7MHz以上）

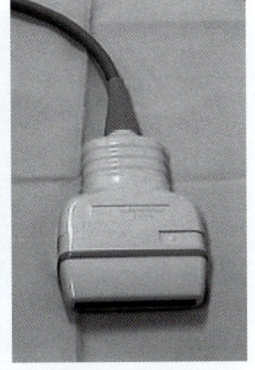

b　電子リニアプローブ（10MHz以上）

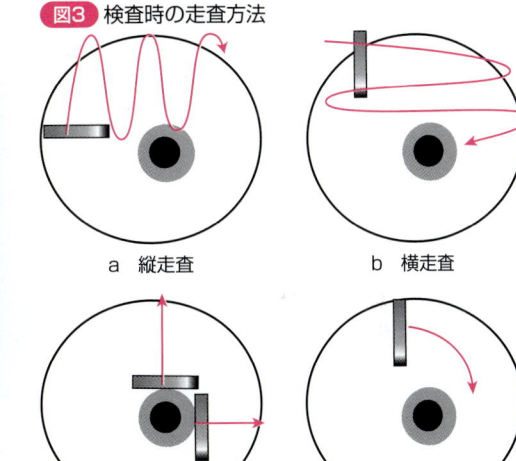

図3 検査時の走査方法

a　縦走査
b　横走査
c　放射状走査
d　回転走査

上図のような走査法を組み合わせて乳房全体をくまなく走査する。

エコー：乳房

MEMO

3 エコー：上腹部
画像解剖

●問題番号：63AM-48

Q1 ❶上腹部超音波検査の縦走査を示す。上腸間膜動脈はどれか。

1. ア
2. イ
3. ウ
4. エ
5. オ

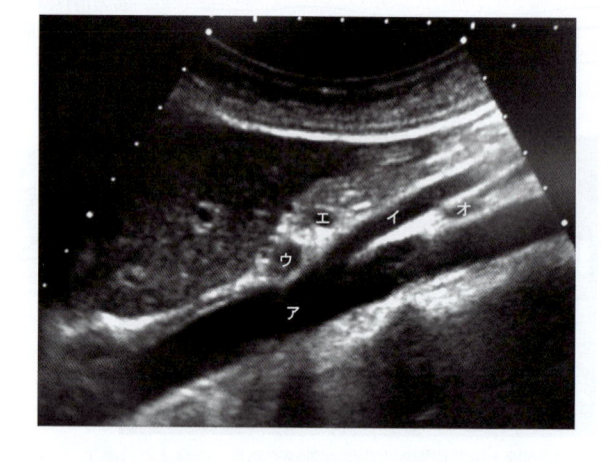

●問題番号：58AM-43

Q2 ❷上腹部横走査の超音波画像を示す。脾静脈はどれか。

1. ア
2. イ
3. ウ
4. エ
5. オ

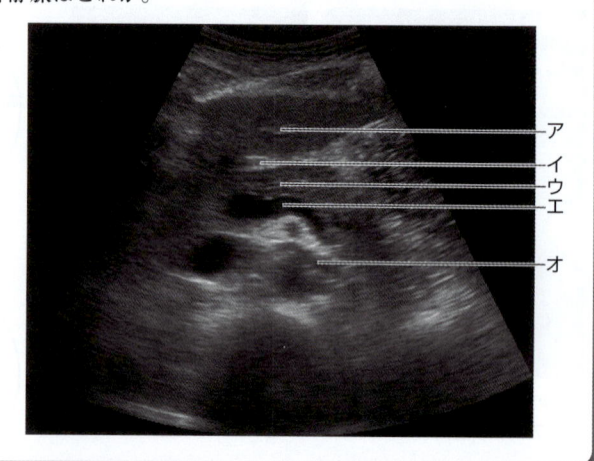

Q1

Key Word ▶▶ ❶上腹部超音波検査の縦走査

解法ナビ ▶▶ ・この問題は，上腹部超音波画像の解剖学的知識と縦走査画像の理解度が問われている。

選択肢解説
- 【1. ア】➡ 腹部大動脈なので「×」
- 【2. イ】➡ 上腸間膜動脈なので「○」
- 【3. ウ】➡ 腹腔動脈なので「×」
- 【4. エ】➡ 脾静脈なので「×」
- 【5. オ】➡ 左腎動脈なので「×」

正解：2

288

Q2

Key Word ▶▶ ❷上腹部超音波検査の横走査

解法ナビ ▶▶ ・この問題もQ1同様，上腹部超音波画像の解剖学的知識と横走査画像の理解度が問われている。

選択肢解説 ▶▶
- 【1. ア】➡ 肝臓なので「×」
- 【2. イ】➡ 十二指腸なので「×」
- 【3. ウ】➡ 膵臓なので「×」
- 【4. エ】➡ 脾静脈なので「○」
- 【5. オ】➡ 腹部大動脈なので「×」

正解：4

ウラ技

・腹部超音波画像の上下左右方向は，被検者の右側および頭側がモニタに向かって左側に表示されるよう走査するため，縦走査では，

腹部大動脈の左側（頭側）➡ 腹腔動脈 ➡ 上腸間膜動脈

の順で描出され，横走査では，

椎体前方（腹側）の左側	➡ 腹部大動脈
その前方	➡ 上腸間膜動脈
さらにその前方	➡ 脾静脈

が描出される。**膵臓は脾静脈の上**に乗るようにして描出される。

One Point Advice

上腹部超音波画像に関する問題はこれまで数多く出題されている。そのため，画像の特徴（門脈と静脈の違いなど）や解剖について理解しておくことが必要となる。

MEMO

エコー：上腹部

レベル・アップ Level Up

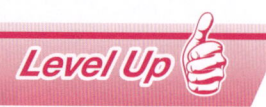

●上腹部(肝, 胆, 膵, 脾, 腎)超音波検査における走査方法

①基本体位は, 枕を使用せずに両上肢を挙上させ(肋間を広げるため), 下肢を伸展させる。
②エコーゼリーを体表に塗りプローブと体表面の密着をよくする。
③肝臓や脾臓を音響窓として観察する。その際, 消化管ガスの影響を受けるので, 前処置や時間帯を考慮することが望ましい。
④撮像時の呼吸は, 対象臓器が最もよく見える位置での呼吸停止とする。一般的には, **肝臓や腎臓**を観察する際には**深吸気**, 膵臓や脾臓を観察する際には**呼気**にて観察する。
⑤見落としなく腹腔内をくまなく診るために, 図の位置での扇動走査を実施する。

図1 腹部走査手順(日本超音波学会)

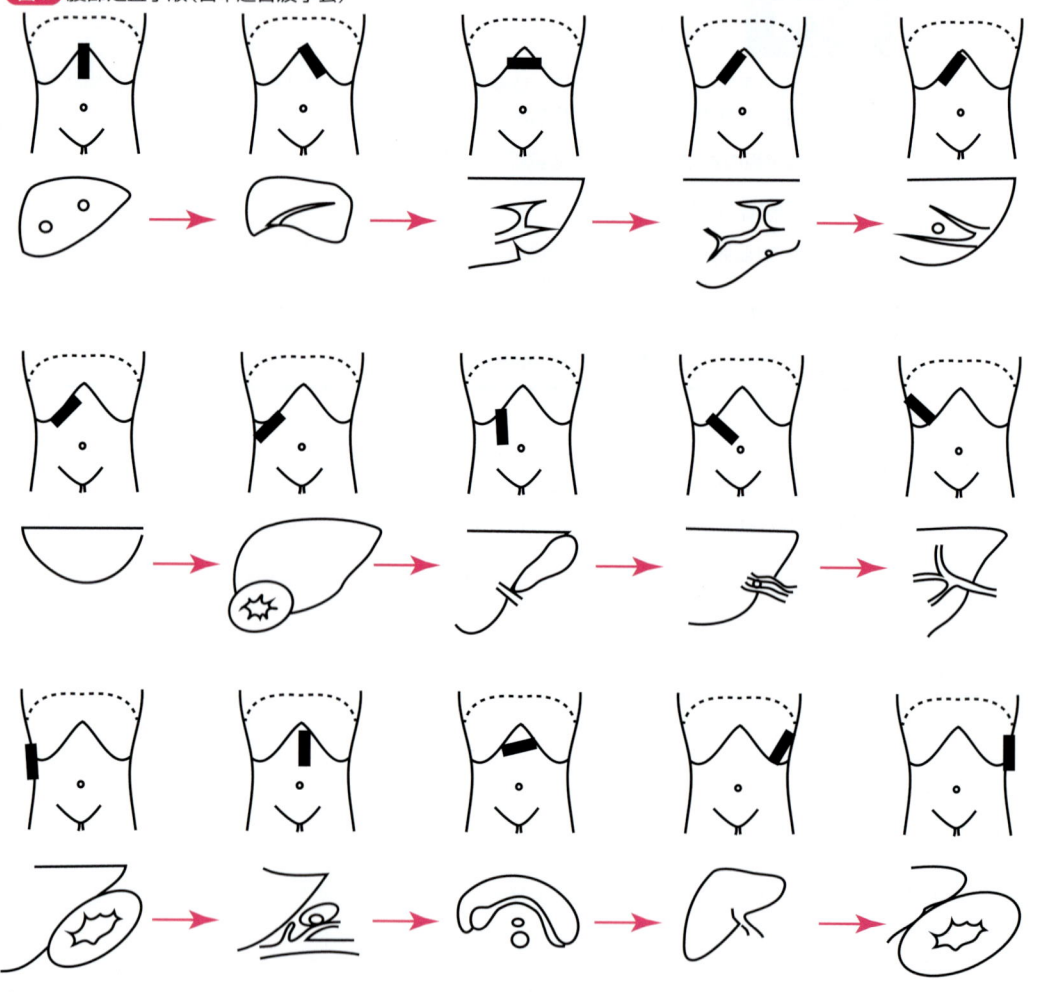

決められた走査手順はないが, 病変の見落としや臓器の観察し忘れを防ぐために, 絶えず一定の順序で行うことが必要である。

図2 心窩部縦走査

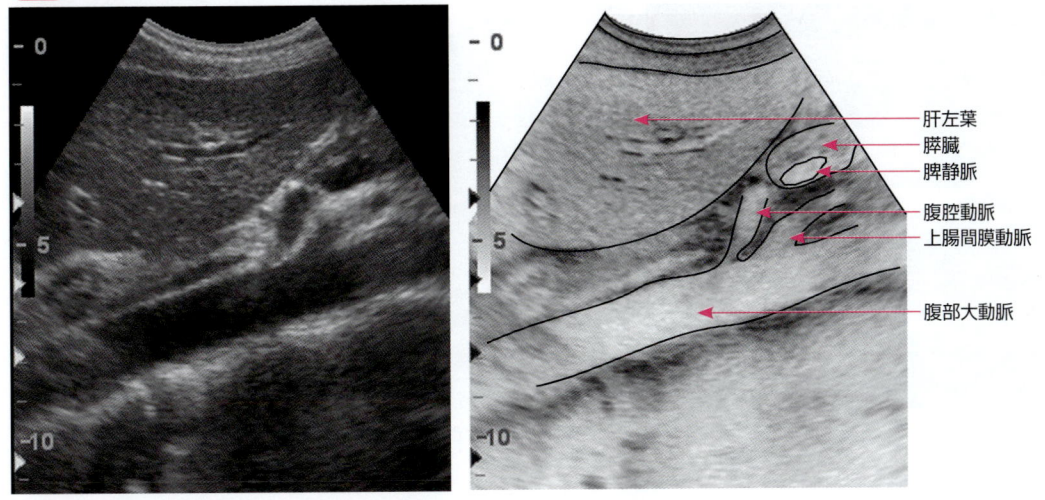

矢状面と平行にプローブを当てると，肝左葉と腹部大動脈，膵体部などが観察できる。肝臓の右葉と左葉は，**下大静脈と胆嚢窩を結ぶ仮想の線（Cantlie線）により分けられる**ため，心窩部縦走査で描出される肝臓は左葉である。

（ラベル：肝左葉，膵臓，脾静脈，腹腔動脈，上腸間膜動脈，腹部大動脈）

図3 心窩部横走査

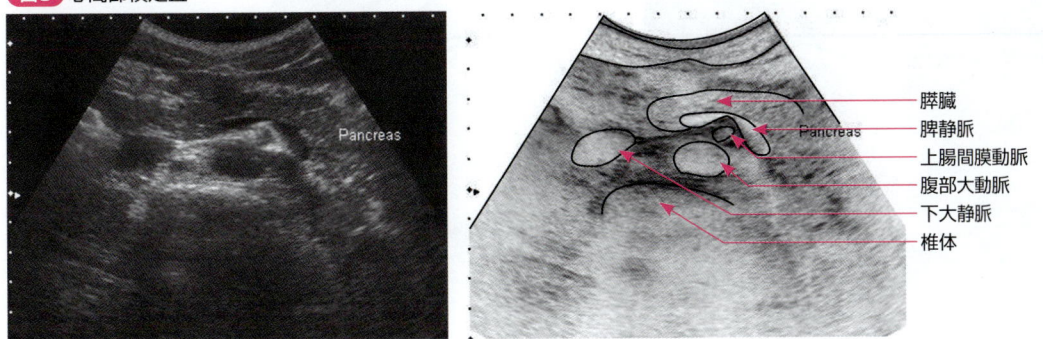

横断面と平行にプローブを当てると，肝左葉や膵頭部などが観察できる。この画像はCT画像の水平断像における解剖学的知識があれば容易に理解できる。また，この画像には多くの器官が含まれるため試験にでやすい。

（ラベル：膵臓，脾静脈，Pancreas，上腸間膜動脈，腹部大動脈，下大静脈，椎体）

図4 右肋骨弓下走査

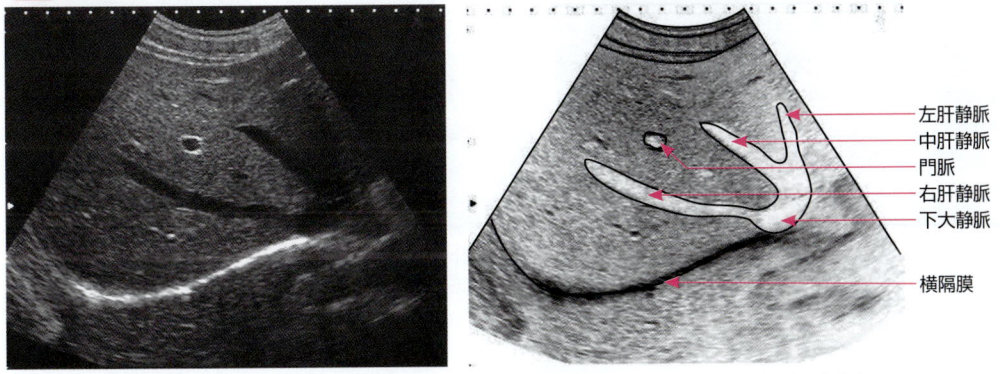

プローブを頭側に傾けると，左・中・右肝静脈と合流部の下大静脈が観察できる。また，肝静脈は息止めにて腹部に力が加わると細く描出される。

（ラベル：左肝静脈，中肝静脈，門脈，右肝静脈，下大静脈，横隔膜）

エコー：上腹部

図5 右肋骨弓下走査

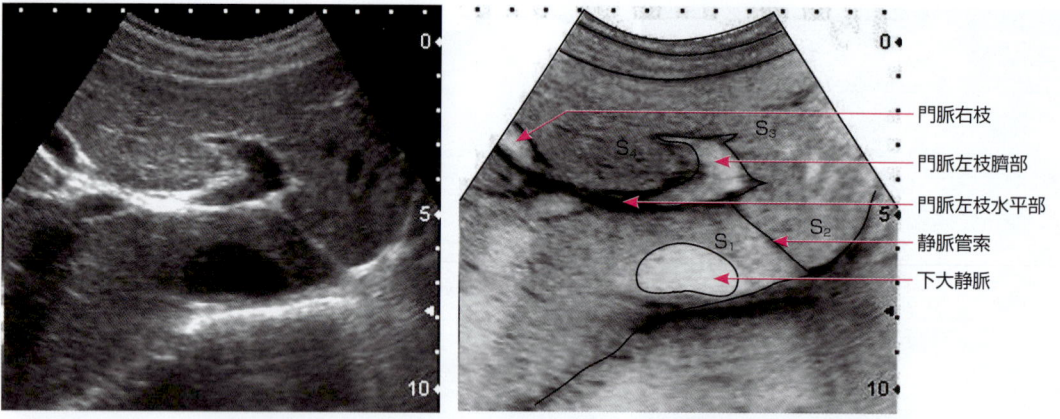

- 門脈右枝
- 門脈左枝臍部
- 門脈左枝水平部
- 静脈管索
- 下大静脈

扇動走査にてプローブを尾側に傾けると，門脈水平部から左枝臍部が観察できる。門脈は管壁が高エコーを呈する。

図6 右肋骨弓下走査

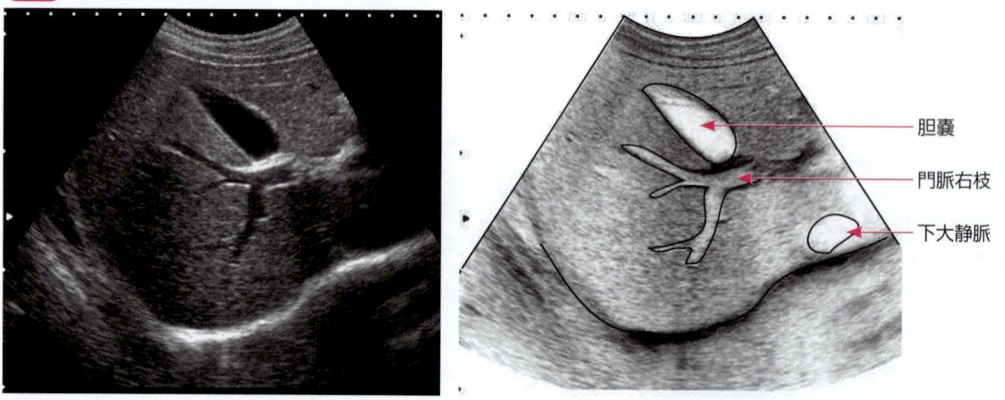

- 胆嚢
- 門脈右枝
- 下大静脈

肝右葉や胆嚢，門脈右枝などが観察できる。

図7 右肋間走査

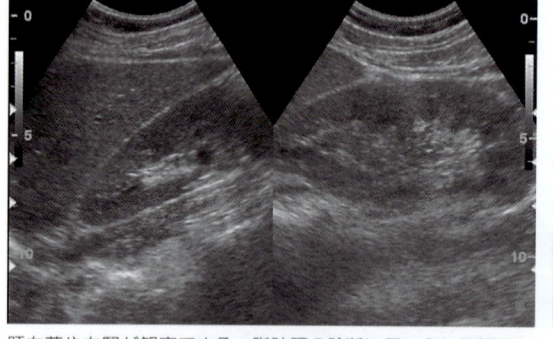

肝右葉や右腎が観察できる。脂肪肝の診断に用いられる肝腎コントラストは，この画像を用いて求められる。

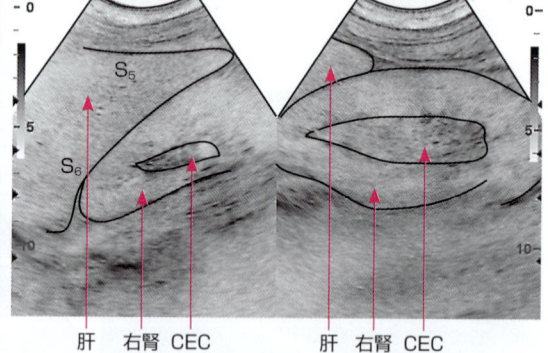

肝　右腎　CEC　　肝　右腎　CEC

CEC：central echo complex（中央複合エコー）

図8 左肋間走査

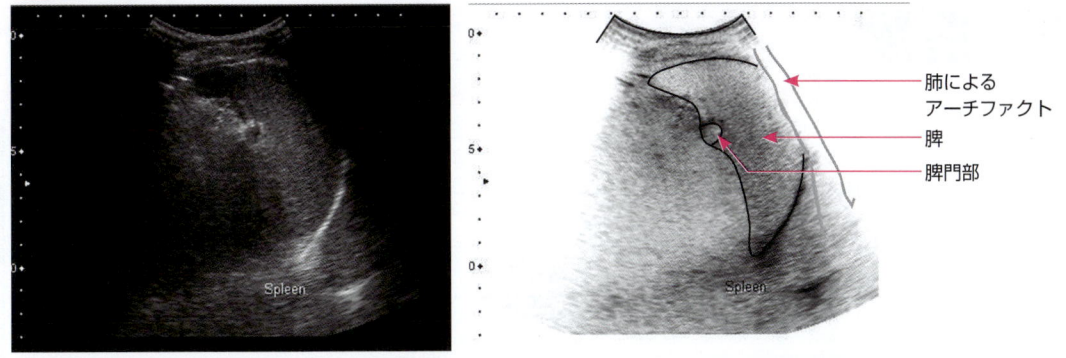

肺による
アーチファクト
脾
脾門部

背側に近い第9肋間にて肋骨と平行にプローブを当てると腹腔内の脾臓，膵尾部，左腎，副腎などが観察できる。

図9 左肋間走査

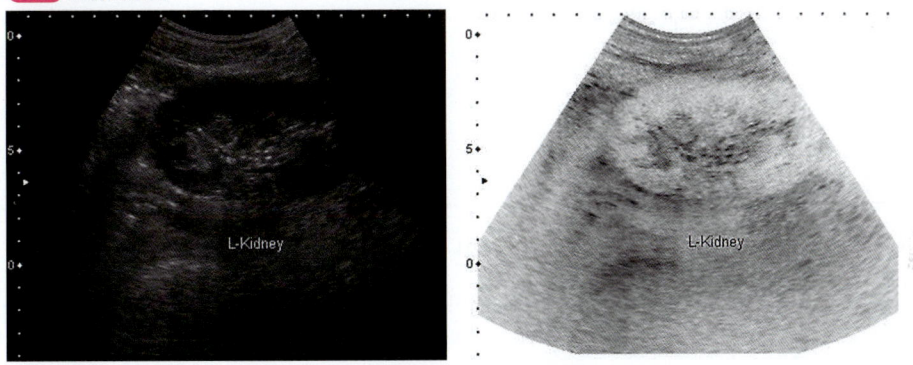

脾臓が観察できる位置から1肋間尾側にプローブを移動すると腎が観察できる。

MEMO

エコー：上腹部

4 エコー：上腹部
肝臓

●問題番号：63AM-38

Q1 ❶肝血管腫の特徴的な超音波所見はどれか。

1. コメットサイン
2. カメレオンサイン
3. クラスターサイン
4. ブルズアイサイン
5. ショットガンサイン

●問題番号：63AM-35

Q2 ❷超音波検査で最も低エコーを示す肝病変はどれか。

1. 脂肪肝
2. 肝硬変
3. 肝囊胞
4. 鉄沈着
5. 肝膿瘍

●問題番号：62AM-45

Q3 ❸超音波画像で境界明瞭な無エコー像として描出されるのはどれか。

1. 肝硬変
2. 肝囊胞
3. 肝膿瘍
4. 脂肪肝
5. 肝血管腫

●問題番号：61AM-46

Q4 右側腹部走査での❹肝右葉の超音波像と単純CT像とを示す。正しいのはどれか。

1. 肝硬変
2. 肝梗塞
3. 脂肪肝
4. 急性肝炎
5. 門脈圧亢進症

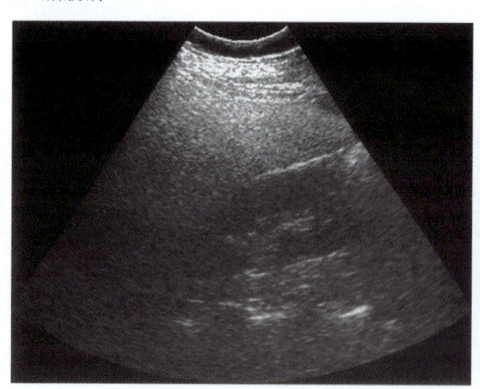

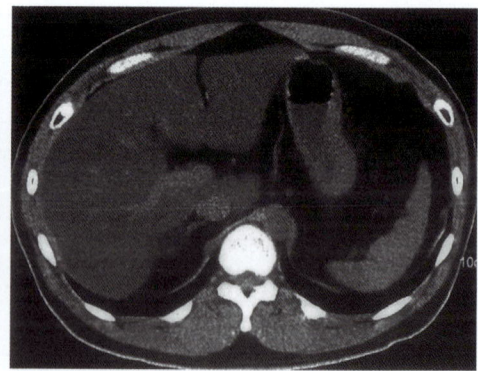

●問題番号：60AM-44

Q5 ❺超音波所見で腫瘤像を示すのはどれか。**2つ選べ。**

1. 肝硬変
2. 脂肪肝
3. 肝血管腫
4. 慢性肝炎
5. 転移性肝癌

Q1

Key Word ▶▶ ❶肝血管腫の特徴的な超音波所見

解法ナビ ▶▶ ・この問題は，各種肝疾患でみられるサインやパターンについての理解度が問われている。

選択肢解説 ▶▶
- 【1. コメットサイン】 ➡ 胆嚢腺筋腫症（胆嚢壁内結石）でみられる所見なので「×」
- 【2. カメレオンサイン】 ➡ 肝血管腫でみられる所見なので「○」
- 【3. クラスターサイン】 ➡ 転移性肝腫瘍でみられる所見なので「×」
- 【4. ブルズアイサイン】 ➡ 転移性肝腫瘍でみられる所見なので「×」
- 【5. ショットガンサイン】 ➡ 閉塞性黄疸における肝外胆管拡張の際にみられる所見なので「×」

正解：2

Q2

Key Word ▶▶ ❷超音波検査で最も低エコーを示す肝病変

解法ナビ ▶▶ ・この問題は，各種肝疾患におけるエコーパターンについての知識が問われている。

選択肢解説 ▶▶
- 【1. 脂肪肝】 ➡ 肝内エコーレベルの上昇がみられるので「×」
- 【2. 肝硬変】 ➡ 肝内エコーレベルの不均一化がみられるので「×」
- 【3. 肝嚢胞】 ➡ 無エコーがみられるので「○」
- 【4. 鉄沈着】 ➡ ヘモクロマトーシスなどの鉄沈着では，肝内エコーレベルの増強とエコーレベルの不均一化がみられるので「×」
- 【5. 肝膿瘍】 ➡ 低エコーと高エコーの混合エコーがみられるので「×」

正解：3

Q3

Key Word ▶▶ ❸超音波画像で境界明瞭な無エコー像として描出される疾患

解法ナビ ▶▶ ・この問題も上記同様，各種肝疾患におけるエコーパターンについての知識が問われている。

選択肢解説 ▶▶
- 【1. 肝硬変】 ➡ 肝内エコーレベルの不均一化がみられるので「×」
- 【2. 肝嚢胞】 ➡ 無エコーがみられるので「○」
- 【3. 肝膿瘍】 ➡ 低エコーと高エコーの混合エコーがみられるので「×」
- 【4. 脂肪肝】 ➡ 肝内エコーレベルの上昇がみられるので「×」
- 【5. 肝血管腫】 ➡ 辺縁が凹凸不整で，境界明瞭な高エコーとしてみられるので「×」

正解：2

ウラ技

・最も低エコーあるいは無エコーを示す肝疾患 ➡ 肝嚢胞

エコー：上腹部

Q4

Key Word ▶▶ ❹肝右葉の超音波像と単純CT像

解法ナビ ▶▶ ・この問題は，超音波画像およびCT画像における各種肝疾患の画像所見の特徴に関する知識が問われている。

選択肢解説 ▶▶ 超音波画像は右肋間走査時の画像であり，右腎に比べて肝右葉が高エコーを呈している（肝腎コントラスト陽性）。また，肝深部ではエコー減衰も認められる。単純CT画像では肝実質の信号強度が下大静脈や肝静脈などの脈管の信号よりも低くなっている。以上のことから，脂肪肝であると判断できる。

【1. 肝硬変】 ➡ 肝硬変ではないので「×」
【2. 肝梗塞】 ➡ 肝梗塞ではないので「×」
【3. 脂肪肝】 ➡ 脂肪肝なので「○」
【4. 急性肝炎】 ➡ 急性肝炎ではないので「×」
【5. 門脈圧亢進症】 ➡ 門脈圧亢進症「×」

正解：3

Q5

Key Word ▶▶ ❺超音波所見で腫瘤像を示す疾患

解法ナビ ▶▶ ・この問題は，各種肝疾患が腫瘍性（限局性）なのか，びまん性なのかを知っていれば容易に解答できる問題である。

選択肢解説 ▶▶
【1. 肝硬変】 ➡ 腫瘤像は示さないので「×」
【2. 脂肪肝】 ➡ 一般的には腫瘤像は示さないので「×」
【3. 肝血管腫】 ➡ 辺縁が凹凸不整で，境界明瞭な高エコー腫瘤としてみられるので「○」
【4. 慢性肝炎】 ➡ 腫瘤像は示さないので「×」
【5. 転移性肝癌】 ➡ 腫瘤像としてみられるので「○」

正解：3と5

ウラ技

①腫瘍性（限局性）肝疾患
➡ 肝囊胞，肝膿瘍，肝血管腫，脂肪腫，肝細胞癌，肝内胆管癌，転移性肝腫瘍など

②びまん性肝疾患
➡ 脂肪肝，肝炎，肝硬変，門脈圧亢進症，鉄沈着症（ヘモクロマトーシス）など

One Point Advice

各種肝疾患の病態と，疾患ごとで特有なサインやパターンなどの超音波所見について整理して覚えておこう。その際，腫瘍性（限局性）疾患なのか，びまん性疾患なのか，また，腫瘤内部のエコーパターンなのか，肝実質のエコーパターンなのかを混同しないよう注意して覚えておこう。

レベル・アップ　Level Up

●特徴的な超音波所見（サイン・パターン）

図1 ハンプサイン（hump sign）

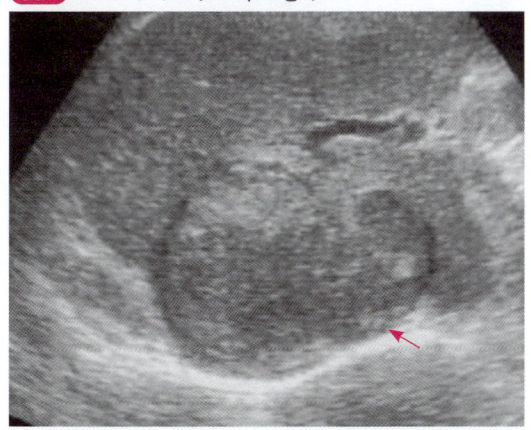

humpとは「こぶ」を意味する。肝臓の**腫瘤性病変でみられる突出した画像所見**（→）である。ただし，肝海綿状血管腫や血管筋脂肪腫，脂肪腫などでは観察されない。

図2 クラスターサイン（cluster sign）

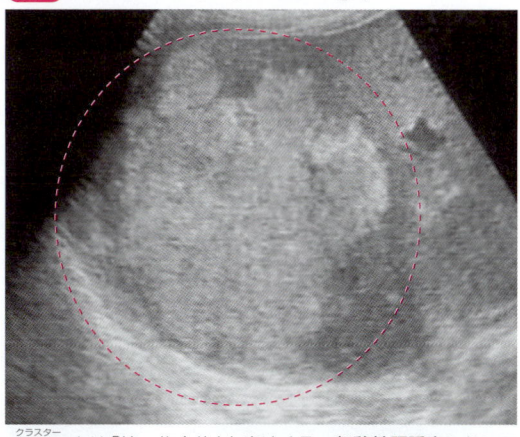

clusterとは「塊・集合体」を意味する。**転移性肝腫瘍**において多数の腫瘍が集まって塊となり観察される（領域）。

図3 ブルズアイサイン（bull's eye sign）

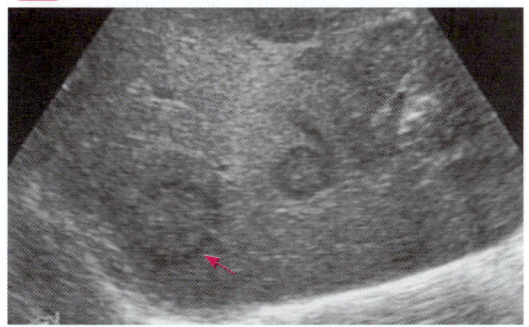

bull's eyeとは「牛の目」を意味する。腫瘍中心部は高エコー，辺縁は幅広い低エコー帯を呈する。「ターゲットパターン」とも呼ばれる。**転移性肝腫瘍**でみられる。

図4 モザイクパターン（mosaic pattern）

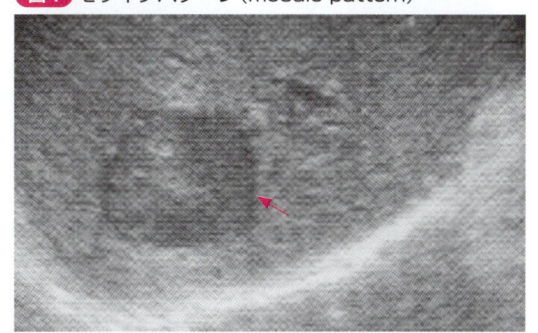

腫瘍内部における低エコーの隔壁構造により，充実性のエコーレベルがモザイク状（網目状）となって観察される．**肝細胞癌**でみられる。

図5 カメレオンサイン（chameleon sign）

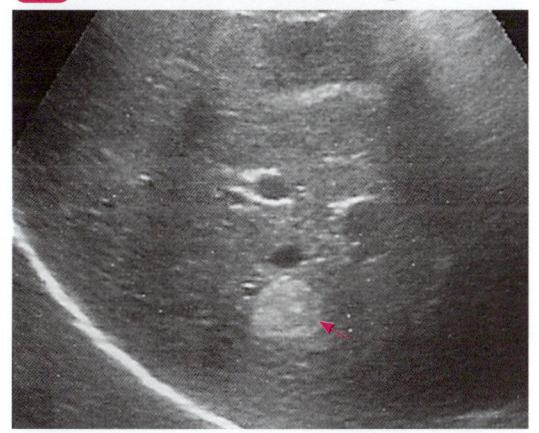

腫瘍内部のエコーパターンが体位変換により変化して観察される。プローブによる圧迫で内部エコーが変化する「disappearing sign」や，時間の経過により内部エコーが変化する「wax and wane sign」と区分されている。**肝海綿状血管腫**でみられる。

図6 後方エコー増強（音響増強）

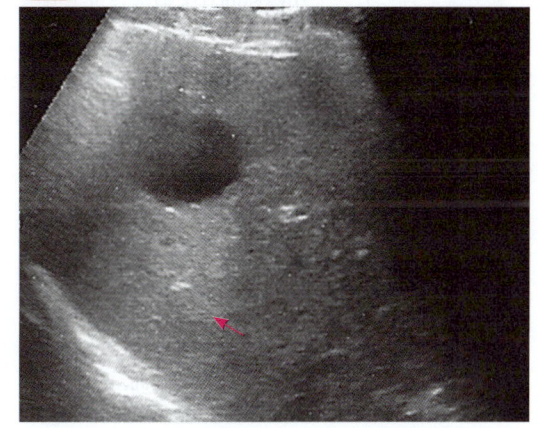

超音波の減衰の少ない物体が存在した場合，物体は低エコーを呈し，後方のエコーが増強して観察される。**囊胞**などでみられる。

エコー：上腹部

●各種肝疾患の超音波所見
【腫瘍性（限局性）肝疾患】
①肝嚢胞(liver cyst)
- 液体の入った袋状の腫瘤が肝臓に形成される疾患であり，ほとんどが先天性のものである。
- 超音波所見として，辺縁平滑な**無エコーの腫瘤**，**後方エコー増強**，腫瘤辺縁での超音波の屈折と反射による**側方（外側）陰影**，などがみられる。

図7 肝嚢胞

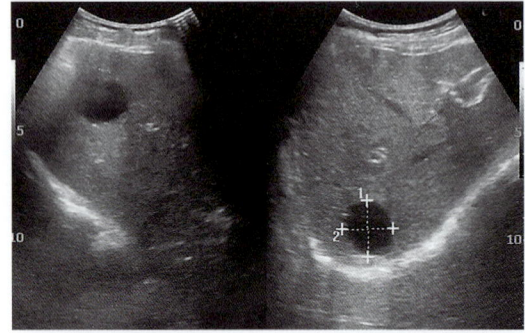

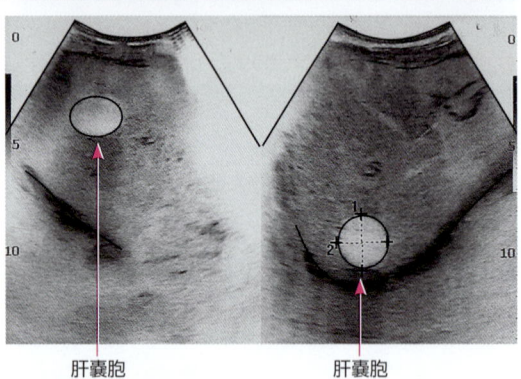

②肝膿瘍(liver abscess)
- 細菌や原虫などが肝臓内に進入して増殖し，膿が貯留した袋状の腫瘤を形成する疾患である。
- 超音波所見として，**辺縁が凹凸不整**で境界不明瞭な無エコーまたは混在エコーの腫瘤，経時的な内部エコーの変化（発症早期は充実性，経過とともに囊胞性），内部の微細な点状高エコー，後方エコー増強，などがみられる。

③肝血管腫(hemangioma of liver)
- 肝臓内の血管から構成される腫瘤で，ほとんどが**海綿状血管腫**であり，肝臓の良性腫瘍のなかで最も頻度が高い。
- 超音波所見として，辺縁が凹凸不整で境界明瞭な高エコーの腫瘤，辺縁高エコー帯（Marginal strong echo)，chameleon sign，disappearing sign，wax and wane sign，後方エコー増強，などがみられる。

図8 肝血管腫

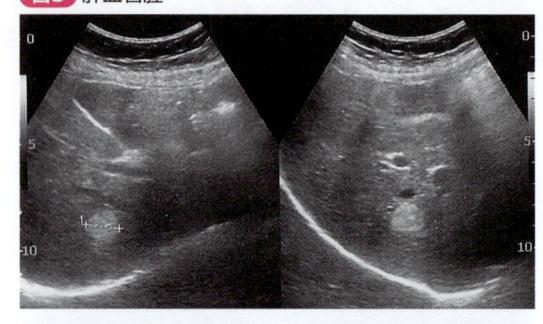

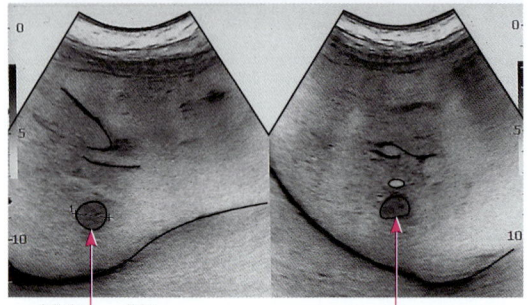

chameleon sign　　chameleon sign

④肝細胞癌(hepatocellular carcinoma)
- 慢性肝炎や肝硬変，ウイルス性肝炎などにより，長期的に肝細胞の破壊や再生がくり返されることで腫瘤が形成される疾患であり，原発性肝癌のほとんどを占める。
- 超音波所見として，辺縁が被膜により低エコーを呈する腫瘤（**ハロー**または**リングサイン**），側方（外側）陰影，**モザイクパターン**，後方エコー増強，腫瘍塞栓による門脈内の充実性エコー，などがみられる。

図9 肝細胞癌

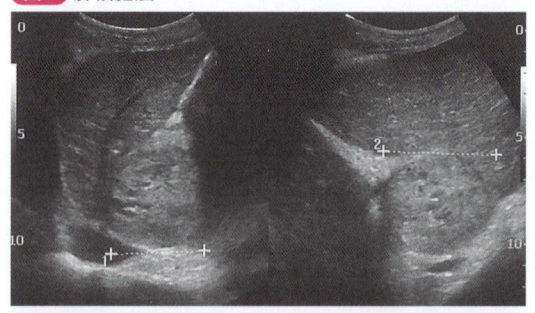

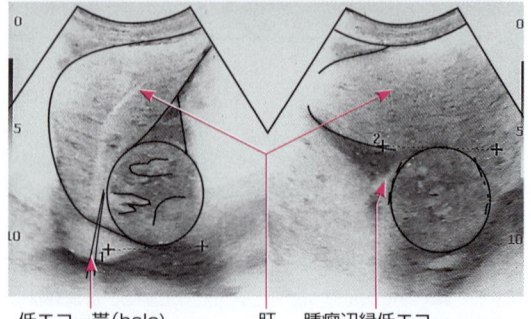

低エコー帯(halo)　　肝　　腫瘍辺縁低エコー bull's eye

⑤肝内胆管癌
　（intrahepatic bile duct carcinoma）
- 「胆管細胞癌」とも呼ばれ，肝臓内の胆管を形成する細胞が癌化して線維性の腫瘍が出現する疾患であり，原発性肝癌の約10％を占める。
- 超音波所見として，辺縁が凹凸不整で境界不明瞭な低エコーまたは高エコーの腫瘤，**腫瘍閉塞による胆管拡張**，などがみられる。

⑥転移性肝癌（metastatic liver carcinoma）
- 他の臓器に発生した癌が肝臓に血行性転移して腫瘤が形成される疾患であり，原発性肝癌とは区別される。
- 超音波所見として，**クラスターサイン**，**ブルズアイサイン**，高エコーを呈する腫瘤中心部の無エコー帯，腫瘍内の石灰化による音響陰影，多発性腫瘤，などがみられる。

【びまん性肝疾患】
①脂肪肝（fatty liver）
- 肝臓に脂肪が蓄積した疾患である。
- 超音波所見として，肝内エコーレベルの上昇（点状高エコー，**高輝度肝**），**肝腎コントラストの増強**，**肝深部のエコーレベルの減衰**，**肝縁先端の鈍化**，肝内脈管の不明瞭化，肝と腎の境界部の不明瞭化（masking sign），肝内限局性低エコー帯，などがみられる。

図10 脂肪肝

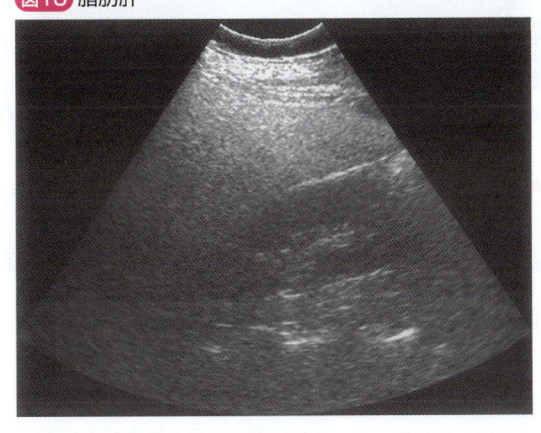

②急性肝炎（acute hepatitis）
- 肝細胞の壊死を伴う急性の炎症である。
- 超音波所見として，肝臓および脾臓の腫大，胆嚢内腔の萎縮や壁肥厚，などがみられる。

③慢性肝炎（chronic hepatitis）
- 肝臓の門脈域および肝実質領域において持続性炎症と肝実質細胞死が6カ月以上持続する病態である。
- 超音波所見として，肝臓および脾臓の腫大，肝縁の鈍化，肝表面軽度不整，肝内エコーレベルの軽度不均一化，腹腔内リンパ節腫大，などがみられる。

④肝硬変（cirrhosis）
- 肝細胞が壊死と炎症，再生をくり返すことで線維化し，肝臓が萎縮して硬くなる疾患であり，肝機能低下，**門脈圧亢進症**，門脈と大循環系のシャント形成が併発する。
- 超音波所見として，肝縁の鈍化，**肝表面の凹凸不整**，肝内エコーレベルの不均一化（斑状高エコー），肝内脈管の狭小化・蛇行，**側副血行路（食道胃静脈瘤）**，**脾臓の腫大**，腹腔内リンパ節腫大，腹水，などがみられる。

図11 肝硬変

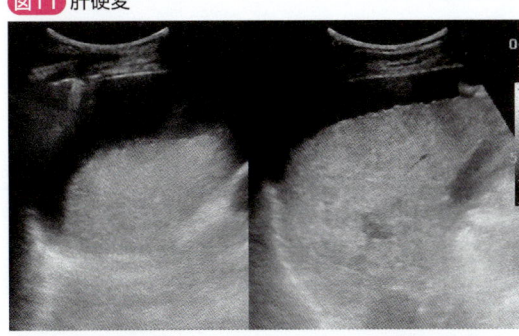

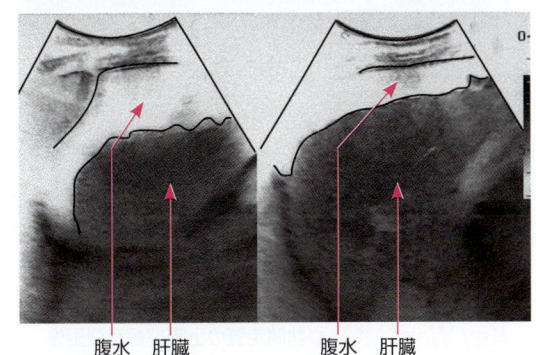

腹水　肝臓　　　腹水　肝臓

⑤門脈圧亢進症（portal hypertension）
- **肝硬変**，肝外門脈閉塞症，バッドキアリ症候群，日本住血吸虫症などの疾患により，門脈に血行障害が生じて門脈圧が上昇した状態であり，多くは肝硬変によるものである。
- 超音波所見として，門脈拡張，**側副血行路（食道・胃静脈瘤）**，**脾臓の腫大**，腹水，などがみられる。

⑥鉄沈着症（siderosis）：ヘモクロマトーシス
- 体内の鉄含有量が異常に増加して肝臓などの各臓器の実質細胞に沈着し，細胞障害を引き起こす疾患である。
- ヘモクロマトーシスなどの鉄沈着では，**肝内エコーレベルの増強とエコーの不均一化**，などがみられる。

5 胆嚢

エコー：上腹部

●問題番号：59AM-45

❶ 肋間走査の上腹部超音波画像を示す。
正しいのはどれか。

1. 胆嚢癌
2. 胆嚢結石
3. 総胆管結石
4. 胆嚢ポリープ
5. 胆嚢腺筋腫症

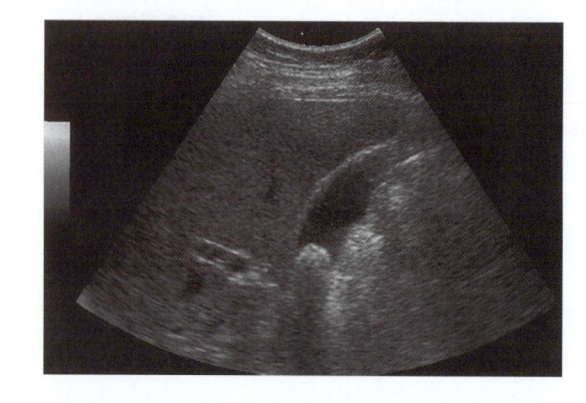

●問題番号：58AM-41

Q2 ❷ 超音波画像を示す。
矢印で示すのはどれか。

1. 胆石
2. 胃内残渣物
3. 肝嚢胞
4. 肝臓の石灰化
5. 胆嚢ポリープ

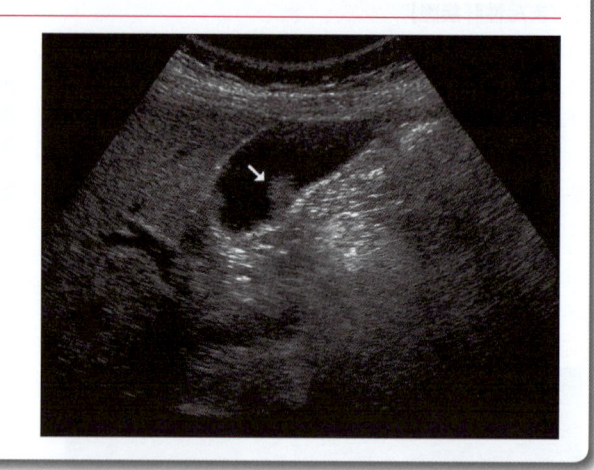

Q1

Key Word ▶▶ ❶肋間走査の上腹部超音波画像

解法ナビ ▶▶ ・この問題は，胆嚢・胆管疾患における画像所見の特徴に関する知識が問われている。

選択肢解説 ▶▶

【1. 胆嚢癌】→ 胆嚢癌の画像所見は胆嚢壁が不整な高エコーの隆起性病変が認められ，音響陰影がみられない。したがって，この画像の所見とは異なるので「×」

【2. 胆嚢結石】→ 胆嚢内に高輝度な隆起性所見を呈し，音響陰影が認められるので「○」

【3. 総胆管結石】→ 画像上の低エコーを呈する内腔は総胆管ではないので「×」

【4. 胆嚢ポリープ】→ 胆嚢ポリープの画像所見は胆嚢壁が不整な高エコーの隆起性病変が認められ，音響陰影がみられない。したがって，この画像の所見とは異なるので「×」

【5. 胆嚢腺筋腫症】→ コメットサインと呼ばれる紡錘状の高エコーが認められないので「×」

選択肢から胆嚢内の病変であることは理解できるだろう。胆嚢内下方に高エコー（白）の隆起性病変が確認できることから，胆嚢結石，胆嚢癌，胆嚢ポリープが選択され，病変の後方に無エコー帯を呈する音響陰影（acoustic shadow）が確認できることから，胆嚢結石であると解答することができる。

正解：2

Q2

Key Word ▶▶▶ ❷超音波画像所見

解法ナビ ▶▶▶ ・この問題は，上腹部超音波画像における画像解剖と画像所見に関する理解度が問われている。

選択肢解説

【1. 胆石】 → 胆石は高輝度な隆起性所見を呈し音響陰影が認められるので「×」
【2. 胃内残渣物】 → 画像上の低エコーを呈する内腔は胃内ではないので「×」
【3. 肝嚢胞】 → 肝嚢胞は無エコーの腫瘤性病変と後方エコー増強がみられるので「×」
【4. 肝臓の石灰化】 → 矢印で示される隆起性病変は肝臓内には存在せず，また，石灰化所見は音響陰影が認められるので「×」
【5. 胆嚢ポリープ】 → 胆嚢ポリープは胆嚢壁と同程度の輝度の隆起性所見を呈し，不均一な点状エコーがみられ，音響陰影はみられないので「○」

画像内の矢印で示される高エコーを呈する隆起性病変が無エコーを呈する胆嚢内に認められることから，胆石と胆嚢ポリープが選択され，胆石は音響陰影を呈することから，胆嚢ポリープであると解答することができる。

正解：5

ウラ技

胆嚢内高輝度隆起性病変 → 病変後方の無エコー野（音響陰影：acoustic shadow）
→ 胆嚢結石

ただし，胆嚢結石は必ずしも音響陰影を伴うとは限らず，非常に小さい結石や結石の種類によっては音響陰影が認められない場合もある。しかし，国家試験レベルでは，音響陰影を伴う場合には胆嚢結石と診断してまず間違いない。

One Point Advice

今後の国家試験では，典型的な所見が描出されている画像を利用して，胆嚢結石や胆嚢癌，胆嚢ポリープ，胆嚢腺筋腫症などを鑑別するような問題が出題されるであろう。代表的な胆嚢疾患における画像所見について是非覚えて戴き，実際の症例画像を目に焼き付けておくようにしよう。

エコー：上腹部

レベル・アップ / Level Up

●特徴的な超音波所見

【コメットサイン（comet sign）】
- cometとは「彗星」を意味する。
- 胆嚢粘膜上皮が筋層や漿膜下層の憩室に陥入するRAS（Rokitansky Achoff sinus）に結石が沈着し，超音波の多重反射によって高エコーが尾を引いて観察される。
- 胆嚢壁内結石や胆嚢腺筋腫症などでみられる。

図1 コメットサイン（comet sign）

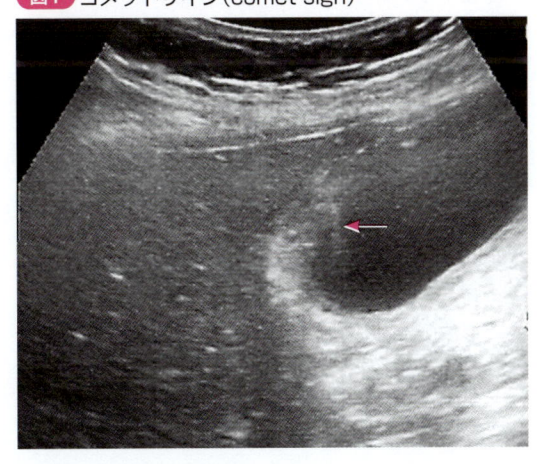

【音響陰影（アコースティックシャドー）】
- 超音波を強く反射または減衰させる物体が存在した場合，**物体は高エコーを呈し**，**後方の画像が消失**（エコー減衰）して観察される。
- 結石や骨，ガスなどでみられる。

図2 音響陰影（アコースティックシャドー）

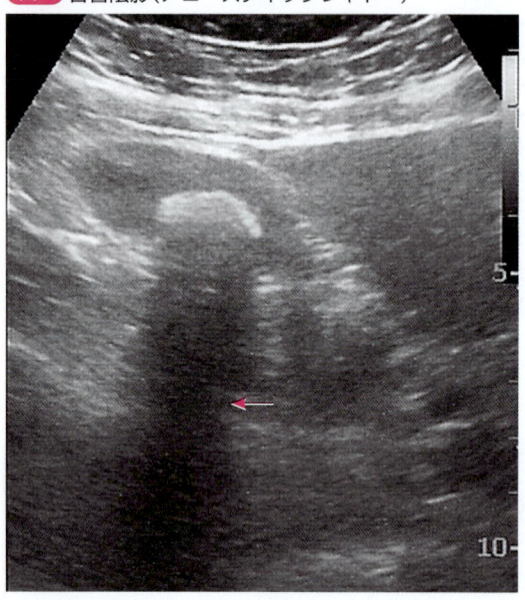

【デブリエコー（debris echo）】
- **急性胆嚢炎**などにより，胆嚢内に白血球や線維が浮遊して**点状エコー**が観察される。

【スラッジエコー（sludge echo）】
- **胆嚢癌**などによる**胆道閉塞**や**長期臥床**により胆汁が鬱滞すると，**胆汁が濃縮**されて**胆砂・胆泥（スラッジ）** と呼ばれる沈殿物が形成され，明瞭な点状エコーまたは腫瘤性所見（スラッジボール）が観察される。

※デブリエコーやスラッジエコーは，体位変換により位置移動が確認できるが，粘稠度が高くなって腫瘤状となったものや，胆嚢壁に付着するように存在する少量の胆砂は，位置移動が認められないこともあり，隆起性病変との鑑別が困難となる。

● 各種肝疾患の超音波所見
【胆嚢結石（cholecystolithiasis）】
- 胆嚢内に結石ができる疾患であり，胆石症のなかで最も頻度が高い。
- 胆石は，成分によって，コレステロール系結石，ビリルビンカルシウム系結石，黒色石などに分類され，それぞれでエコーレベルが異なる。
- 超音波所見として，三日月状の**高エコーの隆起性所見**，**音響陰影（アコースティックシャドー）**，などがみられる。

高エコーを呈する隆起性病変には，その他，胆嚢癌や胆嚢ポリープなどがあるが，結石は体位変換により移動する，音響陰影が出現するといった特徴があり，この特徴を用いて鑑別されている。

図3 音響陰影（無エコー野）

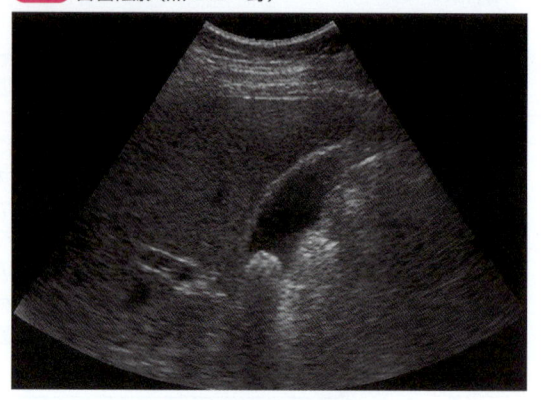

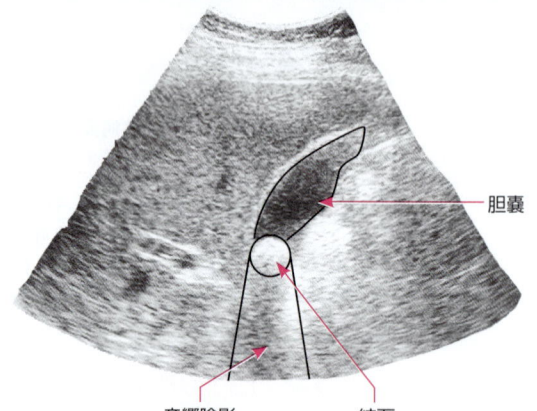

胆嚢
音響陰影（acoustic shadow）（無エコー野）
結石（高輝度隆起性病変）

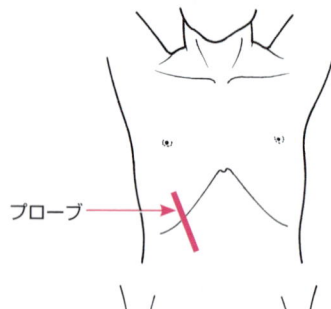

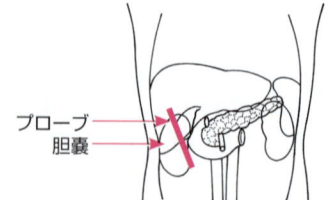

プローブ
プローブ
胆嚢

図4 胆嚢結石

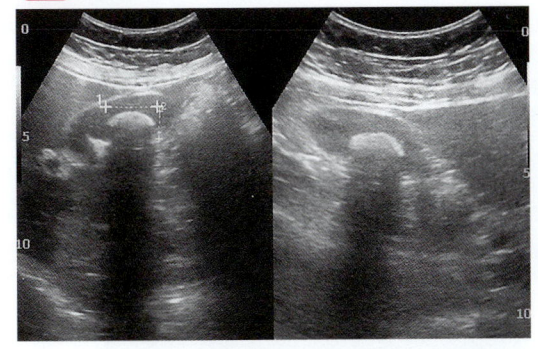

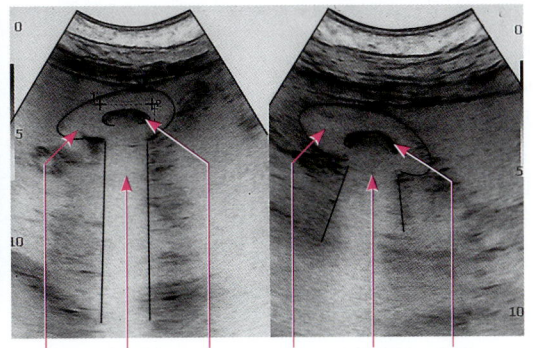

胆嚢　音響陰影　結石　　胆嚢　音響陰影　結石

【胆嚢癌(gallbladder cancer)】
- 胆汁を貯留する胆嚢に癌ができる疾患であり，胆管癌とは区別される。
- 正常では胆嚢壁の厚さやエコーレベルは均一であり，壁厚は3mm以下である。
- 超音波所見として，**胆嚢壁における肥厚やエコーレベルの部分的な途絶**，乳頭状の隆起性所見(直径が15mm以上では癌が疑われる)，胆嚢内腔の不鮮明化，などがみられる。
- 胆嚢癌と胆嚢ポリープ，胆嚢腺筋腫症の鑑別は非常に難しいが，腫瘤の直径が15mm以上で輪郭が不整である場合には胆嚢癌の可能性が高い。

図5 胆嚢癌

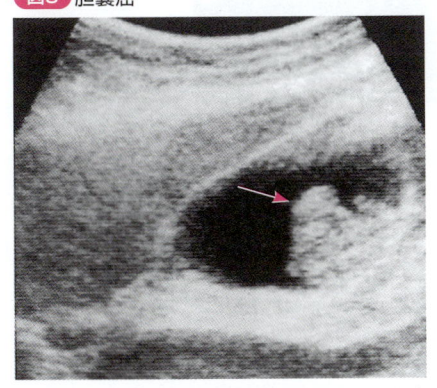

(「94回医師国試F-22」より引用)

【胆嚢ポリープ(gallbladder polyp)】
- 胆嚢内腔に出現する限局性の隆起性病変であり，腫瘍性ポリープ(腺腫:良性，癌:悪性)と非腫瘍性ポリープ(コレステロール)に分類される。
- 超音波所見として，胆嚢壁における**高エコーの隆起性所見**(直径が10mm以下)，多発性腫瘤，などがみられる。

図6 胆嚢ポリープ

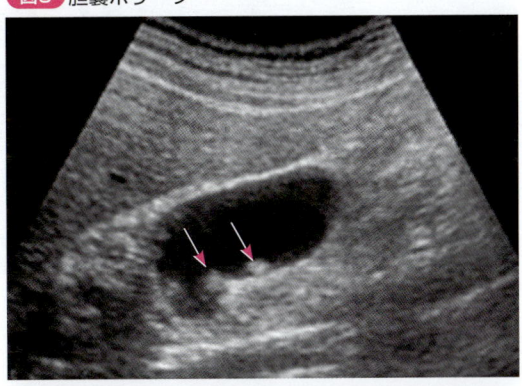

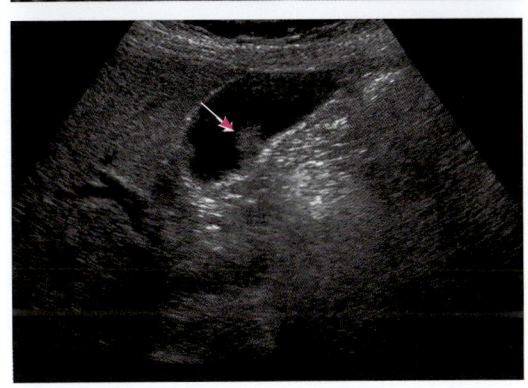

エコー：上腹部

【胆嚢腺筋腫症(gallbladder adenomyomatosis)】
- 胆嚢粘膜上皮が胆嚢壁の筋層まで陥入したRASの増大により，胆嚢壁がびまん性，または限局性に肥厚(3mm以上)する疾患である。
- 超音波所見としては，**コメットサイン**，壁肥厚による胆嚢内部の円形な低エコー，胆嚢壁一部の内腔突出による胆嚢の砂時計様形状，などがみられる。

図7 胆嚢腺筋腫症

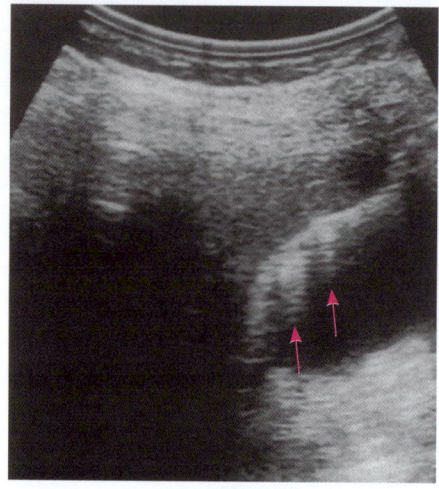

(「101回医師国試A-29」より引用)

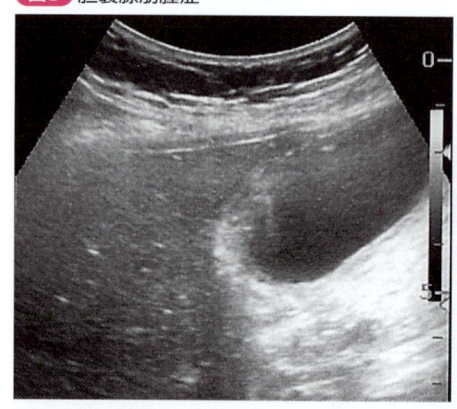

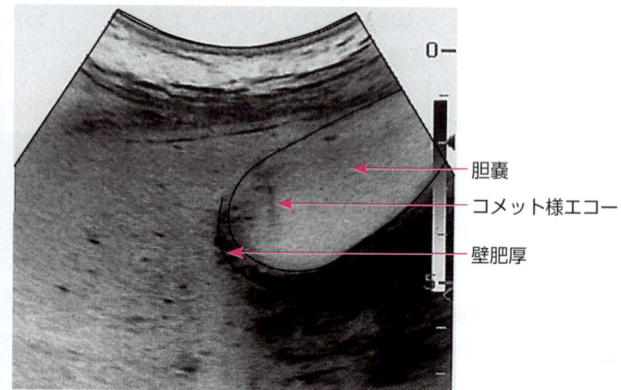

図8 胆嚢腺筋腫症

胆嚢
コメット様エコー
壁肥厚

MEMO

6 エコー：上腹部
ドップラー

●問題番号：64AM-37

Q1 ❶ドップラー超音波検査で発生するアーチファクトはどれか。

1. 折り返し
2. 位相分散
3. 化学シフト
4. クロストーク
5. トランケーション

●問題番号：63AM-36

Q2 ❷腹部超音波検査で正しいのはどれか。**2つ選べ。**

1. 膵臓は食後に観察する。
2. 脾臓は呼気で観察する。
3. 左腎上極は呼気で観察する。
4. 肝腫瘍の診断には造影剤の使用が有用である。
5. 門脈血流量の評価にはカラードップラー法が有用である。

●問題番号：58AM-42

Q3 ❸超音波画像を示す。**誤っている**のはどれか。

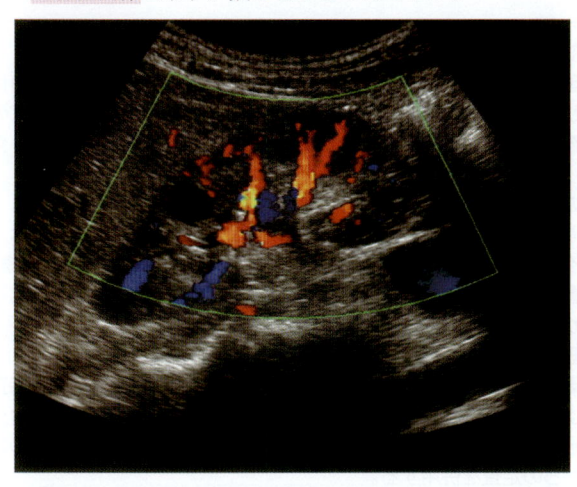

1. Bモード画像を併用している。
2. 腎動脈が青色で表示されている。
3. 早い血流と遅い血流とを同時に表示できる。
4. 探触子に向かう血流が赤色で表示されている。
5. カラーゲインを調節して血流を評価する。

Q1

Key Word ➤➤ ❶ドプラ超音波検査のアーチファクト

解法ナビ ➤➤ ・この問題は，ドプラ超音波検査で出現するアーチファクトに関する知識が問われている。

選択肢解説

【1. 折り返し】 ➡ MRI検査で出現するアーチファクトであるが，ドプラ超音波検査でも出現するので「○」。パルスドプラやカラードプラ表示では，血流速度がパルスくり返し周波数で制限される周波数上限を超えると，時間と血流速度の関係を表した高速フーリエ変換（FFT）波形（グラフ）において上限を超えた周波数成分の上端部分が流速の反対側（グラフの下方）に表示されたり，画像上にて赤色で表示されるべき血管が青色に表示されたりする折り返し現象（エリアシング）が出現する

【2. 位相分散】 ➡ MRI検査で出現するアーチファクトなので「×」
【3. 化学シフト】 ➡ MRI検査で出現するアーチファクトなので「×」
【4. クロストーク】 ➡ MRI検査で出現するアーチファクトなので「×」
【5. トランケーション】 ➡ MRI検査で出現するアーチファクトなので「×」

正解：1

Q2

Key Word ➤➤ ❷腹部超音波検査の正しい検査方法

解法ナビ ➤➤ ・この問題は，腹部超音波検査の方法に関する理解度が問われている。
・検査の流れや臓器ごとの観察方法，検査の特徴について覚えておく必要がある。

選択肢解説

【1】➡ 原則として腹部超音波検査は検査当日絶食とするので「×」
上腹部（肝・胆・膵）を対象とした超音波検査の際には，原則として検査当日は絶食とし，可能な限り午前中に検査を施行する。食後に検査すると，消化管内ガスの影響や胆嚢収縮が検査の妨げになることがある。膵臓は，消化管ガスの影響により全体を観察できない場合がある。

【2】➡ 脾臓は肺からのアーチファクトが最小となる最大呼気時で観察するので「×」
脾臓は，左肋間走査により脾門部を中心に広範囲で描出できるが，脾上極は，肺からのアーチファクトによって一部が欠損されて描出されるため，呼気時で観察される。肋骨による音響陰影が格子状に出現し，脾実質に一部欠損する部分がみられることがあるため注意が必要となる。

【3】➡ 原則として深呼気時で観察するので「×」
左腎は，深吸気時にて左季肋部横走査，左肋間走査または左側腹部背側斜走査により観察し，左腎上極は脾臓を音響窓として描出する。腸管ガスなどがある場合には呼吸の調節により最もよく描出されたところで観察する。腎下極は，腸内ガスの影響を受けにくい背面からの走査を併用する。

【4】➡ 超音波造影剤である微小気泡の使用は肝腫瘍の診断に有用なので「○」
超音波造影剤は微小気泡から構成されており，体内組織に比べて超音波に対する感受性が高い。造影剤を静脈より注入して，肝臓を対象に動脈相，門脈相，後期相で観察し，各時相の造影パターンによって，腫瘍の鑑別診断を行う。その他，肝腫瘍の診断を目的とした検査として，注射筒内で用手撹拌して作成した炭酸ガスの微小気泡を血管造影検査時において経動脈的に注入し，Bモード造影エコー法にて腫瘍の血流画像をリアルタイムに捉えることも行われている。

【5】➡ カラードプラ法は門脈血流の有無や性状の評価に有用なので「○」
カラードプラ法は，血管内の赤血球を反射体として血流走行を把握できることから，肝内外での短絡路（シャント）や側副血行路，血管瘤性病変と嚢胞性病変および胆管拡張との鑑別診断に用いられている。

正解：4と5

Q3

Key Word ▶▶ ❸超音波ドプラ画像

解法ナビ ▶▶ ・この問題は，超音波ドプラ画像に関する理解度が問われている。

選択肢解説 ▶▶ この画像は，カラードプラ法（速度モード）での画像である。
- 【1】➡ 関心領域内で検出した血流をBモード法での画像と重ね合わせて表示しているので「×」
- 【2】➡ 青色で表示されるのは探触子から遠ざかる血流であり，動脈や静脈でカラー選択されるわけではないので「○」
- 【3】➡ 流速の表示が可能であり，速い血流と遅い血流とを同時に表示できるので「×」
- 【4】➡ 探触子に近づく血流は赤色で表示されるので「×」
- 【5】➡ ランダムノイズが発生しない程度にカラーゲインを調整して血流を評価するので「×」

正解：2

One Point Advice

ドプラ法を含めた各種表示方式〔A（amplitude：振幅），B（brightness：明るさ），M（motion：動き）モード〕の特徴について整理して覚えておこう。

エコー：上腹部

MEMO

レベル・アップ / Level Up

●超音波造影剤

- 超音波検査は，造影剤を用いないで病変を検出できる特徴を有するが，微小気泡（マイクロバブル）で構成された造影剤を用いることで，非侵襲的に病変の鑑別診断までも行うことが可能である。
- 肝臓における腫瘤性病変の鑑別診断を目的に，経静脈的に微小気泡を投与して血流情報の把握を行う。

●連続波とパルス波

- 連続波は，送受信を別の探触子が担って常に超音波ビームを出し続けるため，反射強度は得られるが，**時間の特定ができず距離（深さ）が把握できない**。
- パルス波は，送受信を同一の探触子で行うことで送受信した時間を計測できるため，**反射源までの距離（深さ）を特定できる**。
- ある範囲を画像化するBモードやカラードプラなどの表示方法では，時間情報，つまり特定の位置情報が必要であるためパルス波が利用される。

●モニタ表示方式

【Aモード】
- 縦軸に反射強度（振幅），横軸に距離（深さ）を表示する方式である。

【Bモード】
- Aモードの反射強度を輝度に変換して画像表示する方式であり，一般的にBモード表示された画像を「超音波画像」と呼んでいる。

【Mモード】
- 同一走査線上でのビームの送受信をくり返し，得られた反射強度を輝度に変換したものを縦軸に，時間を横軸にして表示する方式である。
- 心臓検査において，弁や心筋の動きなどの時間的位置変化の観察や距離計測の際に使用され，Bモード表示画像も同時に表示される。

【ドプラモード】
- 生体内の血行動態や血流速度などを非侵襲的に把握するために利用されている。
- プローブに近づく血流の周波数は高く，遠ざかる血流の周波数は低くなるといったドプラ効果が利用されている。

①連続波ドプラ法（continuous wave doppler：CWD）
- 連続的な超音波ビームを使用し，送受信された周波数の差（ドプラシフト周波数）を解析して，時間を横軸に，血流速度を縦軸にしたFFT（fast fourier transform）波形を表示する方法である。
- リアルタイムに血流波形を表示でき，最大流速を把握できる。
- 距離（深さ）は把握できないが，非常に高速な動きを捉えることができる。

②パルスドプラ法（pulsed wave doppler：PWD）
- Bモード表示画像とFFT波形を同時に表示するため，電子スキャン方式にて超音波の送受信を交互に行う。
- 1枚の断層像の作成には2倍の時間を要するため，Bモード表示画像のリアルタイム性が低下する。
- Bモード表示画像上の血管などの目的部位にサンプルゲートを設け，その位置からのドプラシフト周波数を解析してFFT波形を表示する。
- FFT波形は，プローブに向かってくる流速が基線（ゼロレベル）より上側に，遠ざかる流速が基線より下側に表示され，血流速度はもとより血管内の速度分布も把握できる（図1）。

図1 FFT波形

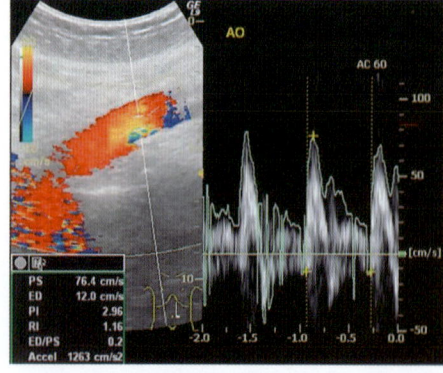

a　プローブに向かってくる血流

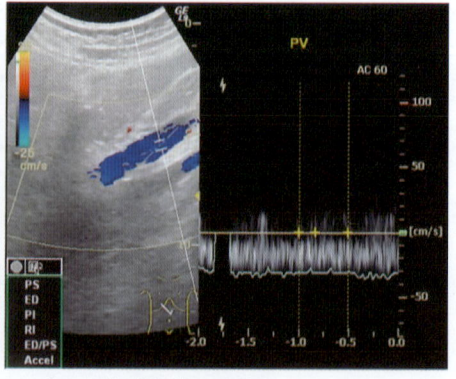

b　プローブから遠ざかる血流

- ドプラシフト周波数の解析はパルスくり返し周波数の影響を受けるため，連続波ドプラ法とは異なり，高速な動きを捉えることができない。
- 血流速度がパルスくり返し周波数で制限される周波数上限を超える場合，FFT波形上で上限を超えた周波数成分の上端部分が流速の反対側に表示される「**折り返し現象（エリアシング）**」が発生する。
- 折り返し現象は，基線をシフトさせる方法や，パルスくり返し周波数を変化させて測定可能な最大流速を変化させる方法により改善される。
- 任意の部位の血流速度を把握できるが，測定できる深さや速度に制限がある。

③**カラードプラ法(color doppler imaging：CDI)**
- パルス波を用いて，受信ビーム上の血流速度や方向などの血行動態をBモード画像上にカラー表示してリアルタイムに観察する方法である。
- 血流方向は，**プローブに近づいてくる血流が赤色**に，**プローブから遠ざかる血流が青色**に表示され，色の明るさや他の色合いを利用して，血流速度や血流の乱れ（分散）度合いが表示される。
- 連続波ドプラ法やパルスドプラ法に比べて広範囲の血流情報が得られ，血流情報を波形ではなく色として表示できるため，**心臓での弁狭窄や逆流**などの異常血流の位置や範囲の把握が容易となる。
- 側副血行路などの蛇行した血流では，カラー表示が途絶して観察されることがある。
- パルスドプラ法と同様，血流の平均速度が測定範囲を超えると，**折り返し現象（エリアシング）**が発生し，画像上にて赤色で表示されるべき血管が青色に表示されるような色の反転が起こる（図2）。

図2 折り返し現象（エリアシング）

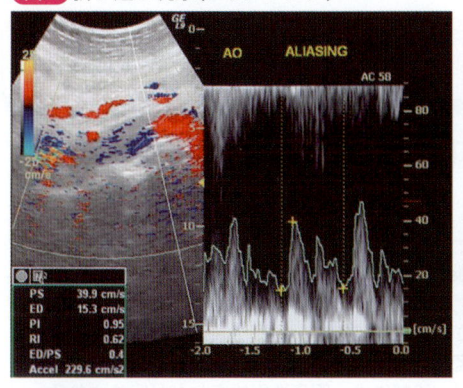

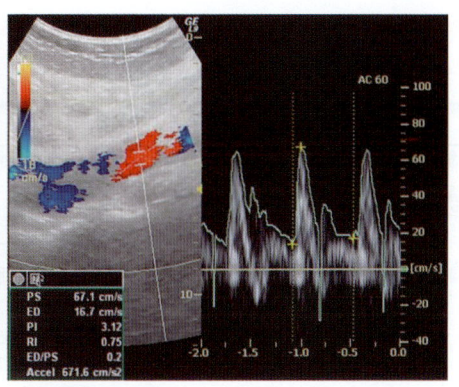

a 改善前　　b 改善後

④**パワードプラ法**
（power doppler imaging：PDI）
- カラードプラ法と同様，血行動態をBモード画像上にカラー表示する方法であるが，ドプラシフトを平均流速で表示するカラードプラ法とは異なり，**血管の太さや血流量で変化する反射信号の強度を表示**する。
- 血流方向のカラー表示はできないが，低速血流の血管や細い血管，蛇行した血管などの表示は可能である（図3）。

図3 パワードプラ画像

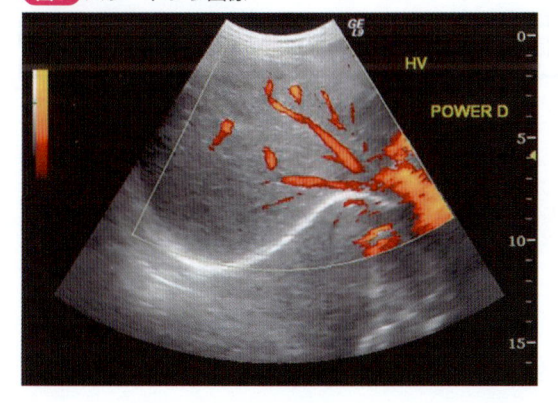

【ハーモニックイメージング】
- ハーモニック（高調波）とは，生体内に入射された超音波の伝搬による非線形化（歪み）により，送信された超音波の周波数が整数倍の周波数となる波のことである。
- 臨床では，受信された信号から2倍の周波数となる高調波のみを用いて画像表示されている。

①ティッシュハーモニックイメージング
- 生体内組織で発生する整数倍の高調波成分を利用して画像表示する方法である。
- 従来の画像に比べて**信号対雑音比（S/N比）は低下**するが，高調波は音響インピーダンスが大きく異なる組織で発生しやすいことから**心臓や胆嚢の描出能に優れ，アーチファクトが軽減される**。

②コントラスト（造影）ハーモニックイメージング
- 微小気泡である超音波造影剤によって発生する高調波成分を利用して画像表示する方法である。

7 エコー：骨盤腔内
子宮

●問題番号：60AM-43

Q1
❶超音波検査の対象となる疾患はどれか。**2つ選べ。**

1. 脳動脈瘤
2. 加齢黄斑変性症
3. 乳癌
4. 子宮筋腫
5. 転移性骨腫瘍

Q1

Key Word ▶▶▶ ❶超音波検査の対象疾患

解法ナビ ▶▶▶
- この問題は，超音波検査はもとより各種画像検査における対象疾患についての知識まで問われている。

選択肢解説

【1. 脳動脈瘤】	⇒ 頭蓋骨内における脳動脈疾患であり，超音波は骨を通過しないので「×」。診断には，MRI検査（MRA）やCT検査（3D-CTA），脳血管造影検査が実施される
【2. 加齢黄斑変性症】	⇒ 眼底内の網膜にある黄斑部の変性疾患であり，超音波検査では診断できないので「×」。診断には，眼底造影検査などが実施される
【3. 乳癌】	⇒ 超音波検査の適応疾患なので「〇」。その他，乳癌の診断には，マンモグラフィ検査やCTおよびMRI検査が実施される
【4. 子宮筋腫】	⇒ 超音波検査の適応疾患なので「〇」。その他，子宮頸癌の診断には，MRI検査や子宮卵管造影検査，子宮鏡（内視鏡）検査が実施される
【5. 転移性骨腫瘍】	⇒ 癌や肉腫の骨転移疾患であり，超音波は骨を通過しないので「×」。診断には，核医学検査（骨シンチ）やX線単純検査，CTおよびMRI検査が実施される。転移性骨腫瘍は，X線画像上で，骨破壊像（低吸収域）や骨硬化像（高吸収域），および両者の混在像を呈する

正解：3と4

ウラ技

- 超音波は骨を通過せず，気体中では伝わりにくい。
  ⇒ 頭蓋骨内や肺，消化管内の観察には適さない。

One Point Advice
超音波検査の特徴と適応疾患についてしっかり覚えておこう。

レベル・アップ / Level Up

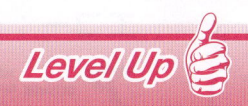

●骨盤腔内の超音波検査

【体表面からの走査】

- 骨盤腔内臓器（子宮，卵巣，膀胱，精嚢，前立腺など）を広範囲に観察するために行われる。

図1 骨盤腔内臓器の解剖

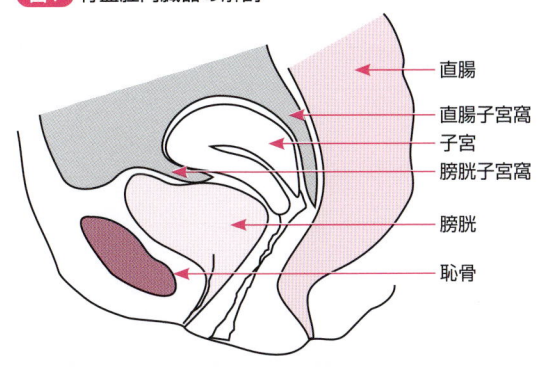

（直腸，直腸子宮窩，子宮，膀胱子宮窩，膀胱，恥骨）

- 恥骨直上からプローブを走査させて膀胱を音響窓とし，その後方に位置する臓器を観察する。
- 明瞭な画像を得るためには，**膀胱内に尿を充満させる**ことが必要である。

【経直腸・経腟的走査】

- ラジアルプローブを用いて骨盤腔内臓器の微細な変化を観察するために行われる。
- 前立腺は経直腸下で観察され，子宮や卵巣は経腟下で観察される。
- **膀胱**を音響窓として利用しないため，**充満させる必要はない**。
- 超音波の中心周波数は，体表面からの走査の際に利用する周波数に比べて高い。

図2 体表面からの下腹部縦走査（女性）

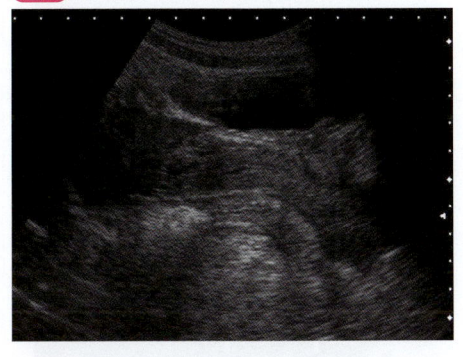

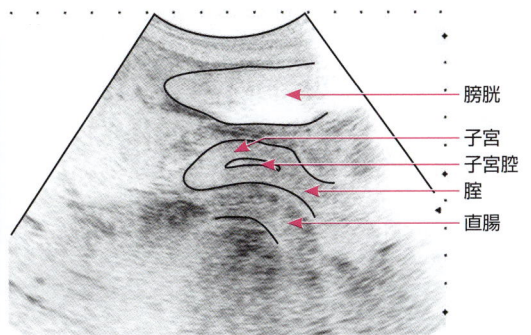

（膀胱，子宮，子宮腔，腟，直腸）

図3 体表面からの下腹部横走査（女性）

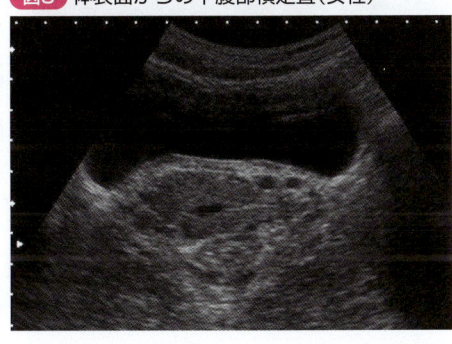

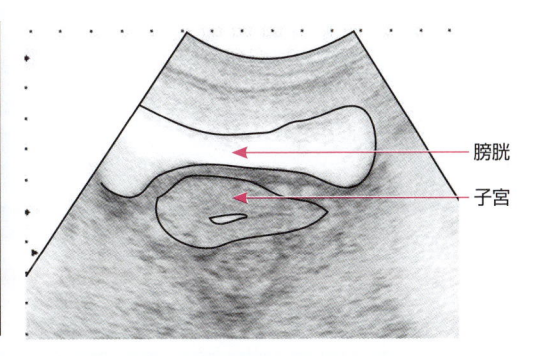

（膀胱，子宮）

エコー：骨盤腔内

8 エコー：その他
アーチファクト

●問題番号：60AM-45

Q1 ❶超音波検査と**関係ない**アーチファクトはどれか。

1. 多重反射
2. 鏡面現象
3. 折り返しアーチファクト
4. 打ち切りアーチファクト
5. サイドローブアーチファクト

●問題番号：59AM-42

Q2 ❷超音波検査のアーチファクト**でない**のはどれか。

1. ニボー
2. 多重反射
3. レンズ効果
4. サイドローブ
5. 鏡像（ミラーイメージ）

●問題番号：59AM-43

Q3 ❸超音波画像を示す。矢印が示すアーチファクトへの対処方法で正しいのはどれか。**2つ選べ**。

1. 周波数を変える。
2. ゲインを調整する。
3. プローブによる圧迫強度を変える。
4. 反射面に対するビーム角度を変える。
5. 同種類の別のプローブと取り替える。

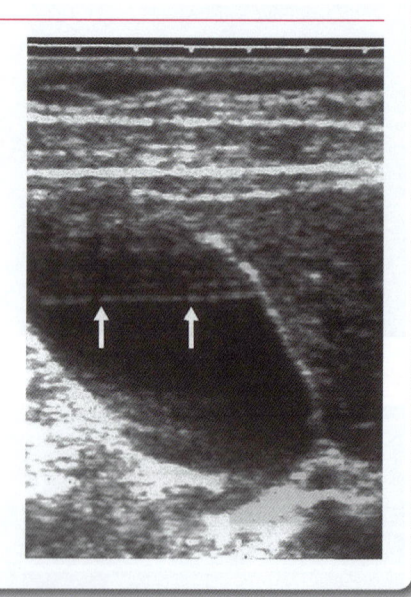

Q1
Key Word ▶▶ ❶超音波検査のアーチファクト

解法ナビ ▶▶ ・この問題は，超音波検査で出現するアーチファクトに関する知識が問われている。

選択肢解説

【1. 多重反射】	➡ 超音波検査で出現するアーチファクトなので「×」
【2. 鏡面現象】	➡ 超音波検査で出現するアーチファクトなので「×」
【3. 折り返しアーチファクト】	➡ 超音波検査で出現するアーチファクトなので「×」
【4. 打ち切りアーチファクト】	➡ MRI検査で出現するアーチファクトなので「○」
【5. サイドローブアーチファクト】	➡ 超音波検査で出現するアーチファクトなので「×」

正解：4

Q2

Key Word ▶▶▶ ❷超音波検査におけるアーチファクト

解法ナビ ▶▶▶ ・この問題もまた，超音波検査で出現するアーチファクトに関する知識が問われている。

選択肢解説

【1. ニボー】 → 単純X線撮影の際にみられる画像所見なので「○」
【2. 多重反射】 → 超音波検査で出現するアーチファクトなので「×」
【3. レンズ効果】 → 超音波検査で出現するアーチファクトなので「×」
【4. サイドローブ】 → 超音波検査で出現するアーチファクトなので「×」
【5. 鏡像（ミラーイメージ）】→ 超音波検査で出現するアーチファクトなので「×」

正解：1

ウラ技

・超音波検査で出現するアーチファクト
多重反射，サイドローブ，鏡面現象（ミラーイメージ），レンズ効果，音響陰影（アコースティックシャドー），後方エコー増強（音響増強），側方（外側）陰影，折り返しアーチファクト（エリアシング）など

Q3

Key Word ▶▶▶ ❸超音波画像上のアーチファクト

解法ナビ ▶▶▶ ・この問題は，超音波画像上に出現するアーチファクトの対策方法についての理解度が問われている。

選択肢解説

この画像上のアーチファクトは，腹壁による多重反射が原因である。
【1】→ 周波数を変化させると指向性や分解能は変化するがアーチファクトは軽減できないので「×」
【2】→ 受信信号の増幅度であるゲインを調整すると画像の輝度（明るさ）は変化するがアーチファクトは軽減できないので「×」
【3】→ プローブの圧迫を弱めたりすることで軽減できるので「○」
【4】→ 反射面に対するビーム角度を変化させることで軽減できるので「○」
【5】→ プローブの故障によって出現したものではないので「×」

正解：3と4

One Point Advice

超音波検査で出現するアーチファクト（偽像）のなかには，画像診断に有用な情報源として利用されるものもあるため，しっかり理解しておこう。また，折り返しアーチファクトのように，他のモダリティによる検査でも同様の名称のアーチファクトが出現するため，混同しないよう整理して覚えておこう。

レベル・アップ / Level Up

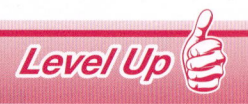

●超音波アーチファクト

【多重反射】

- 超音波ビーム上に強い反射面（音響インピーダンスが大きく異なる組織）が狭い間隔で平行に存在すると，プローブと反射面間で超音波の反射がくり返され，アーチファクトが出現する。
- 反射面間で超音波が減衰されにくく，超音波ビームと反射面が垂直である場合に出現しやすい。
- 多重反射によるアーチファクトは，プローブと反射体の距離の整数倍の間隔で等間隔に描出される。
- 腹壁での多重反射によって胆嚢内にアーチファクトが出現することがある。
- コメット様エコーは多重反射による現象であり，反射体が非常に小さく，かつ反射面が隣接する場合に出現する。
- プローブの圧迫を調節したり，反射面に対するビームの入射角度を変えたり，プローブを回転させたりすることで改善できる。

図1 多重反射

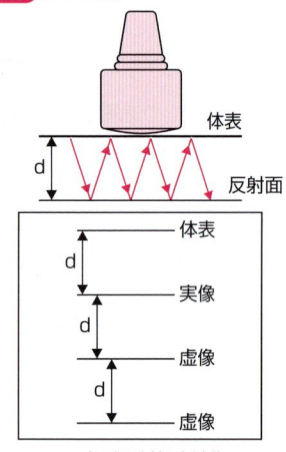

a 多重反射超音波像

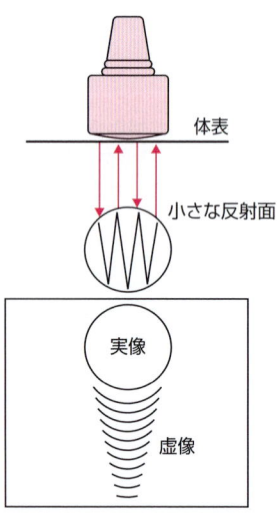

b コメットサイン超音波像

【サイドローブ】

- 振動子から直角方向に送信される超音波ビームを「メインローブ（主極）」と呼ぶのに対し，メインローブに沿って放射状に送信される弱いビームを「サイドローブ（副極）」と呼ぶ。
- サイドローブは微弱なため，通常，診断の妨げにならないが，サイドローブ上に消化管内ガスや結石などの反射の強い物質が存在した場合，反射された信号とメインローブからの反射信号が同時に受信され，アーチファクトが出現する。
- プローブを回転させて異なる方向から観察することで対処できる。

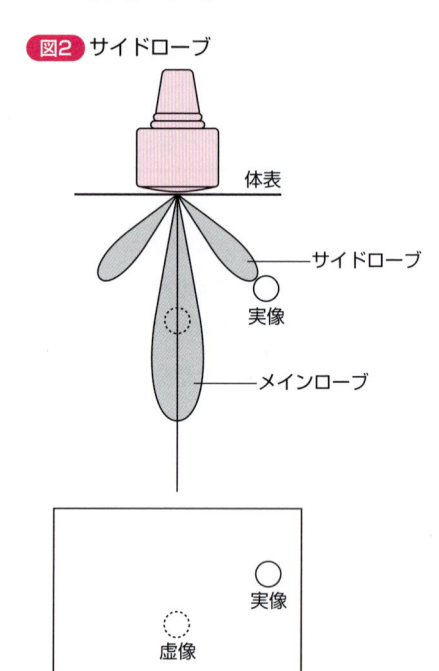

図2 サイドローブ

サイドローブ超音波像

【鏡面(ミラー)効果:反射】

- 走査線上に，音響インピーダンスの差が大きな横隔膜などの組織が斜めに存在すると，反射された超音波の一部は異なる方向に進む。その方向に強い反射体がある場合，反射されたビームが走査線上に戻って受信される。そのため，走査線上の強い反射体の後方にアーチファクトが出現する。
- 走査線上の強い反射体が鏡のような役割となることから「鏡面効果(反射)」と呼ばれる。
- 肝臓内に腫瘤や囊胞などがあると，横隔膜を挟んだ対称の位置にアーチファクトが描出されることがある。

図3 鏡面効果

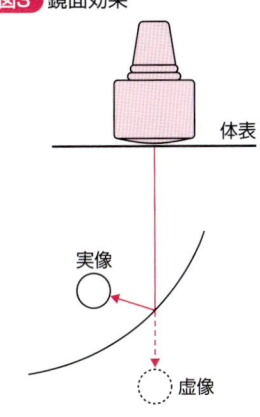

【グレーティングローブ】

- セクタ走査において，振動子からの球面波の相互干渉により合成された波面が目的以外の方向に進むことで，視野角度外に存在するものが画像内に描出される。
- 利用する周波数が同じであれば，振動子間の間隔を小さくすることで出現しにくくなる。

【レンズ効果:屈折】

- 超音波ビームが音速の異なる組織に斜めに入射すると屈折が生じ，屈折された方向に強い反射体があると反射されたビームは走査線上に戻って受信され，実像と外れた位置に反射体によるアーチファクトが出現する。
- 腹直筋のような周囲の構造と音速の異なる組織がある場合，その後方にある腹部大動脈や上腸間膜動脈などのアーチファクトが描出される。
- 外側(側方)陰影は，球状を呈する腫瘤性病変の外側における超音波の屈折により，病変の外側後方に出現する低信号の画像所見であり，被膜を伴う肝細胞癌でみられる。

エコー:その他

MEMO

9 エコー：その他
プローブ

● 問題番号：62AM-24

Q1 ❶ 超音波プローブの写真を示す。種類はどれか。

1. セクタ
2. リニア
3. アーク
4. ラジカル
5. コンベックス

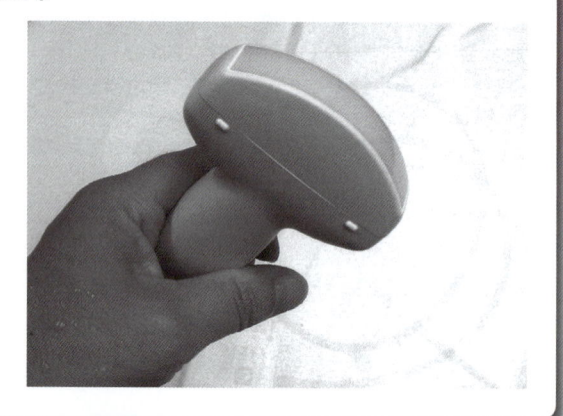

Q1

Key Word ▶▶ ❶ 超音波プローブ

解法ナビ ▶▶ ・この問題は、超音波プローブの形状に関する知識が問われている。

選択肢解説

【1. セクタ】	→	セクタとは「扇状」を意味し、プローブの先端（接触面）が小さいので「×」
【2. リニア】	→	リニアとは「直線」を意味し、プローブの先端が矩形なので「×」
【3. アーク】	→	アークとは「円弧」を意味し、プローブから円弧状（アーク状）に超音波ビームを放射して超音波画像を得る走査なので「×」
【4. ラジカル】	→	ラジカルとは「不対電子をもつ原子や分子、あるいはイオン」のことを指すので「×」。ラジカルプローブは体腔内から前立腺などを360度の視野で観察できる
【5. コンベックス】	→	コンベックスとは「凸面」を意味し、プローブの先端が丸みを帯び、接触面がセクタに比べて広いので「○」

正解：5

ウラ技

表1 探触子の特徴

	リニア	セクタ	コンベックス
画面	矩形	扇形	扇形
ビーム方向	垂直	放射状	放射状
接触面	平面	平面	弧状
視野	狭い	広い	広い

One Point Advice
超音波プローブの種類や特徴、周波数や適応部位などを整理して覚えておこう。

レベル・アップ   Level Up

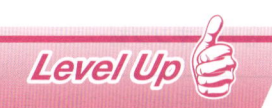

●スキャン方式の種類と用途

- 超音波画像（断層像）は，走査線の方向を変えながら超音波の送受信をくり返すこと（スキャン）で得られる。
- 電子スキャン方式は，プローブ先端に配列した振動子を電子スイッチや遅延回路などで制御するもので，リニア電子スキャン，セクタ電子スキャン，コンベックス電子スキャンが代表的である。

表2 電子スキャン方式の種類と特徴

①リニア電子スキャン	・プローブは振動子が直線上に配列されている。 ・1回の送受信ごとに駆動する素子群をずらしながらスイッチを切り換えてスキャンする。 ・振動子の口径が十分大きくないと超音波は球面状に広がるが，複数の振動子に同時にパルス電圧を加えることで球面が合成されて平面波となり，ビームとしての方向性をもつ。
②セクタ電子スキャン	・プローブは振動子が直線的に配列されている。 ・それぞれの振動子に遅延時間を設けて順次駆動させ，セクタ状にスキャンする。 ・通常は±45°の視野角が得られる。 ・リニアやコンベックスとは異なり，どの方向のビームにもすべての素子を駆動させる。
③コンベックス電子スキャン	・プローブは振動子を凸状に配列してあり，振動子群をずらしながらスキャンする。

表3 各操作方式の特徴と用途

操作方式	リニア	セクタ	コンベックス	ラジアル	アーク
操作形状	送信点（矩形）	送信点（扇形）	送信点（凸形扇形）	送信点（円形）	送信点（弧形）
周波数	3〜10MHz	2.5〜5MHz	3〜7MHz	3〜7MHz	3〜7MHz
近距離視野	大	小	中	―	大
深部視野	大	小	中	―	大
用途	腹部	心臓・腹部	腹部	前立腺	甲状腺

エコー：その他

●プローブ（探触子）の構造

- プローブは，接触部分から順に，音響レンズ，音響整合層，圧電振動子（素子），バッキング材で構成されている。

①音響レンズ

- シリコンゴムでできた凸状レンズである。
- 屈折を利用して送信する超音波ビームをスライス厚方向に集束させることで分解能を高め，また，円滑に生体内へ伝搬させるために利用されている。なお，スキャン方向への集束は電子フォーカスが担っている。

②音響整合層

- 音響インピーダンスの高い圧電振動子と低い生体組織間を介する層状の媒体であり，厚さが$\lambda/4$に設定されている。
- 音響インピーダンスの差を小さくさせることで，超音波ビームを効率よく生体内へ伝搬させるために利用されている。

③圧電振動子（素子）

- 素材には，一般的にセラミック圧電材であるPZT（ジルコン酸チタン酸鉛）が使用され，高周波の超音波を送信する場合には，高分子圧電材であるPVDF（ポリフッ化ビニリデン）なども用いられている。
- ピエゾ効果を利用して超音波の送受信を行っている。
- 振動子の厚さを薄くすると発信する超音波の周波数は高くなり，厚くすると周波数は低くなる。

④**バッキング材**
- 振動しにくい合成ゴムなどの素材でできており、振動子の背面に貼付されている。
- 後方への超音波の反射を吸収させて共振（響き）を抑制し、パルス幅を短くするために用いられている。

図1 電子スキャン方式におけるプローブの構造

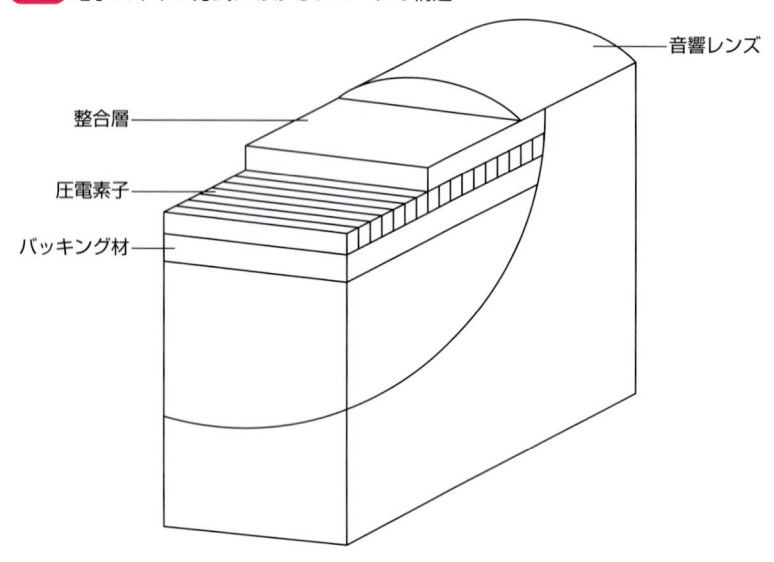

- 音響レンズ
- 整合層
- 圧電素子
- バッキング材

MEMO

7
眼底

1 画像解剖

眼底：写真

●問題番号：59AM-48

Q1

❶眼底写真を示す。**誤っている**のはどれか。

1. Aは視神経乳頭である。
2. Bは黄斑部である。
3. 中心窩は黄斑部に存在する。
4. 太く暗赤色に描出されているのが静脈である。
5. 写真は右目である。

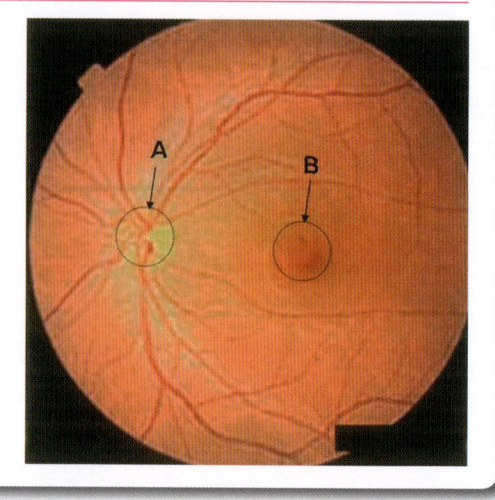

Q1

Key Word ▶▶▶ ❶眼底写真

解法ナビ ▶▶▶ ・この問題は，眼底写真の解剖と色調についての知識が問われている。

選択肢解説 ▶▶▶

【1. A：視神経乳頭】 ➡ 矢印Aは網膜の血管が出入りしていることから，視神経乳頭なので「×」

【2. B：黄斑部】 ➡ 矢印Bは周囲に比べて色調が暗いことから，黄斑部なので「×」

【3. 中心窩：黄斑部】 ➡ 中心窩は黄斑の中心部分なので「×」

【4. 太く暗赤色：静脈】 ➡ 動脈は鮮明な赤色を呈し，静脈は動脈よりも太く暗い赤色を呈するので「×」

【5. 右目】 ➡ 視神経乳頭が黄斑に対して鼻側にあることから，上記写真は左目なので「○」

正解：5

レベル・アップ / Level Up

●眼底写真撮影

【目的】

・眼底とは，人間の身体の中で血管を直接観察できる唯一の場所である。
・眼底写真撮影は，さまざまな疾患（緑内障や網膜症など）のスクリーニングとして人間ドックなどで実施されている。
・眼底写真撮影は，眼疾患のみならず，**高血圧**や**糖尿病**などの全身疾患の発見や治療にも役立っている。

【無散瞳型眼底カメラ】

- 眼底写真撮影には，自然散瞳下で撮影する「無散瞳型眼底カメラ」と散瞳薬を点眼して撮影する「散瞳型眼底カメラ」が利用される。
- 人間ドックや検診などのスクリーニングでは，無散瞳型眼底カメラを用いて撮影されている。
- 診療放射線技師は，無散瞳型眼底カメラを用いた撮影のみ実施できる。
- 無散瞳型眼底カメラは，**45°**の画角で撮影されるため，大きな瞳孔径が必要となる。
- 無散瞳型眼底カメラを用いた撮影では，暗室での自然散瞳が利用されるため観察視野に限界があり，**網膜中心部**（**後極部**）の観察が主となる。
- 眼底の周辺部に生じるような疾患の観察では，無散瞳型眼底カメラを用いた撮影は不向きである。
- 近年，ステレオ画像（立体観察）やパノラマ画像（広範囲観察）が作成され，診断に利用されている。

図1 無散瞳型眼底カメラ（高感度CCDカメラ内臓）

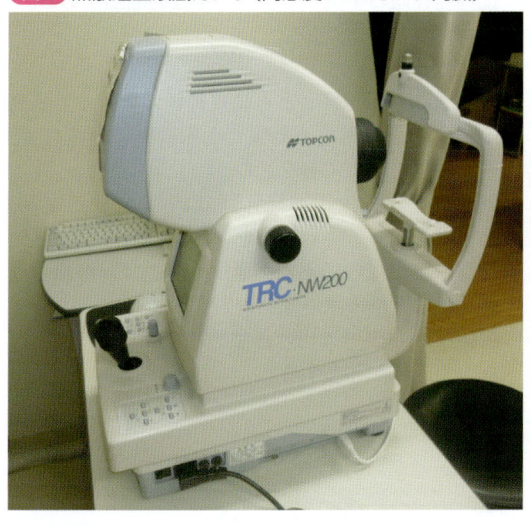

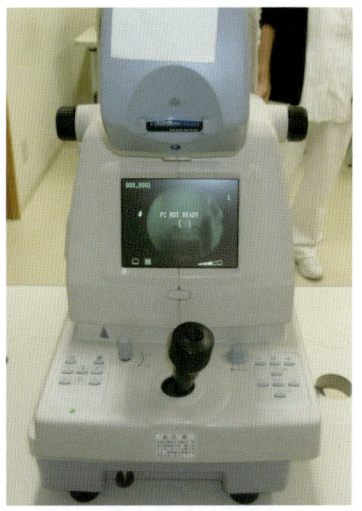

（トプコン社製）

【無散瞳型眼底カメラを用いた撮影方法】

- 検査前に，カメラの動作や電球切れ，指紋やほこりのレンズ付着などの確認を行う。
- 自然散瞳を利用して撮影するため，室内を暗くする。
- 撮影時での固視は，固視灯や声掛けにて行う。
- 撮影時に片眼を閉じると固視が安定しないため，両眼を開いた状態で行う。
- 黄斑部を中心に撮影すると動静脈交叉現象などの判定が困難となるので，**乳頭**と**黄斑部の中間**を中心にする。
- 撮影に時間を費やすと瞼が下がり，眼に涙が溜まってピントが合いづらくなるため，素早く行う。
- 眼瞼下垂や睫毛が入り込むような被検者の撮影では，撮影する側と反対側の手を用いて眼瞼を挙上させる。
- 撮影は，疾患の有無に関係なく**両側**で実施する。
- 従来の装置では，ストロボの発光（白色光）により縮瞳や残像が生じたため，次の撮影までに時間を要したが，最近の装置では，高感度検出器であるCCDカメラが利用され，白色光の光量を低くできるため，撮影後待たずに対側の撮影を実施できる。
- 従来はフィルムに出力して観察していたが，最近ではデジタル画像として表示できるため，検査直後に画像を確認できる。
- 無水晶体眼や強度近視眼の被検者では，補助レンズを装置側に装着して撮影することがある。

図2 撮影時の様子

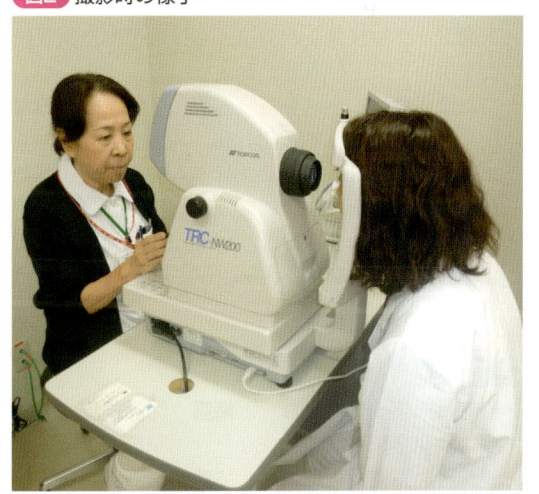

【蛍光眼底造影検査】
- 脈絡膜の循環動態や網膜の血管形状（拡張や蛇行，毛細血管瘤など），血管閉塞，新生血管などの観察を目的として実施され，治療方針の決定に有用である。
- 肘静脈から造影剤（網膜血管の観察ではフリオレセインナトリウム，脈絡膜血管の観察ではインドシアニングリーン）を注入して，経時的に撮影する。
- 造影剤を用いるため，アナフィラキシーショックに注意する必要がある。

【眼底写真フィルタ撮影】
- 特定の波長を通すフィルタを用いて，網膜の深さによって異なる病変を描出する撮影法である。
- **短波長**の青緑の光で撮影すると**浅層**に存在する神経線維層や網膜色素上皮層が観察され，**長波長**の赤い光で撮影すると**深層**に存在する脈絡膜が観察される。
- 緑内障患者の乳頭陥凹や視神経線維束欠損などの観察に有用である。

【眼圧】
- 眼圧とは，眼球形態を維持するための眼球内の圧力のことである。
- 眼圧は，毛様体で産生される房水の産生量と排出量のバランスによって一定に保たれている。
- 房水の排出量が産生量を下まわると眼圧が高くなる。
- 房水は眼圧調節のほかに，角膜や水晶体への栄養や酸素供給を行っている。
- 眼圧が低いと，眼球が萎縮して網膜にしわがより，視力低下や網膜剥離が起こることがある。
- 人間ドックや検診などでは，非接触型の空気眼圧計を用いて眼圧を測定する。
- 空気眼圧計は，空気を角膜表面に噴射して角膜が圧平される空気圧を測定する。
- 正常値は10～21mmHgで，日本人の平均眼圧は約15mmHgである。
- 眼圧は日内変動をきたし，10mmHgの変動を超える場合は異常とみなされる。

● 眼底の解剖と色調
【眼底】
- 眼底は，硝子体側から，①**網膜**，②**脈絡膜**，③**強膜**の3層で構成されている。
- 視神経乳頭は，黄斑に対して**鼻側**にあり，**黄斑**の中心には中心窩が存在する。
- 網膜静脈は，網膜動脈に比べて**太い**。

【黄斑・中心窩】
- 黄斑は，視神経乳頭より耳側に位置し，**物を見る**中心部分である。
- 中心窩は，黄斑の中心部分であり，正常ではわずかな**凹み**がある。

【視神経乳頭】
- 視神経乳頭は，網膜の視細胞で集めた情報を脳に伝える視神経が眼球外へ出ていくところである。
- 視神経乳頭の大きさは，正常で直径1.5mm～1.9mm程度であり，縦長の楕円形を呈し，網膜に分布する動静脈が出入りする。
- 視神経乳頭の中央には軽度の**生理的陥凹**がある。

【網膜血管】
- 眼動脈は，視神経とともに視神経管を通って眼窩内に入り，網膜中心動脈と毛様動脈に分岐して，網膜や脈絡膜に栄養を送る。
- 網膜中心動脈は**視神経乳頭**で4本の分枝となり，終末動脈であるため吻合をもたない。
- 網膜の流出血管である網膜中心静脈は，海綿静脈洞または上下の眼静脈に流入する。
- 脈絡膜から眼外に出る静脈を「渦静脈」と呼び，4本の渦静脈が存在する。

図3 右眼球水平断像

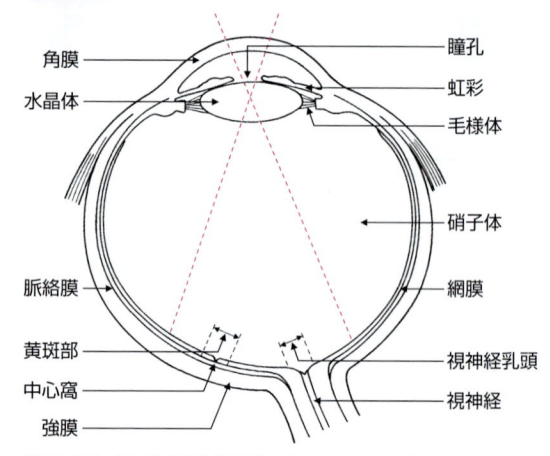

角膜，水晶体，瞳孔，虹彩，毛様体，硝子体，脈絡膜，網膜，黄斑部，視神経乳頭，中心窩，視神経，強膜

（福士政広 編：診療放射線技師イエロー・ノート 3rd edition, p.238, メジカルビュー社, 2012.）

【眼底の色調】
- 眼底写真はカラー表示されるため，眼底内の網膜や脈絡膜，血管，出血などの色調を確認できる。
- 眼底の色は，網膜色素上皮，脈絡膜のメラニン，強膜，血液のヘモグロビンから構成され，一般的には**茶褐色**を呈し，**黄斑部**（後極部網膜）で暗調となる。
- 眼底の色は，加齢に伴い，茶褐色からオレンジ色，黄色の順に変化する。
- 正常の網膜は半透明の膜であるため，その下の網膜を栄養している脈絡膜の模様が透けてわずかに見える。

- 視神経乳頭の色は，正常では**黄白色**を呈する。
- 眼底血管の色は，動脈で鮮明な**赤色**を呈し，静脈で**暗い赤色**を呈する。

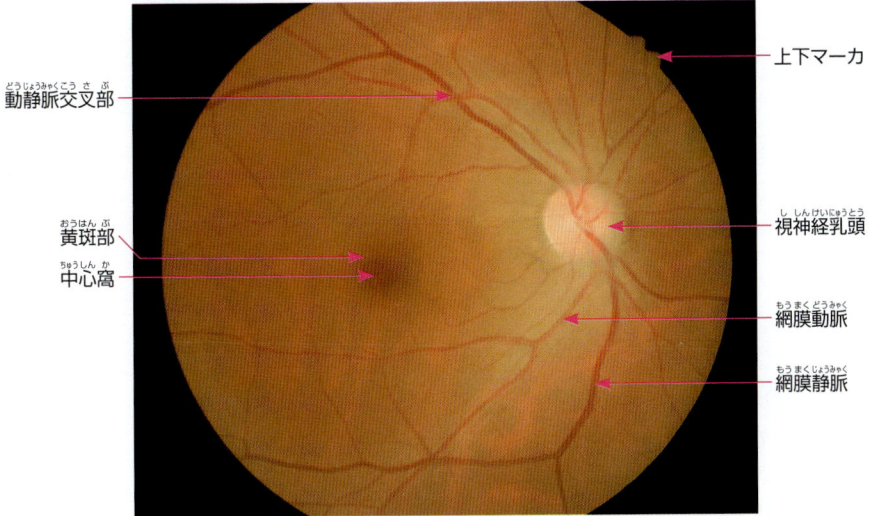

図4 右眼球写真

(図:右眼球の眼底写真。ラベル:動静脈交叉部，黄斑部，中心窩，上下マーカ，視神経乳頭，網膜動脈，網膜静脈)

MEMO

2 疾患

眼底：診断

●問題番号：59AM-47

Q1 ❶無散瞳眼底写真撮影で**発見できない**のはどれか。
1. 視神経萎縮
2. 網膜剥離
3. 角結膜乾燥症
4. 加齢黄斑変性
5. 網膜静脈閉塞症

●問題番号：58AM-47

Q2 ❸眼底撮影で正しいのはどれか。
1. 中心窩から動脈と静脈とが出入りする。
2. 中心窩は視神経乳頭内にある。
3. 散瞳薬は静脈注射する。
4. 白血病ではドーナツ状の出血がみられる。
5. 網膜中心動脈が閉塞されると視神経乳頭だけ描出される。

Q1

Key Word ▶▶▶ ❶無散瞳眼底写真撮影

解法ナビ ▶▶▶ ・この問題は，眼底写真撮影の対象疾患に関する理解度が問われている。

選択肢解説 ▶

各選択肢には解剖学的名称が含まれており，眼底部に存在しないものを選択することで正解を導くことができる。

【1. 視神経萎縮】 ➡ 視神経乳頭は眼底部に存在しているので「×」
【2. 網膜剥離】 ➡ 網膜は眼底部に存在しているので「×」
【3. 角結膜乾燥症】 ➡ 角膜や結膜は眼底部に存在しないので「○」
角結膜乾燥症は「ドライアイ」とも呼ばれ，眼球表面の乾燥により，異物感，結膜充血，疲労感，痛みなどや，視機能異常を伴う症状である。
【4. 加齢黄斑変性】 ➡ 黄斑は眼底部に存在しているので「×」
【5. 網膜静脈閉塞症】 ➡ 網膜静脈は眼底部に存在しているので「×」

正解：3

MEMO

Q2

Key Word ▶▶ ❷眼底撮影

解法ナビ ▶▶ ・この問題は，眼底に関するすべての知識が問われている。

選択肢解説 ▶▶
- 【1】➡ 動静脈が出入りするのは視神経乳頭なので「×」
- 【2】➡ 中心窩は黄斑内に存在するので「×」
- 【3】➡ 散瞳薬は点眼されるので「×」
- 【4】➡ 白血病ではドーナツ状を呈する「ロート斑」と呼ばれる特徴的な眼底出血が認められることがあるので「○」
- 【5】➡ 網膜中心動脈が閉塞されても視神経乳頭だけが描出されることはなく，黄斑部やその他の眼底部も描出されるので「×」

正解：4

One Point Advice

眼底写真を正しく撮影するためには，正常画像の理解に加え，被検者の基礎疾患の事前把握，対象疾患の特徴的な画像所見の理解などが必要である。対象疾患と得られる画像所見について把握しておこう。

レベル・アップ / Level Up

●眼底写真の所見

【交叉現象】
- 網膜動静脈の交叉部では両血管の外膜が共有されており，動脈硬化により**静脈が圧排**されることで，静脈が動脈の両側で途絶したように見える。
- **高血圧**による**動脈硬化**でみられ，動脈硬化の程度判定に利用される。

【眼底出血】
- 辺縁が不整を呈する**点状出血**や**斑状出血**，**火炎状（放射状）**出血などがある。
- 点状出血は，毛細血管から血球成分が漏出し，網膜内に出血したものである。
- 斑状出血は，大きなしみ状の赤色の所見を呈し，網膜の比較的**深層**にみられる。
- 斑状出血は，病態が進行した段階を示す所見である。
- 火炎状出血は，網膜**表層**の神経線維に沿って出現する。
- 網膜細動脈瘤の破裂，静脈の鬱血（網膜静脈閉塞症や乳頭浮腫），単純糖尿病網膜症でみられる。

【軟性白斑（綿花状白斑）】
- 網膜の毛細血管の虚血により，神経線維に障害が生じることでみられる。
- もやもやとした**境界不明瞭な白い斑点様**の所見であり，形や大きさが**不定**を呈する。
- 高血圧性網膜症，増殖前糖尿病網膜症，網膜静脈閉塞症，膠原病などでみられる。

【硬性白斑】
- 血管外に漏出した滲出液の脂質が吸収されずに網膜内に貯留したものである。
- 黄白色の**境界明瞭な白い斑点様**の所見であり，分布形態によって「輪状」と「散在性」に分けられる。
- 単純糖尿病網膜症，腎性網膜症，視神経炎などによる網膜浮腫がある場合にみられる。
- 黄斑部での硬性白斑は，網膜浮腫の存在を示す所見である。

【網膜浮腫】
- 血管壁の異常により滲出液が網膜内に漏出されて，**白濁した所見**を呈する。
- びまん性に認められる場合には，急速に病状が進行する可能性がある。
- 滲出液が集まりやすい黄斑部に囊胞が形成されて肥厚する黄斑浮腫では，**中心窩の消失**が認められる。
- 高血圧性網膜症，増殖前糖尿病網膜症，網膜静脈閉塞症などでみられる。

【新生血管】
- 網膜血管の虚血により出現した細血管であり，血管壁は**脆弱**である。
- 発生部位から，「網膜新生血管」と「視神経乳頭新生血管」とに分かれる。
- 網膜新生血管は発生初期では眼底写真で確認できないが，新生血管網や線維増殖を伴うと確認できるようになる。
- 新生血管周囲には網膜剥離の原因となる線維組織が存在する。
- 新生血管の硝子体後面への癒着により**網膜剥離**を起こす可能性がある。
- 新生血管に牽引が加わると破綻して**硝子体出血**が起こることがある。

【増殖組織】
- 網膜を覆うように発生するため，正常な網膜や血管は描出されず，白い膜のような所見が認められる。
- **網膜剥離**を引き起こすことがあり，剥離した網膜の萎縮が白く描出される。

● 全身疾患と所見
【高血圧】
- 網膜動脈の走行が**蛇行**または直線化し，血管の口径が位置によって変化する。
- 重篤な高血圧では狭細化に伴って血管閉塞が生じ，**網膜浮腫**や**軟性白斑**が認められる。
- 静脈閉塞では，網膜に**出血**が生じ，高度閉塞により血管の**白線化**がみられることがある。

【動脈硬化】
- 動静脈の**交叉現象**がみられる。
- 進行すると，**血管壁反射の亢進**や血管の**銅線化**，**銀線化**，血管閉塞による**白線化**などがみられ，重症度によって動脈壁が黄色から白色に変化する。

図1 動脈硬化性眼底変化

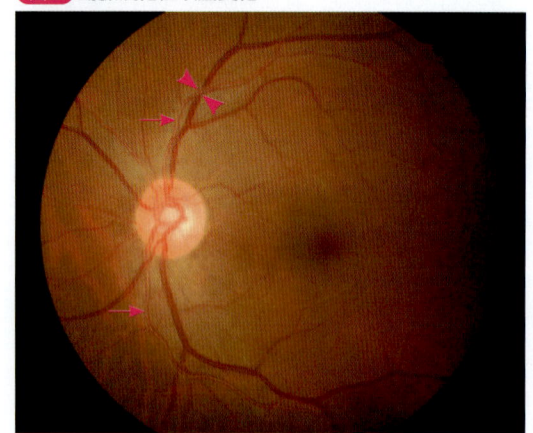

動静脈の交叉現象（▶）および動脈の銀線化（→）が認められる。

【糖尿病網膜症】
- 糖尿病は，**網膜症**，**腎症**，**神経障害**を合併する。
- 高血糖状態が続くと，

> 網膜細血管の虚血 ⇒ 新生血管の形成・破綻 ⇒ 出血 ⇒ 増殖組織による網膜牽引 ⇒ 網膜剥離

の経緯をたどる。
- 緑内障とともに**失明**の主原因である。
- 病期により，**単純**糖尿病網膜症，**増殖前**糖尿病網膜症，**増殖**糖尿病網膜症に分けられる。

① 単純糖尿病網膜症
- **毛細血管瘤**，網膜深層の**点状出血・斑状出血**，浅層の**火炎状出血**，**硬性白斑**（輪状・散在性），**少数の軟性白斑**がみられる。
- 毛細血管瘤は，高血糖での糖代謝異常により毛細血管の基底膜や壁細胞が障害されて形成される。
- 軟性白斑が多数みられる場合は，病期が進行している可能性がある。

図2 単純糖尿病網膜症

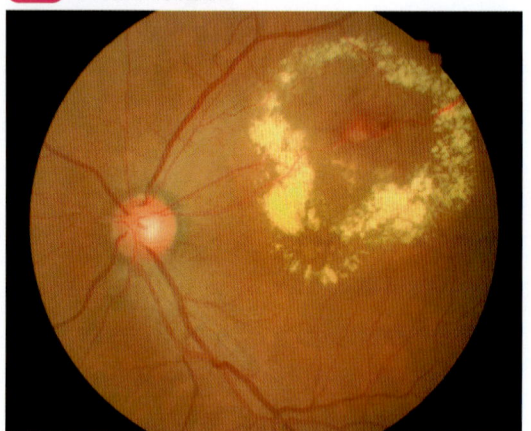

輪状の境界明瞭な硬性白斑が認められ，その内部には少数の淡い軟性白斑と網膜出血が認められる。

② 増殖前糖尿病網膜症
- 多数の**軟性白斑**，**静脈の拡張・蛇行**（ループ形成），**網膜浮腫**，**網膜無血管領域**などがみられる。
- 網膜静脈の血管拡張や蛇行は，網膜の血流状態の悪化を示唆する所見である。
- 蛍光眼底造影検査では，血流状態のさらなる悪化により，黒く抜ける網膜無血管領域の所見がみられ，増殖前糖尿病網膜症以降でみられる特徴的な所見である。
- 網膜無血管領域の広範囲化は，新生血管の出現が示唆される。

図3　増殖前糖尿病網膜症

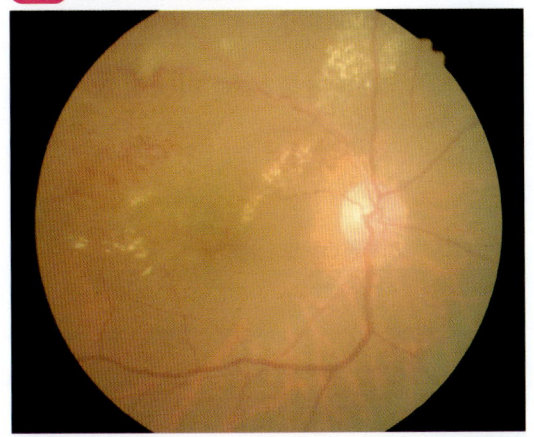

網膜全体が浮腫により乳白色を呈している。また、境界不明瞭な軟性白斑や静脈の蛇行所見が認められ、黄斑部耳側には硬性白斑および網膜出血も認められる。

③増殖糖尿病網膜症
- 網膜および視神経乳頭での**新生血管**、**増殖組織**、**硝子体出血**およびそれに伴う**網膜剥離**がみられる。
- 網膜新生血管は、増殖糖尿病網膜症の特徴的所見である。
- 増殖組織の出現は、視力にかかわらず増殖糖尿病網膜症に分類される。
- 糖尿病を有する被検者に硝子体出血が認められた場合は、網膜症が進行した状態と判定される。

【脈なし病（高安動脈炎または大動脈炎症候群）】
- 大動脈弓や総頸動脈の狭窄・閉塞などにより血圧が低下することで、網膜血管などに異常が起こる。
- 主な眼疾患は、血管拡張、毛細血管瘤、動静脈吻合、軟性白斑、新生血管、網膜動脈閉塞、網膜剥離などである。

●眼底疾患と所見
◆視神経乳頭疾患
【緑内障】
- 眼圧上昇による血液循環の悪化で**視神経**が損傷され、**視力低下**や**視野欠損**などの視機能障害が起こる疾患である。
- 眼圧が正常範囲であるにもかかわらず、視野や視神経乳頭に異常が認められる**正常眼圧緑内障**は、全体の約7割を占めている（**眼圧が高い≠緑内障**）。
- 初期に自覚症状がでにくいため、眼底写真が疾患の発見に役立つ。
- 糖尿病網膜症とともに**失明**の原因である。
- 視神経乳頭の色調が黄白色から**白色**に変化する。
- 視神経乳頭の萎縮により**生理的陥凹が大きく**なり、境界が**不明瞭**となる。
- 視神経乳頭の萎縮の程度は、乳頭の直径と陥凹径の比（cup/disc比：C/D比）を用いて評価され、正常では0.1〜0.4程度である。

図4　視神経萎縮

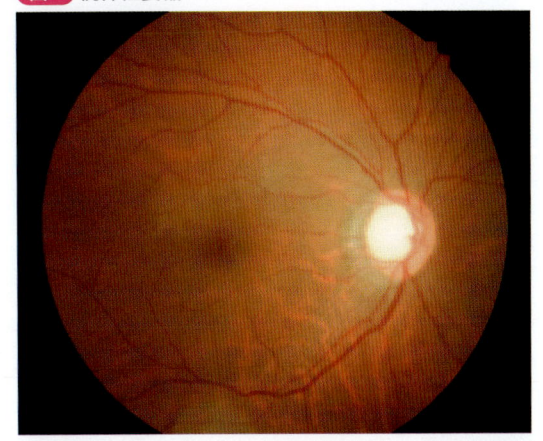

視神経乳頭の陥凹が大きく、色調も白色を呈している。乳頭周囲耳側に灰色を呈した萎縮所見も認められる。

◆網膜血管疾患
【網膜動脈閉塞症】
- 動脈硬化や血管攣縮、心原性の血栓による動脈閉塞などが原因である。
- 網膜の虚血により**新生血管**が生じ、**出血**や**浮腫**、緑内障を併発する。
- 虚血による浮腫では、眼底の色調が乳白色を呈して混濁するのに対し、黄斑部では脈絡膜が透けて赤色を呈するため、さくらんぼの実のように見える（**チェリーレッドスポット**）。

図5　網膜動脈閉塞症（高血圧性眼底変化）

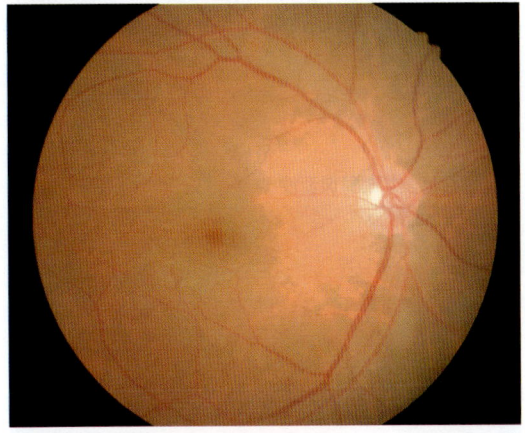

虚血による浮腫のため、網膜全体の色調が乳白色を呈しており、黄斑部には赤色のチェリーレッドスポットが認められる。

【網膜静脈閉塞症】
- 高血圧や動脈硬化、糖尿病、サルコイドーシス、白血病、乳頭静脈周囲炎などに起因する。
- 網膜**動静脈交叉部**における静脈の圧迫、狭細化、血栓形成を経て、閉塞に至る。
- 閉塞部位から末梢への神経線維に沿った扇状の**火炎状出血**がみられる。

- 静脈の拡張・蛇行，透過性の亢進，新生血管，**軟性白斑**，硬性白斑，網膜浮腫，**静脈の白線化**なども認められる。

図6 網膜静脈閉塞症

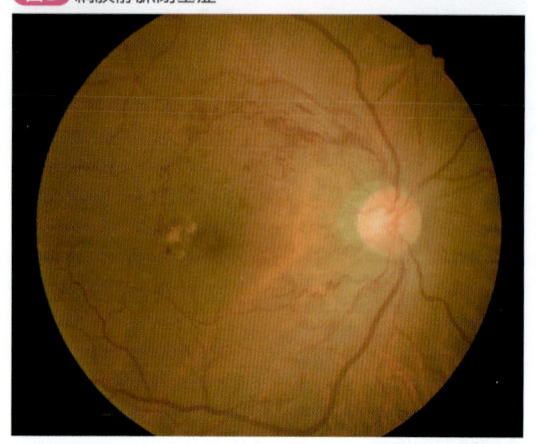

神経線維層に沿った火炎状出血が認められ，黄斑部の耳側には軟性白斑も認められる。

◆黄斑疾患
【加齢黄斑変性】
- 欧米先進国において成人**失明**原因の一位を占め，わが国でも高齢化と生活様式の変化などで増加傾向にある。
- 「滲出型」と「萎縮型」に分類される。

①滲出型加齢黄斑変性
- 網膜内へ浸入した**脈絡膜新生血管**からの滲出液や出血に伴って黄斑部の機能が障害される。
- 黄斑部に灰白色を呈する新生血管の所見が認められ，周囲には硬性白斑を伴う**浮腫**や**網膜出血**，網膜剥離などがみられる。

図7 滲出型加齢黄斑変性

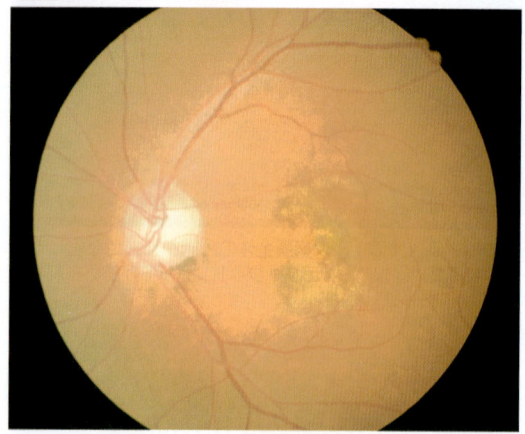

黄斑部周囲に新生血管の所見が認められる。

②萎縮型加齢黄斑変性
- **網膜色素上皮の萎縮**に伴って黄斑部の機能が障害される。
- 境界明瞭で**黄白色を呈する地図状の萎縮**所見が認められる。
- 滲出型とは異なり脈絡膜新生血管が生じないため，出血や浮腫などの所見は認められない。

図8 萎縮型加齢黄斑変性

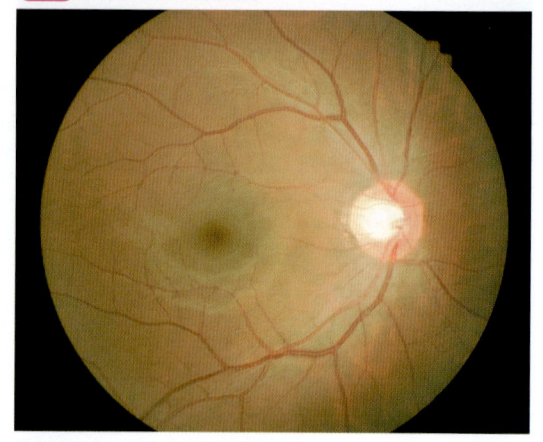

黄斑部下方に地図状の萎縮所見が認められる。

【黄斑円孔】
- 硝子体変性によって網膜が牽引されることで中心窩に穴が開き，視力低下をきたす疾患である。
- 円孔周囲の網膜には，限局した網膜剥離や囊胞がみられることがある。

図9 黄斑円孔

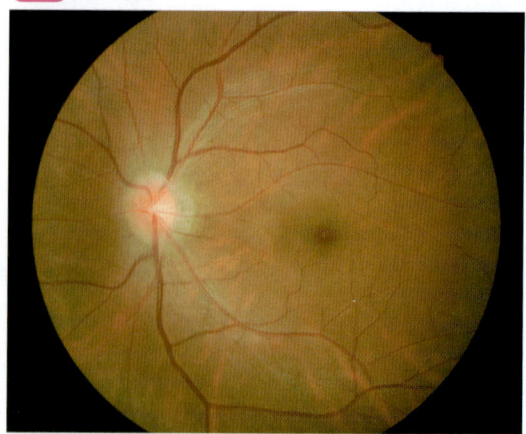

黄斑部に視神経乳頭径の1/3程度の円孔が認められる。

【黄斑上膜】
- 硝子体が網膜から離れる際に硝子体の一部が残ったものである。
- 上膜が白く線状に描出され、網膜のしわが白く放射状に描出される。
- 網膜が肥厚して中心窩の凹みが消失する。

図10 黄斑上膜

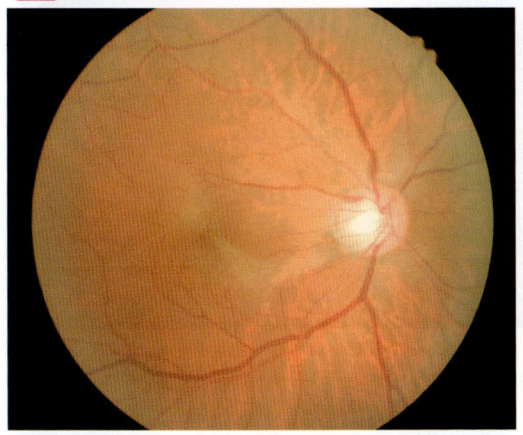

乳頭から黄斑部にかけて白色を呈する線状または放射状のしわが認められる。

◆硝子体疾患
【硝子体出血】
- 新生血管からの出血が網膜前面にある硝子体内に出現するものである。
- 網膜にピントが合った状態では、網膜面から離れている硝子体内の病変は不鮮明に描出される。
- 出血が全体的に広がると眼底まで光が届かず、画像が不明瞭となる。

図11 硝子体混濁

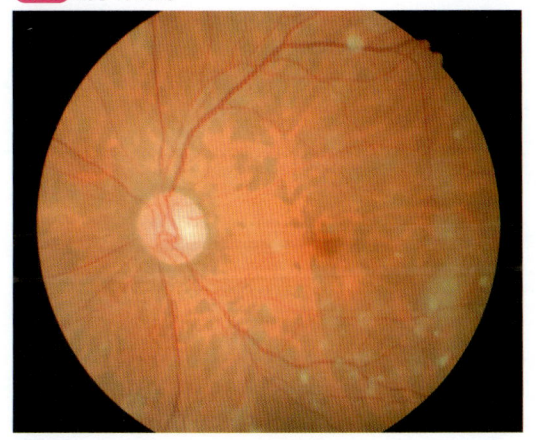

網膜にピントが合っているため、硝子体内の浮遊物がぼやけて描出されている。

【飛蚊症】
- 硝子体内の浮遊物（混濁）や網膜表面から浮上した出血巣が網膜面に投影されることで、視野内に**ゴミが見える**といった自覚症状である。
- 硝子体内の出血や炎症、**網膜剥離**の被検者で認められることがある。

【変視症】
- 硝子体によって牽引された網膜にしわが形成されることで、物が**ゆがんで見える**といった自覚症状であり、**網膜剥離**、加齢黄斑変性、黄斑円孔、黄斑上膜の被検者で認められることがある。

【光視症】
- 硝子体によって牽引された網膜が光を強く受容することで、視野の一部が**白く見える**といった自覚症状であり、**網膜剥離**の被検者で認められることがある。

◆その他の疾患
【網膜剥離】
- 視細胞外節と網膜色素上皮層間に液化した硝子体が貯留して分離した状態である。
- 原因には、網膜の牽引による**裂孔**に伴って生じるもの（糖尿病網膜症や高度の近視など）と、網膜腫瘍（網膜芽細胞腫や悪性黒色腫）の増大に伴って生じるものがある。
- 正常の網膜にピントが合っているため、浮上している網膜はぼやけて描出されている。

【高度の近視】
- 視神経乳頭の形状が縦長や斜めに観察される。
- 網膜が非薄化されて**脈絡膜内の血管**がよく観察される（**豹紋状眼底**）。
- 網膜色素上皮の萎縮により，乳頭周囲において強膜が透けて観察される（**コーヌス**）。

図12 近視性眼底

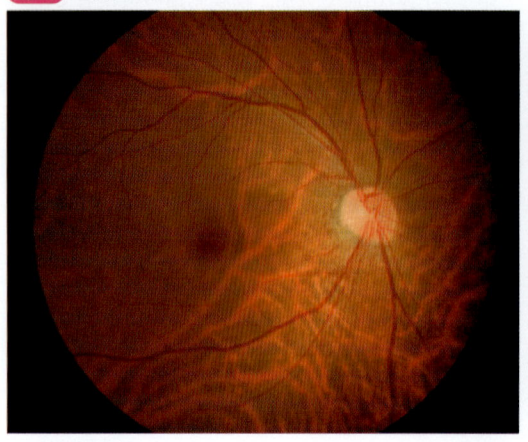

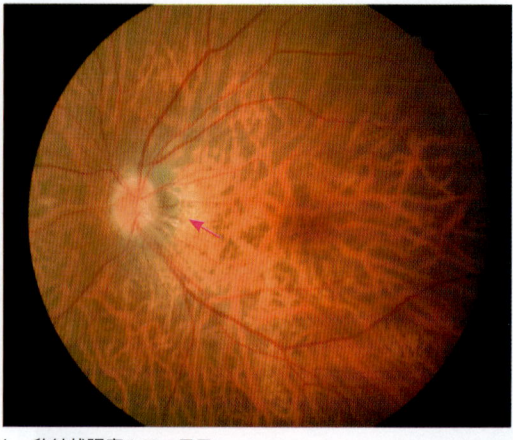

a　豹紋状眼底

b　豹紋状眼底＋コーヌス

両写真ともに脈絡膜血管が豹紋状に描出されている。bの写真では視神経乳頭の耳側周囲に白色の三日月状を呈する所見（→）が認められる。

MEMO

3 眼底：その他
アーチファクト

●問題番号：58AM-48

Q1 ❶無散瞳眼底カメラのアーチファクトはどれか。

a. フレア
b. ミラー像
c. ストリーク
d. ラテラルシャドウ
e. 三日月状

1. a, b   2. a, e   3. b, c   4. c, d   5. d, e

Q1 Key Word ▶▶▶ ❶無散瞳眼底カメラ，アーチファクト

解法ナビ ▶▶▶ ・この問題は，眼底写真上に出現する特徴的なアーチファクトについての知識が問われている。

選択肢解説

【a. フレア】 → 眼底写真の端にみられるアーチファクトなので「○」
【b. ミラー像】 → 超音波画像でみられるアーチファクトなので「×」
【c. ストリーク】 → CT画像でみられるアーチファクトなので「×」
【d. ラテラルシャドウ】 → 超音波画像でみられるアーチファクトなので「×」
【e. 三日月状】 → 眼底写真の端にみられるアーチファクトなので「○」

正解：2

One Point Advice
眼底写真上に出現するアーチファクトの特徴だけではなく，アーチファクトの原因や対処法についても覚えておこう。

MEMO

レベル・アップ / Level Up

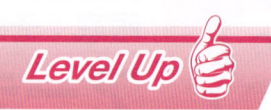

●眼底写真でみられるアーチファクトとその原因

- アーチファクトの原因には，撮影方法の問題，機械の故障，患者の固視状態や散瞳不良などがある。
- 画面に三日月状の縁が描出される**三日月状アーチファクト**が観察された場合，被写体(眼底)とカメラ(対物レンズ)の**左右**の位置関係を確認する。
- 画面の端にも生じる**フレアアーチファクト**が観察された場合，被写体とカメラの**前後**の位置関係を確認する。
- カメラの首を振らずに周辺部の撮影を行うと，周辺にフレアが観察されることがある。
- フレアは照明光が瞳孔に真っ直ぐ入らず，虹彩にかかっているために起こるアーチファクトである。
- 黒い点や汚れ，指紋が観察された場合には，装置の点検やレンズの汚れ，被検者の涙がレンズに付着していないかを確認する。
- 写真全体が真っ暗に描出された場合，光量不足や瞳孔径の縮小を確認する。
- 写真全体が真っ白に描出された場合，瞳孔径が縮小していないときは，瞬きが原因である。
- 網膜上にピントを合わしているため，**白内障**や**角膜混濁**などがある場合には画像の鮮明さが低下する。
- 近年の装置では，自動的にピントを合わせる機能や瞬きを自動的に検知する機能，撮影を自動的に行う機能，瞳孔径を自動検知して画角の変更や光量の調節を自動で行う機能などが搭載されている。

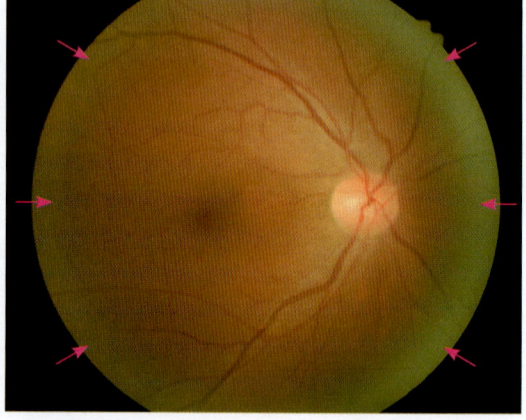

図1 眼底写真のアーチファクト

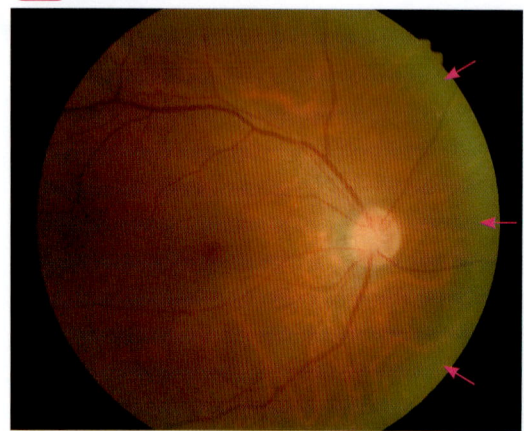

a　三日月状アーチファクト

b　フレアアーチファクト

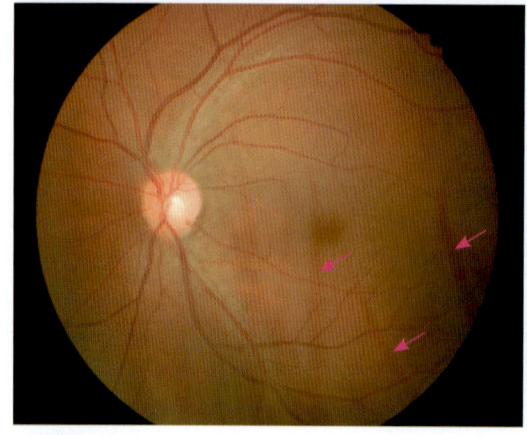

c　睫毛

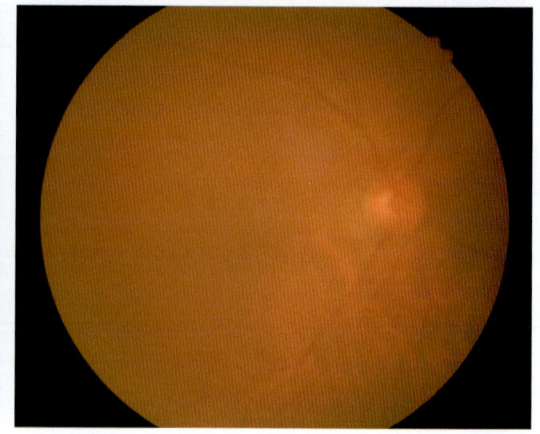

d　白内障

8
核医学

核医学：中枢神経系
脳血流シンチグラフィ

●問題番号：62AM-61

Q1 放射性医薬品投与後に撮像された。画像を示す。投与されたのはどれか。

1. ^{99m}Tc-ECD
2. ^{99m}Tc-GSA
3. ^{99m}Tc-MAA
4. ^{99m}Tc-MDP
5. ^{99m}Tc-PMT

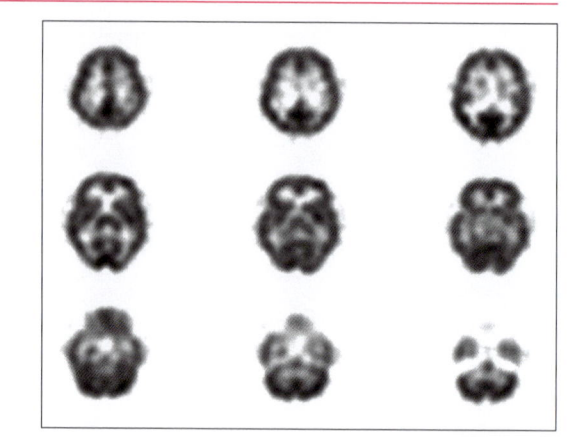

●問題番号：58AM-58

Q2 脳血流SPECTの横断像を示す。正しい組み合わせはどれか。

1. ア────頭頂葉
2. イ────後頭葉
3. ウ────前頭葉
4. エ────側頭葉
5. オ────視床

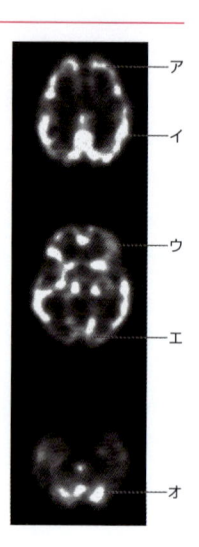

●問題番号：61AM-59

Q3 脳血流SPECTで側頭頭頂葉優位の血流低下が見られるのはどれか。

1. うつ病
2. 前大脳動脈閉塞
3. 後大脳動脈閉塞
4. アルツハイマー病
5. 前頭側頭型認知症

●問題番号：63AM-60

Q4 脳血流シンチグラフィで正しいのはどれか。2つ選べ。

1. 負荷にアデノシンを用いる。
2. 灰白質は白質よりも集積が強い。
3. SPECTでは180度データを収集する。
4. 脳梗塞の発症直後には異常がみられない。
5. アルツハイマー病では側頭頭頂葉の集積が低下する。

Q1

Key Word ▶▶▶ ❶放射性医薬品

解法ナビ ▶▶▶ ・この問題は，放射性医薬品と効能（効果）に関する知識が問われている。放射性医薬品と検査目的臓器の組み合わせを理解しておく必要がある。

選択肢解説 ▶▶▶ この画像は脳血流シンチグラムである。脳を対象とした他の検査に脳シンチグラフィがあるので，それぞれの放射性医薬品と得られた画像の特徴を理解しておこう。

- 【1. ^{99m}Tc-ECD】 ➡ 脳血流シンチグラフィに利用される放射性医薬品なので「○」。この他に脳血流シンチグラフィで利用される放射性医薬品に^{99m}Tc-HMPAOや^{123}I-IMPがある
- 【2. ^{99m}Tc-GSA】 ➡ 肝受容体（予備能）シンチグラフィに利用される放射性医薬品なので「×」
- 【3. ^{99m}Tc-MAA】 ➡ 肺血流シンチグラフィに利用される放射性医薬品なので「×」
- 【4. ^{99m}Tc-MDP】 ➡ 骨シンチグラフィに利用される放射性医薬品なので「×」
- 【5. ^{99m}Tc-PMT】 ➡ 肝・胆道シンチグラフィに利用される放射性医薬品なので「×」

正解：1

Q2

Key Word ▶▶▶ ❷横断像

解法ナビ ▶▶▶ ・この問題は，脳血流SPECTの断面変換後の横断像と解剖学的部位の知識が問われている。

選択肢解説 ▶▶▶
- 【1】➡ アは前頭葉なので「×」
- 【2】➡ イは側頭葉なので「×」
- 【3】➡ ウは前頭葉なので「○」
- 【4】➡ エは後頭葉なので「×」
- 【5】➡ オは小脳なので「×」

正解：3

Q3

Key Word ▶▶▶ ❸側頭頭頂葉

解法ナビ ▶▶▶ ・この問題は，疾患名と効能（効果）に関する知識が問われている。

選択肢解説 ▶▶▶
- 【1. うつ病】 ➡ 前頭葉に血流低下を認めるので「×」
- 【2. 前大脳動脈閉塞】 ➡ 前頭葉，頭頂葉の内側域に血流低下を認めるので「×」
- 【3. 後大脳動脈閉塞】 ➡ 側頭葉内下面，後頭葉内側域および海馬に血流低下を認めるので「×」
- 【4. アルツハイマー病】 ➡ アルツハイマー型認知症は側頭葉，頭頂葉の内側域に血流低下を認めるので「○」
- 【5. 前頭側頭型認知症】 ➡ 大脳のうち前頭葉と側頭葉が特異的に萎縮し同部位に血流低下を認めるので「×」。なお，典型例にピック病がある

正解：4

核医学：中枢神経系

Q4

Key Word ▶▶ ❹脳血流シンチグラフィ

解法ナビ ▶▶ ・この問題は，脳血流シンチグラフィの検査方法と得られる画像の特徴に関する知識が問われている。検査の実施に際して，しっかり身につけておかなければならない。

選択肢解説

[1] → アデノシンは心筋血流シンチグラフィに用いられる負荷専用薬剤であるので「×」。脳血流シンチグラフィには血管拡散作用を有するアセタゾラミドが用いられるので「×」

[2] → 健常例における核医学検査を用いた局所脳血流量（CBF）は灰白質が40〜50mℓ/min/100g，白質が20〜25mℓ/min/100g程度であり，血流が多い灰白質への集積が強くなるので「○」

[3] → 360度データを収集するので「×」。心筋血流シンチグラフィにおいては180度または360度データが収集される

[4] → CTでは脳梗塞の発症から3〜6時間後に変化を画像化できるが，脳血流シンチグラフィでは発症直後から変化を捉えることができるので「×」

[5] → アルツハイマー型認知症の特徴は，側頭葉，頭頂葉，後頭葉の萎縮が次第に進み早期から側頭葉内側部や頭頂・側頭葉の連合野皮質に血流低下が生じるとされているので「○」。厚生労働省からの正答は「2」のみであるが，上記解説より選択肢「5」も正しいと判断した

正解：2と5

One Point Advice

中枢神経系の検査に用いられる放射性医薬品と投与量，特徴をしっかり覚えておこう。また，脳血流SPECTの画像解剖と血管支配領域についても覚えておこう。

読影ポイント

・局所的な集積低下や欠損，集積増加がないか。
・脳血流量に異常がないか。
・各トレーサによる脳内分布の特徴を理解する。

（群馬大学医学部附属病院核医学科　有坂有紀子先生からのコメント）

レベル・アップ / Level Up

図1 脳血流SPECTの撮像方法の概観

ファンビームコリメータ
脳血流SPECT用のヘッドレスト

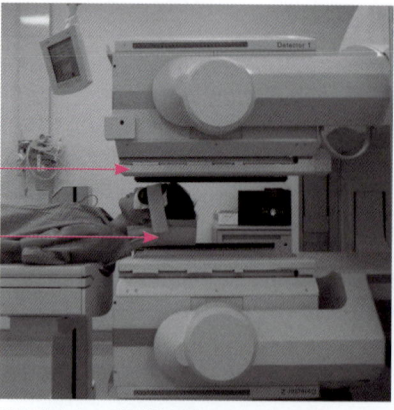

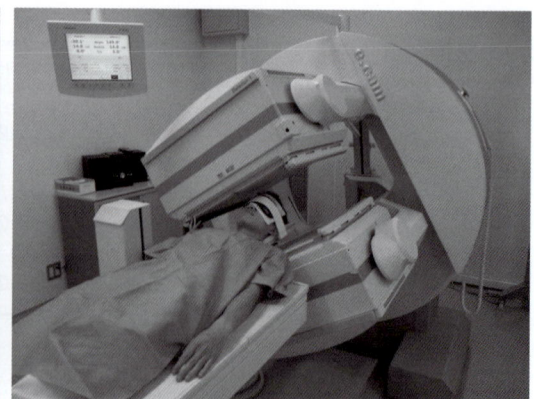

仰臥位とし，光刺激を避けるため閉眼やスリープマスクで目を覆うなどしてSPECT撮像を実施する。頭部が動かないように専用ベルトでしっかりと固定する。拡大撮像の場合は頭頂から小脳までが有効視野内に収まるよう注意する。

●中枢神経系に関する放射性医薬品

表1 検査一覧

検査項目	投与医薬品	検査開始時間(目安)	投与量(MBq)	トレーサの集積率(検査時：%)	線源臓器の吸収線量(mGy/37MBq)	留意事項
脳血流	^{99m}Tc-ECD	5分以降	400〜800	5	0.19	負荷試験
	^{99m}Tc-HM PAO	5分以降	370〜740	5	0.25	負荷試験
	^{123}I-IMP	15分以降	37〜222	8.5	0.84	負荷試験
	^{133}Xe	吸入直後	555〜740	13	0.014(全身)	負荷試験
脳(てんかん焦点)	^{123}I-イオマゼニル	20分後と3時間後	167〜222	7〜12	0.44	－
脳脊髄腔(脳槽)	^{111}In-DTPA	1, 3, 5, 24, 48, 72時間	18.5〜37	－	41	前処置

放射性医薬品の取扱いでは，^{99m}Tc-ECDは標識後30分以降に使用する。一方，^{99m}Tc-HMPAOは標識後30分以内に使用する。

●脳血流製剤の比較

表2 ^{99m}Tc製剤と^{123}I-IMPの特徴

	^{99m}Tc-ECD / ^{99m}Tc-HMPAO	^{123}I-IMP
集積機序	脂溶性拡散	脂溶性拡散
前処置	不要	甲状腺ブロック
撮像時間	短い	長い
画質	高解像度	低解像度
脳血流量との相関	やや劣る	優れる
緊急検査	可能(製造方法：ジェネレータ)	困難(製造方法：サイクロトロン)
主な特徴	血液脳関門(BBB)を通過後，水溶性に変化し，脳内に停滞する	再分布，薬物(アセタゾラミド)負荷試験に利用

●SPECT横断断層像と血管支配領域

- 脳血流SPECT画像は，横断像(Transaxial：図2)や矢状断像(Sagittal)，冠状断像(Coronal)，海馬長軸断層像が作成される。健常例では，大脳半球内の前頭葉，頭頂葉，側頭葉，後頭葉，視床，尾状核などが観察できる。脳血流は灰白質で多く，白質は通常描出されない。

図2 ^{99m}Tc-ECDによる脳血流SPECTの横断像

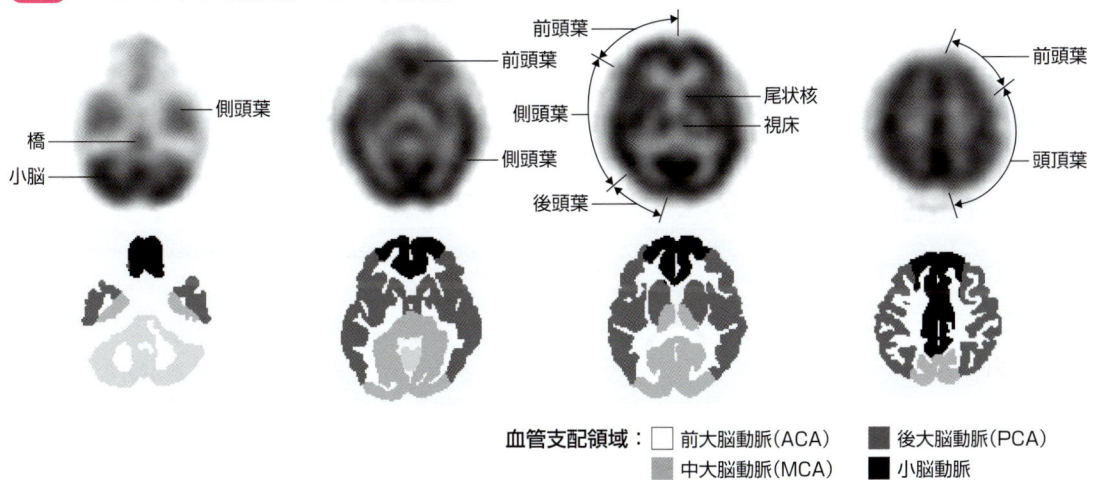

血管支配領域： □ 前大脳動脈(ACA) ■ 後大脳動脈(PCA) ■ 中大脳動脈(MCA) ■ 小脳動脈

● 定量解析法
【血管予備能定量法（Patlak Plot法）】
- 非侵襲的に局所の脳血流を定量的に測定する比較的簡便な一手法として普及している。
- ^{99m}Tc-ECD，^{99m}Tc-HMPAOの放射性医薬品が利用される。
- 動態撮像検査では左腕頭静脈と大動脈弓の重なりを防ぐため，右腕側から静脈注射を行う。
- 単位時間当たりの脳組織蓄積量は入力関数（大動脈弓通過量）と応答関数（脳集積）をグラフプロットすることにより算出される。
- 算出方法は，大動脈弓と頭部集積の動態画像（アンギオデータ）から得られた時間放射能曲線から算出する。解析方法の手順を以下に示す。

①時間放射能曲線が大動脈弓のピークと大脳半球の集積が一定となる時間を揃える。
②Y軸は，同一時刻の脳カウントを大動脈弓でのカウントで除し，X軸は，大動脈弓のカウントを0からt秒まで積分し，その時間（t）におけるカウントで除する。
③それらをグラフにプロットし，直線部分を導く。
④その傾きが脳への入力関数となる。
⑤その入力関数をXeとの換算式にあてはめることにより大脳平均脳血流量が算出される。

図3 Patlak Plot法による横断像

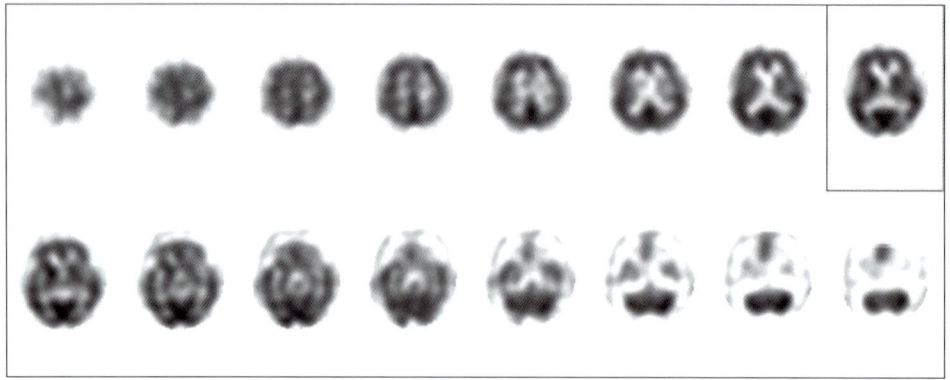

a 脳血流SPECT画像（Transverse）負荷前

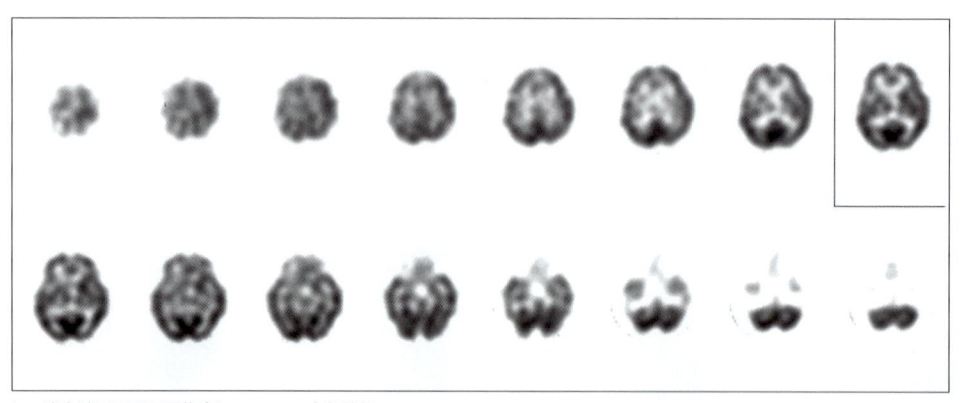

b 脳血流SPECT画像（Transverse）負荷後

負荷後のSPECT画像では，右前頭葉および側頭葉の前方で血流増加が認められず，その部位の血管予備能の低下が考えられる。なお，それ以外の部位では負荷試験の効果により血流増加がみられる。

● 統計学的解析法
【eZIS】
- 「easy Z-score imaging system（eZIS）」は，統計学的画像解析により^{99m}Tc-ECDなどによる脳血流SPECT画像内の異常部位を検出する解析ソフトウェアである。脳において，このような解析ソフトが多数出現する理由として，脳は人体の中でも形態学的個人差の少ない部位であり，標準脳（Tarailachの解剖図譜に掲載されている脳）に変形するという手法が使用しやすい点があるからと考えられる。
- 解析手法として，形の違う被検者間同士の比較を行うために，画像をすべて同じ形の標準脳に変形させる。これを，「**解剖学的標準化**（anatomical standardization）」という。
- 解剖学的標準化以外にも以下のいくつかの処理が行われる。

① 線形変換・非線形変換を行い形態の標準化を行う。
② SPECT画像に対して統計ノイズを軽減するためのsmoothing処理を行う。
③ 個々の患者においてSPECT値が違うためSPECT値のnormalizeを行う。
④ 正常者群に対して形やカウントを標準化させた被検者のデータを比較し，どの程度血流が有意に増加／減少しているかを求める。

- 定量解析値として，Z-scoreというものを用いている。そのZ値は以下の式で定義される。

$$Z = \frac{(\text{NDBのcountの平均}) - (\text{被検者のcount})}{(\text{NDBのcountの標準偏差})}$$

- Z値は前記の式からわかるように，NDB（normal database）とのカウント差が大きいほど大きくなることを示している。
- 臨床現場の利用例として，アルツハイマー型認知症などの早期診断において，Z値（脳血流代謝低下部位）が平均値からどれくらい離れたところに分布しているかを脳表に抽出（マップ）し表示する。
- 認知症のうちアルツハイマー型認知症は，脳血管性認知症やレビー小体病とともに頻度の多い疾患である。それぞれの疾患で特徴的な血流低下分布を呈する。

図4 eZISによる解析結果の画像

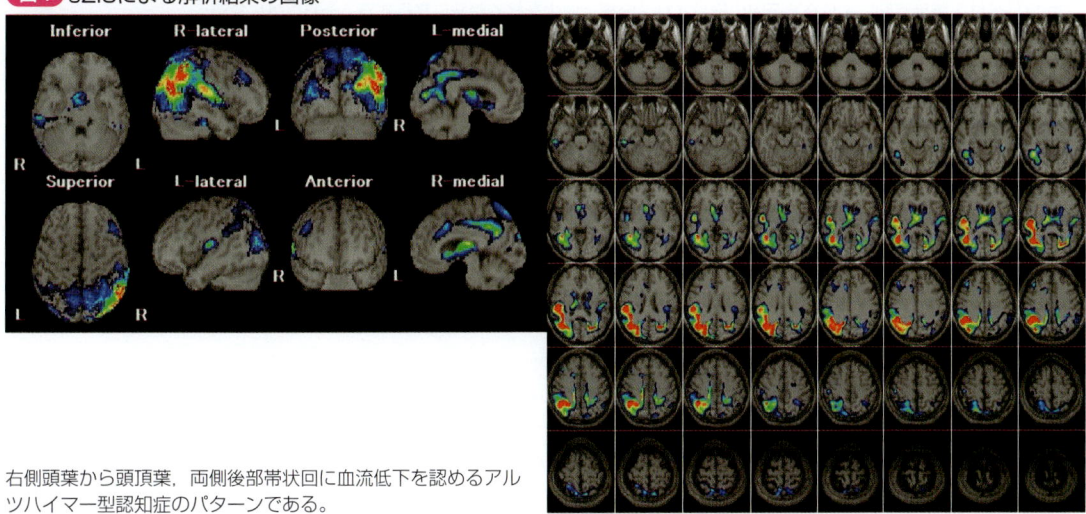

右側頭葉から頭頂葉，両側後部帯状回に血流低下を認めるアルツハイマー型認知症のパターンである。

●その他の中枢神経の検査
【脳内中枢性シンチグラフィ】

図5 ¹²³I-イオマゼニル（IMZ）による脳血流SPECT画像（Transverse）

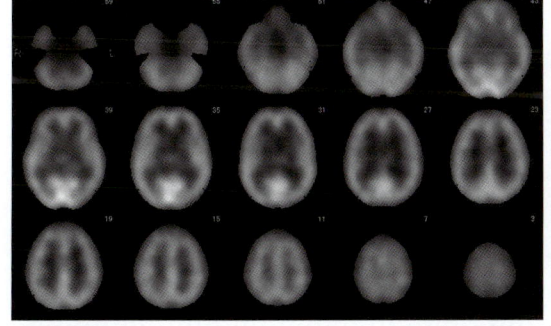

a 早期像　　　　　　　　　　　　　　　　　b 後期像

早期像（血流像：図5a）では明らかな血流低下はないが，後期像〔ベンゾジアゼピン受容体（BZR像）：図5b〕では右頭頂葉に軽度の集積低下を認め，てんかんが疑われる。¹²³I-IMZ投与後，早期では局所脳血流に従って脳内に分布する。脳からの洗い出しは緩徐であり，投与後3時間の脳内集積分布は脳内中枢性ベンゾジアゼピン受容体への特異的結合を反映する。

【脳脊髄腔シンチグラフィ】

図6 ^{111}In-DTPAによる脳脊髄腔シンチグラムの経過観察

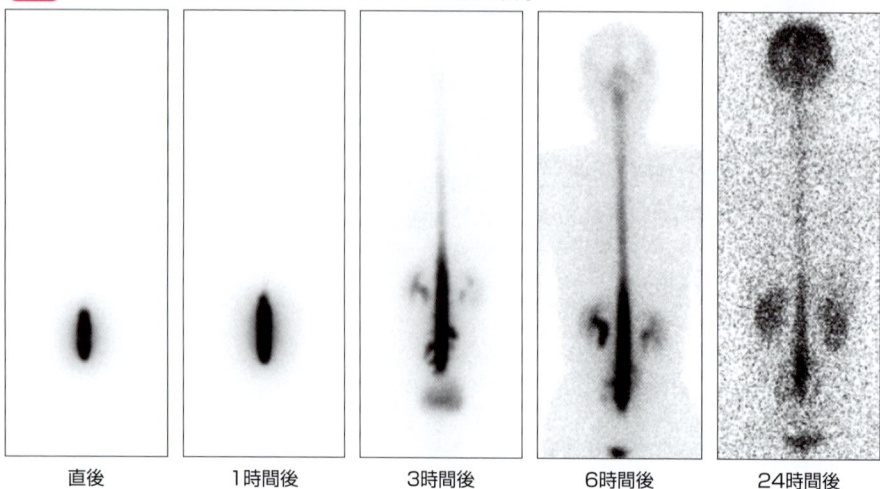

| 直後 | 1時間後 | 3時間後 | 6時間後 | 24時間後 |

トレーサ投与3時間以降に腰椎レベルで左右に集積がみられる。また，腎臓と膀胱が明瞭に描出されていることから，髄液の漏出が示唆され，外傷性低脊髄症が疑われる。
^{111}In-DTPAは，腰椎穿刺により脊髄腔内に投与され，脳槽，血中を経て膀胱に移行する。それ以外に集積は認めない。

MEMO

2 核医学：内分泌系
甲状腺シンチグラフィ

●問題番号：58AM-59

Q1

❶ ^{123}I-NaI甲状腺シンチグラフィにて甲状腺への集積が極めて低かった。原因と**ならない**ものはどれか。

1. バセドウ病
2. 亜急性甲状腺炎
3. 抗甲状腺剤服用
4. 甲状腺ホルモン服用
5. 1週前のヨード造影剤の静脈注射

Q1

Key Word ▶▶ ❶ ^{123}I-NaI甲状腺シンチグラフィ

解法ナビ ▶▶ ・この問題は，放射性医薬品と薬物動態に関する知識が問われている。放射性医薬品と各種疾患の画像も併せて理解する必要がある。

選択肢解説 ▶▶
- [1] ➡ バセドウ病は甲状腺機能亢進症状を呈し集積が高くなるので「○」
- [2] ➡ 亜急性甲状腺炎は，ウイルス感染により甲状腺が破壊されヨウ素が取り込まれず集積が著しく低下するので「×」
- [3] ➡ 甲状腺は，甲状腺ホルモンを合成するためヨウ素を取り込み有機化の過程を経る。抗甲状腺剤はヨードの取り込みは阻害しないが有機化を阻害する。よって，集積は低下するので「×」
- [4] ➡ 甲状腺機能低下症の治療では，甲状腺ホルモンを服用する補充療法が行われるため，甲状腺にヨウ素を取り込む指令である下垂体から甲状腺刺激ホルモン（TSH）が分泌されなくなる。よって，集積は低下するので「×」
- [5] ➡ 前処置として1週間以上のヨード摂取制限（海藻類や魚介類，昆布だしも含む）が必要であり，造影CT検査や血管造影検査などで水溶性ヨード造影剤が投与された場合には，4週間以上の期間をおかなければならない。よって，集積は低下するので「×」

正解：1

One Point Advice

Na^{123}Iと^{99m}Tc製剤の甲状腺シンチグラムの違いを覚えよう。また，内分泌系の検査で用いられる放射性医薬品とその投与量などもしっかり覚えておこう。さらに，甲状腺機能に関連するインビトロ検査項目も併せて覚えよう。

読影ポイント

- 甲状腺の位置異常がないか（異所性甲状腺の有無）。
- 局所的またはびまん性の集積増加・低下がないか。
- 摂取率に異常がないか。
  （正常症例では，^{99m}Tc：0.5〜4％，^{123}I(24時間後)：10〜40％）
- 亜急性甲状腺炎では甲状腺への集積は認められない。異所性甲状腺では位置が明瞭でないため，少量の^{99m}TcO$_4^-$を利用して体輪郭や胸骨を描出し，甲状腺の位置が特定される。

（群馬大学医学部附属病院核医学科　有坂有紀子先生からのコメント）

レベル・アップ　Level Up

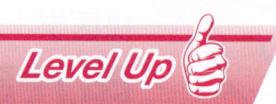

図1 甲状腺・副甲状腺シンチグラフィの撮像方法の概観

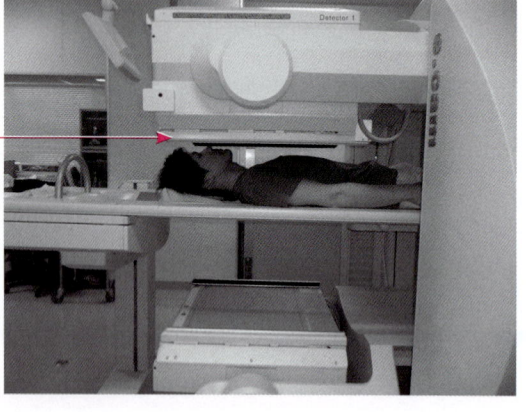

低エネルギー高分解能コリメータ

仰臥位とし，上側の検出器のみで静態撮像を実施する。頸部と甲状腺の重なりを避けるため，顎を上げるか背中に枕を敷くなどの工夫を施す。なお，摂取率の算定ではあらかじめ投与する放射性核種を臨床と同じ条件で収集しておく。

●甲状腺・副甲状腺に関する放射性医薬品

表1 検査・治療一覧

検査項目	投与医薬品	検査開始時間(目安)	投与量(MBq)	トレーサの集積率(検査時：%)	線源臓器の吸収線量(mGy/37MBq)	留意事項
甲状腺	Na^{123}I	3時間後：ヨウ素捕獲能 24時間後：ホルモン合成能	3.7〜7.4	13	13(3.7MBq)	前処置
	^{99m}TcO$_4^-$(静注)	20分以降	74〜370	0.4〜3.0	2.35	−
甲状腺治療	Na^{131}I	−	1,110〜7,400	7〜35	13,000〜	治療

放射性ヨード(^{123}I, ^{131}I)は胎盤を通過するため妊婦への投与は禁忌である。また，母乳にも分泌されるため，一定期間の授乳制限が必要である。^{99m}TcO$_4^-$は甲状腺に取り込まれた後，血中に放出されるため，甲状腺機能は評価できるが，ホルモン合成能は評価できない。

●甲状腺シンチグラムの正常像

図2 甲状腺に対する静態像(正面)

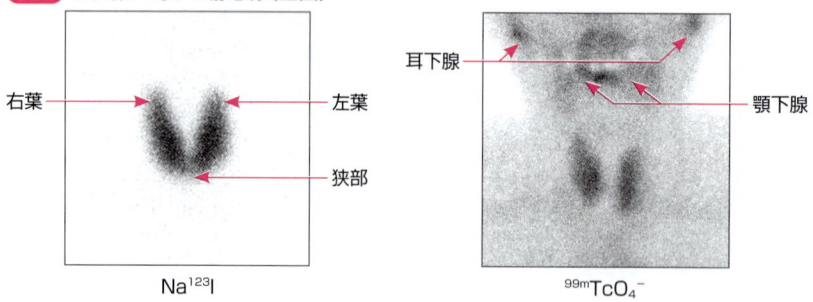

右葉　左葉　狭部　Na^{123}I

耳下腺　顎下腺　^{99m}TcO$_4^-$

投与された^{123}Iは，消化管から吸収されて血中へ移行し(ヨードイオン)，甲状腺に取り込まれる。甲状腺シンチグラムは，前頸部中央にU字型の集積像として描出される。片葉の大きさは長さ5cm，幅2cm程度で，狭部は厚さが薄く，淡く描出されるか全く描出されない。また，左右非対称で右葉が高位に描出されることが多い。^{99m}TcO$_4^-$では唾液腺も描出される。

●甲状腺機能関連のインビトロ検査

表2 血液検査（インビトロ）一覧

検査項目	機能
TSH	甲状腺刺激ホルモン（脳下垂体）
T_3（トリヨードサイロニン）	甲状腺ホルモン
T_4（サイロキシン）	甲状腺ホルモン
サイログロブリン	甲状腺濾胞内コロイド
FT_3	甲状腺ホルモン
FT_4	甲状腺ホルモン

●甲状腺腫瘍シンチグラフィ

- ^{201}Tl-塩化タリウムは心筋血流シンチグラフィに用いられる以外に腫瘍シンチグラフィとして，脳腫瘍，甲状腺腫瘍，肺腫瘍，骨・軟部腫瘍および縦隔腫瘍の診断に用いられる。

図3 ^{201}Tl-塩化タリウムによる腫瘍シンチグラム

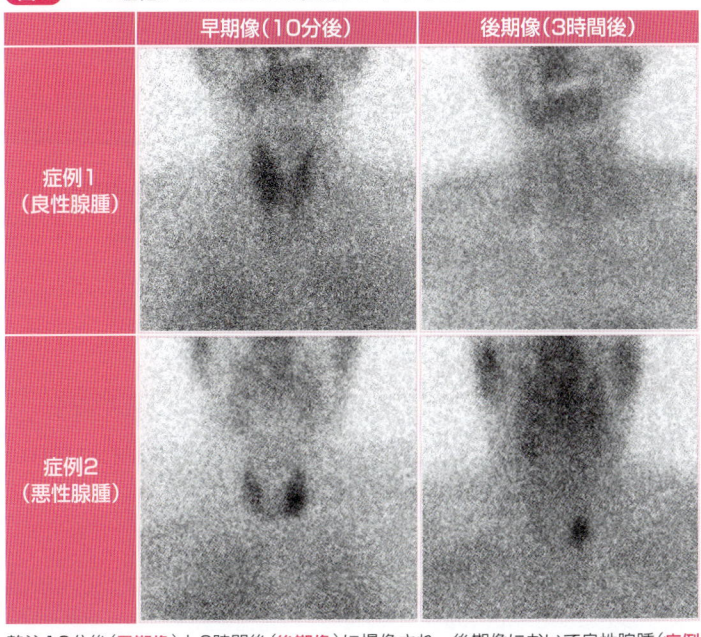

静注10分後（早期像）と3時間後（後期像）に撮像され，後期像において良性腺腫（症例1）では^{201}Tl-塩化タリウムの停滞が短く早期に消失するのに対し，悪性腫瘍（症例2）では代謝が遅延する。

MEMO

●甲状腺治療時のシンチグラム

- Na^{131}Iは，甲状腺疾患による転移巣に対する内服療法にも利用される。光電ピークのエネルギーが高く，投与量も非常に多いためスターアーチファクトが発生する（図4a）。濃淡の画像表示の工夫や遮へい鉛板の利用などの工夫が必要である。

図4 Na^{131}I内服療法とスターアーチファクト

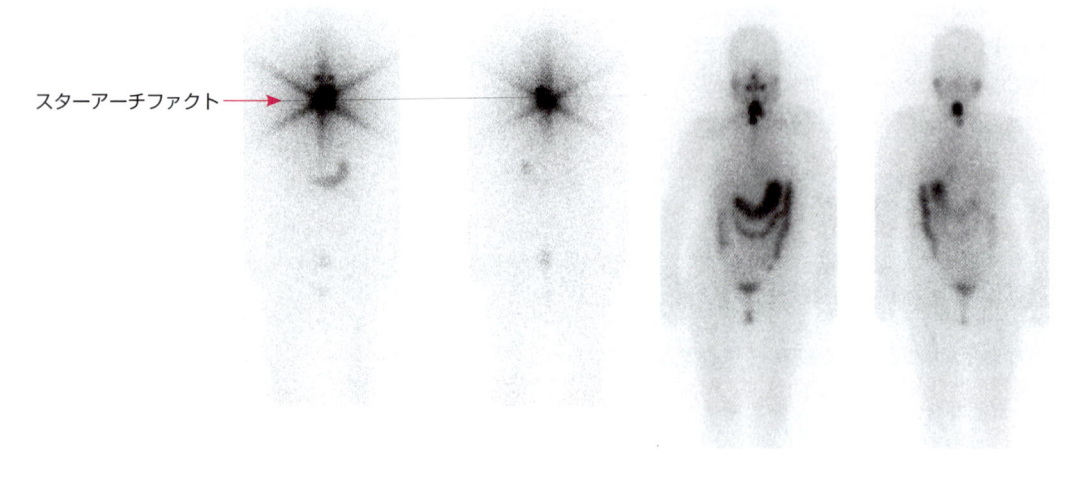

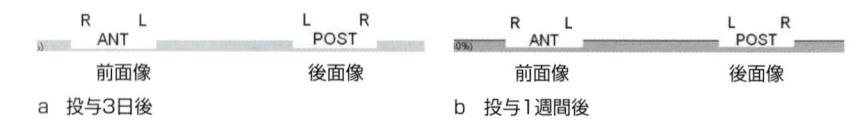

スターアーチファクト →

a 投与3日後　前面像／後面像
b 投与1週間後　前面像／後面像

●核医学検査における負荷試験

表3 負荷検査一覧

	負荷試験	薬品名（商品名）など	作用
脳血流	脳循環予備能	アセタゾラミド（ダイアモックス®）	脳血管拡張
甲状腺	T$_3$抑制試験	T$_3$：トリヨードサイロニン	甲状腺刺激ホルモン（TSH）分泌抑制
	過塩素酸放出試験	過塩素酸カリウム	有機化障害
唾液腺	唾液腺刺激負荷	クエン酸やレモン果汁	分泌刺激
心筋血流	薬剤負荷	アデノシン（アデノスキャン®） ジピリダモール（ペルサンチン®） ドブタミン	冠血管拡張 冠血管拡張 心筋酸素需要増加
腎臓	利尿薬負荷	フロセミド（ラシックス®）	利尿降圧剤
	カプトプリル負荷	カプトプリル（カプトリル®）	アンジオテンシン変換酵素阻害薬
副腎	デキサメサゾン抑制	デキサメサゾン（デキサメサゾン®）	副腎皮質ステロイド
	副腎皮質刺激ホルモン（ACTH）刺激	テトラコサクチド（コートロシンZ®）	ACTH製剤

甲状腺に対するT$_3$抑制試験は，甲状腺機能がTSHに依存しているかを判定する。正常例では，T$_3$投与後，TSHの分泌が抑制されるため甲状腺摂取率は低下するが，甲状腺機能亢進症では，フィードバック機能が働かず，摂取率は低下しない。

過塩素酸放出試験は，甲状腺に対するヨードの有機化障害の有無を判定する。甲状腺への親和性がヨードよりも高い過塩素酸カリウムの投与により，有機化されていないヨードが甲状腺外へ放出され，^{123}I摂取率が低下することを利用している。正常例では，ヨード（^{123}I）の放出は認められないが，有機化障害（慢性甲状腺炎など）ではヨードの放出が認められ，20％以上の摂取率低下を判定基準としている。

3 副甲状腺シンチグラフィ

核医学：内分泌系

●問題番号：63AM-50

Q1 ❶放射性医薬品投与10分後の画像を示す。
投与されたものはどれか。

1. ^{67}Ga-クエン酸ガリウム
2. ^{99m}TcO$_4^-$
3. ^{99m}Tc-MIBI
4. ^{111}In-インジウム
5. ^{123}I-ヨウ化ナトリウム

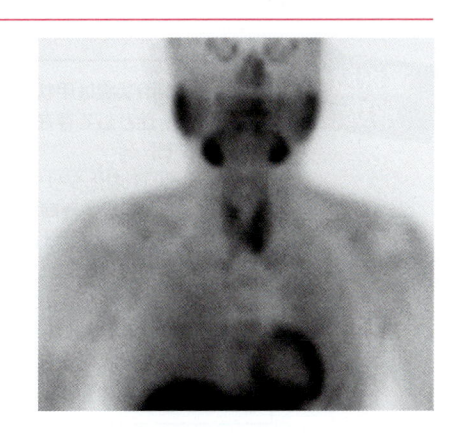

●問題番号：62AM-62

Q2 ❷副甲状腺シンチグラフィで正しいのはどれか。**2つ選べ**。

1. 側面像を用いて診断する。
2. ^{201}Tl-塩化タリウムを用いる。
3. 副甲状腺腺腫は欠損像を呈する。
4. 異所性副甲状腺の検出に優れる。
5. サブトラクション法では^{99m}Tc-DTPAを用いる。

Q1

Key Word ▶▶ ❶放射性医薬品投与10分後

解法ナビ ▶▶ ・この問題は、放射性医薬品の体内動態に関する知識が問われている。放射性医薬品の集積過程を理解する必要がある。

選択肢解説 ▶▶ この画像上の鼻腔、唾液腺、副甲状腺、心筋、肝臓に高い集積が見られる。

【1. ^{67}Ga-クエン酸ガリウム】
→ 悪性腫瘍や一部の炎症性疾患の診断に用いられる。薬物動態は、24時間以内で腎臓、48時間から72時間では骨、肝臓、脾臓で高い集積を示すので「×」

【2. ^{99m}TcO$_4^-$】
→ 脳腫瘍、脳血管障害、甲状腺疾患、唾液腺疾患、異所性胃粘膜疾患の診断に用いられる。薬物動態は静脈内投与後、速やかに血中から消失し、甲状腺、唾液腺および異所性胃粘膜(メッケル憩室)に集積する。心筋や肝臓へ集積されることはないので「×」

【3. ^{99m}Tc-MIBI】
→ 心臓疾患のほかに副甲状腺機能亢進症の診断に用いられる。副甲状腺シンチグラフィでは、投与後5～15分(初期像)と2～3時間(後期像)を得る。なお、心筋への集積は投与後直ちに始まり、長時間保持される。その他、鼻腔や唾液腺、肝臓にも正常集積されるので「○」

【4. ^{111}In-インジウム】
→ 骨髄シンチグラフィによる造血骨髄の診断に用いられる。静注直後の体内動態は主に肝臓、脾臓、骨髄に集積する。副甲状腺や心筋へ集積されることはないので「×」

【5. ^{123}I-ヨウ化ナトリウム】
→ 甲状腺シンチグラフィによる甲状腺疾患の診断に用いられる。経口投与後の体内動態は、消化管から吸収され血中に移行するため、すぐには集積しない。また、心筋や肝臓へ集積されることはないので「×」

正解：3

Q2

Key Word ▶▶ ❷副甲状腺シンチグラフィ

解法ナビ ▶▶ ・副甲状腺シンチグラフィの検査方法と過応疾患の画像所見についての理解度が問われている。

選択肢解説

- 【1】⇒ 副甲状腺は甲状腺の上極と下極に4個存在するが、4個以上や胸腺や縦隔などにも異所性として存在することがあり、これらの範囲を含む正面像が一般的に撮像されるので「×」
- 【2】⇒ ^{201}Tl-塩化タリウムは甲状腺と副甲状腺に集積し、^{99m}TcO$_4^-$は甲状腺のみに集積するため、2核種同時収集した画像のサブトラクション（引き算）処理により副甲状腺がずれなく描出される。^{201}Tl-塩化タリウムのみでは用いられないが、検査を行う上で利用されるので「○」
- 【3】⇒ ^{201}Tl-塩化タリウム、^{99m}Tc-MIBIともに正常の副甲状腺は描出されず、副甲状腺腺腫では陽性像として描出されるので「×」
- 【4】⇒ 異所性副甲状腺の検出に優れるので「○」
- 【5】⇒ 【2】の説明のように、サブトラクション法では^{99m}TcO$_4^-$が用いられるので「×」

正解：2と4

One Point Advice

副甲状腺シンチグラフィに利用されている放射性医薬品の種類と生理的集積箇所についてしっかり覚えておこう。

読影ポイント

- ^{201}Tl-塩化タリウムおよび^{99m}Tc-MIBIは、いずれも正常の副甲状腺にはあまり集積されず、淡く描出される。明らかな集積があれば、異常（副甲状腺過形成や腺腫）と診断される。

（群馬大学医学部附属病院核医学科　有坂有紀子先生からのコメント）

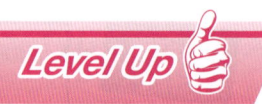

レベル・アップ / Level Up

●副甲状腺に関する放射性医薬品

表1 検査・治療一覧

検査項目	投与医薬品	検査開始時間（目安）	投与量（MBq）	トレーサの集積率（検査時：%）	線源臓器の吸収線量（mGy/37MBq）	留意事項
副甲状腺	^{201}Tl-塩化タリウム ^{99m}TcO$_4^-$	20分後	167～222	—	—	2核種同時収集
	^{99m}Tc-MIBI	10分, 2時間後	370～740	—	—	—

●副甲状腺シンチグラフィ

- 最近の副甲状腺シンチグラフィでは、検査手技や画像処理が煩雑な^{201}Tl-塩化タリウムと^{99m}TcO$_4^-$を用いた2核種同時収集は実施せず、^{99m}Tc-MIBIを用いた早期像および後期像の2回収集が実施されている。

- ^{99m}Tc-MIBIは、正常の甲状腺と副甲状腺腺腫に集積されるが、甲状腺への集積は洗い出しが早いのに対し、副甲状腺への集積は洗い出しが遅い。したがって、早期像（10分後）と後期像（2～4時間後）を比較し、後期像で集積が残存していれば副甲状腺腺腫と判断される。

図1 ⁹⁹ᵐTc-MIBIによる副甲状腺シンチグラム

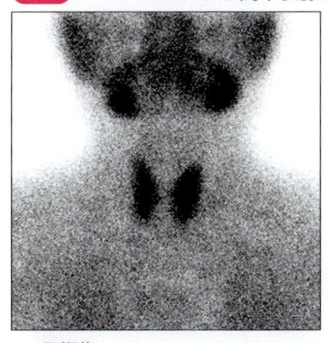

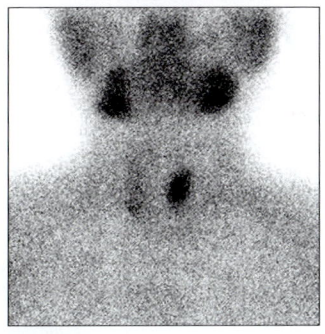

a 早期像　　　　b 後期像

後期（遅延）像で左側の副甲状腺に集積亢進を認める。また，右側下方にも淡い集積があり，副甲状腺腺腫が疑われる。投与された⁹⁹ᵐTc-MIBIの早期像は，⁹⁹ᵐTcO₄⁻甲状腺シンチグラムと類似した分布を示すが，洗い出しが早く，健常例の後期像では甲状腺の形態が描出されない。

●放射性医薬品と最近追加された効能

表2 一覧

放射性医薬品	従来からの主な効能	追加された効能	効能追加期日
⁹⁹ᵐTc-MIBI	心筋血流シンチグラフィ	副甲状腺シンチグラフィ	平成22年2月
⁹⁹ᵐTc-フチン酸	肝臓シンチグラフィ	センチネルリンパ節シンチグラフィ	平成21年9月
⁹⁹ᵐTc-スズコロイド	肝臓シンチグラフィ	センチネルリンパ節シンチグラフィ	平成21年9月
¹²³I-MIBG	心交感神経シンチグラフィ	副腎髄質（細胞芽腫）シンチグラフィ 褐色細胞腫	平成21年11月 平成23年5月

表3 核医学検査で使用される放射性医薬品の略語表示

投与医薬品	製剤名	組成
⁹⁹ᵐTc-ECD	ニューロライト®	Tc-99m ethyl cysteinate dimer
⁹⁹ᵐTc-HMPAO	セレブロテック®	Tc-99m hexamethylpropylene amine oxime
¹²³I-IMP	パーヒューザミン® イオフェタミン注射液「第一」	N-isopropyl-p[123I] iodomethylphenetylamine
¹²³I-IMZ	ベンゾダイン®	I-123 iomazenil
⁹⁹ᵐTc-MIBI	カーディオライト®	Tc-99m hexakis-2-methoxyisobutyl-isonitrile
¹²³I-MIBG		I-123 meta-iodobenzylguanidine
¹²³I-BMIPP	カルディオダイン®	I-123 beta-methyl-p-iOdophenyl-pentadecanoic acid
⁹⁹ᵐTc-MAA		Tc-99m macroaggregated albumin
⁹⁹ᵐTc-GSA	アシアロシンチ®	Tc-99m DTPA galactosyl human serum albumin
⁹⁹ᵐTc-PMT	ヘパティメージ®	Tc-99m-N-pyridoxyl-5-methyltryptophan
⁹⁹ᵐTc-DTPA		Tc-99m diethylenetriaminepentaacetic acid
⁹⁹ᵐTc-MAG₃		Tc-99m Mercaptoacetylglycyl-glycyl-glycine
⁹⁹ᵐTc-DMSA		Tc-99m Dimercaptosuccinic Acid
⁹⁹ᵐTc-MDP		Tc-99m methylene diphosphonate
⁹⁹ᵐTc-HMDP	クリアボーン®	Tc-99m Hydroxymethylene diphosphonate
¹⁸F-FDG	FDGスキャン注	F-18 deoxyglucose

核医学：内分泌系

4 副腎シンチグラフィ

核医学：内分泌系

●問題番号：61AM-60

Q1 ❶¹³¹I-アドステロール投与7日後に撮像した腹部後画像を示す。考えられるものはどれか。

1. 神経芽腫
2. 神経鞘腫
3. 褐色細胞腫
4. 副腎髄質過形成
5. クッシング症候群

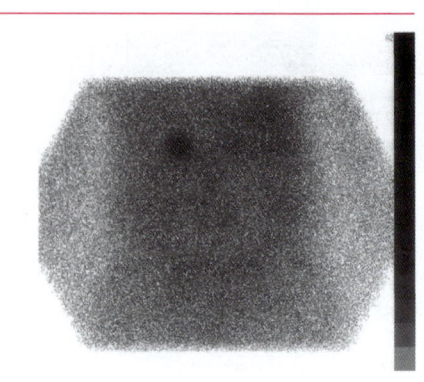

●問題番号：59AM-61

Q2 ❷¹³¹I-MIBGシンチグラフィの適応疾患はどれか。

a. クッシング症候群
b. 下垂体腺腫
c. 褐色細胞腫
d. 神経芽細胞腫
e. 肺癌

1. a, b　　2. a, e　　3. b, c　　4. c, d　　5. d, e

Q1

Key Word ❶¹³¹I-アドステロール投与7日後

解法ナビ
・この問題は，副腎皮質シンチグラフィの理解度が問われている。¹³¹I-アドステロールは，副腎皮質シンチグラフィによる副腎疾患部位の局在診断に用いられている。薬物動態は副腎や肝臓への集積を認めるが，投与7日目以降に副腎と，肝臓またはバックグランド（周辺部）との比率が高くなり，この時期に撮像される。臨床成績ではアルドステロン症，副腎腫瘍，クッシング症候群への有効率は高い。

選択肢解説

【1. 神経芽腫】	→	¹³¹I-MIBGが用いられるので「×」
【2. 神経鞘腫】	→	脳・脊髄の神経内分泌腫で，¹³¹I-MIBGが特異的に集積するので「×」
【3. 褐色細胞腫】	→	副腎外または転移巣の検索のため¹³¹I-MIBGによる全身撮像が行われるので「×」
【4. 副腎髄質過形成】	→	¹³¹I-MIBGが用いられ，両側副腎に同程度に集積するので「×」
【5. クッシング症候群】	→	腺腫例の特徴として，左右副腎を比較した際の摂取比が大きくなり，腫大像を示すので「○」

正解：5

Q2

Key Word ❷¹³¹I-MIBGシンチグラフィ

解法ナビ
・この問題は，副腎髄質シンチグラフィの理解度が問われている。¹³¹I-MIBGの撮像は静注後，通常48〜72時間後に行われる。

選択肢解説

【a. クッシング症候群】→ 副腎皮質刺激ホルモン（ACTH）が高値を呈する下垂体性のクッシング症候群では両側副腎への^{131}I-アドステロールの取り込みが増大するので「×」

【b. 下垂体腺腫】→ 主に下垂体前葉でホルモン産生している細胞が腫大化し，両副腎機能が亢進する。^{131}I-MIBGの適応疾患ではないので「×」

【c. 褐色細胞腫】→ ^{131}I-MIBGシンチグラフィの適応疾患なので「○」。褐色細胞腫などへの取り込みはノルアドレナリンの再集積機構によると考えられている

【d. 神経芽細胞腫】→ 交感神経細胞から発生する腫瘍で，副腎や全身検索のため^{131}I-MIBGが用いられるのでので「○」

【e. 肺癌】→ 肺癌や縦隔腫瘍では^{201}Tl-塩化タリウムが用いられるので「×」。集積機序は不明とされるが，腫瘍親和性のアルカリ金属に類似することなどが考えられている

正解：4

One Point Advice

副腎皮質・髄質シンチグラフィに利用される放射性医薬品と検査開始時間，および得られた画像の特徴を覚えておこう。

読影ポイント

【副腎皮質シンチグラフィ】
- 正常症例では後面像にて両側副腎のうち右側がやや優位に検出される。
- 両側に異常集積がないか。
- 片側に異常集積がないか（クッシング症候群では対側の集積が低下・消失し，原発性アルドステロン症では対側の集積は正常を呈する）。

【副腎髄質シンチグラフィ】
- 正常症例では副腎髄質が淡く描出される。
- 明らかな集積が認められると異常と判断される。

（群馬大学医学部附属病院核医学科　有坂有紀子先生からのコメント）

核医学：内分泌系

レベル・アップ / Level Up

図1 副腎シンチグラフィの撮像方法の概観

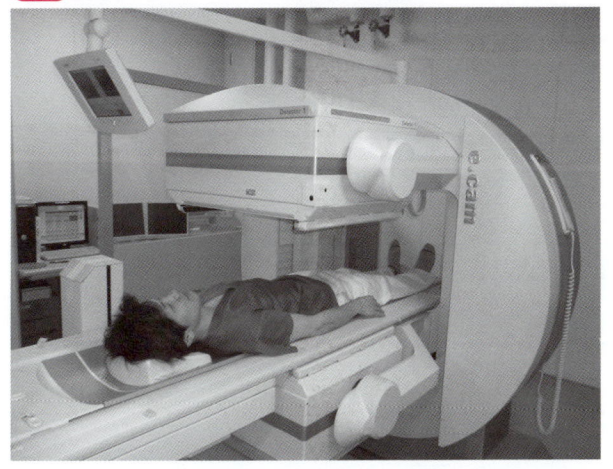

仰臥位とし，下側の検出器のみで静態撮像を実施する。症例により上下の検出器で全身撮像（膝まで）を行う場合もある。^{131}I（364keV）のコリメータは高エネルギー用を用いる。

●副腎シンチグラフィに関する放射性医薬品

表1 検査一覧

検査項目	投与医薬品	検査開始時間（目安）	投与量(MBq)	トレーサの集積率（検査時：％）	線源臓器の吸収線量(mGy/37MBq)	留意事項
副腎皮質	^{123}I-アドステロール	静注7日目以降	18.5	2〜3（投与3日後）	250	前処置 負荷試験
副腎髄質	^{123}I-MIBG	静注6, 24時間後	200〜400	0.03〜0.04（6時間以降）	0.41	前処置
	^{131}I-MIBG	静注1〜4日後	20〜40	0.1（8時間以降）	38	前処置

^{131}I-アドステロールは凍結状態で運搬（A型）され使用する際に溶解する。エタノールを1.6v/v%含むため，生理食塩水または注射用蒸留水で2倍以上に希釈し，30秒以上かけてゆっくり投与する。副腎皮質・髄質シンチグラフィではともに^{123}Iを用いるため，前処置として甲状腺ブロックが必要である。

●副腎シンチグラム

- 副腎皮質・髄質シンチグラフィは，一般的に静態撮像が実施されるが，転移巣の検査では全身撮像が実施される場合もある。

図2 ^{123}I-アドステロールによる副腎皮質シンチグラフィ

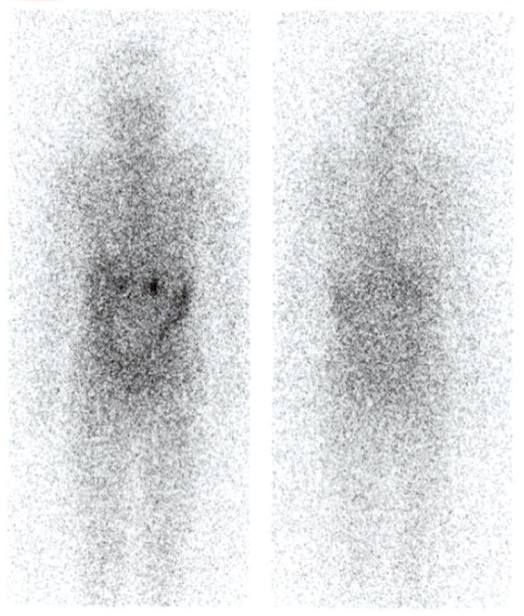

前面像　　　　　後面像

両側の副腎に集積が見られ，特に左副腎は強い集積を呈している。左副腎腺腫が疑われる。

図3 ^{123}I-MIBGによる副腎髄質シンチグラフィ

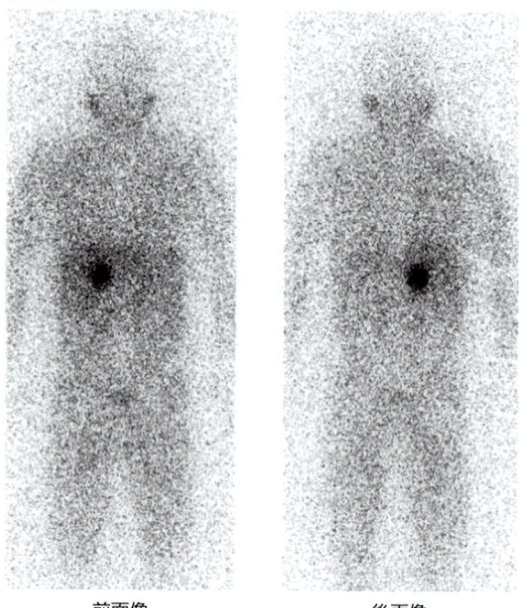

前面像　　　　　後面像

右副腎に広範囲な強い集積が認められる。褐色細胞腫が疑われる。副腎以外では肝臓への集積が認められる。

MEMO

● 禁忌事項

- 放射性医薬品は，診断上の有益性が被ばくによる不利益を上回ると判断される場合のみ投与することとし，投与量は最小限度にとどめることが重要である。

表2 禁忌事項が記載されている放射性医薬品の一覧

放射性医薬品	禁忌
^{99m}Tc-MAA	次の患者には投与しないこと ①右心側から左心側への血管シャントのあるチアノーゼを呈する患者 ②肺血流に高度の抵抗がある患者（肺高血圧症や膠原病など）
^{111}In-DTPA	次の患者には投与しないこと（脳ヘルニアを起こすおそれがあるため） ①頭蓋内圧が著明な亢進を示しており，視神経乳頭浮腫が認められる患者 ②後頭蓋窩の腫瘍が疑われる患者
^{131}I-アドステロール	次の患者には投与しないこと ①ヨード過敏症患者 ②妊婦または妊娠している可能性のある妊婦ならびに授乳中の婦人 ③副腎疾患が強く疑われる者以外の患者 ④18歳未満の者には性腺，ことに卵巣への被ばくが多いので投与しないことを原則とする
^{18}F-FDG	次の患者には投与しないことを原則とするが，特に必要とする場合は慎重に投与すること ①妊娠または妊娠している可能性のある婦人
^{111}In-ゼヴァリン	次の患者には投与しないこと ①マウスタンパク質由来製品またはリツキシマブ（遺伝子組換え）に対する重篤な過敏症の既往歴のある患者 ②妊娠中の投与に関する安全性は確率されていないので，妊婦または妊娠している可能性のある女性には投与しないこと

MEMO

●放射性医薬品の集積機序

表3 臓器別放射性医薬品一覧

臓器	医薬品	集積機序
脳	^{99m}Tc-ECD	蓄積
	^{99m}Tc-HM-PAO	蓄積
	^{123}I-IMP	蓄積
	^{123}I-イオマゼニル	レセプタ結合（ベンゾジアゼピンレセプタ）
	^{133}Xe	拡散
唾液腺	^{99m}TcO$_4^-$	能動輸送（イオン輸送）
甲状腺	Na^{123}I	能動輸送（甲状腺ホルモン合成・有機化）
	Na^{131}I	能動輸送（甲状腺ホルモン合成・有機化）
肺血流	^{99m}Tc-MAA	肺毛細血管微小塞栓
肺換気	^{81m}Kr	単純拡散
心臓	^{99m}Tc-MIBI	受動輸送
	^{99m}Tc-tetrofosmin	受動輸送
	^{123}I-BMIPP	エネルギー代謝（脂肪酸代謝）
	^{123}I-MIBG	能動輸送（神経伝達物質合成）
	^{201}Tl-塩化タリウム	能動輸送（Na-K ATPase）
肝臓	^{99m}Tc-GSA	レセプタ結合（アシアロ糖タンパクレセプタ）
	^{99m}Tc-スズコロイド	貪食作用
	^{99m}Tc-フチン酸	貪食作用
肝胆道	^{99m}Tc-PMT	能動輸送（胆汁排泄）
腎臓	^{99m}Tc-DTPA	薬物代謝（糸球体濾過）
	^{99m}Tc-MAG$_3$	薬物代謝（近位尿細管分泌）
	^{99m}Tc-DMSA	特異的結合（近位尿細管細胞）
副腎	^{131}I-adosterol	能動輸送（ステロイド合成）
	^{131}I-MIBG	能動輸送（神経伝達物質合成）
骨	^{99m}Tc-MDP	化学吸着（ハイドロキシアパタイト）
	^{99m}Tc-HMDP	化学吸着（ハイドロキシアパタイト）
腫瘍	^{67}Ga-クエン酸ガリウム	化学吸着（トランスフェリン結合）
PET	^{13}N-NH$_3$	拡散
	^{15}O（水）	拡散
	^{18}F-FDG	エネルギー代謝

MEMO

5 核医学：呼吸器系
肺血流・肺換気シンチグラフィ

●問題番号：61AM-52

Q1 ❶放射性医薬品の動態で正しいのはどれか。
1. ^{99m}Tc-HMPAOは正常の血液脳関門を通過する。
2. ^{99m}Tc-MDPは骨転移で腫瘍細胞に摂取される。
3. ^{131}I-アドステロールは副腎髄質に取り込まれる。
4. ^{133}Xe は肺胞壁に沈着する。
5. ^{201}Tl-塩化タリウムは心筋壊死部に集積する。

●問題番号：60AM-62

Q2 ❷肺血流・換気シンチグラフィで肺血流の異常が換気異常よりも著しいのはどれか。
1. 肺炎　2. 無気肺　3. 気管支喘息　4. 慢性気管支炎　5. 肺血栓塞栓症

Q1
Key Word ▶▶ ❶放射性医薬品

解法ナビ ▶▶ ・この問題は，放射性医薬品と効能（効果）に関する知識が問われている。放射性医薬品と目的臓器，体内動態を組み合わせて理解する必要がある。

選択肢解説

【1. ^{99m}Tc-HMPAO】	→	脳血流シンチグラフィに利用される放射性医薬品である。中性の脂溶性化合物で，正常の血液脳関門を通って脳組織に取り込まれるので「○」。^{99m}Tc-ECDや^{123}I-IMPも血液脳関門を通過する
【2. ^{99m}Tc-MDP】	→	骨病変周囲のハイドロキシアパタイトに結合し，陽性像を示すもので，腫瘍細胞に取り込まれるものではないので「×」
【3. ^{131}I-アドステロール】	→	副腎皮質に取り込まれるので「×」。髄質には^{131}I-MIBGが集積する
【4. ^{133}Xe】	→	肺胞壁毛細血管に集積するので「×」
【5. ^{201}Tl-塩化タリウム】	→	心筋細胞に集積するので「×」。心筋壊死部には^{99m}Tc-PYPが集積する

正解：1

Q2
Key Word ▶▶ ❷肺血流・換気シンチグラフィ

解法ナビ ▶▶ ・この問題は，肺血流シンチグラムと肺換気シンチグラムについての理解度が問われている。

選択肢解説

【1. 肺炎】	→	血流と換気は同程度あるいは換気の欠損像が著しいので「×」
【2. 無気肺】	→	血流と換気は同程度あるいは換気の欠損像が著しいので「×」
【3. 気管支喘息】	→	血流と換気は同程度あるいは換気の欠損像が著しいので「×」
【4. 慢性気管支炎】	→	血流と換気は同程度あるいは換気の欠損像が著しいので「×」
【5. 肺血栓塞栓症】	→	肺血流シンチグラフィと肺換気シンチグラフィが原則として実施され，血流では塞栓部より末端の血管で欠損像を呈し，換気では正常像となり，換気・血流ミスマッチが診断上の有用所見となるので「○」。ミスマッチ像は，大動脈炎症候群（高安病）や肺血管奇形でも認められる

正解：5

●問題番号：58AM-60

Q3 ❸肺の核医学検査で正しいのはどれか。

1. 血流シンチグラフィには^{99m}Tc-MAG$_3$を用いる。
2. 血流シンチグラフィでは後斜位像は有用性が低い。
3. ^{133}Xe はジェネレータで供給される。
4. ^{81m}Kr 換気シンチグラフィでは洗い出し相の撮像はできない。
5. 腫瘍シンチグラフィではSPECTの有用性は低い。

●問題番号：58AM-57

Q4 ❹放射線医薬品と疾患の組合せで**誤っている**のはどれか。

1. ^{123}I-IMP ──────── バセドウ病
2. ^{99m}Tc-MAA ──────── 肺塞栓症
3. ^{99m}Tc-DTPA ──────── 腎血管性高血圧症
4. ^{201}Tl-塩化タリウム ──────── 肺癌
5. ^{67}Ga-クエン酸塩 ──────── 悪性リンパ腫

Q3

Key Word ▶▶▶ ❸肺の核医学検査

解法ナビ ▶▶▶ ・この問題は，肺血流シンチグラフィと肺換気シンチグラフィの検査方法の内容についての理解度が問われている。

選択肢解説

【1. 肺血流シンチグラフィ】 ⇒ ^{99m}Tc-MAAを用いるので「×」。^{99m}Tc-MAAの投与体位は通常臥位とし，肺高血圧症では坐位にて投与する

【2. 撮像体位】 ⇒ 前面，後面，左右側面，左右後斜位，左右前斜位の6～8方向を撮像する。必要に応じてSPECT撮像を追加するので「×」

【3. ^{133}Xe】 ⇒ ^{133}Xeガス吸入法と^{133}Xe静注法があり，ジェネレータは使用しないので「×」。

【4. ^{81m}Kr 換気シンチグラフィ】 ⇒ ^{81m}Krは半減期が13秒と短いため，洗い出し相の撮像はできないので「○」

【5. 腫瘍シンチグラフィ】 ⇒ プラナー像では描出困難な病変や疑わしい集積を確実なものにする上でSPECT撮像は有用であるので「×」

正解：4

MEMO

Q4

Key Word ▶▶▶ ❹放射線医薬品と疾患

解法ナビ ▶▶▶ ・この問題は，放射線医薬品と適応疾患に関する知識が問われている。

選択肢解説 ▶▶▶

【1. ^{123}I-IMP】 → 脳血流シンチグラフィに利用される放射性医薬品である。バセドウ病の診断に使用される放射性医薬品はNa^{123}Iや^{99m}TcO$_4^-$なので「○」

【2. ^{99m}Tc-MAA】 → 肺血流シンチグラフィに利用され，肺塞栓症や肺高血圧症，高安病，慢性閉塞性肺疾患，動静脈瘻，心内右左シャント（短絡）などの診断に有用なので「×」

【3. ^{99m}Tc-DTPA】 → 腎動態シンチグラフィに利用され，腎血管性高血圧症や閉塞性腎疾患，移植腎，腎盂腎炎などの診断に有用なので「×」

【4. ^{201}Tl-塩化タリウム】 → 肺癌や脳腫瘍，骨軟部腫瘍，縦隔腫瘍などに集積するので「×」

【5. ^{67}Ga-クエン酸塩】 → 悪性腫瘍の診断および炎症診断に利用される。悪性腫瘍では特に悪性リンパ腫，悪性黒色腫の診断に有用なので「×」

正解：1

One Point Advice

呼吸器系の検査に用いられる放射性医薬品と検査開始時間，投与量などをしっかり覚えておこう。また，^{81m}Krガスと^{133}Xeガスの違いについても整理して覚えておこう。

読影ポイント

・局所的な集積の低下や欠損がないか。
・肺血流と肺換気のそれぞれのシンチグラムにミスマッチ（乖離）がないか。

（群馬大学医学部附属病院核医学科　有坂有紀子先生からのコメント）

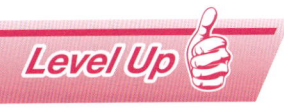

核医学：呼吸器系

レベル・アップ / Level Up

●呼吸器系に関する放射性医薬品

表1 検査一覧

検査項目	投与医薬品	検査開始時間（目安）	投与量(MBq)	トレーサの集積率（検査時：%）	線源臓器の吸収線量(mGy/37MBq)	留意事項
肺血流	^{99m}Tc-MAA	3分後以降	37〜370	〜100	1.48	^{81m}Kr注射液も可
肺換気	^{81m}Kr	吸入直後	185/min	〜100	17.0(30秒継続呼吸)	−
肺換気	^{133}Xe	吸入直後	370/min	1.6〜3.2	0.09(継続呼吸)	−
肺換気	^{99m}TcO$_4^-$	吸入直後	18.5〜37	91〜95	3.99	−

^{99m}Tc-MAA投与時には注射器内への血液の逆流を避けなければならない。その理由は，^{99m}Tc-MAAが凝血塊と結合することで陽性像の原因となるためである。

● 静態画像と区域解剖略図

図1 肺血流・肺換気シンチグラムと区域解剖（正常像）

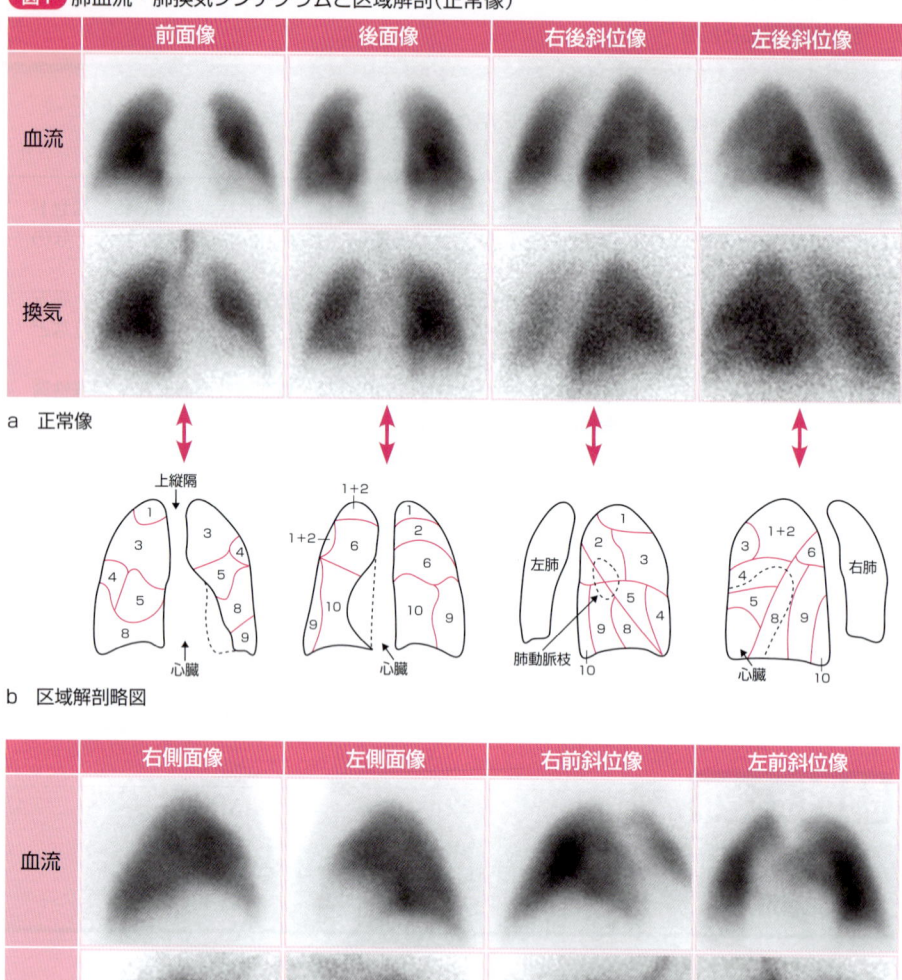

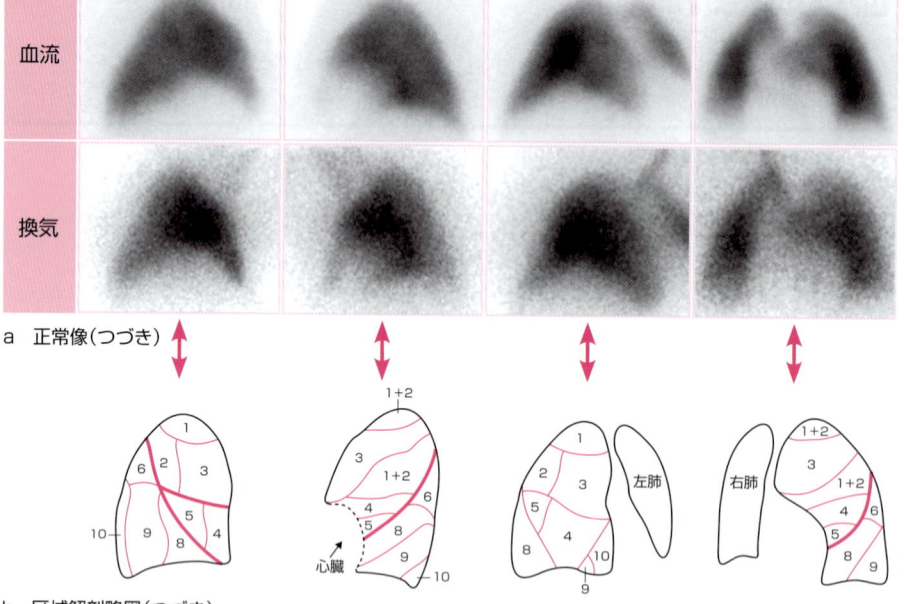

a　正常像

b　区域解剖略図

a　正常像（つづき）

b　区域解剖略図（つづき）

各シンチグラムと肺区域を見比べることで，血流あるいは換気欠損が区域性であるか否かを判断できる。なお，血流像と換気像の見分け方は，気管の描出の有無で判断できる。

●^{81}Rb-^{81m}Krジェネレータについて

- ^{81}Rb-^{81m}Krジェネレータにより^{81m}Krガスが抽出される。
- 肺血流シンチグラフィと肺換気シンチグラフィを同時に施行し，画像処理することによって換気血流比（V/Q）が得られる。肺血栓塞栓症ではミスマッチ像として描出される。
- ^{81m}Kr吸入時にマスクからのRI漏れが発生し，画像アーチファクトの原因となる恐れがあるので注意が必要である。扇風機などで対応するとよい。

図2 肺換気シンチグラフィの撮像方法の概観

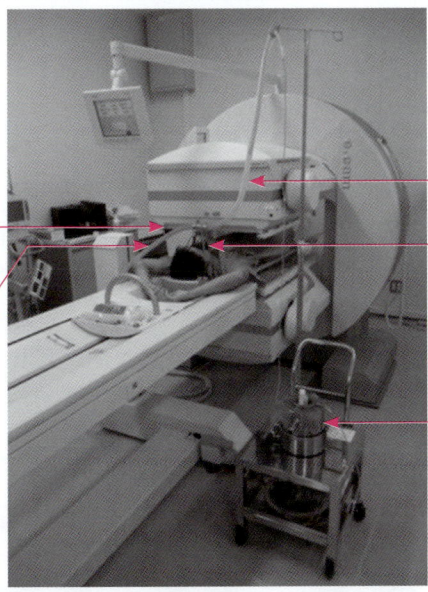

（ラベル：中エネルギー用コリメータ，^{81m}Krガス排気側，^{81m}Krガス吸引側，マスク，^{81}Rb-^{81m}Krジェネレータ）

仰臥位にて両手挙上し，肺野の静態撮像を実施する。必要に応じてSPECT撮像を追加する。吸気性呼吸困難では^{81m}Krガスが上体（上半身）付近に充満する恐れがあり，ガス吸引や拡散させる手段を講じる。

図3 ^{81}Rb-^{81m}Krジェネレータ

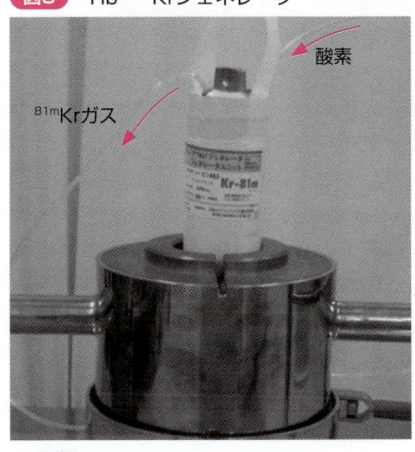

a 概観（ラベル：^{81m}Krガス，酸素）
b ジェネレータユニット
c アウターシールド（49.6mm鉛）

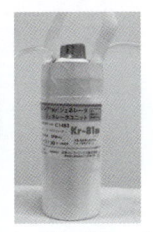

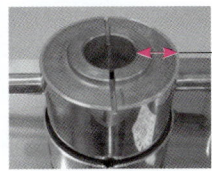

● ¹³³Xeガスについて

- ¹³³Xeガスを用いた検査は，1検出器型の装置では後面像を撮像し，対向2検出器型の装置では前面像と後面像を撮像する。

- ¹³³Xeガス（370MBq）を用いた検査では，吸入相，平衡相，洗い出し相が得られ，局所肺機能が評価できる。

図4 ¹³³Xeガス換気検査法

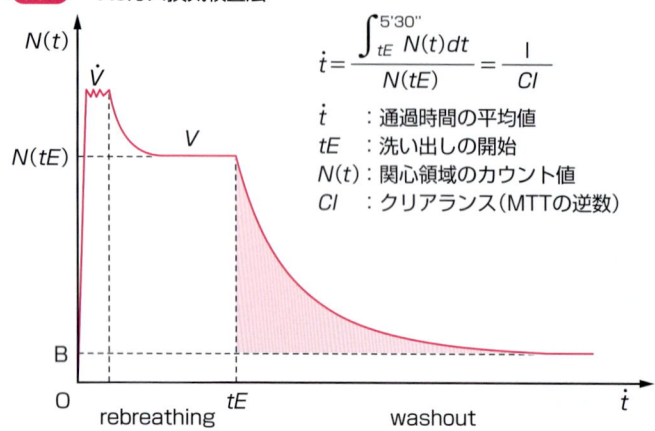

$$\dot{t} = \frac{\int_{tE}^{5'30''} N(t)dt}{N(tE)} = \frac{1}{Cl}$$

$\dot{t}$ ：通過時間の平均値
tE ：洗い出しの開始
$N(t)$ ：関心領域のカウント値
Cl ：クリアランス（MTTの逆数）

¹³³Xeガスを最大呼気（残気量）から最大吸気（全肺気量）まで吸入させ，約10秒間息止め後（換気分布$\dot{V}$），閉鎖回路内で3～5分間の反復呼吸をさせ（肺容量分布V），回路を開放して自然呼吸で洗い出しを5～8分間測定する。なお，¹³³Xeは半減期（5.3日）が長いため，汚染防止の目的で呼気中ガスを回収する。

● 肺血流シンチグラムと肺換気シンチグラムのミスマッチ像

図5 多発肺塞栓症

血流像にて右S2，左S4，S5の欠損（→）を認める。

● ⁹⁹ᵐTc ガスについて

図6 ⁹⁹ᵐTcガス換気シンチグラム（肺気腫）

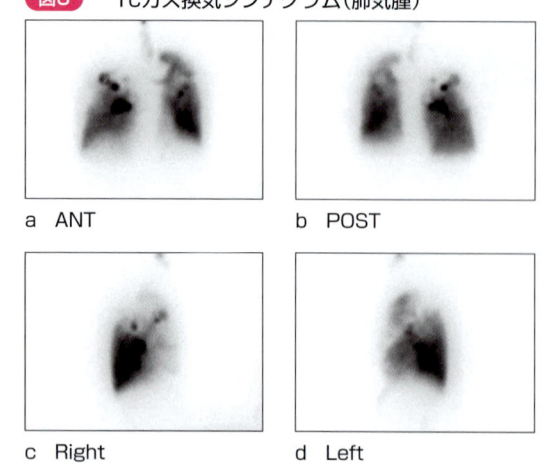

a ANT
b POST
c Right
d Left

両肺上葉主体（塵肺結節付近）に陽性像が認められる。肺尖部にはbullaがあり，右肺尖は欠損像を呈している。

6 核医学：循環器系
心筋血流シンチグラフィ

●問題番号：63AM-63

Q1 ❶心筋血流シンチグラフィで正しいのはどれか。2つ選べ。
1. 左室の短軸・長軸断面を再構成する。
2. 運動負荷検査で心筋血流を定量する。
3. 心電図同期収集法で心機能を評価できる。
4. ブルズアイ表示は血流分布を三次元表示したものである。
5. 心筋梗塞では負荷時の血流低下が安静時に改善する。

●問題番号：60AM-63

Q2 ^{210}Tl-塩化タリウムを用いた❷負荷心筋血流SPECT画像を示す。正しいのはどれか。
1. Bは水平長軸断層像を示す。
2. 負荷像と後期像の撮像は1時間程度あけて行う。
3. 後期像での側壁の集積低下が認められる。
4. 急性期の心筋梗塞が疑われる。
5. 左前下行枝の狭窄が疑われる。

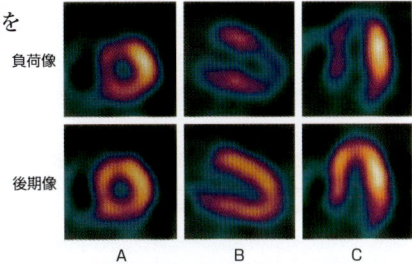

負荷像
後期像
A B C

Q1

Key Word ❶心筋血流シンチグラフィ

解法ナビ
・この問題は，心筋血流シンチグラフィにおける検査目的・画像収集法・画像解析についての知識が問われている。

選択肢解説
- 【1】→ 心筋血流SPECT画像は左室の心軸に沿った断層像（短軸断層像・水平長軸断層像・垂直長軸断層）を画像表示するので「○」
- 【2】→ 心筋血流SPECT画像は心筋に取り込まれた薬剤の相対的な分布を評価しているので「×」
- 【3】→ 心電図同期収集法は心内壁および外壁をトレースした三次元データに心筋の各時相を追加した四次元的な要素をもち，左室内腔のボリュームや壁運動，壁厚といった左室の心機能の変化を時間軸で評価することができるため「○」
- 【4】→ ブルズアイ表示は血流分布短軸中心から放射状にトレースして最大カウントを求めることで角度とカウントの関係が得られ，中心を心尖部，外側を心基部として二次元の同心円状にプロットした表示なので「×」
- 【5】→ 心筋梗塞では負荷時の血流低下が安静時に改善しない。狭心症では改善されるので「×」

正解：1と3

Q2

Key Word ❷負荷心筋血流SPECT画像

解法ナビ
・この問題は，心筋血流シンチグラフィにおける画像収集法・画像解析・画像所見についての知識が問われている。

選択肢解説
- 【1】→ Bは垂直長軸断層像なので「×」
- 【2】→ 負荷像と後期像の撮像間隔は3〜4時間程度あけて行うため「×」
- 【3】→ 後期像で側壁に集積の回復がみられるため「×」
- 【4】→ 急性期での心筋梗塞の画像診断には^{99m}Tc-PYPを用いるため「×」
- 【5】→ 左前下行枝支配領域の前壁から心尖部，中隔にかけて負荷像の集積低下がみられ，後期像にて同部位の集積の回復がみられるため「○」

正解：5

● 問題番号：59AM-63

Q3

^{201}Tl-塩化タリウムを用いた❸心筋SPECT像を示す。
誤っているのはどれか。

1. 心軸を基準に再構成した画像である。
2. Aは短軸像を示す。
3. Bは水平長軸断層像を示す。
4. アは心尖部を示す。
5. イは心内腔を示す。

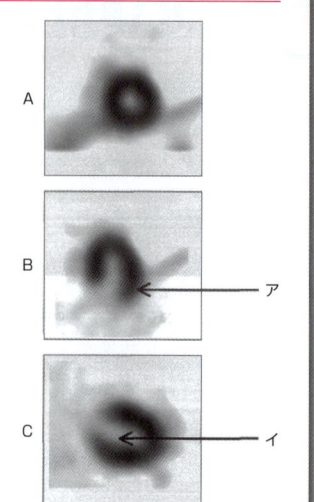

A

B ← ア

C ← イ

Q3

Key Word ▶▶ ❸心筋SPECT像

解法ナビ ▶ ・この問題は，心筋SPECT像の理解度が問われている。

選択肢解説

- 【1】→ Aは心筋短軸像，Bは水平長軸像，Cは垂直長軸像であり，心軸を基準に再構成した画像なので「×」
- 【2】→ Aは短軸像なので「×」
- 【3】→ Bは水平長軸断層像なので「×」
- 【4】→ アは心基部側壁なので「○」
- 【5】→ イは心内腔なので「×」

正解：4

One Point Advice

循環器系の検査に用いられる放射性医薬品と投与量などをしっかり覚えておこう。また，心筋血流シンチグラフィで利用される，^{201}Tl-塩化タリウム，^{99m}Tc-MIBI，^{99m}Tc-Tetrofosminのそれぞれの特徴と，得られた各断層軸像の解剖についても覚えておこう。

MEMO

レベル・アップ / Level Up

●循環器系に関する放射性医薬品

表1 検査一覧

検査項目	投与医薬品	検査開始時間（目安）	投与量(MBq)	トレーサの集積率（検査時：%）	線源臓器の吸収線量(mGy/37MBq)	留意事項
心筋血流	^{99m}Tc-MIBI	30分後以降	370〜555	1.4	0.34	負荷試験
	^{99m}Tc-tetrofosmin	10分後以降	185〜740	1.2	0.34	負荷試験
	^{201}Tl-塩化タリウム	5〜10分, 3時間後	74	4.4	6.4	負荷試験

●心筋血流製剤の比較

表2 ^{201}Tl-塩化タリウムと^{99m}Tc心筋製剤の特徴

	^{201}Tl-塩化タリウム	^{99m}Tc-MIBI / ^{99m}Tc-tetrofosmin
初期分布	冠動脈血流量に比例	冠動脈血流量に比例
集積機序	能動輸送(Na^+-K^+ポンプ)	受動拡散
投与量	74〜111MBq(少量)	740MBq(大量)
特徴	再分布	肝臓・胆嚢に高集積がある
投与回数	1回	2回

図1 ^{201}Tl-塩化タリウムと^{99m}Tc-MIBIの集積分布

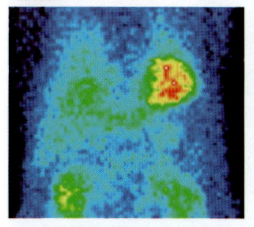

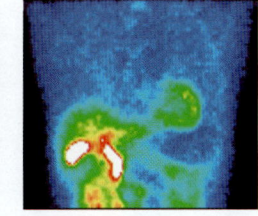

a ^{201}Tl-塩化タリウム
b ^{99m}Tc-MIBI

^{201}Tl-塩化タリウムに比べて^{99m}Tc-MIBIは肝・胆道系に排泄されるため，肝臓・胆嚢・胆道のカウントが高い。

●^{201}Tl負荷心筋シンチグラフィ

図2 心筋血流シンチグラフィにおける運動負荷（エルゴメータ）時の概観

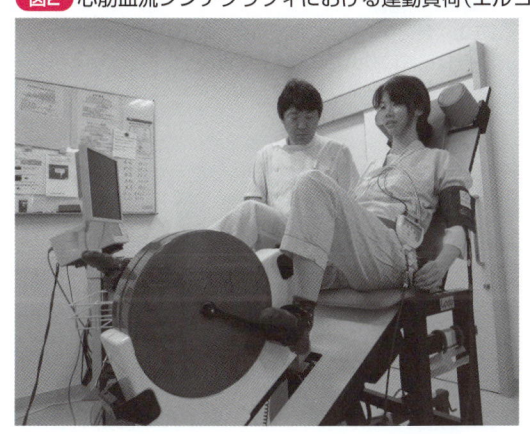

静脈ルートを確保し，心電図と血圧計をモニタしながら運動を行う。十分に心臓に負荷が加わった状態で心筋血流製剤を静脈ルートから投与し，投与後1分間負荷をかけ続ける。運動により十分な負荷を加えることができない被検者に対しては，冠状動脈の拡張作用のあるアデノシンやジピリダモールを用いた薬剤負荷が行われる。また，喘息の既往のある被検者にはドブタミンが使用される。

核医学：循環器系

図3 ²⁰¹Tl心筋内動態

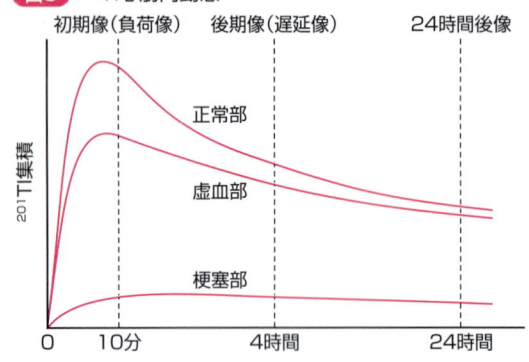

²⁰¹Tlの集積が時間とともにどのように変化するかを表した図である。負荷像では，正常部と虚血部に集積の差が見られるが，その後，正常部の洗い流しが速いため，遅延像では相対的な差が少なくなる。

● 心筋SPECT像

図4 各種断層軸と冠状動脈支配領域

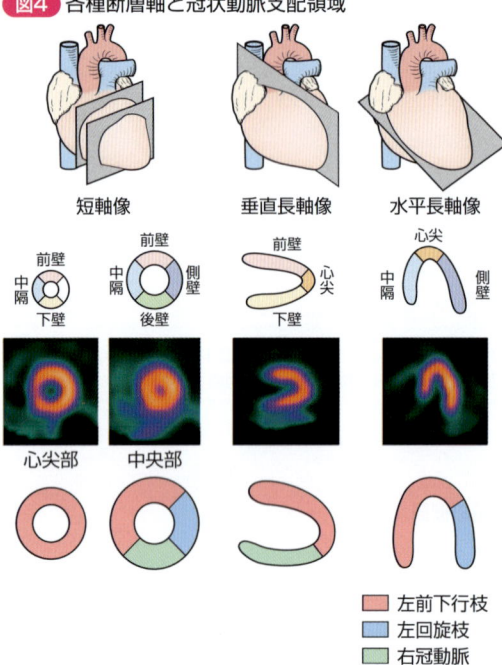

心筋SPECT像は心尖部と心基部を結んだ心軸を基準に再構成され，心軸に垂直な断面（短軸像）と心軸に平行な断面（垂直長軸像・水平長軸像）の3画像を用いて診断される。体格の良い男性（下壁の集積低下）や女性（乳房による前壁の集積低下）では，アーチファクトが出現することもある。

● Bull's eye map (ブルズ アイ マップ)

- 心筋短軸断層像を利用して，心尖部が中心に，心基部が外側になるよう1枚の画像として表示したものであり，負荷像（早期像），再分布像（後期像），Washoutを表したものを「Bull's-eye map」という。心筋への取り込みの分布を半定量的に評価することができる。

図5 Bull's-eye map

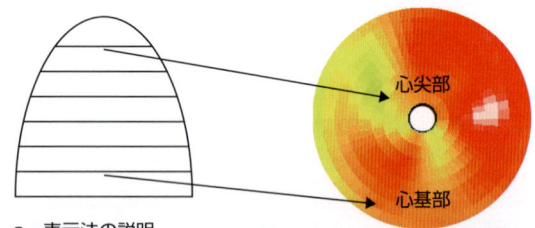

a 表示法の説明

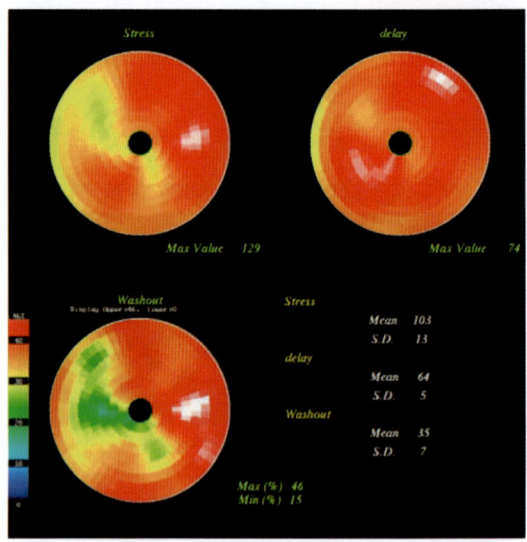

b 各時相での画像
（左上：負荷像，右上：再分布像，左下：washout像）

左前下行枝領域において負荷時では集積が低下しているが，再分布像では集積が回復されている。

MEMO

7 核医学：循環器系
その他

●問題番号：59AM-62

Q1

❶心臓核医学検査で正しいのはどれか。

1. ^{99m}Tc-MIBIは心筋の交感神経活性を画像化している。
2. ^{99m}Tc-PYPは急性心筋梗塞巣に集積する。
3. ^{123}I-MIBGは心筋の脂肪酸代謝を画像化している。
4. ^{201}Tl-塩化タリウムは受動拡散によって心筋に取り込まれる。
5. 心プールシンチグラフィには^{99m}Tc-MAAを用いる。

Q1

Key Word ▶▶ ❶心臓核医学検査

解法ナビ ▶▶ ・この問題は，心臓核医学検査に用いられる薬剤に関する知識が問われている。

選択肢解説 ▶▶
- 【1. ^{99m}Tc-MIBI】 → 心筋の血流製剤なので「×」
- 【2. ^{99m}Tc-PYP】 → 急性心筋梗塞巣に集積するので「○」
- 【3. ^{123}I-MIBG】 → 心臓交感神経末端に集積し，交感神経の活動を画像化する製剤なので「×」
- 【4. ^{201}Tl-塩化タリウム】 → 能動輸送によって心筋に取り込まれるので「×」
- 【5. 心プールシンチグラフィ】 → ^{99m}Tc-RBC（標識赤血球）または^{99m}Tc-HSA（標識人血清アルブミン）が用いられるので「×」

正解：2

One Point Advice

心筋血流以外の検査（心プールや心筋梗塞，心筋脂肪酸代謝，心筋交感神経シンチグラフィ）に用いられる放射性医薬品と検査方法，画像解析方法などについて覚えておこう。

読影ポイント

- 心臓核医学検査で用いられる薬剤はほとんど正常部位に集積されるため，病変部は欠損または集積低下を呈する。しかし，^{99m}Tc-PYPは病変部に集積されるため，^{201}Tl-塩化タリウムとの2核種同時収集が実施され，虚血性心疾患の診断に利用されている。

（群馬県立心臓血管センター放射線科　小山恵子先生からのコメント）

MEMO

レベル・アップ Level Up

図1 心電図同期心筋SPECTの撮像方法の概観

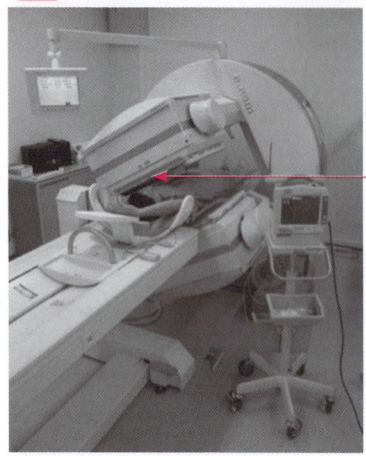

低エネルギー高分解能コリメータ

仰臥位にて両手を挙上させ，検出器を360°（または180°）回転させる。その際，検出器による上腕の巻き込みや心電図の電極コードが検出器の回転を妨げることのないよう配慮する。

●心筋血流シンチグラフィと障害心筋シンチグラフィの比較

図2 2核種同時収集におけるSPECT画像

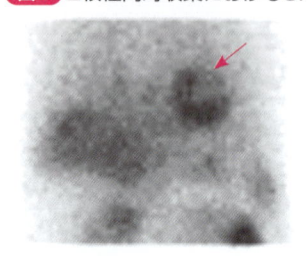

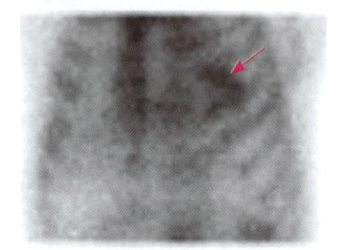

a　^{201}Tl-塩化タリウム　　b　^{99m}Tc-PYP

^{201}Tl-塩化タリウムの画像上には欠損像（→）が認められ，^{99m}Tc-PYPの画像では同部位に集積が認められる。^{201}Tl-塩化タリウムは，血中から細胞膜のNa-Kaポンプの能動輸送により正常心筋に取り込まれる。それに対し，^{99m}Tc-PYPは，急性期においてハイドロキシアパタイトの型で沈着した障害心筋内のCaと結合するため，障害された心筋部位とともに骨も陽性像として描出される。

図3 2核種同時収集で得られたそれぞれの心筋短軸画像の合成表示

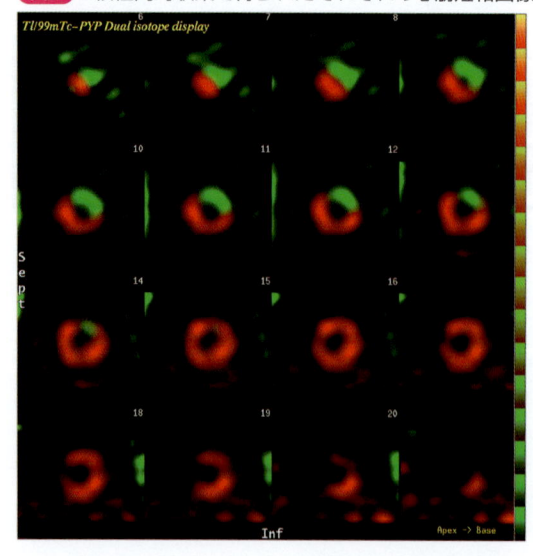

^{201}Tl-塩化タリウムの画像が赤，^{99m}Tc-PYPの画像が緑で表示されている。心筋の前壁に^{201}Tl-塩化タリウムの集積欠損が認められ，同部位には^{99m}Tc-PYPの集積が認められる。よって，前壁に対する急性心筋梗塞であると判断できる。

●循環器系に関する放射性医薬品

表1 検査一覧

検査項目	投与医薬品	検査開始時間（目安）	投与量(MBq)	トレーサの集積率（検査時：%）	線源臓器の吸収線量(mGy/37MBq)	留意事項
心プール	^{99m}Tc-HSA	静注直後	185〜370	−	0.74(心)	
	^{99m}Tc-RBC	静注直後	370〜740	−	0.851(心)	
心筋梗塞	^{99m}Tc-PYP	3時間後	370	7〜12	0.44(心)	
心筋脂肪酸代謝	^{123}I-BMIPP	15〜30分後	74〜148	5.4	0.057	
心交感神経	^{123}I-MIBG	15分後以降, 3〜6時間後	111	2.0	0.018	

● ^{123}I-MIBGの評価

図4 ^{123}I-MIBGシンチグラムと定量評価指標

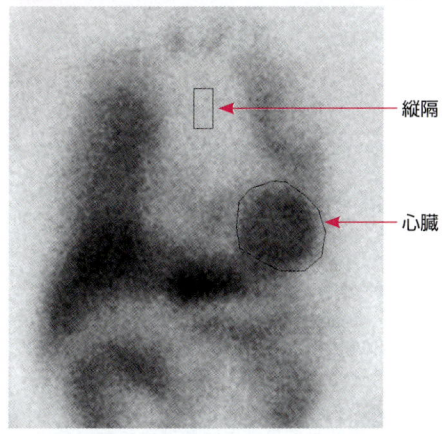

a シンチグラム（正面プラナー像）

$$心/縦隔比 = \frac{心臓のカウント}{縦隔のカウント}$$

$$Washout\ rate = \frac{早期像の(心臓のカウント-縦隔のカウント) - 後期像の(心臓のカウント-縦隔のカウント)}{早期像の(心臓のカウント-縦隔のカウント)}$$

b 定量評価指標

心/縦隔比は心機能と正の相関を示し，Washout rateは逆相関を示す．

MEMO

8 核医学：消化器系
肝受容体シンチグラフィ

●問題番号：60AM-64

Q1

● ^{99m}Tc-GSA肝シンチグラフィで**誤っている**のはどれか。

1. 検査前は絶食とする。
2. 転移性肝腫瘍は欠損像を呈する。
3. 肝硬変では骨髄集積が上昇する。
4. 経時的に心プール放射能は減少する。
5. アシアロ糖タンパクの受容体を反映する。

Q1

Key Word ▶▶ ● ^{99m}Tc-GSA肝シンチグラフィ

解法ナビ ▶▶ ・この問題は、^{99m}Tc-GSA肝受容体シンチグラフィの理解度が問われている。^{99m}Tc-GSAは肝受容体シンチグラフィとして肝臓の機能や形態を診断するために用いられる。

選択肢解説

【1】➡ 食事による肝血流増加の影響を避けるため検査前は絶食が望ましいので「×」

【2】➡ 肝細胞表面に存在するアシアロ糖タンパク受容体を介して肝細胞内に取り込まれ、肝細胞の障害の程度に応じて減少する。よって、分化度が低く増殖能が高い転移性肝腫瘍の場合は、細胞膜の受容体が欠如するため集積が低下し欠損像を呈するので「×」

【3】➡ 肝硬変の重症度評価に用いられているが、体内動態から骨髄には集積されないので「○」。ただし、^{99m}Tc-フチン酸や^{99m}Tc-スズコロイドは、肝機能が低下している場合において骨髄にも集積される。

【4】➡ ^{99m}Tc-GSAの肝集積量指標で用いられる時間放射能曲線から、心血液プールの放射能はすみやかに消失されるので「×」

【5】➡ アシアロ糖タンパク受容体を反映するので「×」

正解：3

One Point Advice

消化器系の検査に用いられる放射性医薬品と各種画像の特徴、画像解析方法などについて覚えておこう。

読影ポイント

・占拠性病変を反映した局所的な集積の低下がないか。
・肝硬変などによる肝臓辺縁の変形がないか。
・肝機能の定量評価指標であるHH15やLHL15に異常がないか。

(群馬大学医学部附属病院核医学科　有坂有紀子先生からのコメント)

レベル・アップ Level Up

図1 肝受容体シンチグラフィの撮像方法の概観

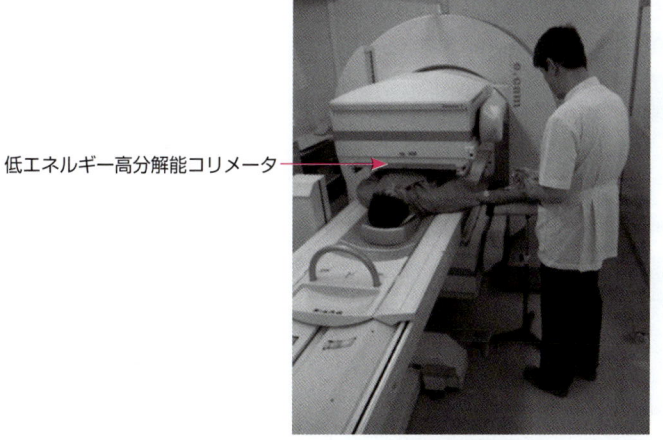

低エネルギー高分解能コリメータ

仰臥位とし，上側の検出器のみで心臓から肝臓の範囲を動態撮像する。動態撮像後のSPECT撮像も有用である。時間放射能曲線作成のため深呼吸は避けるのが望ましい。

●消化器系に関する放射性医薬品

表1 検査一覧

検査項目	投与医薬品	検査開始時間（目安）	投与量(MBq)	トレーサの集積率（検査時：%）	線源臓器の吸収線量(mGy/37MBq)	留意事項
肝	^{99m}Tc-フチン酸	20～30分後	18.5～111	<90	2.1	
	^{99m}Tc-Snコロイド	15～30分後	37～111	85	3.2	
肝予備能	^{99m}Tc-GSA	静注直後	185	48～62	2.0	禁食事
肝・胆道	^{99m}Tc-PMT	5，10，20，30，45，60分後(1.5，2，3，24時間後)	74～185	―	26.6	禁食事
消化管出血	^{99m}Tc-RBC	5，10，15，20，30，60分後(2，4，24時間後の追加)	740～1,110	―	0.144(小腸)	
メッケル憩室	^{99m}TcO$_4^-$	10～15分，30～60分後	185～370	―	1.2～1.4(大腸)	
唾液腺	^{99m}TcO$_4^-$	静注直後	185	3	0.344(唾液腺)	負荷試験

●動態(Dynamic)収集と時間放射能曲線(TAC)による解析：HH15とLHL15

・時間放射能曲線から以下のHH15とLHL15を算出し，肝機能を評価する。

$$HH15 = \frac{H15}{H3} : 放射性医薬品投与3分後と15分後の心臓のカウント：血中消失指標$$

$$LHL15 = \frac{L15}{L15+H15} : 放射性医薬品投与15分後の肝臓と心臓のカウント：肝集積指標$$

H(Heart)：心臓，L(Liver)：肝臓

核医学：消化器系

図2 ⁹⁹ᵐTc-GSAによる肝受容体シンチグラフィ

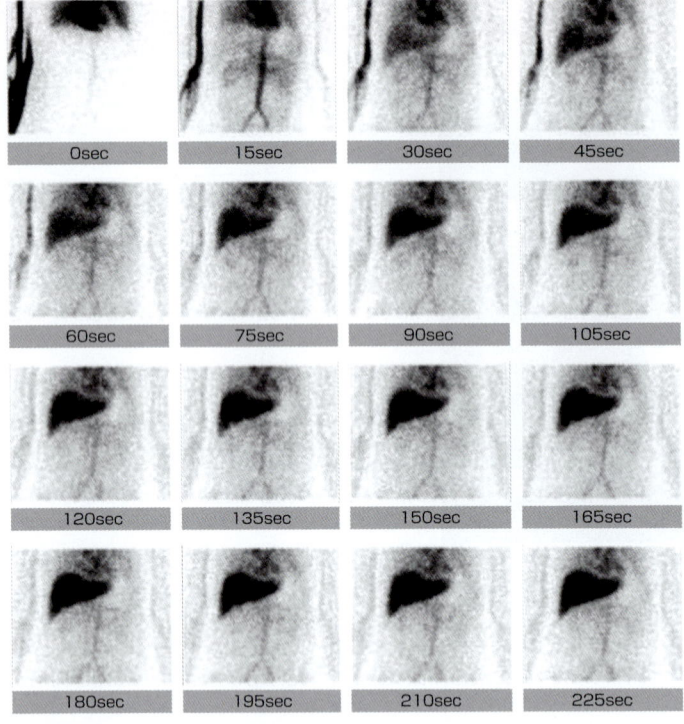

a 動態画像

⁹⁹ᵐTc-GSAシンチグラフィは，血中から肝臓への集積過程を画像化するため，形態のみならず肝機能の障害を判定できる．肝臓以外の集積として投与20～30分後に胆管・胆嚢の描出を認めることがある．

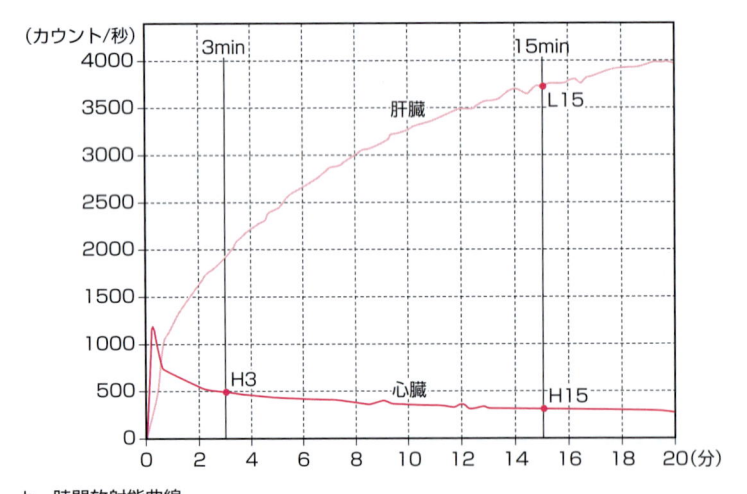

b 時間放射能曲線

●その他の消化器系の検査

【肝胆道シンチグラフィ】

図3 ^{99m}Tc-PMTによる肝胆道シンチグラフィ

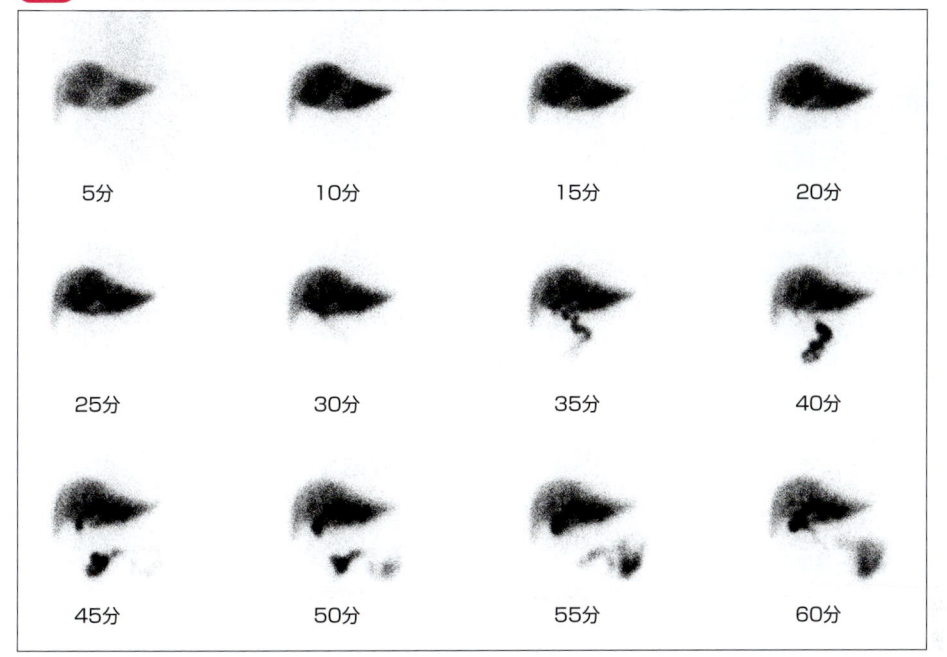

肝臓の左葉の集積が著しく，これは拡張した肝内胆管への集積であると考えられる。また，総胆管への排泄も投与後35分後の画像から認められ，胆管の高度通過障害が疑われる。投与された^{99m}Tc-PMTは，迅速に血中から消失し，肝・胆道へ移行した後に小腸へ排出される。

【消化管出血シンチグラフィ】

図4 ^{99m}Tc-RBCによる消化管出血シンチグラフィ

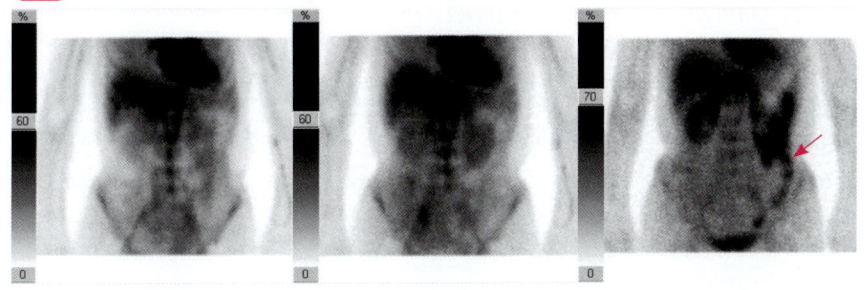

3時間後像は左腸骨動脈と重なる部位に，また6時間後像は右腸骨動脈と重なる部位にトレーサの集積を認める。さらに24時間後像では脾臓・左腎外側・骨盤にかけ管状の集積（→）を認める。経時的に腸管内の血液が移動している状態と考えられる。^{99m}Tc-RBCは，血管外に漏出しないトレーサのため出血部位のみ漏出し，その部位が高集積として描出される。

【メッケル憩室シンチグラフィ】

図5 ^{99m}TcO$_4^-$メッケル憩室シンチグラフィ

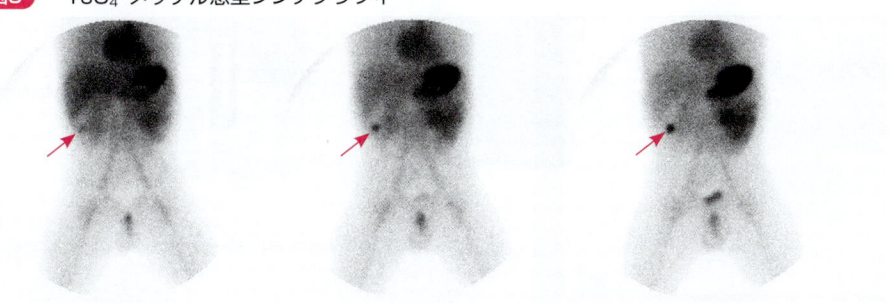

肝臓の下方に局在性の異常集積（→）を認め，3分から20分後にかけて経時的に集積が明瞭になっている。

【唾液腺シンチグラフィ】

図6 ⁹⁹ᵐTcO₄⁻による唾液腺シンチグラム（正常）

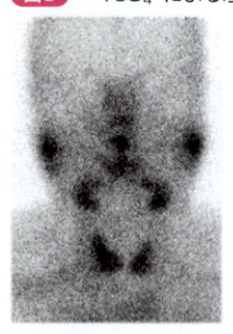

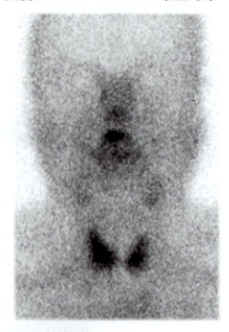

a 負荷前　　b 負荷後

$^{99m}TcO_4^-$は1価の陰イオンであり，唾液腺の排泄管内壁の活動性上皮細胞に摂取される。早期像では両側耳下腺，顎下腺への集積を認める。レモン汁による唾液排出後（負荷後）は同部位からのトレーサ排泄を認める。レモン負荷後に排泄がほとんど認められない場合はシェーグレン症候群が疑われる。

●核医学検査で用いられる定量評価指標

表2 各検査における指標と基準値

検査項目	機能の指標	基準値
脳血流	CBF（全脳平均，Patlak法）	>44.6±4.9ml/min/100g脳
甲状腺	3時間up take・24時間up take	5～15%・10～40%
心機能	EF（駆出率）	50～76%
肝予備能	LHL15・HH15	0.93・0.56
腎臓	ERPF（有効腎血漿流量）	>200ml/min（片腎）
腎臓	GFR（糸球体濾過率，Gate法）	>40ml/min（片腎）
PET	SUV（半定量）	2.5

●⁹⁹Mo-⁹⁹ᵐTcジェネレータについて

- ^{99}Moジェネレータは，^{99}Mo（親核種：半減期66時間）から$^{99m}TcO_4^-$（娘核種：半減期6時間）を抽出し，$^{99m}TcO_4^-$をキット試薬に混ぜて放射性医薬品を標識（調剤）する。しかし，^{99m}Tc-GSAと^{99m}Tc-PMTは，それぞれ凍結乾燥や加熱・滅菌の過程が必要となるため，シリンジやバイアルに充填された完成品として供給される。

図7 コンテナ（遮へい鉛）収納時
3cm 鉛

図8 ジェネレータ本体

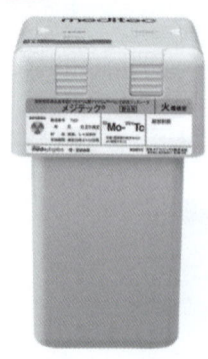

図9 ジェネレータ断面
$^{99m}TcO_4^-$
鉛
^{99}Moカラム

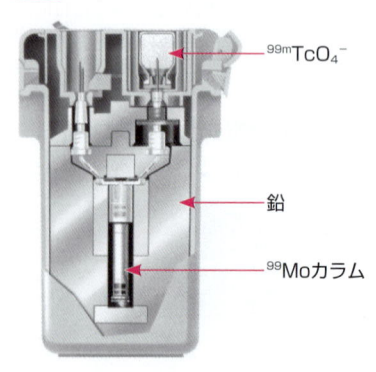

（図7～9：日本メジフィジックス株式会社）

9 核医学：泌尿器系
腎動態シンチグラフィ

●問題番号：58AM-57

Q1
❶ 放射性医薬品と疾患の組み合わせで**誤っている**ものはどれか。

1. ^{123}I-IMP ―――――― バセドウ病
2. ^{99m}Tc-MAA ―――――― 肺塞栓症
3. ^{99m}Tc-DTPA ―――――― 腎血管性高血圧症
4. ^{201}Tl-塩化タリウム ―― 肺癌
5. ^{67}Ga-クエン酸塩 ―――― 悪性リンパ腫

Q1
Key Word ❶ 放射性医薬品と疾患の組み合わせ

解法ナビ ・この問題は、放射性医薬品と適応疾患についての理解度が問われている。

選択肢解説

【1. ^{123}I-IMP】→ 局所脳血流シンチグラフィに用いられる。バセドウ病は甲状腺機能亢進症であり検査にはNa^{123}Iが用いられるので「○」

【2. ^{99m}Tc-MAA】→ 肺血流シンチグラフィに用いられる。肺塞栓症は、肺動脈やその分枝が閉塞した肺循環障害であり、肺換気シンチグラフィや肺血流シンチグラフィが行われるので「×」

【3. ^{99m}Tc-DTPA】→ 腎シンチグラフィに用いられる。腎血管性高血圧症は腎動脈の狭窄が原因であるので「×」。腎血管性高血圧症はカプトプリルを経口投与して1時間後の腎シンチグラフィ（レノグラム）において血管収縮作用の低下により、糸球体濾過機能が低下するため排泄が延長する

【4. ^{201}Tl-塩化タリウム】→ 心筋シンチグラフィのほかに腫瘍シンチグラフィとして、脳腫瘍、甲状腺腫瘍、肺腫瘍、軟部腫瘍および縦隔腫瘍の診断に用いられるので「×」

【5. ^{67}Ga-クエン酸】→ 悪性腫瘍の診断に用いられる。適応疾患は、脳腫瘍、甲状腺未分化癌、肺癌、原発性肝癌、悪性リンパ腫（ホジキン病と非ホジキンリンパ腫）、悪性黒色腫などであるため「×」

正解：1

One Point Advice
消化器系の検査に用いられる放射性医薬品と各種画像の特徴、画像解析方法などについて覚えておこう。

MEMO

読影ポイント

【腎動態シンチグラフィ】
- 血流相：腹部大動脈とほぼ同時に腎が描出されるか。
- 実質相：腎臓の集積は良好か（欠損や集積低下の有無）。
  腎臓の大きさや位置に左右差がないか。
  バックグランド（周辺部）のカウントはどの程度か。
  レノグラムパターンは正常か。
- 機能相：腎盂にトレーサが停滞していないか。
- 利尿剤を用いることで変化するのか。
  （変化すれば器質的狭窄，変化しなければ機能的狭窄と判断される）

【腎静態シンチグラフィ】
- 腎の大きさに左右差がないか。
- 腎の位置に異常がないか。
- 腎の局所的な集積低下や欠損がないか。

（群馬大学医学部附属病院核医学科　有坂有紀子先生からのコメント）

レベル・アップ　Level Up

図1 腎動態シンチグラフィの撮像方法の概観

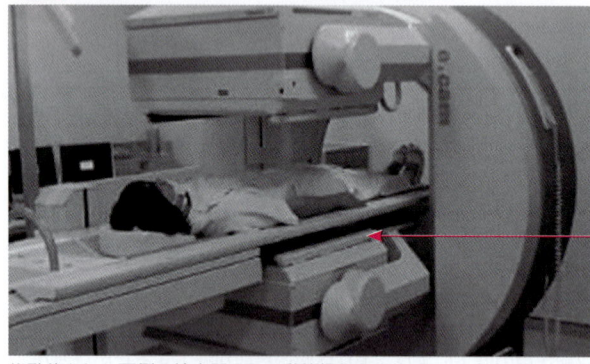

低エネルギー高分解能コリメータ

仰臥位とし，下側の検出器のみで動態撮像を実施する。ポジショニングは検出器の中心に臍を位置する。利尿剤負荷では尿意などの状況変化に配慮する。

●泌尿生殖器に関する放射性医薬品

表1 検査一覧

検査項目	投与医薬品	検査開始時間（目安）	投与量（MBq）	トレーサの集積率（検査時：%）	目的臓器の被ばく線量（mGy/37MBq）	留意事項
腎静態	^{99m}Tc-DMSA	1時間以降	37〜185	50	14.86	
腎動態	^{99m}Tc-DTPA	静注直後	74〜555	10	0.35	負荷試験
腎動態	^{99m}Tc-MAG$_3$	静注直後	200〜400	30	0.446	負荷試験

●腎臓の機能評価

【Dynamic収集とTACによる解析：レノグラム（GFRとERPF）】

①糸球体濾過率（glomerular filtration rate：GFR）
- DTPAの初回循環摂取率は20％程度であるが，その後，細胞内には取り込まれず，100％が腎糸球体にて濾過されるためDTPAはGFRの定量に用いられている。

②有効腎血漿流量（effective renal plasma flow：ERPF）
- 平成23年に近位尿細管分泌物質であるOIHが製造中止となった。MAG$_3$もOIHと同様，近位尿細管分泌物質であるが，初回循環摂取率は約60％と低い。しかし，腎クリアランスにおいてOIHと良好な相関があるため，有効腎血漿流量の定量に代用されている。

図2 ⁹⁹ᵐTc-MAG₃による腎動態シンチグラム(ラシックス負荷)

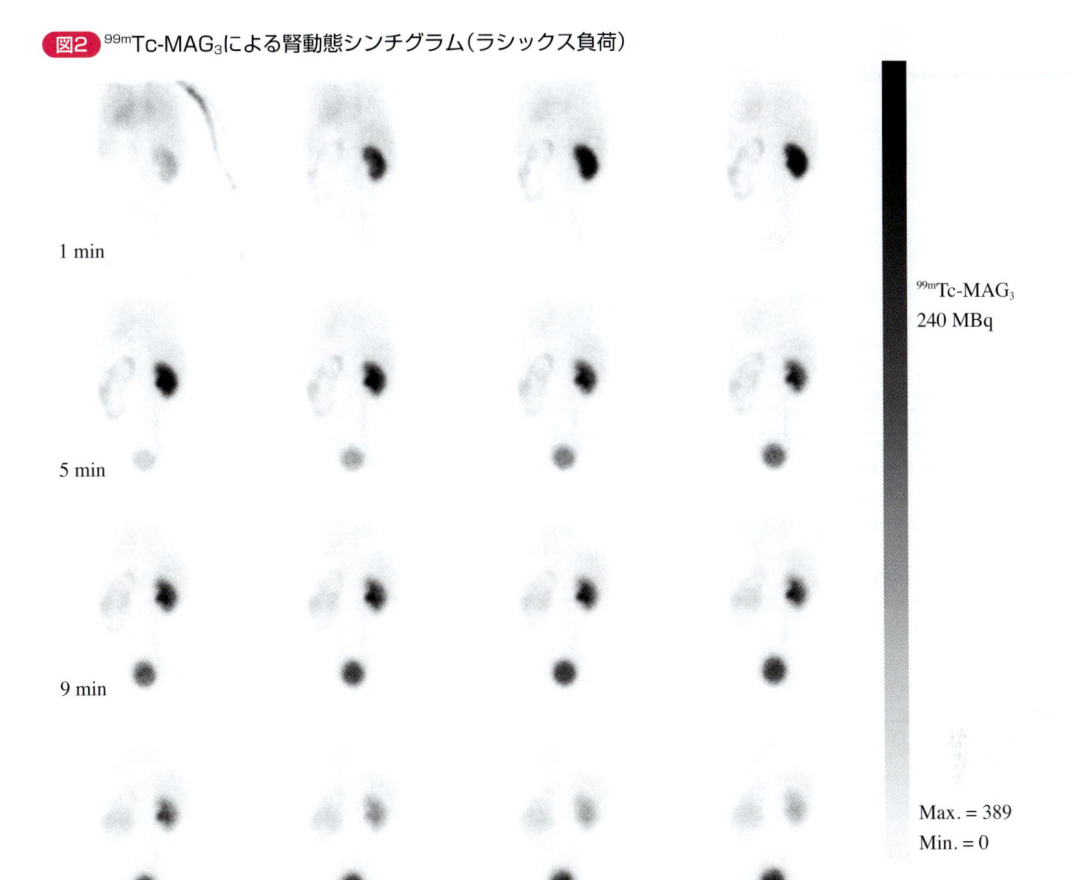

1 min

5 min

9 min

13 min   16 min

⁹⁹ᵐTc-MAG₃
240 MBq

Max. = 389
Min. = 0

背臥位である被検者の背面側から収集するため，得られる画像の右側には右腎が，左側には左腎が描出される。他のモダリティで得られた画像とは異なるため注意が必要である。

図3 ⁹⁹ᵐTc-MAG₃による腎レノグラフィ(ラシックス負荷)

ラシックス静注
●：Right
＋：Left

カウント

時間(分)

Renography

Nucled : 99mTc-MAG3

	Left	Right
Initial (L+R)=100 (%)	37.9	62.1
$T_{max.}$ *(min)*	6.0	3.1
$T_{3/4}$ *(min)*	—	2.5
$T_{1/2}$ *(min)*	—	9.1

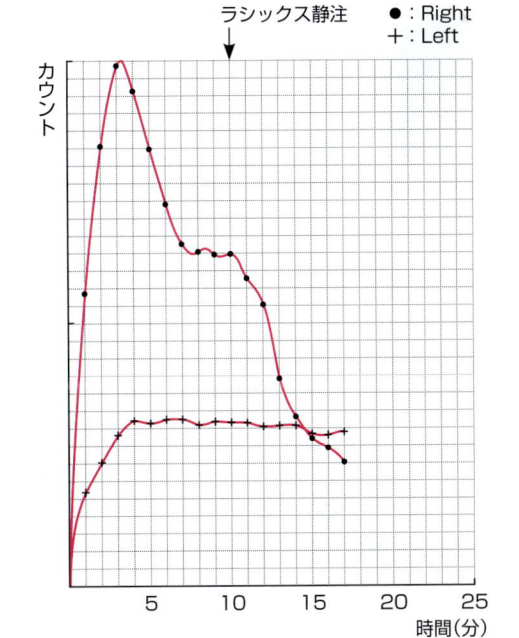

図2の画像において，右腎はトレーサ投与直後で腎の形状が良好に描出されており，4分後に腎盂から尿管への排泄が認められ，10分後洗い出しは良好である。左腎は腫大と腎盂拡張が認められ，腎盂・尿管への排泄も不良であり，フロセミド(利尿降圧剤)の反応も不良である。水腎症(尿路系排泄異常)が疑われる。

核医学：泌尿器系

●レノグラムパターン

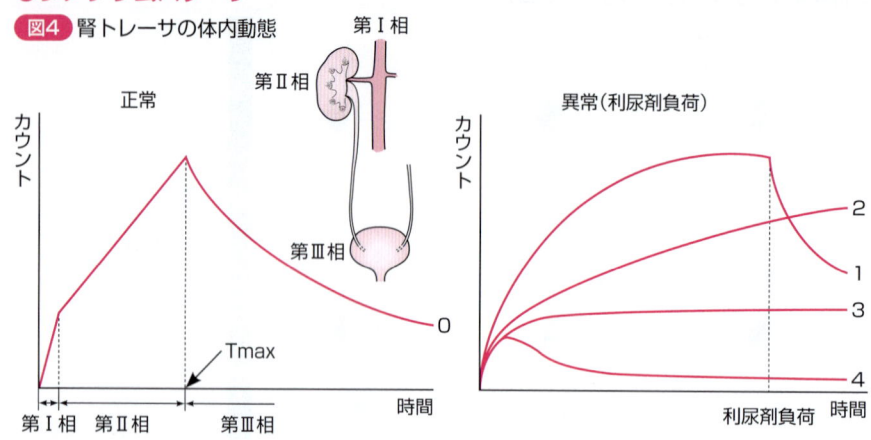

図4 腎トレーサの体内動態

0：**正常**
第Ⅰ相（血流相），第Ⅱ相（機能相），第Ⅲ相（排泄相）が確認される。^{99m}Tc-MAG$_3$の第Ⅰ相ではトレーサの腎への取り込みが早いため目立たない。ピーク（Tmax）は5分以内に現れる。

1：**腎盂の中程度のトレーサ貯留**
第Ⅱ相は平坦となり第Ⅲ相に継続する場合もある。フロセミドの投与により急激な降下がみられ，閉塞性尿路疾患は否定される。

2：**閉塞性尿路疾患**
第Ⅰ相で右上がりを呈するが，排泄障害によりピークを持たず，フロセミドに反応しない。

3：**腎障害**
平坦な曲線が続きフロセミドに反応しない。

4：**萎縮性無機能腎**

●その他の泌尿器系の検査
【腎静態シンチグラフィ】

図5 ^{99m}Tc-DMSAによる腎静態シンチグラム（正常例）

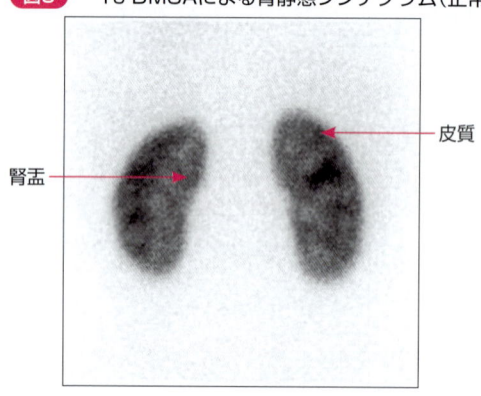

腎臓の辺縁は明瞭で，腎実質部の集積分布は均一になる。腎盂部は皮質部に比べてやや淡く描出される。

MEMO

10 核医学：骨系
骨シンチグラフィ

●問題番号：61AM-67

Q1 骨シンチグラムを示す。適切なのはどれか。

1. 排尿後に再度撮像する。
2. 感度補正後に再度撮像する。
3. 利尿剤投与後に再度撮像する。
4. 全身スキャンスピードを速めて再度撮像する。
5. コリメータを中エネルギー用に交換して再度撮像する。

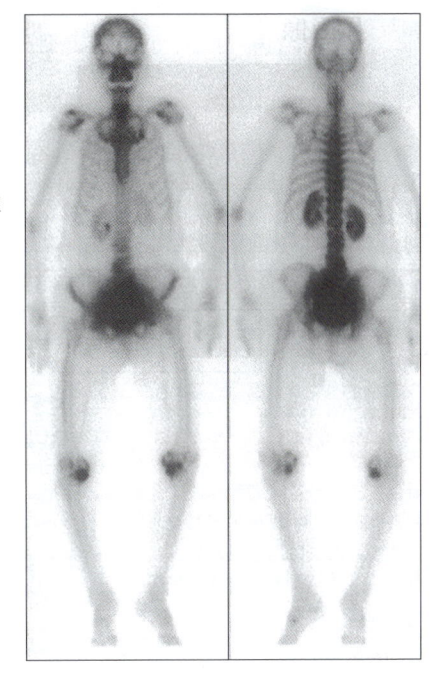

●問題番号：60AM-66

Q2 骨シンチグラフィで正しいのはどれか。2つ選べ。

1. 小児の関節部集積は低い。
2. 検査前は水分制限させる。
3. 骨折で集積増加領域がみられる。
4. ペースメーカは欠損像をつくる。
5. 溶骨性転移では集積を亢進しない。

Q1

Key Word ❶骨シンチグラフィ撮像の前処置

解法ナビ ・この問題は，骨シンチグラフィの検査方法と製剤の排泄経路に関する知識が問われている。

選択肢解説

この画像上の骨盤部には広範囲な高い集積が認められ，膀胱内の尿が描出されている。これらの所見は骨シンチグラムにおいて障害陰影となる。

【1】→ ^{99m}Tc-MDP・^{99m}Tc-HMDPともに，2〜3時間後には40〜50％が骨に集積し，50％程度が尿中に排泄される。したがって，撮像直前の排尿は重要な前処置なので「○」

【2】→ 固有感度均一性の補正を行っても膀胱内の高集積は修正されないので「×」

【3】→ 膀胱内の高集積は排尿で低減できる。利尿剤は利尿作用を高め逆効果なので「×」

【4】→ スキャンスピードを速めた撮像は，仰臥位が苦痛など長時間の撮像が困難な場合に有用なので「×」。通常のスピードは，15〜20cm/min程度である

【5】→ 中エネルギーコリメータはエネルギーピークが高い^{67}Gaや^{111}Inで用いられる。骨シンチグラフィは低エネルギー高分解能コリメータ（LEHR）などを使用するので「×」

正解：1

Q2

Key Word ▶▶ ❷骨シンチグラフィの正常集積と異常集積

解法ナビ ▶▶ ・この問題は，骨シンチグラフィの検査方法と得られた画像の理解度が問われている。

選択肢解説

- [1] ➡ 小児・成長期では，骨成長端の帯状の集積が著明である。また，頭蓋縫合線・顔面骨・肋骨端・四肢関節の集積も強く描出されるので「×」
- [2] ➡ 前処置は撮像直前の排尿のみで，検査前の水分制限は必要ないので「×」
- [3] ➡ 骨折は陽性像を呈するので「○」。骨折の検出は高感度であり，単純X線写真ではっきりとしない顔面骨・胸骨・肋骨・肩甲骨・手根骨・足根骨などの軽微な骨折も検出できる。特に，単純X線写真で描出不能な疲労性骨折の検出に有用である
- [4] ➡ ペースメーカのほかに，金属製のボタン・ネックレス・ベルトのバックル・乳癌術後患者のシリコンパットなどは陰性像となるので「○」
- [5] ➡ 造骨性骨転移（前立腺癌・乳癌・消化器癌など）は陽性像として描出され，溶骨性骨転移（腎細胞癌・肝細胞癌など）は陰性像として描出されることが多い。しかし，混合型もあり集積しないとは言い切れないので「×」

正解：3と4

One Point Advice

骨シンチグラフィで利用される放射性医薬品の集積機序と薬物動態（排泄），および得られた骨シンチグラムの正常例および異常例の特徴を覚えておこう。

読影ポイント

- 局所的またはびまん性の集積増加・低下がないか。
- 生理的集積部位（頭蓋縫合部，頸部前面，胸鎖関節，肋軟骨，腎盂など）の確認。
異常集積であるか否かは，左右対称性や尿路系汚染の確認などのもとに判断される。高集積の部位がすべて異常集積ではないと考えるべきである。

（群馬大学医学部附属病院核医学科　有坂有紀子先生からのコメント）

レベル・アップ / Level Up

●^{99m}Tc-MDPによる骨シンチグラム

図1 正常像（成人）

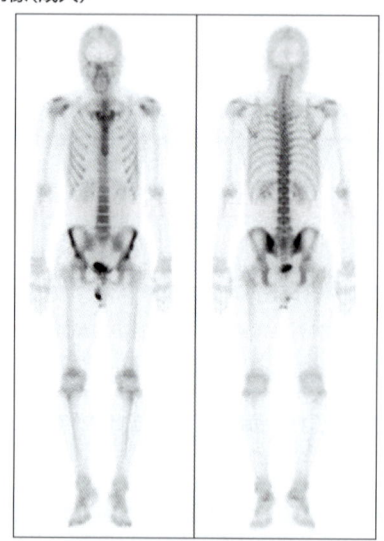

a　前面　　b　背面

骨シンチグラフィは，臓器別放射性医薬品投与数で最も多い検査である。投与されたトレーサは骨に特異的に集積し，他臓器への集積は少ない。骨転移や骨折などの異常集積と間違えやすいのは，肩峰烏口突起周辺・胸鎖関節周辺・仙腸関節周辺・上顎洞炎・歯周辺疾患・肋骨端周辺・頭蓋骨・腸骨稜・変形性の脊椎関節部などの疾患や部位である。また，外傷性の痛部にも集積を示す場合があるので注意が必要である。

図2 正常像（小児）

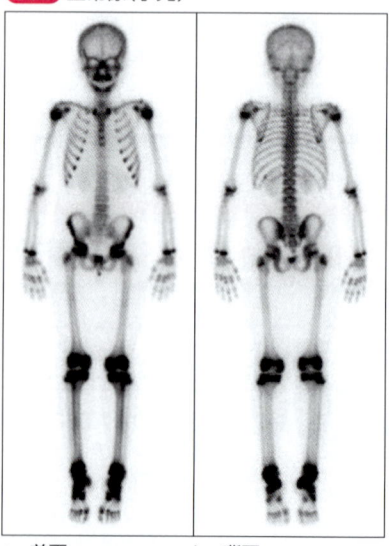

a　前面　　b　背面

小児では骨成長端への集積を認める。

●アーチファクト

図3 モーションアーチファクト

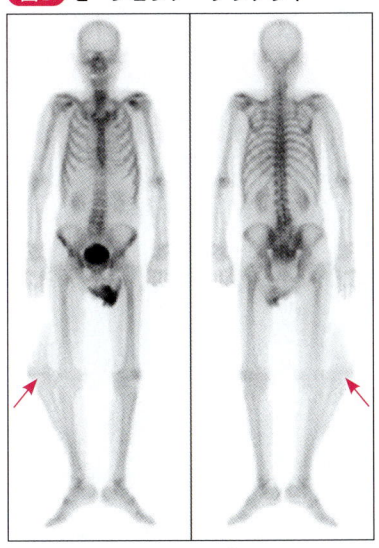

a　前面　　　b　背面

体動による障害陰影（→）が認められる。骨シンチグラフィは撮像時間が長いため，被検者にあらかじめ説明しておくなどの対応が必要である。

図4 障害陰影

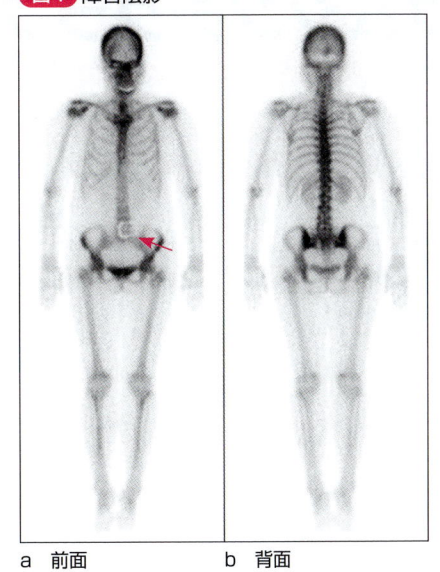

a　前面　　　b　背面

ベルトのバックルによる障害陰影（→）が認められる。

図5 腹水の影響

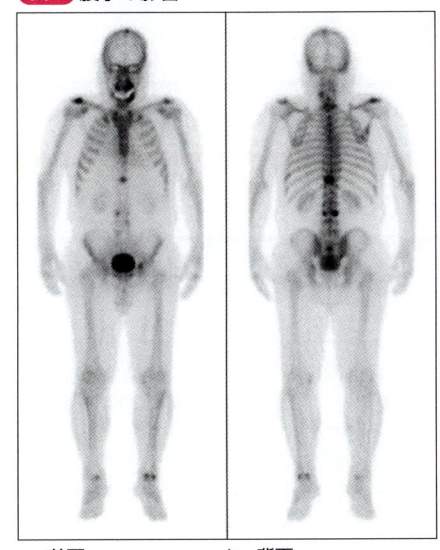

a　前面　　　b　背面

前面像において腰椎のコントラストが低下している。

核医学：骨系

11 核医学：腫瘍系
ガリウムシンチグラフィ

●問題番号：59AM-67

Q1
❶ 異常なしと判断された全身シンチグラフィを示す。投与されたものはどれか。

1. ^{67}Ga-クエン酸ガリウム
2. ^{99m}Tc-スズコロイド
3. ^{99m}Tc標識リン酸化合物
4. ^{111}In-塩化インジウム
5. ^{201}Tl-塩化タリウム

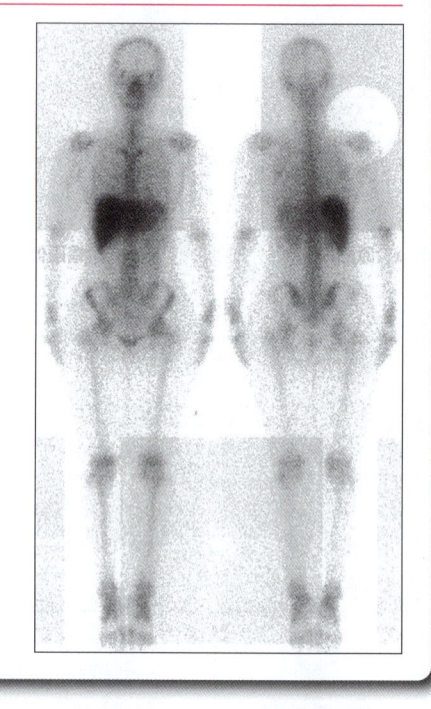

Q1 Key Word
❶ 異常なしと判断された全身シンチグラフィ

解法ナビ
・この問題は、^{67}Ga-クエン酸ガリウムによるシンチグラムの正常像の理解度が問われている。

選択肢解説

【1. ^{67}Ga-クエン酸ガリウム】→ 悪性腫瘍や炎症性病変の診断に用いられる。体内動態は静注48時間から72時間後で骨、肝臓、脾臓に高い集積を認める。全身撮像が行われるので「○」

【2. ^{99m}Tc-スズコロイド】→ 肝脾シンチグラフィによる肝脾疾患の診断に用いられる。体内動態は静注15分から30分後において約85％が肝臓に、約10％が脾臓に、残りが骨髄に集積するので「×」

【3. ^{99m}Tc標識リン酸化合物】→ ^{99m}Tc-MDPおよび^{99m}Tc-HMDPは、骨シンチグラフィによる骨疾患の診断に利用され、全身撮像が行われる。体内動態は静注2時間から4時間後において骨に集積し、骨以外の軟部組織への集積は非常に少ないので「×」

【4. ^{111}In-塩化インジウム】→ 骨髄シンチグラフィによる造血骨髄の診断に用いられる。体内動態は静注48時間後において肝臓、脾臓、骨髄に集積し、赤色骨髄（胸骨、脊椎、骨盤など）の集積が高いので「×」

【5. ^{201}Tl-塩化タリウム】→ ^{201}Tl-塩化タリウムによる全身シンチグラフィは、腫瘍シンチグラフィによる軟部腫瘍の診断などに用いられる。体内動態は静注15分後において唾液腺、眼窩周辺の筋肉、鼻部、甲状腺に高く集積される。また、心筋や胸骨、骨髄、腹部では肝臓・脾臓・腎臓・胃・腸管、骨盤部では精巣・卵巣・子宮に軽度の集積がみられ、四肢の筋肉にも集積される。しかし、骨・関節への正常集積は認められないので「×」

正解：1

One Point Advice

ガリウムシンチグラフィの適応疾患と前処置を含めた検査方法について覚えておこう。また，生理的集積部位についても併せて覚えておこう。

読影ポイント

- 局所的な異常集積がないか。
- 生理的集積部位（涙腺，鼻咽腔，唾液腺，縦隔・肺門，肝臓，腸管，骨髄など）の確認。

（群馬大学医学部附属病院核医学科　有坂有紀子先生からのコメント）

レベル・アップ / Level Up

図1 全身連続撮像の概観

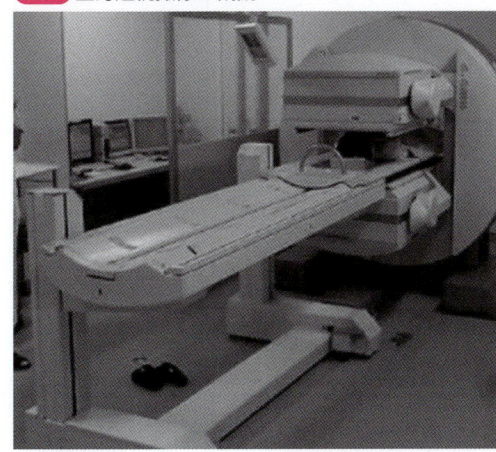

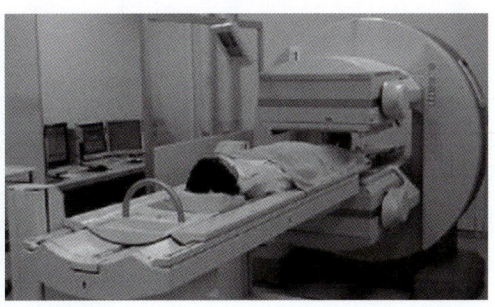

a　頭部撮像

b　足部撮像

仰臥位とし，頭頂部から足先までを前面および背面にて撮像する。コリメータは，骨シンチグラフィは低エネルギー型を，ガリウム（^{67}Ga）シンチグラフィは中エネルギー型を使用する。骨シンチグラフィで，胸骨など骨が重なる部位に集積がみられた場合は斜位撮像を追加する。

●全身撮像に関する放射性医薬品

表1 検査一覧

検査項目	投与医薬品	検査開始時間（投与後の目安）	投与量（MBq）	トレーサの集積率（検査時：%）	目的臓器の被ばく線量（mGy/37MBq）	留意事項
骨	^{99m}Tc-MDP	2時間以降	370〜740	3.44（30分後）	0.46	前処置
	^{99m}Tc-HMDP	1〜2時間以降	555〜740	50	0.512	前処置
骨髄	^{111}InCl	48時間後	37〜111	－	36.2（赤色骨髄）	
ガリウム（Ga）	^{67}Ga-citrate	24〜72時間後	74〜111	－	2.6（全身）	前処置

ガリウム（Ga）シンチグラフィにおいて，腹部の観察が主体である場合には，検査前日に下剤を投与し，必要に応じて検査当日に浣腸を実施する。撮像は，静注48時間後または腫瘍とバックグランド（周辺部）のカウント比が高くなる72時間後に実施する。

●^{67}Ga-クエン酸ガリウムによる腫瘍シンチグラム

図2 症例1

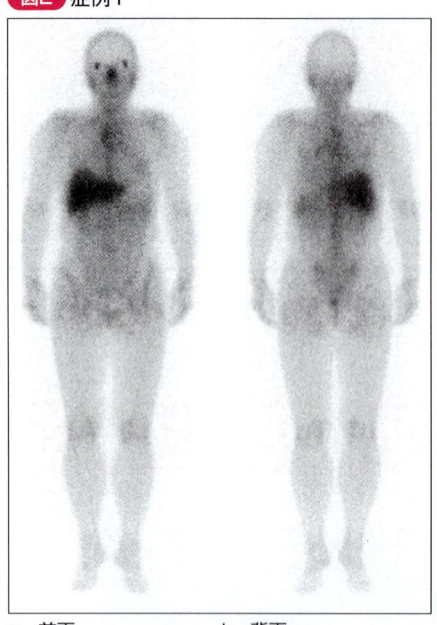

a 前面　　b 背面

サルコイドーシスの疑い。涙腺，縦隔リンパ節に異常集積を認める。心筋への集積も疑われる。

図3 症例2

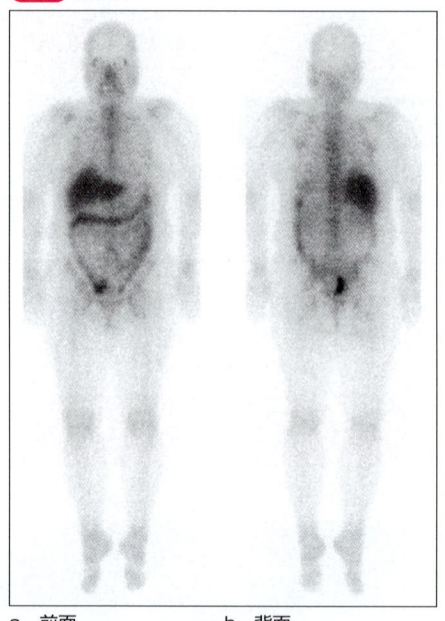

a 前面　　b 背面

トレーサ投与48～72時間後では，骨，肝臓，脾臓が描出される。また，腸管に排泄されるため，腹部や骨盤部の検査では前処置が必須となる。この画像では，消化管内の高集積（アーチファクト）が認められ，前処置（浣腸）が不十分である。

●検査注意事項（前処置）

表2 前処置一覧

検査項目	放射性同位元素	前処置
甲状腺	Na^{123}I	検査最短1週間前からヨード禁
唾液腺	^{99m}TcO$_4^-$	検査前食事禁止
心筋血流	^{99m}Tc-MIBI	検査前食事禁止。2回目の注射後は食事可能
	^{99m}Tc-tetrofosmin	検査前食事禁止。2回目の注射後は食事可能
	^{201}Tl-塩化タリウム	検査前食事禁止。2回目の検査終了後は食事可能
肝臓	^{99m}Tc-GSA	検査前食事禁止
肝胆道	^{99m}Tc-PMT	検査前食事禁止
腎臓	^{99m}Tc-DTPA	検査30分前に排尿。水を約300cc飲用
	^{99m}Tc-MAG$_3$	検査30分前に排尿。水を約300cc飲用
副腎皮質	^{131}I-adosterol	静注2日前から甲状腺ブロック（ルゴール液など）
副腎髄質	^{131}I-MIBG	静注2日前から甲状腺ブロック（ルゴール液など）
骨	^{99m}Tc-MDP	検査直前に排尿
	^{99m}Tc-HMDP	検査直前に排尿
腫瘍	^{67}Ga	腹部撮像では検査前に十分な浣腸
PET	^{18}F-FDG	検査前は安静とし撮像直前に排尿

●その他の全身撮像

【骨髄シンチグラフィ：^{111}InCl$_3$（塩化インジウム）】

図4 ^{111}InCl$_3$による骨髄シンチグラム（正常像）

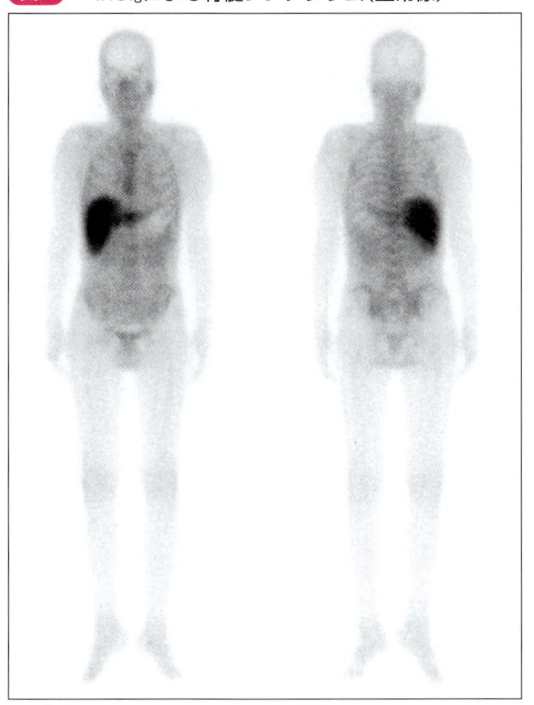

a　前面　　　b　背面

トレーサは，骨髄（胸骨，脊柱，骨盤）や肝臓，脾臓に集積する。造血機能障害により腎臓も描出される。

●Random labelingについて

- 被検体から採血した血液に処理を施し，放射性医薬品を加えて標識した後に体内へ静注する（戻す）検査である。

①^{111}In-oxin（インジウムオキシン）
　標識血小板シンチグラフィによる血栓形成部位の診断（撮像）
　標識白血球シンチグラフィによる炎症部位の診断（撮像）

②Na$_2$^{51}CrO$_4$（クロム酸ナトリウム）
　赤血球標識法による循環血液量・循環赤血球量の測定（採血）
　赤血球寿命測定（採血）

●腫瘍マーカー

表3 検査項目

AFP	肝細胞癌	エラスターゼ1	膵臓癌
CEA	癌関連抗原	NSE	肺小細胞癌
CA19-9	消化器系	シフラ	扁平上皮癌
CA125	卵巣癌	PSA	前立腺癌
CA15-3	乳癌	SCC	子宮頸部癌
CA72-4	胃癌		

MEMO

12 核医学：PET
¹⁸F-FDG

●問題番号：60AM-68

Q1
画像を示す。この画像は❶異常なしと判定された。投与されたのはどれか。

1. ¹⁸F-FDG
2. ⁶⁷Ga-クエン酸ガリウム
3. ⁹⁹ᵐTc-HMDP
4. ⁹⁹ᵐTc-フチン酸
5. ²⁰¹Tl-塩化タリウム

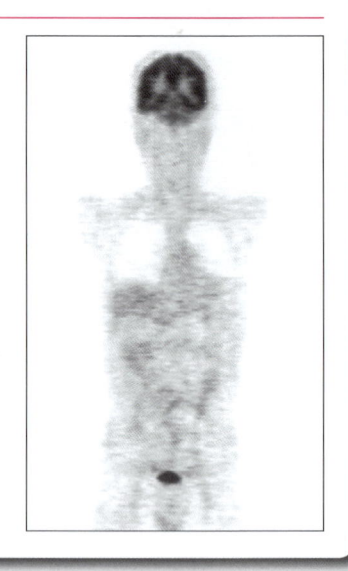

Q1

Key Word ▶▶▶ ❶異常なし

解法ナビ ▶▶▶ ・この問題は，放射性医薬品の正常集積部位に関する知識が問われている。放射性医薬品の集積機序や生理的集積部位を理解する必要がある。

選択肢解説

【1. ¹⁸F-FDG】
→ 脳，心臓，肝臓，膀胱に集積するので「○」
¹⁸F-FDGは，悪性腫瘍の診断，虚血性心疾患の診断，難治性部分てんかんで外科切除が必要とされる際の脳グルコース代謝異常領域の診断に用いられる。薬物動態は，ブドウ糖代謝を反映し，生理的集積部位は脳，心臓，筋肉，胃，腸管などである。全身撮像を行う核医学検査の正常像で脳に集積するのは，¹⁸F-FDGだけである。また，他の脳に集積する核種で全身撮像を行うことは一般的にはない

【2. ⁶⁷Ga-クエン酸ガリウム】
→ 脳に均一に集積しているので「×」
⁶⁷Ga-クエン酸ガリウムは，悪性腫瘍や一部の炎症性疾患の診断に用いられる。薬物動態は，24時間以内で腎臓，48時間から72時間では骨，肝臓，脾臓で高い集積を示す。

【3. ⁹⁹ᵐTc-HMDP】
→ 骨に集積していないので「×」
⁹⁹ᵐTc-HMDPは，骨シンチグラフィによる骨疾患の診断に用いられる。骨への集積は投与後直ちに始まり，長時間保持される。生理的集積部位は，骨のほかに排泄経路である腎，尿管，膀胱などである

【4. ⁹⁹ᵐTc-フチン酸】
→ 肝臓への集積が低く，脳に集積しているので「×」
⁹⁹ᵐTc-フチン酸は，肝脾シンチグラフィによる肝脾疾患の診断，**乳癌や悪性黒色腫**におけるセンチネルリンパ節の同定，およびリンパ節シンチグラフィに用いられる。静注後の体内動態は網内系細胞に貪食され，肝臓，脾臓に集積する。局所投与された薬剤はリンパ液の流れによりセンチネルリンパ節に集積する。

【5. ^{201}Tl-塩化タリウム】 ⇒ 心臓の集積が低く，脳に集積しているので「×」

^{201}Tl-塩化タリウムは，心筋血流SPECTによる心臓疾患の診断，腫瘍シンチグラフィによる脳腫瘍，甲状腺腫瘍，肺腫瘍，軟部腫瘍および縦隔腫瘍の診断，副甲状腺シンチグラフィによる副甲状腺疾患の診断に用いられる。生理的集積部位は，鼻腔，唾液腺，甲状腺，心筋，肝，腎，胃，腸管などである

正解：1

One Point Advice

^{18}F-FDGを用いたPET検査は，近年，各施設で実施されている。そのため，適応疾患や生理的集積部位はもとより，各撮像部位に対する検査方法についても覚えておこう。

読影ポイント

- 生理的集積なのか病的集積なのかの判断（生理的集積部位：脳，外眼筋，心筋，褐色脂肪，肝臓，腎臓，尿路系，月経子宮，血管，筋肉など）。
- 病的集積部位のカウント量，形態，分布の確認。
- 強い病的集積はすべてが悪性腫瘍ではなく，炎症や良性腫瘍の場合もある。また，悪性腫瘍でも弱い集積となる場合がある。
- 半定量的評価指標であるSUV（standardized uptake value）は，撮像条件や被検者の状態（血糖値，体脂肪，体動，腫瘍の大きさなど）によって変動する値である。

（群馬大学医学部附属病院核医学科　有坂有紀子先生からのコメント）

レベル・アップ / Level Up

図1 PET-CT撮像の概観

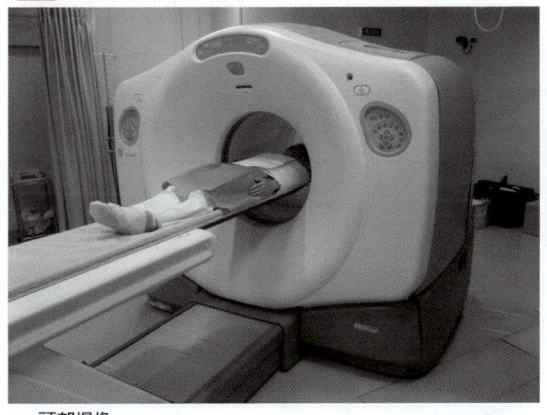

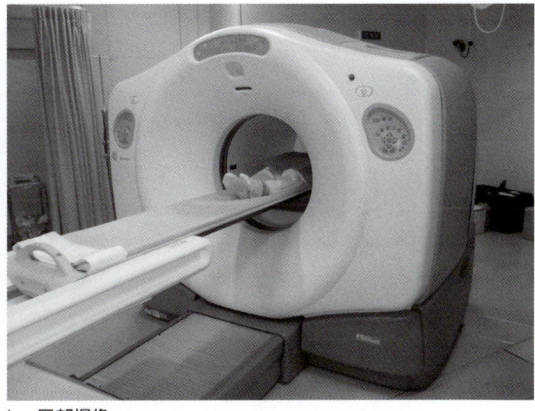

a　頭部撮像　　b　足部撮像

仰臥位とし，頭頂部から骨盤までを撮像する。症例によっては足先までの全身撮像を行う。両手は下げ，撮像中は動かないようベルトで頭部と体幹部を固定する。撮像前に入れ歯や下着などの金属類を外してもらう。ガントリの手前側にCT装置が，奥側にPET装置が内装されている。同一の寝台を用いて画像収集されることから，位置ずれのない融合画像を得ることができる。

●PET検査で使用される放射性医薬品（陽電子断層撮像診療用放射性同位元素）

表1 検査一覧

検査項目	投与医薬品	検査開始時間（投与後の目安）	投与量（MBq）	トレーサの集積率（検査時：%）	目的臓器の被ばく線量（mGy/37MBq）	留意事項
心筋血流	^{13}N-NM$_3$	投与直後	370〜555	90（初回抽出）	0.07	糖負荷
脳機能	^{15}O標識ガス剤	投与直後	4000〜	−	0.04	
悪性腫瘍	^{18}F-FDG	30〜40分以降	74〜370	−	1.9（全身）	虚血性心疾患てんかん

PET製剤は短半減期であるため，投与量や撮像開始までの時間，体格などを考慮して，被検者個々に応じた収集時間が検討される。

● 生理的集積
- ^{18}F-FDGの生理的集積部位は，脳，心臓，肝臓，胃，腸管，排泄経路である腎臓，尿管，膀胱などである．また，発声，読書，運動などにより声帯，眼筋，四肢の筋肉などにも集積する．

図2 全身^{18}F-FDG正常像

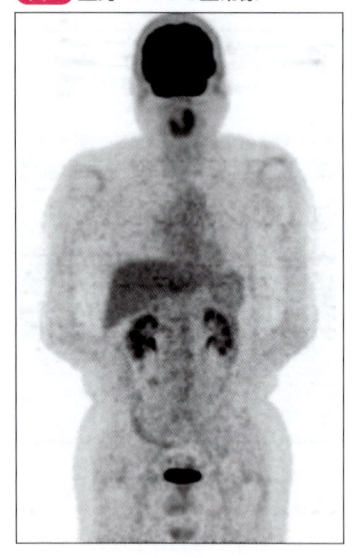

● 半定量解析（standardized uptake value：SUV）
- SUVは，^{18}F-FDGの腫瘍や臓器への集積の度合いを表す指標である．
- SUVは，以下の式により算出される．

$$SUV = \frac{画像から算出した腫瘍や臓器の放射能濃度}{放射能投与量／体重}$$

- SUVは，撮像開始時間，装置や撮像条件，被検者の体型，腎機能などに依存する．

● 悪性腫瘍以外の効能または効果
- ^{18}F-FDGは，悪性腫瘍の診断のほかに，難治性部分てんかんで外科的切除が必要とされる場合の脳グルコース代謝異常領域の診断や，虚血性心疾患による心不全患者における心筋組織のバイアビリティ（生存能）の診断（他の検査で判断できない場合に限る），心サルコイドーシスにおける炎症部位の診断にも用いられる．

【^{18}F-FDGを用いた頭部検査（てんかん疑い）】

図3 横断（Transverse）像

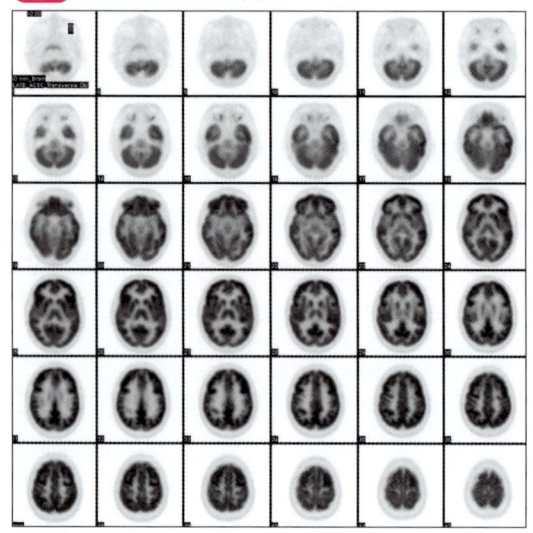

図4 冠状断（Coronal）像

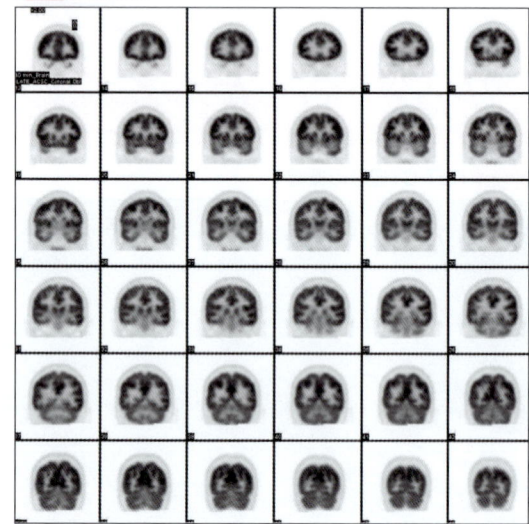

図5 矢状断（Sagittal）像

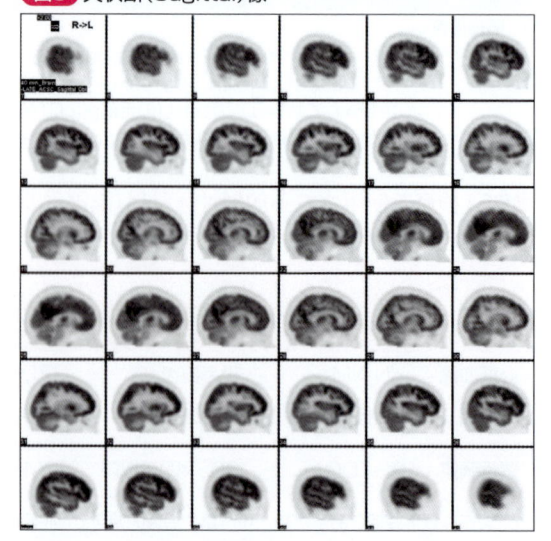

【^{18}F-FDGを用いた心筋検査（虚血性心疾患疑い）】

図6 糖負荷^{18}F-FDG像

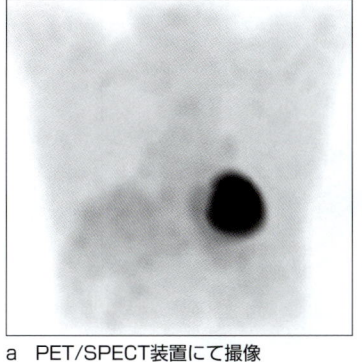

a　PET/SPECT装置にて撮像

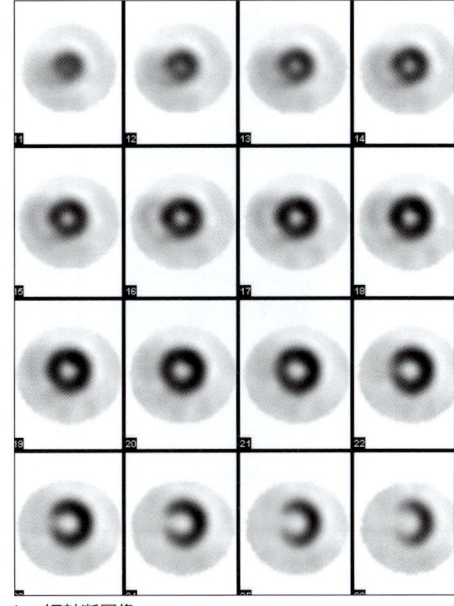

b　短軸断層像

- 健常人の心筋代謝は，血中グルコースの濃度により代謝の優位性が異なるのに対し，虚血心筋では低酸素による糖代謝が優位となる。

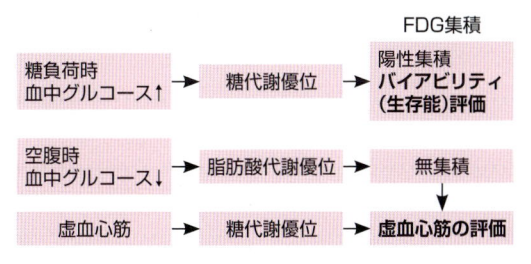

```
                                        FDG集積
糖負荷時
血中グルコース↑ → 糖代謝優位 → 陽性集積
                                        バイアビリティ
                                        （生存能）評価

空腹時
血中グルコース↓ → 脂肪酸代謝優位 → 無集積
                                            ↓
虚血心筋        → 糖代謝優位 → 虚血心筋の評価
```

　糖負荷時 → バイアビリティ（生存能）評価
　空腹時　 → 虚血心筋評価

●吸収補正

- ^{18}F-FDGの検査は，近年，PET-CT装置の普及により飛躍的に増加している。PET-CT装置はPETとCTのガントリが同一軸上に配置された装置であり，PETとCTを同一テーブル上で撮像する。
- PET検査の特徴である機能画像と，CT検査の特徴である形態画像を融合した画像が診断に利用されている。
- CT画像はPETの吸収補正にも利用され，PET画像の画質向上にも寄与している。

図7 ^{18}F-FDGによる全身像

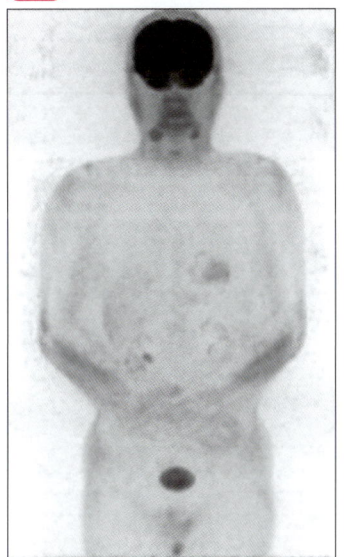

a　吸収補正前

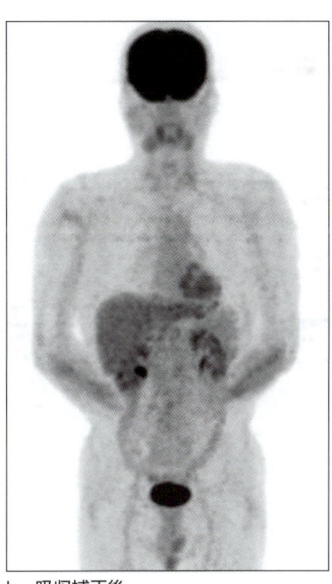

b　吸収補正後

●アーチファクト

図8 各種アーチファクト

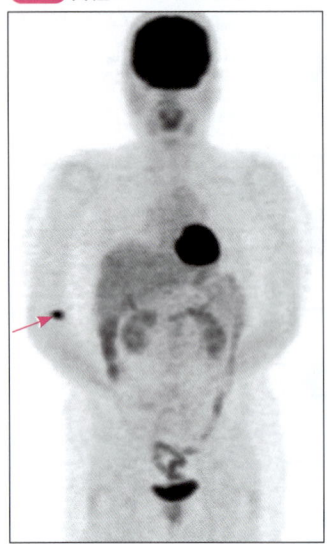

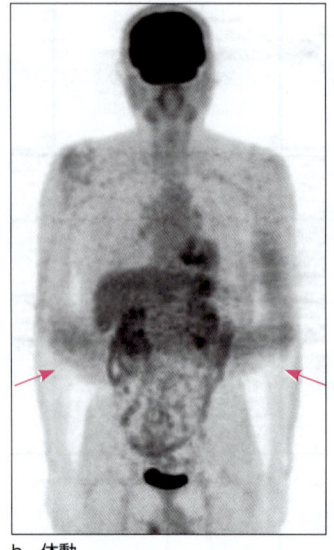

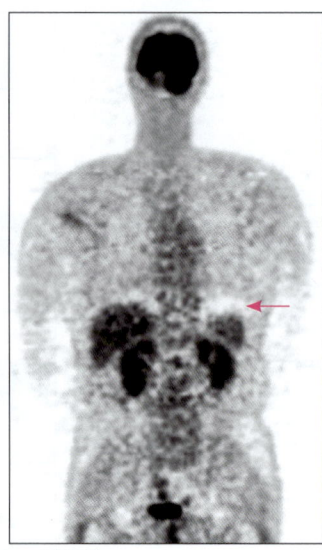

| a 注射部位の薬剤漏れ | b 体動 | c 呼吸ズレ |

図8aは，異常集積ではなく注射部位の薬剤漏れである。図8bは，CT撮像後に手を動かしたことによる過補正で出現したアーチファクトである。図8cは，呼吸ズレによるものである。その他に，機種によっては体内金属（ペースメーカや金属プレートなど）による過補正でアーチファクトが出現することもある。

MEMO

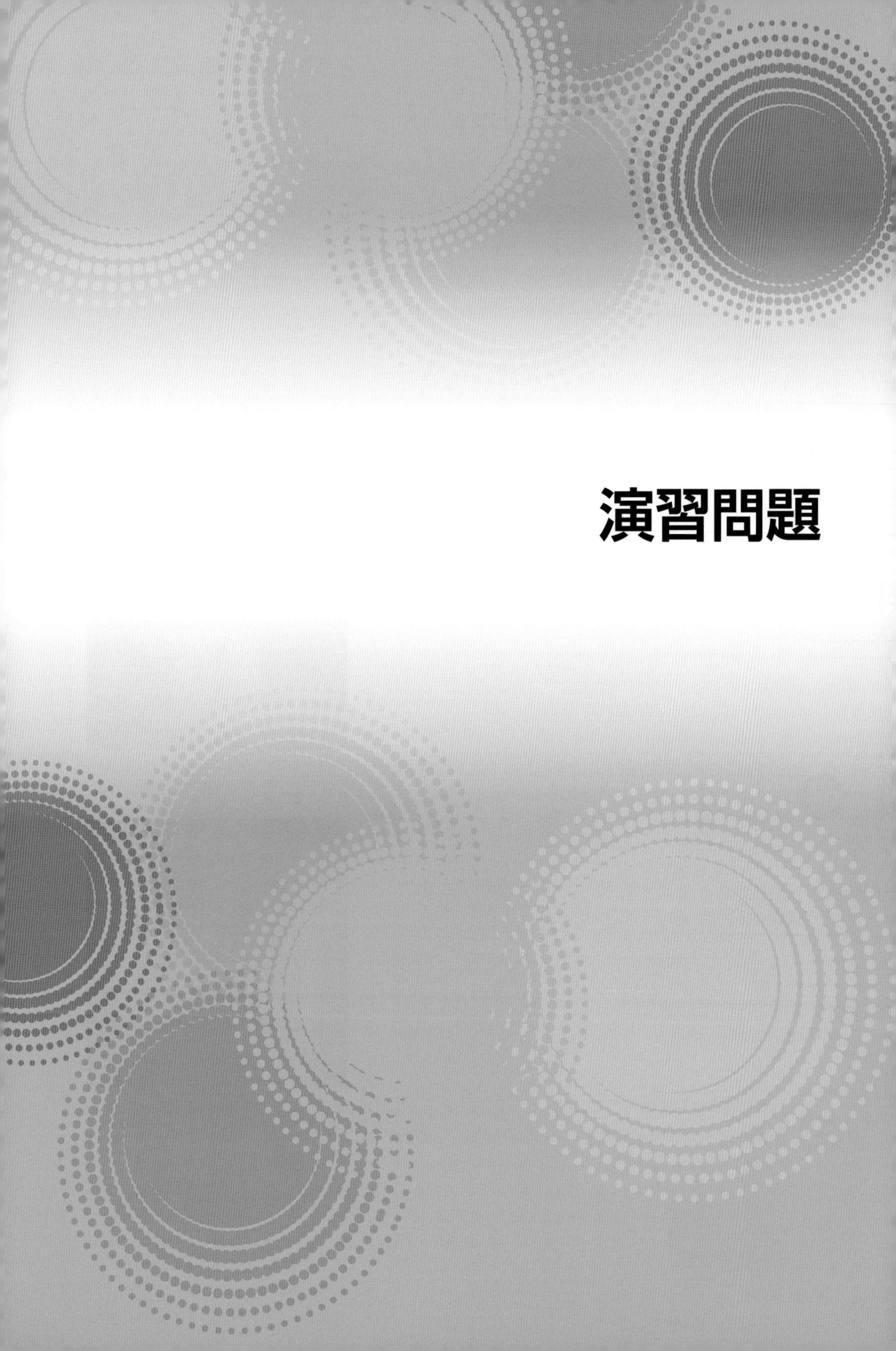

演習問題

演習問題 1章 X線撮影

Q1 頭部X線撮影法と観察部位との組合せで**誤っている**のはどれか。

1. タウン法――――――後頭骨
2. ステンバース法―――内耳道
3. 頭蓋骨正面撮影法――内耳道
4. コールドウェル法――卵円孔
5. 頭蓋骨側面撮影法――蝶形骨洞

Q2 中心線を頭尾方向に斜入させるX線撮影法はどれか。**2つ選べ**。

1. レーゼ法
2. シュラー法
3. ウォータース法
4. 顎関節経眼窩法
5. 頭蓋骨軸位撮影法

Q3 X線写真を示す。正しいのはどれか。**2つ選べ**。

1. 上眼窩裂が描出されている。
2. 腹臥位で撮影された写真である。
3. 上顎洞が明瞭に描出されている。
4. 錐体上縁が眼窩下縁に描出されている。
5. ウォータース法で撮影された画像である。

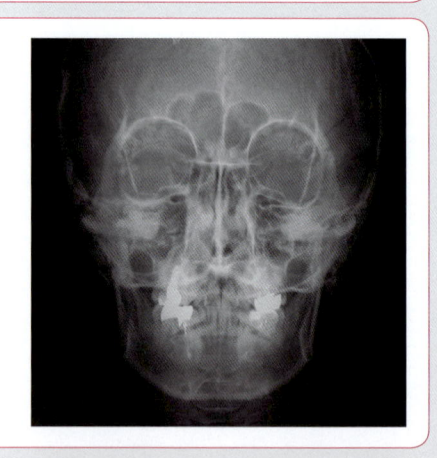

Q4 胸部X線写真を示す。縦隔辺縁部について**誤っている**組合せはどれか。**2つ選べ**。

1. 右1弓 – 上大静脈
2. 右2弓 – 右心室
3. 左2弓 – 肺動脈幹
4. 左3弓 – 左心房
5. 左4弓 – 左心室

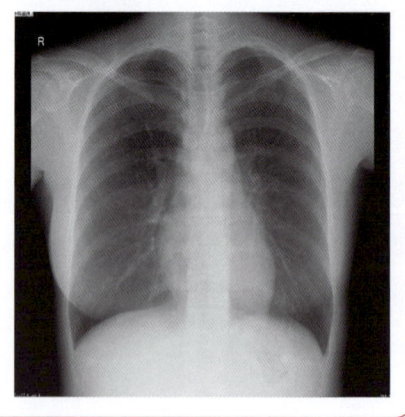

Q5 胸部X線写真でX線透過性が低下する疾患はどれか。**2つ選べ**。

1. 気胸
2. 肺炎
3. 無気肺
4. 肺気腫
5. 肺血栓塞栓症

Q6 気胸のX線写真を示す。特徴的な画像所見はどれか。**2つ選べ**。

1. 肺紋理の消失
2. 細い線状陰影
3. 横隔膜の平坦化
4. すりガラス状陰影
5. エアーブロンコグラム

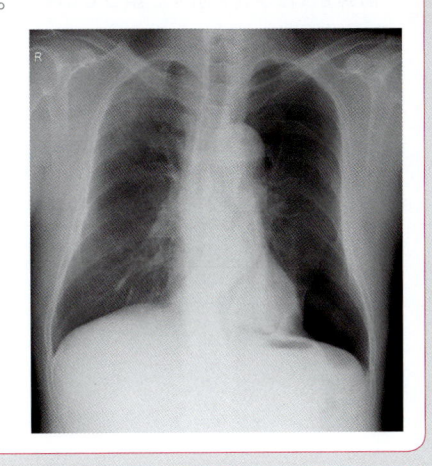

Q7 胸部X線写真の画像所見について**誤っている**のはどれか。

1. 線状に観察される葉間胸膜の陰影を毛髪線という。
2. 肺門から分岐する樹枝状の気管支影を肺紋理という。
3. 第1斜位では胸椎と心臓の間にホルツクネヒト腔が描出される。
4. コンソリデーションは肺血管と同等の高信号を呈する陰影である。
5. 病変部の存在により辺縁がボケて不明瞭になることをシルエットサイン陽性という。

Q8 急性腹症の際に実施**されない**X線撮影法はどれか。**2つ選べ**。

1. 胸部立位正面PA撮影
2. 腹部立位正面AP撮影
3. 胸部背臥位正面AP撮影
4. 胸部側臥位正面AP撮影
5. 腹部背臥位正面AP撮影

Q9 腹部X線写真について**誤っている**のはどれか。**2つ選べ**。

1. 腹水では横隔膜が挙上する。
2. 腎臓の輪郭描出は脂肪が関係する。
3. デクビタス撮影法は必ず右側臥位で撮影する。
4. 消化管穿孔では腹腔内遊離ガス像（フリーエア像）が観察される。
5. 消化管閉塞（イレウス）では肝角徴候（Hepatic angle sign）が観察される。

Q10 手根骨と足根骨の両方にある骨はどれか。

1. 舟状骨
2. 月状骨
3. 立方骨
4. 有頭骨
5. 第1楔状骨

Q11 前腕骨X線写真を示す。**誤っている**のはどれか。**2つ選べ**。
1. 矢印は尺骨である。
2. 右前腕骨の写真である。
3. 肘関節を90°屈曲して撮影される。
4. 手掌を垂直から軽度回外して撮影される。
5. 上腕部と前腕部を同一の高さにして撮影される。

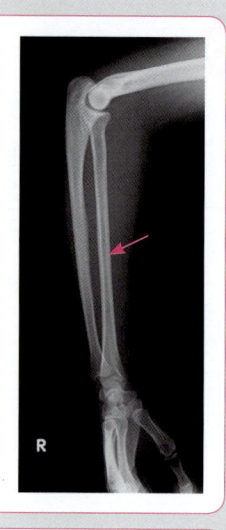

Q12 上肢の撮影法について**誤っている**のはどれか。**2つ選べ**。
1. 前腕骨正面撮影法は背掌位とする。
2. 尺骨神経溝撮影法は肘関節を最大屈曲させる。
3. 肩関節軸位撮影法は検側肩関節を90°外転させる。
4. 手根溝（管）軸位撮影法は手関節を最大背屈させる。
5. ウエストポイント法やストライカー法は肩甲骨撮影法の1つである。

Q13 下肢の撮影法について**誤っている**のはどれか。**2つ選べ**。
1. 踵骨軸位撮影法は足関節を背屈させる。
2. ローゼンバーグ法は距踵関節撮影法である。
3. 膝関節正面撮影法の中心線は膝蓋骨中心である。
4. 下腿骨側面撮影法では下腿後面皮膚面に入射させる。
5. 足関節側面撮影法は足の基準線を水平から内旋させる。

Q14 乳幼児股関節撮影法**ではない**のはどれか。
1. トーマス法
2. ローレンツ法
3. ホルムラッド法
4. ファンローゼン法
5. リップステイン法

Q15 頸椎斜位X線像を示す。**誤っている**のはどれか。**2つ選べ**。
1. 右後斜位（RPO）像である。
2. ルシュカ関節が描出されている。
3. 椎間孔が明瞭に描出されている。
4. 第2頸椎の歯突起が描出されている。
5. X線を尾頭方向に入射して撮影される。

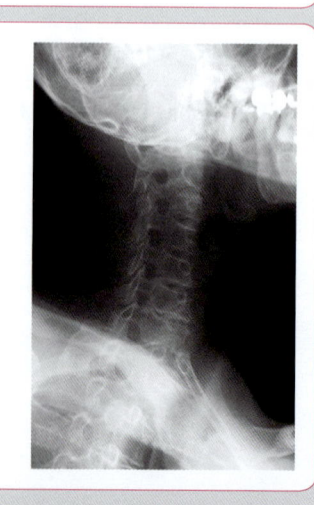

Q16 脊椎X線撮影法について**誤っている**のはどれか。**2つ選べ**。

1. 胸椎正面撮影法では枕を使用する。
2. 下部胸椎側面撮影法は吸気で撮影する。
3. 腰椎正面撮影法は膝を立てて撮影する。
4. 仙骨側面撮影では背側に鉛板を配置する。
5. 全脊椎正面撮影はX線を後前方向に入射させる。

Q17 腰椎斜位X線像を示す。**誤っている**のはどれか。**2つ選べ**。

1. ドッグラインが描出されている。
2. 第5腰椎は圧迫骨折が生じやすい。
3. 椎弓頸部や椎間関節が描出されている。
4. アライメントの観察に最も適している。
5. 左の腰部を挙上させて撮影された画像である。

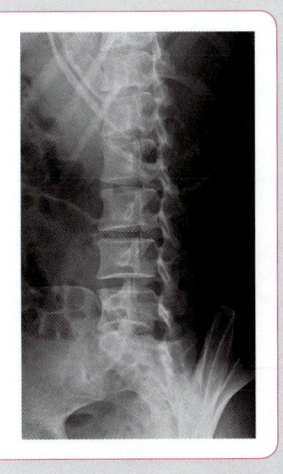

Q18 乳房撮影装置について**誤っている**のはどれか。**2つ選べ**。

1. 焦点寸法は通常0.8 mm程度が利用される。
2. X線管の陽極が乳頭側になるよう配置されている。
3. 付加フィルタにはモリブデンやロジウムが利用される。
4. 放射窓の材質にはベリリウム(Be)が利用されている。
5. 被ばく線量を低減させるためグリッドは設置されていない。

Q19 乳房撮影で圧迫する理由**ではない**のはどれか。

1. 画像濃度の均一化
2. 被ばく線量の低減
3. 乳管内物質の排出促進
4. 乳腺構造の重なりの分離
5. 体動による画像のボケの防止

Q20 乳房X線写真を示す。**誤っている**のはどれか。**2つ選べ**。

1. 右乳房の画像である。
2. 乳房の構成は高濃度に分類される。
3. 大胸筋が画像内に入るよう整位する。
4. ブラインドエリアは乳房外側である。
5. 圧迫方向は内側上部から外側下部である。

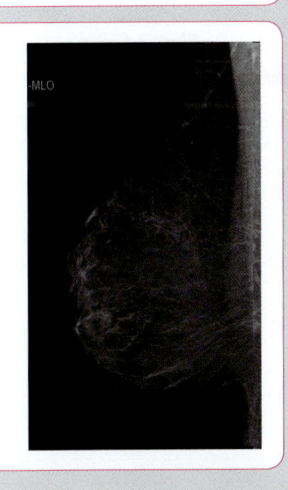

演習問題 2章 血管造影

Q1 脳血管造影の側面像を示す。矢印の血管はどれか。

1. 眼動脈
2. 前大脳動脈
3. 中大脳動脈
4. 後大脳動脈
5. 中硬膜動脈

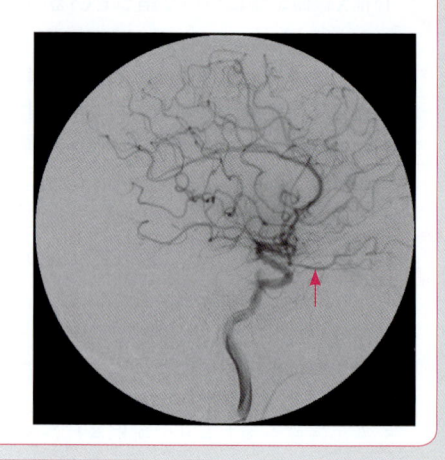

Q2 椎骨動脈造影像で描出**されない**血管はどれか。

1. 脳底動脈
2. 後頭動脈
3. 後下小脳動脈
4. 上小脳動脈
5. 後大脳動脈

Q3 上行大動脈造影の正面像を示す。矢印の血管名で**誤っている**のはどれか。**2つ選べ**。

1. A──右椎骨動脈
2. B──右気管支動脈
3. C──腕頭動脈
4. D──左総頸動脈
5. E──左鎖骨下動脈

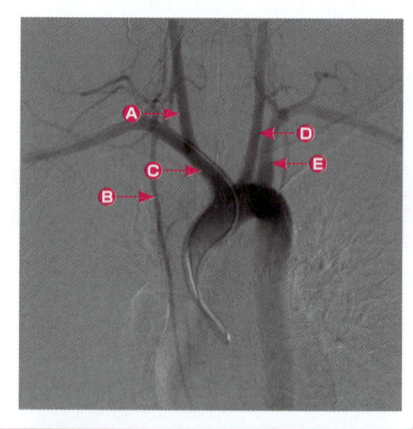

Q4 左冠状動脈造影像を示す。撮影方向はどれか。

1. RAO＋頭尾方向
2. RAO＋尾頭方向
3. 正面
4. LAO＋頭尾方向
5. LAO＋尾頭方向

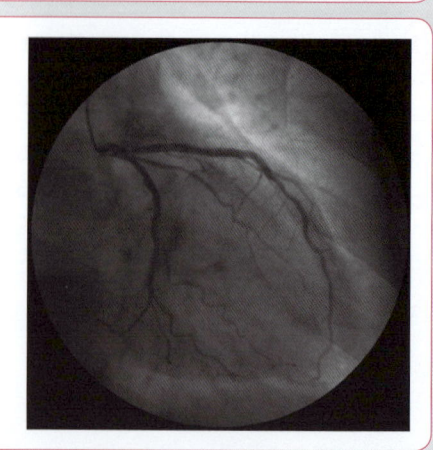

演習問題 2章 血管造影

Q5 左心室造影検査で把握**できない**のはどれか。
1. 局所壁運動
2. 心筋症の有無
3. 駆出分画(EF)
4. 肺血栓塞栓症の有無
5. 僧帽弁閉鎖不全症の有無

Q6 **誤っている**のはどれか。**2つ選べ**。
1. 外腸骨動脈は大腿動脈に流入する。
2. 左精巣静脈は下大静脈に合流する。
3. 腎動脈は腹部大動脈から直接分岐する。
4. 精巣動脈は腹部大動脈から直接分岐する。
5. 深部静脈血栓症は右足側に多く認められる。

Q7 **誤っている**のはどれか。**2つ選べ**。
1. 腎動脈は右の方が長く，腎静脈は左の方が長い。
2. 肝硬変は門脈亢進症や食道・胃静脈瘤を併発する。
3. 門脈の観察では一般的に腹腔動脈造影が実施される。
4. 腹腔動脈から総肝動脈，左胃動脈，脾動脈が分岐する。
5. 肝臓は泌尿器系癌における血行性転移の好発部位である。

Q8 下肢静脈造影で**誤っている**のはどれか。**2つ選べ**。
1. 穿刺部位は右肘静脈である。
2. 造影剤はインジェクタを用いて注入する。
3. 被検者の体位は半立位または背臥位である。
4. 表在静脈は駆血帯をはずすと造影される。
5. 深部静脈は駆血帯を巻いて締めると造影される。

Q9 インターベンショナルラジオロジー(IVR)で**誤っている**のはどれか。
1. 狭心症————経皮的冠状動脈インターベンション(PCI)
2. 脳内出血————経皮経カテーテル血栓溶解術(PTR)
3. 消化管出血————経カテーテル動脈塞栓術(TAE)
4. 脾機能亢進症——経カテーテル動脈塞栓術(TAE)
5. 肺動脈狭窄症——経皮経カテーテル血管形成術(PTA)

Q10 内視鏡的食道・胃静脈瘤硬化療法(EIS)について正しいのはどれか。
1. 根治療法である。
2. 血管系IVRである。
3. X線透視下で穿刺する。
4. リング状のゴムで結紮する。
5. 塞栓物質としてゼラチンスポンジが用いられる。

演習問題 3章 消化管造影・その他の造影検査

Q1 上部消化管X線造影写真を示す。描出できる部位はどれか。2つ選べ。
1. 胃角上部
2. 穹窿部
3. 前庭部
4. 噴門部
5. 幽門部

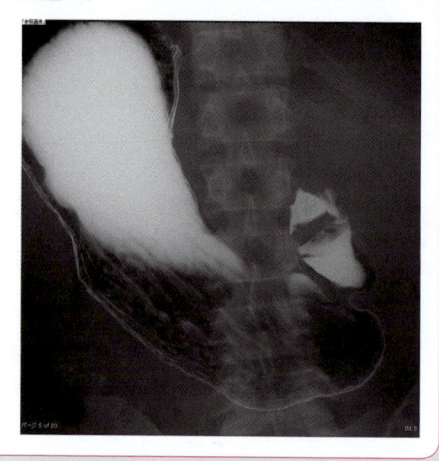

Q2 上部消化管造影で誤っているのはどれか。2つ選べ。
1. 充満法は小彎や大彎の辺縁の観察が目的である。
2. 背臥位第2斜位振り分け二重造影法は穹窿部の観察が目的である。
3. 前壁薄層法は背臥位にて薄くバリウムを付着させて粘膜ひだを描出する。
4. 圧迫法は胃後壁の情報が得られ，胃角中部から幽門部に対し実施される。
5. 半臥位第2斜位二重造影法は胃噴門部から胃体上部後壁の観察が目的である。

Q3 胃の疾患で隆起性所見を呈するのはどれか。2つ選べ。
1. 胃ポリープ
2. 慢性胃炎
3. 胃潰瘍
4. 胃粘膜下腫瘍
5. 胃癌

Q4 誤っているのはどれか。2つ選べ。
1. 消化管穿孔のある被検者には発泡剤を投与してはならない。
2. 白内障のある被検者には抗コリン剤を投与してはならない。
3. 進行胃癌とは粘膜下層より深く浸潤している癌のことである。
4. 胃造影検査では注腸造影検査よりも高濃度の硫酸バリウムを使用する。
5. 消化管の穿孔や閉塞のある被検者の造影検査では水溶性ヨード造影剤が使用される。

Q5 注腸造影検査について誤っているのはどれか。2つ選べ。
1. 下剤は検査前日から投与される。
2. 検査時間は10分程度と短時間である。
3. 硫酸バリウムと炭酸ガスが利用される。
4. 検査開始30分前に抗コリン剤が筋注される。
5. 前処置法にはブラウン変法が利用されている。

Q6
注腸造影の直腸・S状結腸画像を示す。撮影体位はどれか。

1. 左側臥位
2. 腹臥位正面
3. 背臥位正面
4. 背臥位第1斜位
5. 背臥位第2斜位

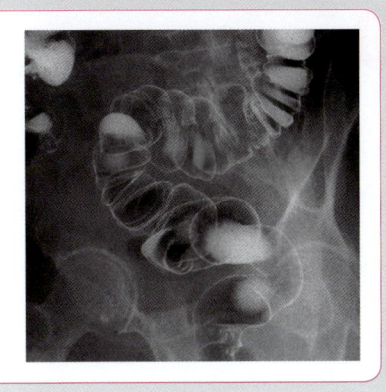

Q7
造影検査法と略号の組合せで**誤っている**のはどれか。

1. 子宮卵管造影法――――――――HSG
2. 逆行性尿道造影法――――――――CG
3. 点滴注入腎盂造影法――――――DIP
4. 経静脈性腎盂造影法――――――IVP
5. 内視鏡的逆行性胆管膵管造影法――ERCP

Q8
経静脈性腎盂造影像を示す。**誤っている**のはどれか。**2つ選べ**。

1. 検査直前に排尿させる。
2. 静注後3分後の画像である。
3. 左腎盂は水腎症を呈している。
4. 造影剤投与前にKUB撮影を実施する。
5. 立位撮影は遊走腎の診断に有用である。

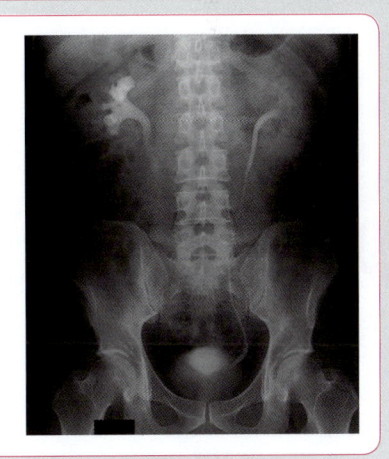

Q9
誤っているのはどれか。**2つ選べ**。

1. 逆行性尿道造影の対象疾患は主に前立腺肥大である。
2. 胆道癌に対する非血管系IVRでは金属コイルが留置される。
3. 腸重積に対する造影画像では特徴的なカニ爪状の所見が認められる。
4. 経皮経肝胆道ドレナージは肝内胆管が縮小している症例が適用となる。
5. 油性ヨード造影剤を用いた子宮卵管造影では24時間後に追加撮影する。

Q10
一般的な撮影体位が斜位**ではない**のはどれか。**2つ選べ**。

1. 食道造影
2. 子宮卵管造影
3. 逆行性尿道造影
4. 点滴注入胆嚢造影
5. 経静脈性腎盂造影

演習問題 4章 CT

Q1 基底核レベルの頭部CT画像を示す。
矢印の解剖名で**誤っている**のはどれか。

1. A──尾状核
2. B──淡蒼球
3. C──被殻
4. D──視床
5. E──第3脳室

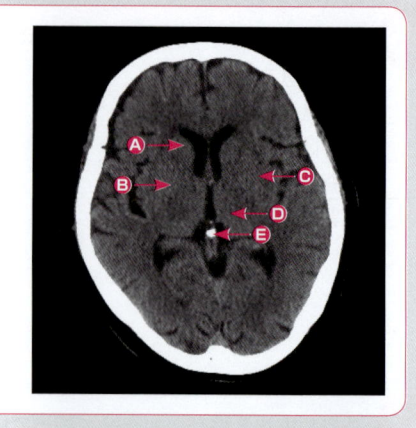

Q2 頭部CT骨条件画像を示す。
矢印の解剖名で**誤っている**のはどれか。

1. A──篩骨洞
2. B──蝶形骨洞
3. C──棘孔
4. D──卵円孔
5. E──内耳道

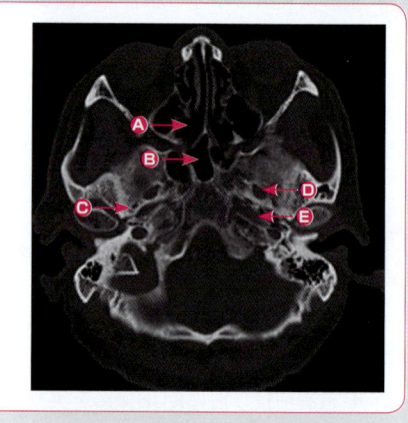

Q3 頸部CT矢状断像を示す。
矢印の解剖名で**誤っている**のはどれか。

1. A──舌骨
2. B──甲状軟骨
3. C──気管
4. D──軟口蓋
5. E──声門部

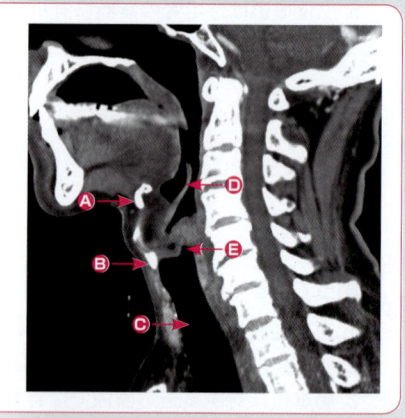

Q4 頭部CT冠状断像を示す。考えられる疾患はどれか。

1. 脳内出血
2. 急性硬膜外血腫
3. 慢性硬膜外血腫
4. 急性硬膜下血腫
5. 慢性硬膜下血腫

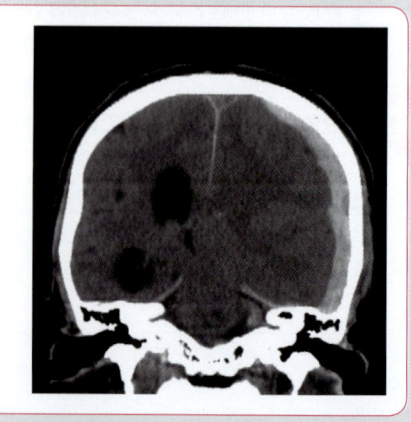

Q5 頭部疾患とCT画像所見の組合せで**誤っている**のはどれか。**2つ選べ**。

1. 髄膜腫————early CT sign
2. 水頭症————脳室拡大
3. 硬膜外血腫————凸レンズ型
4. 急性期脳梗塞————dural tail sign
5. 転移性脳腫瘍————リング状造影効果

Q6 頭部CTAのVR像を示す。矢印の血管はどれか。

1. 脳底動脈
2. 左椎骨動脈
3. 左中大脳動脈
4. 左後大脳動脈
5. 右前大脳動脈

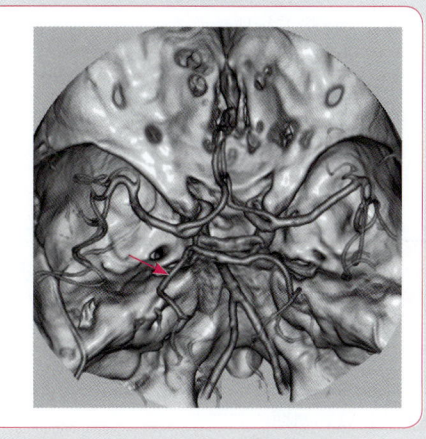

Q7 頭部における生理的石灰化の好発部位**ではない**のはどれか。**2つ選べ**。

1. 淡蒼球
2. 松果体
3. 脈絡叢
4. 側脳室前角
5. シルビウス裂

Q8 頭頸部CT矢状断像を示す。**誤っている**のはどれか。

1. Aは前頭洞である。
2. Bはトルコ鞍である。
3. Cは蝶形骨洞である。
4. Dは第1頸椎である。
5. ウィンドウ幅は3000 HU程度である。

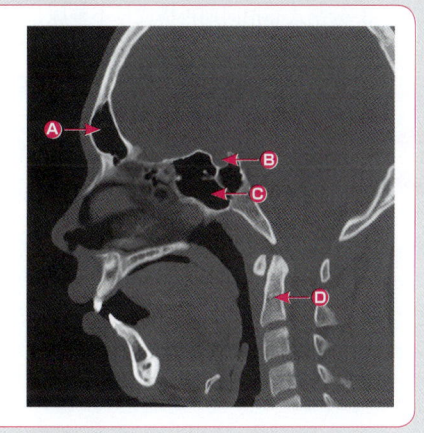

Q9 側頭骨CTで空間分解能の向上を目的とした撮影法**ではない**のはどれか。

1. 小焦点を利用する。
2. 回転速度を遅く設定する。
3. 収集スライス厚を薄くする。
4. ズーミング法を用いて拡大表示する。
5. 高周波数を強調できる画像再構成関数を利用する。

Q10 奇形腫の発生部位**ではない**のはどれか。

1. 卵巣
2. 副腎
3. 胸腺
4. 松果体
5. 後腹膜

Q11 冠状動脈CTのMIP像を示す。
誤っているのはどれか。

1. Aは右冠状動脈である。
2. Bは回旋枝である。
3. Cは前下行枝である。
4. Dは後下行枝である。
5. 左前斜位（第2斜位），
   頭尾方向30°の画像である。

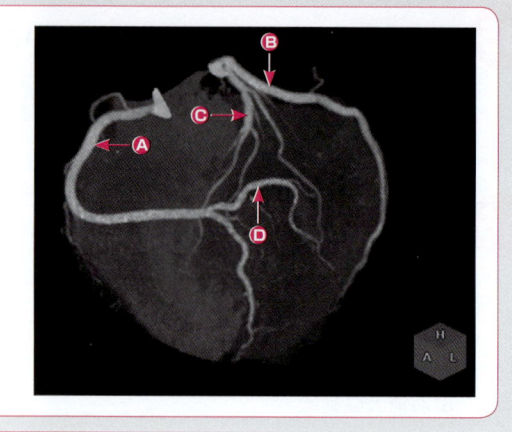

Q12 冠状動脈CTで低心拍時（65 bpm）での再構成に用いる最適心位相はどれか。

1. 拡張初期
2. 拡張中期
3. 拡張末期
4. 収縮初期
5. 収縮末期

Q13 冠状動脈CT検査で**誤っている**のはどれか。**2つ選べ**。

1. 検査前には息止めの練習を実施する。
2. 心拍同期再構成は被ばく線量を低減できる。
3. 分割式心拍同期再構成は不整脈に対応可能である。
4. 心拍同期スキャンは一般的にヘリカルスキャンで撮影する。
5. βブロッカー（交感神経β受容体遮断剤）は心拍数の低下をもたらす。

Q14 胸部CT画像を示す。
矢印の解剖名で**誤っている**のはどれか。

1. A——右冠状動脈
2. B——右心房
3. C——肺動脈幹
4. D——右心室
5. E——回旋枝

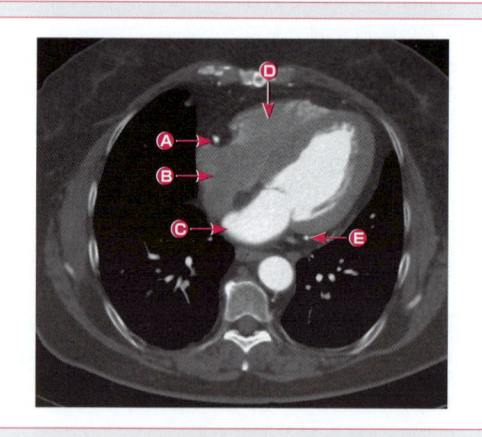

Q15 大動脈解離の存在する胸腹部大血管を示す。病型分類はどれか。**2つ選べ**。

1. Stanford A型
2. Stanford B型
3. DeBakey Ⅰ型
4. DeBakey Ⅱ型
5. DeBakey Ⅲb型

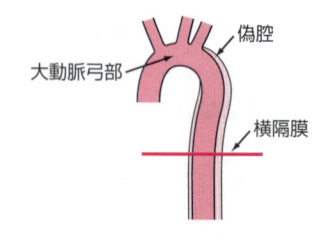

Q16
胸部造影CTの動脈早期相の画像を示す。
考えられる疾患はどれか。

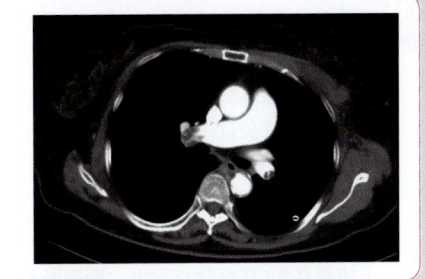

1. 大動脈瘤
2. 大動脈解離
3. 肺血栓塞栓症
4. 上大静脈症候群
5. 大動脈炎症候群

Q17
胸部CTの肺野条件の画像を示す。
考えられる疾患はどれか。

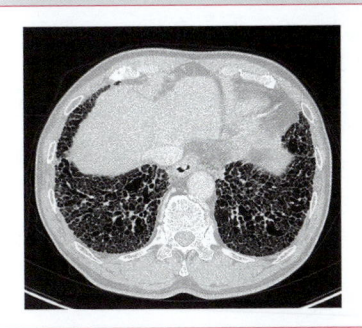

1. 肺癌
2. 気胸
3. 肺気腫
4. 無気肺
5. 間質性肺炎

Q18
上腹部CT画像を示す。
矢印の解剖名で**誤っている**のはどれか。

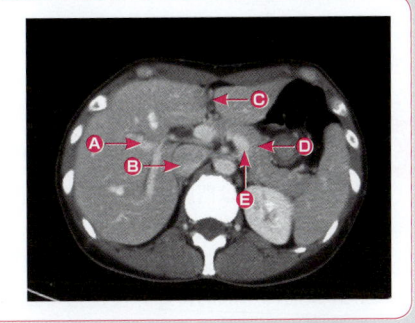

1. A——門脈
2. B——下大静脈
3. C——肝鎌状間膜
4. D——膵頭部
5. E——脾静脈

Q19
腹部CTAのVR像を示す。
矢印の解剖名で**誤っている**のはどれか。

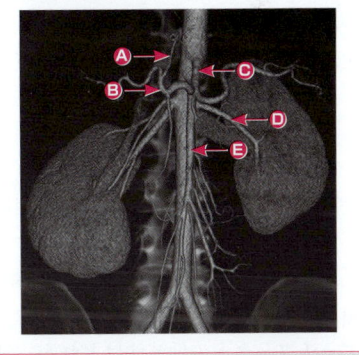

1. A——左肝動脈
2. B——総肝動脈
3. C——腹腔動脈
4. D——左腎動脈
5. E——上腸間膜動脈

Q20
上腹部CT画像を示す。
考えられる疾患はどれか。

1. 肝嚢胞
2. 肝膿瘍
3. 肝血管腫
4. 肝細胞癌
5. 転移性肝腫瘍

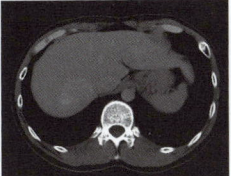

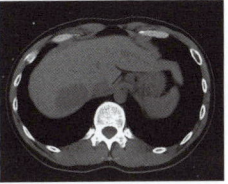

単純　　動脈相　　平衡相

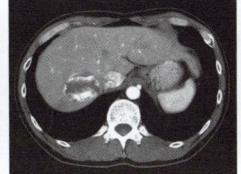

Q21 内臓脂肪面積測定について**誤っている**のはどれか。**2つ選べ。**

1. CT撮影は腹臥位で実施する。
2. CT撮影は呼気停止下で実施する。
3. 脂肪のCT値は－200～－50 HU程度である。
4. 生活習慣病に対する予防が目的の1つである。
5. 測定には内臓脂肪の最も多いスライス像を利用する。

Q22 上腹部造影CT画像を示す。撮影時相の早い順で記されているのはどれか。

1. A → C → D → B
2. B → A → C → D
3. B → C → A → D
4. C → A → D → B
5. C → D → A → B

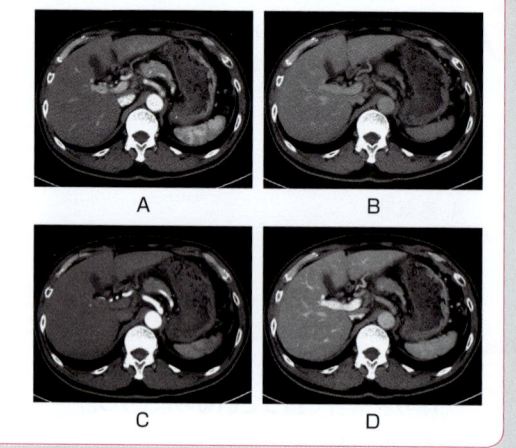

Q23 肝細胞癌および膵臓癌について**誤っている**のどれか。**2つ選べ。**

1. 正常肝実質は門脈から約25％の血流を得ている。
2. 古典的肝細胞癌は動脈血流でのみ栄養される。
3. 高分化型肝細胞癌は動脈相では濃染されない。
4. 膵臓癌は一般的に動脈優位相で強く濃染される。
5. 膵臓癌は平衡相で正常膵実質と等吸収域を呈する。

Q24 生理食塩水の後押しの理由として正しいのはどれか。**2つ選べ。**

1. 血管外漏出に対する対策
2. 造影剤による副作用発現の予防
3. 造影剤の希釈による流動性の向上
4. 静脈内に残存する造影剤の有効利用
5. 停滞している造影剤からのアーチファクトの低減

Q25 頭部CT画像を示す。矢印で示されたアーチファクトの低減法はどれか。**2つ選べ。**

1. 管電圧を高くする。
2. 回転速度を遅くする。
3. CT－AECを利用する。
4. スタック処理を利用する。
5. ピッチファクタを低減させる。

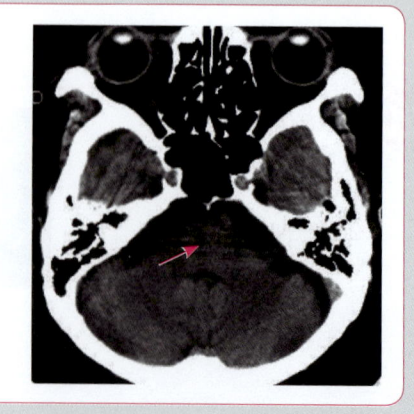

演習問題 5章 MRI

Q1 頭部MRI水平断像を示す。
矢印の解剖名で**誤っている**のはどれか。

1. A——大脳鎌
2. B——シルビウス裂
3. C——迂回槽
4. D——中脳
5. E——小脳

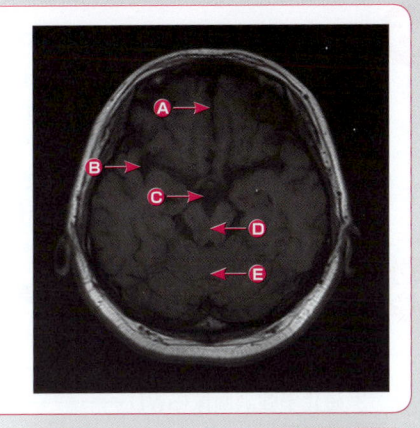

Q2 頭部MRI冠状断像を示す。**誤っている**のはどれか。

1. Aは橋である。
2. Bは視床である。
3. Cは内耳道である。
4. この画像はT2強調画像である。
5. この画像はMPR像である。

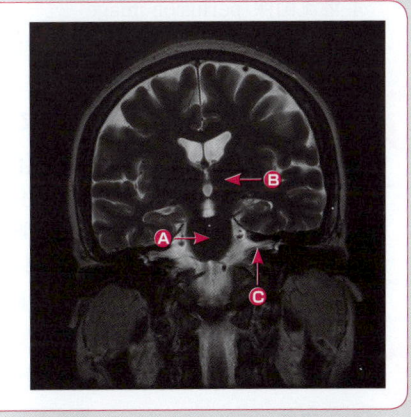

Q3 頭部MRI矢状断像を示す。
矢印の解剖名で**誤っている**のはどれか。

1. A——下垂体後葉
2. B——海馬
3. C——中脳
4. D——橋
5. E——延髄

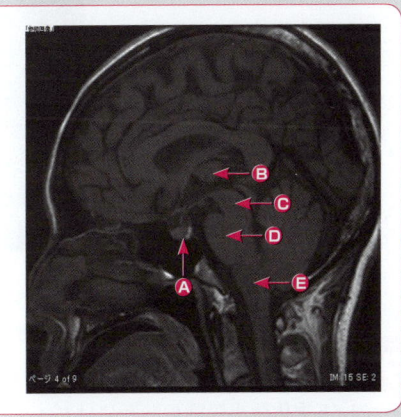

Q4 3D-TOF法によるMRA MIP表示像を示す。
考えられる疾患はどれか。

1. 髄膜腫
2. 脳動脈瘤
3. 脳内出血
4. もやもや病
5. 脳動静脈奇形（AVM）

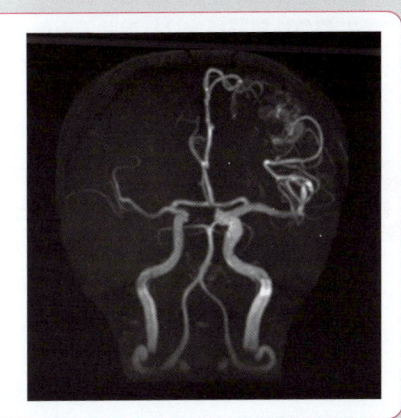

Q5 各組織のMRI信号強度について**誤っている**のはどれか。

1. 水は拡散強調画像で低信号を呈する。
2. 水はT2*強調画像で高信号を呈する。
3. 灰白質はFLAIR像で高信号を呈する。
4. 骨髄質はSE法によるT1強調画像で低信号を呈する。
5. 脂肪は高速SE法によるT2強調画像で高信号を呈する。

Q6 各種MRI撮像法と特徴の組合せで**誤っている**のはどれか。

1. FLAIR法────────────脳室周囲疾患の診断
2. 拡散強調画像(DWI)──────拡散亢進を高信号として描出
3. 磁化率強調画像(SWI)─────微小出血の描出
4. 灌流画像(perfusion image)──救済領域(ペナンブラ)の評価
5. 見かけの拡散係数画像(ADC map)──T2 shine throughの影響除外

Q7 ヘモグロビンの変性について**誤っている**のはどれか。**2つ選べ**。

1. オキシヘモグロビンのみ常磁性体である。
2. オキシヘモグロビンはT2強調画像で低信号を呈する。
3. デオキシヘモグロビンはT2強調画像で低信号を呈する。
4. メトヘモグロビン(亜急性期後期)はT1およびT2強調画像ともに高信号を呈する。
5. ヘモジデリンはT1強調画像で低信号を呈する。

Q8 各種MRI水平断像を示す。考えられる疾患はどれか。

1. 髄膜腫
2. 脳内出血
3. 転移性脳腫瘍
4. 多発性硬化症
5. 巨大脳動脈瘤

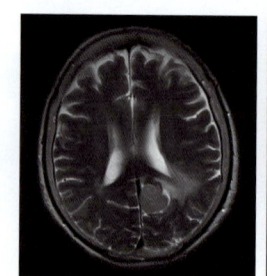

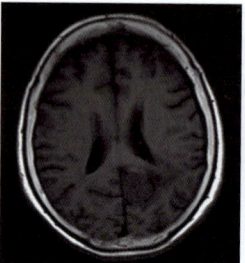

T2強調画像　　T1強調画像　　脂肪抑制造影T1強調画像

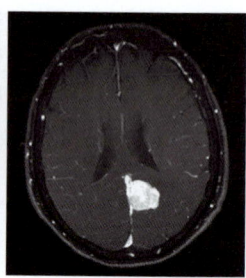

Q9 頭頸部疾患について**誤っている**のはどれか。**2つ選べ**。

1. 下垂体微小腺腫の診断にはダイナミックMRI検査が有効である。
2. 超急性期脳梗塞は拡散強調画像のみ高信号を呈する。
3. 硬膜下血腫では正中構造の偏移が認められることがある。
4. 転移性脳腫瘍は造影剤を用いることなく診断可能である。
5. 海綿状血管腫は磁化率強調画像で高信号を呈する。

Q10 心臓遅延造影MRI検査について**誤っている**のはどれか。**2つ選べ**。

1. 梗塞部は高信号域を呈する。
2. 心筋生存能の評価が可能である。
3. 冠状動脈の狭窄度の評価を行う。
4. 心電図同期GRE法で撮像される。
5. 細胞外液性Gd造影剤が利用される。

演習問題 5章 MRI

Q11 乳房MRI検査について**誤っている**のはどれか。**2つ選べ**。

1. 一般的に背臥位の体位で撮像する。
2. 乳管内進展などの広がり診断が可能である。
3. 均一な脂肪抑制にはCHESS法が有用である。
4. 強磁性体を体内にもつ被検者は検査できない。
5. 造影前には脂肪抑制T2強調画像が主に撮像される。

Q12 上腹部MRI水平断像を示す。**誤っている**のはどれか。**2つ選べ**。

1. ❶は門脈である。
2. ❷は下大静脈である。
3. ❸は膵尾部である。
4. 両画像ともT1強調画像である。
5. Aの画像はGRE法による in phase像である。

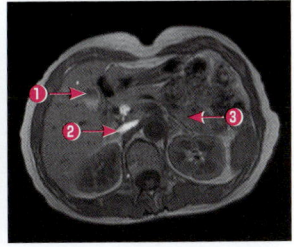

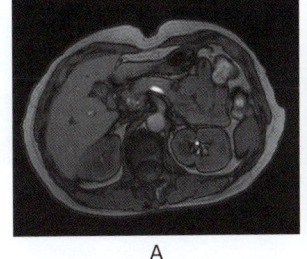

Q13 下腹部MRI矢状断像を示す。**誤っている**のはどれか。**2つ選べ**。

1. ❶は前立腺である。
2. ❷は恥骨である。
3. ❸は子宮内膜である。
4. ❹は直腸である。
5. 両画像ともT2強調画像である。

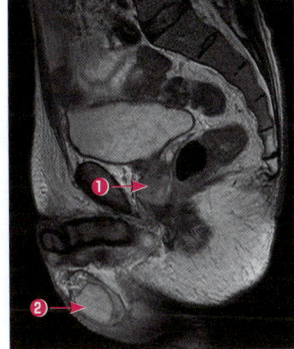

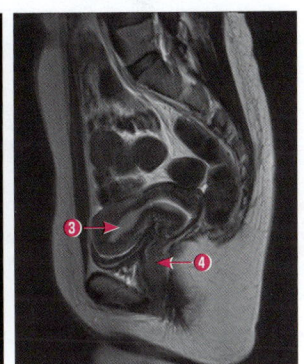

Q14 MRI造影剤について**誤っている**のはどれか。**2つ選べ**。

1. Gd造影剤はヨード系造影剤に比べて副作用発現率は低い。
2. Gd造影剤は腎性全身性線維症（NSF）を発症することがある。
3. 肝特異性Gd造影剤は15〜20分後に肝細胞癌に取り込まれる。
4. 細胞外液性Gd造影剤は胆汁へ移行して消化管内に排出される。
5. 細胞外液性Gd造影剤はT1強調画像と脂肪抑制法の併用により増強効果が得られる。

Q15 下腹部MRI水平断像を示す。考えられる疾患はどれか。

1. 膀胱癌
2. 卵巣癌
3. 直腸癌
4. 前立腺癌
5. 子宮体癌

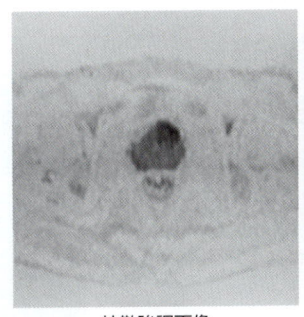

拡散強調画像（白黒反転）

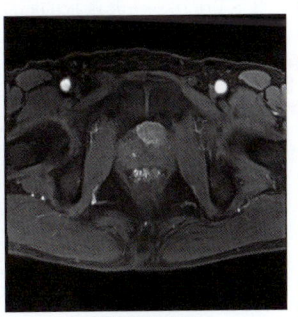

脂肪抑制造影T1強調画像（早期相）

Q16
下腹部MRI水平断像を示す。
考えられる疾患はどれか。

1. 卵巣癌
2. 子宮筋腫
3. 子宮頸癌
4. Dermoid cyst
5. 内膜症性嚢胞

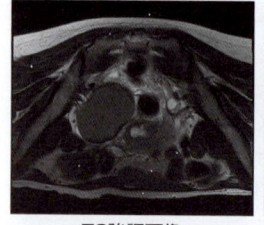

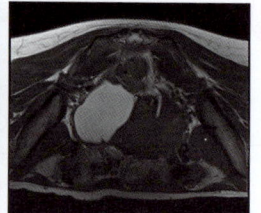

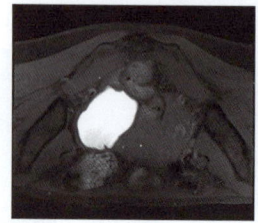

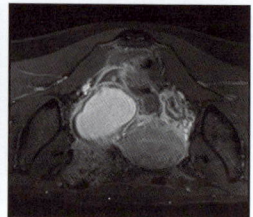

T2強調画像　　T1強調画像
脂肪抑制T1強調画像　　脂肪抑制造影T1強調画像

Q17
MRCPの特徴について**誤っている**のはどれか。2つ選べ。

1. 急性膵炎や胆嚢炎の被検者は禁忌である。
2. 塩化マンガン四水和物は静注して利用される。
3. Single-Shot高速SE法では部分フーリエ法が利用される。
4. TRとTEを極めて長くしたheavy T2強調画像が撮像される。
5. Multi-slice法で得られた画像はMIP表示にて多方向から観察される。

Q18
上腹部MRI水平断像を示す。考えられる疾患はどれか。

1. 肝硬変
2. 脾腫大
3. 胆嚢結石
4. 腎細胞癌
5. 膵尾部癌

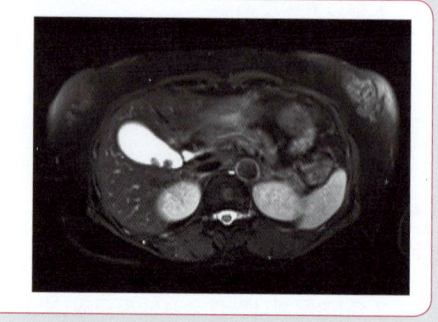

Q19
撮像シーケンスと特徴の組合せで**誤っている**のはどれか。

1. SE法――――TE／2後に180°パルスを印加
2. GRE法――傾斜磁場の連続的な反転
3. STIR法――非選択的脂肪抑制法
4. 高速SE法――Jーカップリング効果の増大
5. SE系EPI法――拡散強調画像（DWI）

Q20
頸椎MRI画像を示す。
誤っているのはどれか。2つ選べ。

1. ❶は椎間板である。
2. ❷は脊髄である。
3. ❸は内頸静脈である。
4. Bの画像はT1強調画像である．
5. 脳脊髄液の拍動はアーチファクトの原因とはならない。

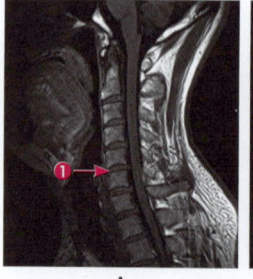

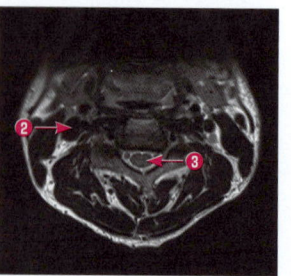

A　　B

演習問題 5章 MRI

Q21 腰椎MRI矢状断像を示す。
誤っているのはどれか。

1. Aの画像はT2強調画像である。
2. Cの画像はSTIR像である。
3. 呼吸同期撮像が行われる。
4. 第3腰椎に圧迫骨折の所見が認められる。
5. フェーズドアレイコイルを用いて撮像される。

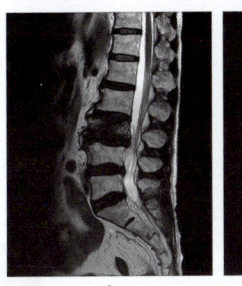

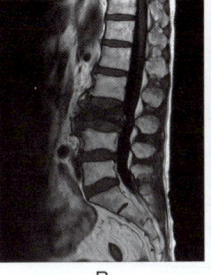

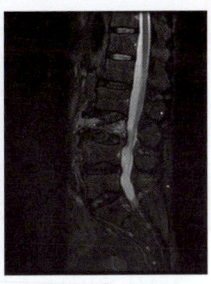

Q22 膝関節MRI矢状断像を示す。
誤っているのはどれか。

1. ❶は膝蓋骨である。
2. ❷は半膜様筋である。
3. ❸は前十字靭帯である。
4. Bの画像はT2*強調画像である。
5. バードケージコイルを用いて撮像される。

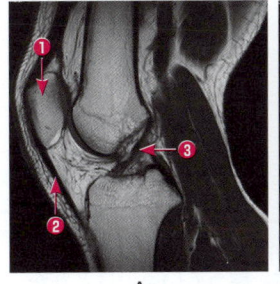

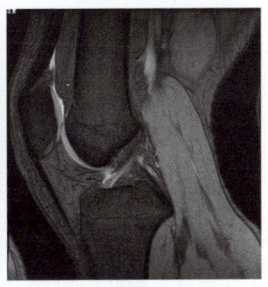

Q23 膝関節MRI冠状断像を示す。考えられる疾患はどれか。

1. 後十字靭帯損傷
2. 右膝内側半月板損傷
3. 左膝内側半月板損傷
4. 右膝外側半月板損傷
5. 左膝外側半月板損傷

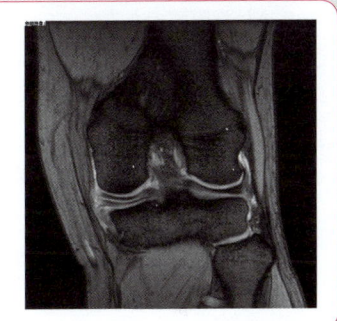

Q24 アーチファクトと改善策の組合せで**誤っている**のはどれか。

1. ゴーストアーチファクト────────フロー補正を利用する
2. エリアシングアーチファクト──────オーバーサンプリング法を使用する
3. ケミカルシフトアーチファクト─────受信バンド幅を広くする
4. サセプタビリティアーチファクト────TEを短くする
5. トランケーションアーチファクト────有効視野(FOV)を広げる

Q25 腰椎MRI検査時の位置決め画像を示す。
出現するアーチファクトはどれか。

1. ブラーリング
2. 打ち切りアーチファクト
3. 折り返しアーチファクト
4. クロストークアーチファクト
5. Nハーフゴーストアーチファクト

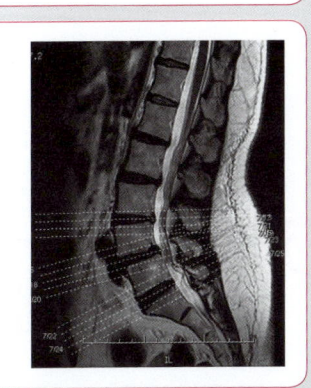

演習問題 6章 エコー

Q1 乳房超音波検査について**誤っている**のはどれか。**2つ選べ**。
1. 腫瘤内部の構造を把握できる。
2. 可能な限り圧迫させて走査する。
3. リアルタイムな観察が可能である。
4. 病変の存在する位置だけ走査する。
5. 微小石灰化が描出されないことがある。

Q2 上腹部超音波画像を示す。**誤っている**のはどれか。**2つ選べ**。
1. 右肋骨弓下走査の画像である。
2. Aは下大静脈である。
3. Bは腹部大動脈である。
4. Cは膵臓である。
5. Dは腎静脈である。

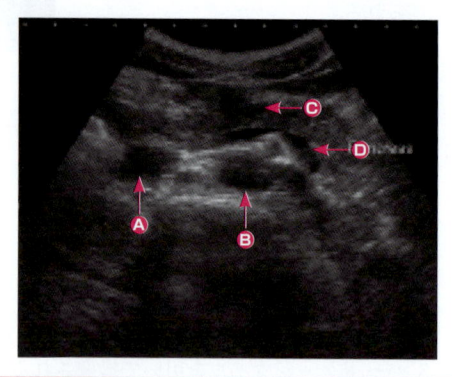

Q3 上腹部超音波画像を示す。**誤っている**のはどれか。**2つ選べ**。
1. 右肋骨弓下走査の画像である。
2. Aは横隔膜である。
3. Bは胆嚢である。
4. Cは右肝静脈である。
5. Dは門脈である。

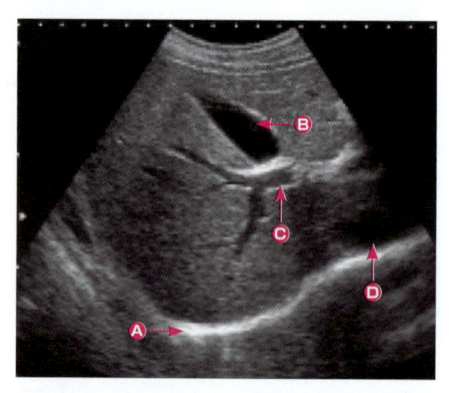

Q4 病変の存在する上腹部超音波画像を示す。考えられる疾患はどれか。
1. 脂肪腫
2. 肝嚢胞
3. 肝細胞癌
4. 転移性肝腫瘍
5. 肝海綿状血管腫

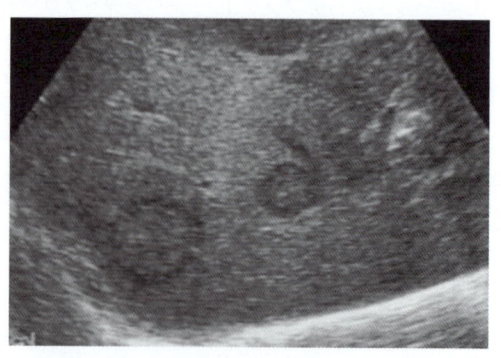

Q5 肝臓内のエコーレベルが不均一となる疾患はどれか。**2つ選べ**。
1. 脂肪肝
2. 肝硬変
3. 肝膿瘍
4. 慢性肝炎
5. 門脈圧亢進症

Q6 所見が描出された上腹部超音波画像を示す。考えられる疾患はどれか。

1. 胆嚢癌
2. 脂肪肝
3. 胆嚢結石
4. 胆嚢ポリープ
5. 胆嚢腺筋腫症

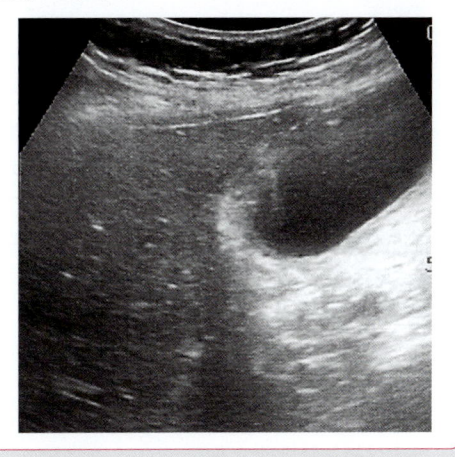

Q7 超音波検査について**誤っている**のはどれか。**2つ選べ**。

1. 膵臓や脾臓は吸気にて観察する。
2. 音響陰影は結石や骨で観察される。
3. 心窩部縦走査で描出できる肝臓は左葉である。
4. スラッジエコーは胆汁が濃縮された胆砂による所見である。
5. 胆嚢癌と胆嚢結石の鑑別にはプローブによる圧迫が有効である。

Q8 超音波検査について**誤っている**のはどれか。**2つ選べ**。

1. 連続波ドプラ法は高速な動きを捉えることができない。
2. 超音波検査で用いられる造影剤は微小気泡で構成されている。
3. FFT波形はプローブに向かってくる流速が基線より上側に表示される。
4. 連続波ドプラ法では折り返し現象(エリアシング)が発生することがある。
5. パルスドプラ法は同時表示されるBモード画像のリアルタイム性が低下する。

Q9 カラードプラ法について**誤っている**のはどれか。**2つ選べ**。

1. プローブから遠ざかる血流が青色に表示される。
2. 広範囲の血流情報を得ることができない。
3. 心臓での弁逆流などの異常血流の把握が容易である。
4. 折り返し現象(エリアシング)が発生することがある。
5. ハーモニックイメージングが利用される。

Q10 超音波アーチファクトについて**誤っている**のはどれか。**2つ選べ**。

1. 多重反射は等間隔に出現する。
2. グレーティングローブはリニア走査でみられる。
3. レンズ効果は超音波ビームの反射が原因である。
4. 鏡面効果は肝臓内に嚢胞が存在すると出現することがある。
5. サイドローブは消化管内ガスがビーム中心に隣接すると出現する。

演習問題 7章 眼底

Q1 無散瞳型眼底カメラを用いた撮影について**誤っている**のはどれか。**2つ選べ**。
1. 眼底全域を観察できる。
2. 撮影の画角は45°である。
3. 撮影中心は視神経乳頭と黄斑部の中間である。
4. 問診やカルテなどの情報から疾患のある側だけを撮影する。
5. CCDカメラが利用された装置では待たずに対側を撮影できる。

Q2 眼底写真を示す。**誤っている**のはどれか。**2つ選べ**。
1. 左眼底の写真である。
2. Aは出血所見である。
3. Bは網膜動脈である。
4. Cは網膜静脈である。
5. Dは視神経乳頭である。

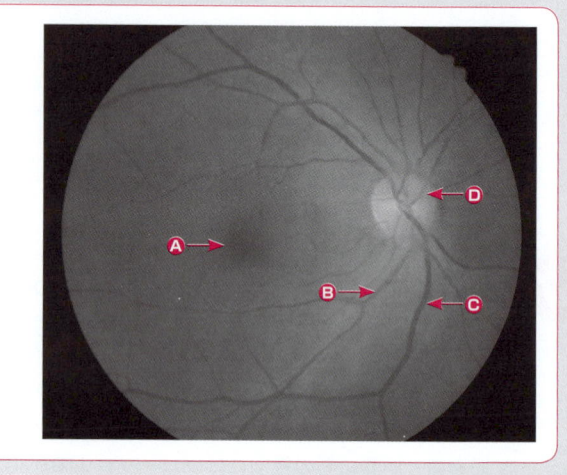

Q3 眼底写真の所見について**誤っている**のはどれか。
1. 動静脈交叉現象は動脈硬化の程度判定に利用される。
2. 火炎状出血は静脈閉塞部位から神経線維に沿って扇状に出現する。
3. 軟性白斑は毛細血管の虚血によって出現し，境界不明瞭な所見を呈する。
4. 硬性白斑は網膜浮腫がある場合に出現し，境界明瞭な所見を呈する。
5. 黄斑浮腫は黄斑部に嚢胞が形成されて肥厚し，中心窩が明瞭に描出される。

Q4 緑内障について**誤っている**のはどれか。
1. 自覚症状が出にくいため眼底写真が診断に役立つ。
2. 正常眼圧緑内障は全体の約7割を占めている。
3. 糖尿病網膜症とともに失明の原因である。
4. 視神経乳頭の色調が白色に変化する。
5. 視神経乳頭の萎縮により生理的陥凹が小さくなる。

Q5 得られた眼底写真がボケて不鮮明となった。考えられる疾患はどれか。**2つ選べ**。
1. 白内障
2. 緑内障
3. 動脈硬化
4. 角膜混濁
5. 糖尿病網膜症

演習問題 8章 核医学

Q1 脳血流シンチグラフィについて**誤っている**のはどれか。**2つ選べ**。
1. ^{99m}Tc-ECDの投与量は555MBq程度である。
2. ^{99m}Tc-HMPAOの投与量は74MBq程度である。
3. ^{99m}Tc製剤は脳内に停滞することなく再分布する。
4. 閉眼やアイマスクを用いて周辺光を遮断する場合がある。
5. ^{123}I-IMPはアルツハイマー型認知症の診断に利用されている。

Q2 中枢神経系の核医学検査について**誤っている**のはどれか。
1. ^{123}I-イオマゼニルは脳梗塞の診断に利用される。
2. ^{123}I-イオマゼニルの利用では20分後と3時間後に撮像する。
3. ^{111}In-DTPAによる脳脊髄腔シンチグラフィは経時的に撮像する。
4. Patlak Plot法は脳血流を定量的に測定する方法である。
5. eZISは統計学的画像解析法を用いて異常部位を検出するシステムである。

Q3 甲状腺に対する核医学検査について**誤っている**のはどれか。**2つ選べ**。
1. 放射性ヨード製剤の妊婦への投与は禁忌である。
2. ^{99m}TcO$_4^-$は甲状腺のホルモン合成能を評価できる。
3. 亜急性甲状腺炎では甲状腺への集積は認められない。
4. 正常症例でのNa^{123}Iの摂取率は10〜40％程度である。
5. 造影CT検査を施行した場合、Na^{123}Iによる検査は2週間以上期間を空ける。

Q4 核医学検査における負荷試験について**誤っている**組合せはどれか。
1. 脳血流シンチグラフィ――――アセタゾラミド
2. 腎動態シンチグラフィ――――ドブタミン
3. 甲状腺シンチグラフィ――――過塩素酸カリウム
4. 心筋血流シンチグラフィ――――アデノシン
5. 副腎皮質シンチグラフィ――――デキサメサゾン

Q5 肝臓に正常集積**されない**放射性医薬品はどれか。**2つ選べ**。
1. ^{99m}TcO$_4^-$
2. ^{99m}Tc-MIBI
3. ^{201}Tl-塩化タリウム
4. ^{111}In-塩化インジウム
5. ^{123}I-ヨウ化ナトリウム

Q6 副甲状腺シンチグラフィについて**誤っている**のはどれか。**2つ選べ**。
1. ^{99m}Tc-MIBIは甲状腺からの洗い出しが速い。
2. ^{99m}Tc-MIBIは正常の甲状腺と副甲状腺腺腫に集積される。
3. ^{99m}Tc-MIBIの利用では早期像と後期像の2回収集が実施される。
4. ^{201}Tl-塩化タリウムは正常の副甲状腺にはあまり集積されない。
5. 2核種同時収集では^{201}Tl-塩化タリウムと^{99m}Tc-MIBIが用いられる。

Q7 副腎シンチグラフィについて**誤っている**のはどれか。
1. 副腎皮質の検査では投与後7日目以降に撮像される。
2. クッシング症候群は副腎皮質検査の適応疾患である。
3. 副腎髄質の検査では投与後48〜72時間後に撮像される。
4. 原発性アルドステロン症は副腎髄質検査の適応疾患である。
5. ^{131}I-MIBGの利用では明らかな集積があると異常と判断される。

Q8 全身撮像されたシンチグラムを示す。考えられる疾患はどれか。
1. 胆管癌
2. 肝膿瘍
3. 腎細胞癌
4. 褐色細胞腫
5. 門脈圧亢進症

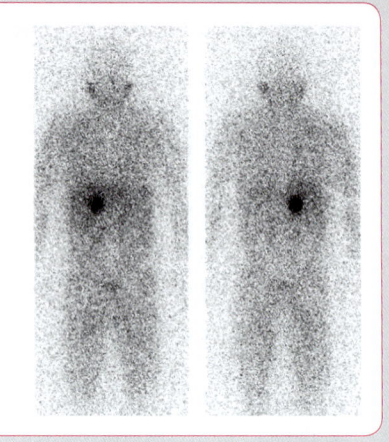

Q9 肺血流・換気シンチグラフィについて**誤っている**のはどれか。
1. 血流像と換気像は気管の描出の有無で判別できる。
2. ^{133}Xeガスを用いた検査では洗い出し相の撮像はできない。
3. 大動脈炎症症候群(高安病)ではミスマッチ像が認められる。
4. 肺高血圧症を伴う被検者への^{99m}Tc-MAAの投与体位は坐位である。
5. ^{81m}Krガスを用いた検査では中エネルギー型コリメータを使用する。

Q10 放射性医薬品と適応疾患の組合せで**誤っている**のはどれか。
1. ^{99m}Tc-RBC ── 消化管出血
2. ^{99m}Tc-MAA ── 心内右左シャント
3. ^{99m}Tc-DTPA ── 腎血管性高血圧症
4. ^{201}Tl-塩化タリウム ── 前立腺癌
5. ^{67}Ga-クエン酸ガリウム ── 甲状腺未分化癌

Q11 ^{201}Tl-塩化タリウムによる心筋血流シンチグラフィの特徴で**誤っている**のはどれか。
1. 集積機序は能動輸送である。
2. 投与量は74MBq程度である。
3. 肝臓や胆嚢に高い集積が認められる。
4. 初期分布は冠状動脈の血流量に比例する。
5. 心筋への再分布により1回の投与で負荷像と後期像の2回収集を実施できる。

Q12 心筋SPECT像を示す。**誤っている**のはどれか。**2つ選べ**。
1. Bは垂直長軸像である。
2. Cは水平長軸像である。
3. ❶は前壁である。
4. ❷は側壁である。
5. ❷の領域は左前下行枝で支配されている。

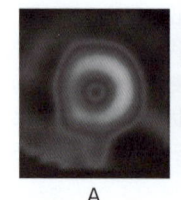

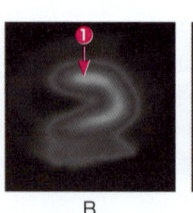

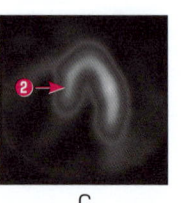

Q13 循環器系の核医学検査について**誤っている**のはどれか。
1. 心プールシンチグラフィには^{99m}Tc-MAAが利用される。
2. 心交感神経シンチグラフィには^{123}I-MIBGが利用される。
3. 心筋脂肪酸代謝シンチグラフィには^{123}I-BMIPPが利用される。
4. ^{99m}Tc-PYPによる心筋シンチグラフィでは障害部位が陽性像を呈する。
5. 心交感神経シンチグラムから求められる心/縦隔比は心不全の診断に利用されている。

Q14
^{99m}Tc-GSAによる肝予備能シンチグラフィについて**誤っている**のはどれか。

1. 検査前は禁食とする。
2. 投与後20〜30分後に撮像を開始する。
3. 肝硬変では肝臓辺縁の変形が認められる。
4. プラナー撮像では前面からデータ収集する。
5. 動態撮像では投与15分後の肝臓と心臓のカウントから肝摂取率を求める。

Q15
消化器系の核医学検査について**誤っている**のはどれか。

1. メッケル憩室シンチグラフィには^{99m}Tc-HSAが利用される。
2. 肝胆道シンチグラフィに用いる^{99m}Tc-PMTは十二指腸へ排出される。
3. ^{99m}Tc-GSAによる肝予備能シンチグラムはアシアロ糖タンパク受容体を反映する。
4. ^{99m}Tc-フチン酸による肝シンチグラフィでは肝機能の低下により骨髄集積が上昇する。
5. レモン負荷唾液腺シンチグラムで排泄されない場合はシェーグレン症候群が疑われる。

Q16
腎トレーサを用いたレノグラムパターンを示す。
考えられるのはどれか。

1. 正常
2. 腎障害
3. 閉塞性尿路疾患
4. 萎縮性無機能腎
5. 腎盂へのトレーサ貯留

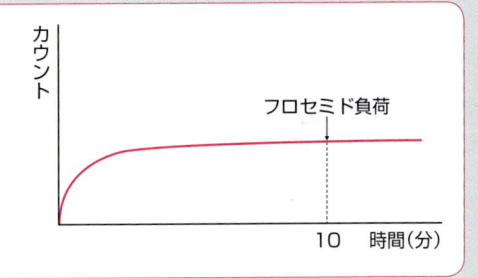

Q17
^{99m}Tc-MDPによる骨シンチグラフィについて**誤っている**のはどれか。**2つ選べ**。

1. 50％が尿中に排泄される。
2. 軽微な肋骨骨折は描出されない。
3. スキャンスピードは通常20cm/分程度である。
4. 前立腺癌や腎細胞癌は陽性像を呈することが多い。
5. 肩峰烏口突起周辺や仙腸関節周辺は正常集積される。

Q18
^{67}Ga-クエン酸ガリウムによるシンチグラムを示す。
考えられるのはどれか。

1. 直腸癌
2. 前処置不良
3. 骨髄性白血病
4. サルコイドーシス
5. 家族性ポリポーシス

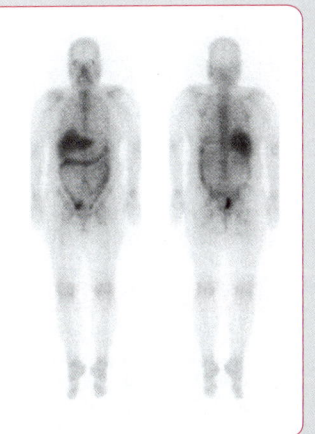

Q19
前処置として撮像前禁食を必要と**しない**核医学検査はどれか。

1. ^{99m}Tc-MDPによる骨シンチグラフィ
2. ^{99m}TcO$_4^-$による唾液腺シンチグラフィ
3. ^{99m}Tc-PMTによる肝胆道シンチグラフィ
4. ^{99m}Tc-tetrofosminによる心筋血流シンチグラフィ
5. ^{67}Ga-クエン酸ガリウムによる腫瘍シンチグラフィ

Q20 ¹⁸F-FDGによる吸収補正後の全身像を示す。**誤っている**のはどれか。

1. ブドウ糖代謝を反映している。
2. 脳や心筋，肝臓は生理的な集積である。
3. 四肢の筋肉は運動によって集積される。
4. 吸収補正にはCT画像が利用されている。
5. 半定量的評価指標であるSUVは被検者の体格で変動しない。

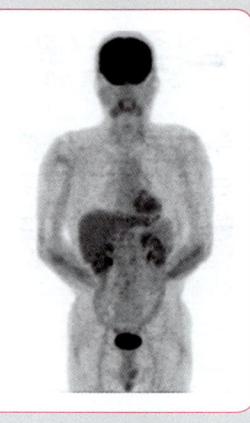

演習問題：正解・本文参照ページ

1章　X線撮影
- Q1……正解：**4**(p.4〜8参照)
- Q2……正解：**2と4**(p.5〜9参照)
- Q3……正解：**1と4**(p.6参照)
- Q4……正解：**2と4**(p.14参照)
- Q5……正解：**2と3**(p.15参照)
- Q6……正解：**1と2**(p.16〜18参照)
- Q7……正解：**2**(p.13〜16参照)
- Q8……正解：**3と4**(p.21参照)
- Q9……正解：**3と5**(p.22〜24参照)
- Q10……正解：**1**(p.29, 37参照)
- Q11……正解：**1と4**(p.30〜31参照)
- Q12……正解：**1と5**(p.28, 30, 33参照)
- Q13……正解：**2と3**(p.36参照)
- Q14……正解：**3**(p.37参照)
- Q15……正解：**1と4**(p.41参照)
- Q16……正解：**1と2**(p.43〜46参照)
- Q17……正解：**2と4**(p.40, 44〜45参照)
- Q18……正解：**1と5**(p.49参照)
- Q19……正解：**3**(p.51参照)
- Q20……正解：**2と4**(p.49〜52参照)

2章　血管造影
- Q1……正解：**1**(p.59参照)
- Q2……正解：**2**(p.59参照)
- Q3……正解：**1と2**(p.61参照)
- Q4……正解：**2**(p.63参照)
- Q5……正解：**4**(p.64参照)
- Q6……正解：**2と5**(p.68参照)
- Q7……正解：**3と5**(p.70〜73参照)
- Q8……正解：**1と2**(p.75参照)
- Q9……正解：**2**(p.77〜81参照)
- Q10……正解：**2**(p.81参照)

3章　消化管造影・その他の造影検査
- Q1……正解：**3と5**(p.90, 93参照)
- Q2……正解：**2と3**(p.92〜94参照)
- Q3……正解：**1と4**(p.94〜96参照)
- Q4……正解：**2と3**(p.96〜99参照)
- Q5……正解：**3と4**(p.101参照)
- Q6……正解：**5**(p.102参照)
- Q7……正解：**2**(p.106〜110参照)
- Q8……正解：**2と3**(p.106〜108参照)
- Q9……正解：**2と4**(p.108〜114参照)
- Q10……正解：**2と5**(p.107〜110参照)

4章　CT
- Q1……正解：**5**(p.116参照)
- Q2……正解：**5**(p.117参照)
- Q3……正解：**4**(p.119参照)
- Q4……正解：**4**(p.122参照)
- Q5……正解：**1と4**(p.122〜125参照)
- Q6……正解：**4**(p.126参照)
- Q7……正解：**4と5**(p.129参照)
- Q8……正解：**4**(p.131参照)
- Q9……正解：**4**(p.134参照)
- Q10……正解：**4**(p.135参照)
- Q11……正解：**4**(p.138参照)
- Q12……正解：**2**(p.140参照)
- Q13……正解：**2と4**(p.140参照)
- Q14……正解：**3**(p.143参照)
- Q15……正解：**2と5**(p.145参照)
- Q16……正解：**3**(p.145〜148参照)
- Q17……正解：**5**(p.149参照)
- Q18……正解：**4**(p.160参照)
- Q19……正解：**4**(p.164参照)
- Q20……正解：**3**(p.170参照)
- Q21……正解：**1と5**(p.177参照)
- Q22……正解：**4**(p.183参照)
- Q23……正解：**1と4**(p.185参照)
- Q24……正解：**4と5**(p.186参照)
- Q25……正解：**1と4**(p.193参照)

5章　MRI
- Q1……正解：**3**(p.199参照)
- Q2……正解：**5**(p.200参照)
- Q3……正解：**2**(p.202参照)
- Q4……正解：**5**(p.204参照)
- Q5……正解：**4**(p.206参照)
- Q6……正解：**2**(p.207参照)
- Q7……正解：**1と2**(p.209参照)
- Q8……正解：**1**(p.212参照)
- Q9……正解：**4と5**(p.209〜215参照)
- Q10……正解：**3と4**(p.220参照)
- Q11……正解：**1と3**(p.222参照)
- Q12……正解：**1と5**(p.225参照)
- Q13……正解：**2と4**(p.227参照)
- Q14……正解：**3と4**(p.231参照)
- Q15……正解：**4**(p.236参照)
- Q16……正解：**5**(p.239参照)
- Q17……正解：**1と2**(p.243参照)
- Q18……正解：**3**(p.244参照)
- Q19……正解：**4**(p.249〜250参照)
- Q20……正解：**4と5**(p.252参照)
- Q21……正解：**3**(p.257参照)
- Q22……正解：**2**(p.260参照)
- Q23……正解：**3**(p.263参照)
- Q24……正解：**5**(p.272〜274参照)
- Q25……正解：**4**(p.273〜277参照)

6章　エコー
- Q1……正解：**2と4**(p.285〜286参照)
- Q2……正解：**1と5**(p.291参照)
- Q3……正解：**4と5**(p.292参照)
- Q4……正解：**4**(p.297, 299参照)
- Q5……正解：**2と4**(p.299参照)
- Q6……正解：**5**(p.301, 304参照)
- Q7……正解：**1と5**(p.290〜291, 302参照)
- Q8……正解：**1と4**(p.308〜309参照)
- Q9……正解：**2と5**(p.309参照)
- Q10……正解：**2と3**(p.314〜315参照)

7章　眼底
- Q1……正解：**1と4**(p.321参照)
- Q2……正解：**1と2**(p.322〜323参照)
- Q3……正解：**5**(p.325〜327参照)
- Q4……正解：**5**(p.327参照)
- Q5……正解：**1と4**(p.326〜327, 332参照)

8章　核医学
- Q1……正解：**2と3**(p.336〜337参照)
- Q2……正解：**1**(p.338〜340参照)
- Q3……正解：**2と5**(p.341〜343参照)
- Q4……正解：**2**(p.344参照)
- Q5……正解：**1と5**(p.345参照)
- Q6……正解：**3と5**(p.346〜347参照)
- Q7……正解：**4**(p.348〜349参照)
- Q8……正解：**4**(p.350参照)
- Q9……正解：**2**(p.354〜358参照)
- Q10……正解：**4**(p.355, 369, 380参照)
- Q11……正解：**3**(p.361参照)
- Q12……正解：**4**(p.362参照)
- Q13……正解：**1**(p.364〜365参照)
- Q14……正解：**2**(p.366〜367参照)
- Q15……正解：**1**(p.366〜370参照)
- Q16……正解：**2**(p.374参照)
- Q17……正解：**2と4**(p.375〜376参照)
- Q18……正解：**4**(p.380参照)
- Q19……正解：**1**(p.380参照)
- Q20……正解：**5**(p.382〜385参照)

索引

あ

アーチファクト…………………266, 312, 377, 386
　N/2ゴースト……………………………………276
　Nハーフゴースト………………………………276
　RF雑音…………………………………………276
　RFジッパー……………………………………276
　RFパルスによる………………………………274
　RFフィードスルー……………………………276
　打ち切り…………………………………274, 275
　エイリアシング………………………………273
　折り返し…………………………………273, 274
　化学シフト………………………………274, 275
　金属………………………………………194, 272
　金属──像……………………………………194
　クロストーク……………………………274, 275
　ケミカルシフト…………………………274, 275
　ゴースト………………………………………273
　コーンビーム…………………………………195
　コーンビーム──の概念図…………………195
　磁化率…………………………………………272
　ジッパー………………………………………276
　シャワー………………………………………191
　シャワー──像………………………………191
　スター…………………………………………344
　ステアステップ………………………………195
　ステアステップ──像………………………195
　ストリーク……………………………………191
　造影剤による…………………………………194
　造影剤による──像…………………………194
　ダークバンド…………………………………193
　ダークバンド──像…………………………193
　体動……………………………………………273
　超音波…………………………………………314
　トランケーション………………………274, 275
　ノイズ…………………………………………276
　パラレルイメージング………………………277
　ビームハードニング──像…………………192
　被検者(患者)による…………………………273
　フレア…………………………………………332
　ヘリカル………………………………………194
　マジックアングル……………………………277
　三日月状………………………………………332
　メタル…………………………………………194
　メタル──像…………………………………194
　モーション………………………192, 273, 377
　モーション──像……………………………192
　ヤスリ状………………………………………191
　ヤスリ状──像………………………………192
　リング…………………………………………191
　リング──像…………………………………191
アウターシールド………………………………357
アコースティックシャドー…………………56, 302
圧電振動子………………………………………317

圧電素子…………………………………………317
圧迫骨折……………………………………………45
圧迫法………………………………………………90
アップルコアサイン……………………………101
アニュラアレイプローブ………………………287
アルミニウム………………………………………49
鞍状コイル………………………………………279
アンダーシュート………………………………196
　──像…………………………………………196

い

萎縮型加齢黄斑変性……………………………328
一次的塞栓物質……………………………………80
胃内有泡性粘液除去剤……………………………97
犬の耳徴候…………………………………………22
胃部の撮影…………………………………………87
インジウムオキシン……………………………381
インジェクタ……………………………………186
　デュアル──…………………………………186
インターフェロン…………………………………81
インバージョンリカバリ法……………………250

う

ウィリス動脈輪……………………………………58
ウインドミル……………………………………194
ウォータース法……………………………………6
ウォーレンベルグ線………………………………39
打ち切りアーチファクト………………274, 275

え

エアーブロンコグラム……………………………18
永久塞栓物質………………………………………80
エイリアシングアーチファクト………………273
エコートレイン数………………………………249
エコー・プラナー法……………………………250
エコノミークラス症候群…………………………75
エリアシング……………………………………309
　──効果………………………………………195
円筒らせん状コイル……………………………279

お

黄斑………………………………………………322
　──円孔………………………………………328
　──疾患………………………………………328
　──上膜………………………………………329
オーバーサンプリング法………………………274
折り返しアーチファクト………………273, 274
折り返し現象……………………………………309
オレイン酸モノエタノールアミン………………80
音響陰影…………………………………………302

音響整合層……317
音響レンズ……317
オンブレダンヌ線……39

か

回転走査……287
解剖学的標準化……338
化学シフトアーチファクト……274, 275
化学シフト選択法……250
顎関節撮影法のポイント……8
拡散運動……207
拡散強調画像……207
拡散テンソル画像……207
仮想内視鏡画像……152
下腿骨撮影法のポイント……36
下大静脈フィルタ留置術……75
肩関節撮影法……33
　──のポイント……33
カテゴリー分類……54
カニ爪状……112
カメレオンサイン……297, 298
カラードプラ法……309
ガリウムシンチグラフィ……378
カルヴェ線……39
カルシウムスコア……154
加齢黄斑変性……328
眼圧……322
肝角徴候……22
眼窩耳孔線……3
眼窩・視神経管撮影法のポイント……8
寛骨臼蓋線……39
肝受容体シンチグラフィ……366
冠状動脈CT検査法……140
冠状動脈MRA像……220
冠状動脈石灰化指数……154
冠状動脈の画像解剖……138
冠状動脈の分類……138
冠状動脈バイパス手術……79
肝胆道シンチグラフィ……369
眼底……322
　──カメラ
　　　散瞳型──……321
　　　無散瞳型──……321
　──写真撮影……320
　──写真フィルタ撮影……322
　──出血……325
肝特異性Gd造影剤……231
カントリー線……159
肝門部胆管狭窄……110
灌流画像……207

き

気管支透亮像……18
気胸……11
偽腔……145
気体液面像……22
逆行性尿道造影……106
臼蓋角……39
臼蓋傾斜角……39
吸収補正……385
急性冠状動脈症候群……64
強磁性体金属……272
胸椎撮影法のポイント……45
胸部高管電圧撮影……13
胸部大動脈瘤……17
鏡面効果……315
鏡面像……22
金属アーチファクト……194
　──像……194
金属コイル……80
金属性ステント……78
金属によるアーチファクト……272

く

クイノー分類……159
屈折……315
クラスター……297
　──サイン……297
グラフト……79
グルカゴン製剤……97
グレーティングローブ……315
クロストークアーチファクト……274, 275
クロム酸ナトリウム……381

け

経カテーテル動脈塞栓術……77
蛍光眼底造影検査……322
経静脈性腎盂造影……104
経直腸・経腟的走査……311
頸椎撮影法のポイント……40
頸動脈ステント留置術……78
頸動脈的門脈造影法……72
頸動脈内膜剥離術……78
経皮経肝胆道ドレナージ……110
経皮経肝胆嚢ドレナージ……110
経皮経肝門脈造影法……73
経皮的冠状動脈インターベンション……78
経皮的冠状動脈形成術……79
血管予備能定量法……338
ケミカルシフトアーチファクト……274, 275
肩甲骨撮影法のポイント……33
減黄処置……110

415

こ

- コイル ……………………………………… 278
  - QD …………………………………… 280
  - RF …………………………………… 279
  - 鞍状 ………………………………… 279
  - 円筒らせん状 ……………………… 279
  - 金属 …………………………………… 80
  - サーフェイス ………………… 279, 280
  - サドル ……………………………… 279
  - 受信専用 …………………………… 280
  - ソレノイド ………………………… 279
  - 多格子 ……………………………… 279
  - 直交検出 …………………………… 280
  - バードケージ ……………………… 279
  - 表面 …………………………… 279, 280
  - フェーズドアレイ ………… 277, 280
  - ボディ ……………………………… 280
  - ボリューム ………………………… 279
  - ループ ……………………………… 279
- 抗コリン剤 …………………………………… 97
- 交叉現象 …………………………………… 325
- 甲状腺腫瘍シンチグラフィ ……………… 343
- 甲状腺シンチグラフィ …………………… 341
- 甲状腺・副甲状腺シンチグラフィ ……… 342
- 甲状腺・副甲状腺に関する放射性医薬品 … 342
- 硬性白斑 …………………………………… 325
- 高速スピン・エコー(SE)法 …………… 249
- 高濃度乳房 ………………………………… 55
- 高分解能CT ……………………………… 156
- 高密度乳房 ………………………………… 285
- 後彎 ………………………………………… 45
- ゴーストアーチファクト ………………… 273
- コールドウェル法 ………………………… 6
- コーンビームアーチファクト …………… 195
  - ──の概念図 …………………… 195
- 股関節撮影法のポイント ………………… 38
- 呼吸器系に関する放射性医薬品 ………… 355
- 骨シンチグラフィ ………………………… 375
- 骨髄シンチグラフィ ……………………… 381
- コブ法 ………………………………… 46, 47
- コメットサイン …………………………… 301
- コンソリデーション ………………… 15, 19
- コントラスト(造影)ハーモニックイメージング … 309
- コンベックス ……………………………… 316
  - ──電子スキャン ……………… 317

さ

- サーフェイスコイル ………………… 279, 280
- サイクロトロン …………………………… 337
- サイドローブ ……………………………… 314
- 左心室造影 ………………………………… 64
- 撮像シーケンス …………………………… 249
- サドルコイル ……………………………… 279
- サロネンの分類 …………………………… 283
- 酸素化ヘモグロビン ……………………… 207
- 散瞳型眼底カメラ ………………………… 321

し

- ジェネレータ ……………………………… 337
- シェントン線 ……………………………… 39
- 心窩部横走査 ……………………………… 291
- 磁化率アーチファクト …………………… 272
- 磁化率強調画像 …………………………… 207
- 時間濃度曲線 ……………………………… 186
- 時間放射能曲線 …………………………… 367
- 糸球体濾過率 ………………………… 283, 372
- 子宮卵管造影 ……………………………… 107
- 視神経乳頭 ………………………………… 322
  - ──疾患 ………………………… 327
  - ──新生血管 …………………… 326
- 膝関節撮影法のポイント ………………… 37
- ジッパーアーチファクト ………………… 276
- 自動注入装置 ……………………………… 186
- 自動露出制御 ……………………………… 49
- 脂肪のMRI信号強度 …………………… 217
- シミング …………………………………… 250
- シャワーアーチファクト ………………… 191
  - ──像 …………………………… 191
- 舟状骨撮影 ………………………………… 28
- 終椎 ………………………………………… 47
- 十二指腸球部穿孔 ………………………… 23
- 充満法 ……………………………………… 90
- 主極 ………………………………………… 314
- 手根溝(管)軸位撮影 …………………… 28
- 手指骨・手根骨撮影法のポイント ……… 28
- 受信専用コイル …………………………… 280
- 授乳乳腺 …………………………………… 285
- 腫瘍性(限局性)肝疾患 ………………… 296
- 腫瘍マーカー ……………………………… 381
- シュラー法 ………………………………… 7
- 腫瘤の診断フローチャート ……………… 54
- 循環器系に関する放射性医薬品 ………… 365
- 障害心筋シンチグラフィ ………………… 364
- 消化管出血シンチグラフィ ……………… 369
- 消化器系に関する放射性医薬品 ………… 367
- 上行性静脈造影法 ………………………… 75
- 常磁性体金属 ……………………………… 272
- 硝子体疾患 ………………………………… 329
- 脂溶性Gdキレート製剤 ………………… 231
- 上腹部血管の走行 ………………………… 161
- 上腕骨撮影法のポイント ………………… 30
- 食道ステント留置術 ……………………… 109
- 食道部の撮影 ……………………………… 87
- 女性骨盤 …………………………………… 167
- シルエットサイン ………………………… 13

──陰性 … 13
──陽性 … 13
心窩部縦走査 … 291
心胸郭比 … 15
心筋血流シンチグラフィ … 359, 364
心筋血流製剤 … 361
心筋のMRI信号強度 … 216
真腔 … 145
シングルショットEPI法 … 250
信号対雑音比 … 309
滲出型加齢黄斑変性 … 328
新生血管 … 326
　視神経乳頭── … 326
　網膜── … 326
腎静態シンチグラフィ … 372, 374
心臓MRI検査 … 219
靱帯のMRI信号強度 … 217
シンチグラフィ … 371
　²⁰¹Tl負荷心筋── … 361
　肝受容体── … 366
　肝胆道── … 369
　甲状腺・副甲状腺── … 342
　甲状腺腫瘍── … 343
　甲状腺── … 341
　骨── … 375
　骨髄── … 381
　障害心筋── … 364
　消化管出血── … 369
　心筋血流── … 359, 364
　腎静態── … 372, 374
　腎動態── … 372
　唾液腺── … 370
　脳血流── … 334
　脳脊髄腔── … 340
　脳内中枢性── … 339
　肺血流・肺換気── … 353
　副甲状腺── … 345, 346
　副腎── … 348
　副腎──に関する放射性医薬品 … 350
　副腎髄質── … 349
　メッケル憩室── … 369
心電図同期心筋SPECT … 364
腎動態シンチグラフィ … 371, 372
腎トレーサの体内動態 … 374
心拍同期再構成 … 140
心拍同期スキャン … 140
人類学的基準線 … 3

す

水溶性ヨード造影剤 … 96
頭蓋骨撮影法のポイント … 4
スカイラインビュー … 38

スコッチテリアサイン … 44
スターアーチファクト … 344
ステアステップアーチファクト … 195
　──像 … 195
ステンバース法 … 7
ストリークアーチファクト … 191
スピキュラ状 … 222
スピン・エコー法 … 249
スライス厚 … 193
スラッジ … 302
　──エコー … 302
　──ボール … 302
すりガラス状陰影 … 18, 149, 156

せ

脊髄腔造影 … 103
セクタ … 316
　──電子スキャン … 317
石灰化の診断フローチャート … 54
石灰乳石灰化 … 52
セラーズの分類 … 65, 66
ゼラチンスポンジ … 80
仙骨撮影法のポイント … 46
全身撮像に関する放射性医薬品 … 379
全脊椎撮影法のポイント … 46
選択的脂肪抑制法 … 250
前壁薄層法 … 90
前腕骨撮影法のポイント … 30

そ

造影剤
　──注入条件 … 186
　──によるアーチファクト … 194
　──像 … 194
　GD-DTPA── … 232, 233
　Gd-EOB-DTPA── … 232, 233
　MRI検査用── … 231
　SPIO── … 233, 235
　肝特異性Gd── … 231
　水溶性ヨード── … 96
　超音波── … 308
　ヨード── … 232, 233
臓器別放射性医薬品 … 352
臓側胸膜 … 16
足関節撮影法のポイント … 36
塞栓子 … 146
側頭骨CT … 132
側頭骨錐体部（聴器）撮影法のポイント … 7
側頭骨の解剖 … 133
側腹線条徴候 … 22
足部撮影法のポイント … 36
組織プラスミノーゲンアクチベータ … 78

ソレノイドコイル	279
ゾンネンカルブ法	7

た

ダークバンドアーチファクト	193
――像	193
ターゲットパターン	297
体循環	143
大腿骨撮影法のポイント	38
体動アーチファクト	273
ダイナミックCT	181
腹部――	183
ダイナミックMRI	214
大脳動脈輪	58
タウン法	5
唾液腺シンチグラフィ	370
多格子コイル	279
多重反射	314
縦走査	287
タングステン	49
探触子	316
――の構造	317
男性骨盤	168

ち

チェリーレッドスポット	327
遅延造影MRI検査	220
中央複合エコー	292
肘関節・尺骨神経溝撮影法のポイント	30
中心窩	322
中枢神経系に関する放射性医薬品	337
注腸食	99
超音波	
――アーチファクト	314
――造影剤	308
蝶形陰影	19
長尺カセッテ	47
直交検出コイル	280

つ

椎間板造影	104

て

ティーカップサイン	52
ティッシュハーモニックイメージング	309
定量解析法	338
デクビタス	22
テストインジェクション法	186, 187
デブリエコー	302
デュアルインジェクタ	186

電子リニアプローブ	287
点滴注入腎盂造影	106

と

ドイツ水平線	3
統計学的解析法	338
頭頸部血管の画像解剖	126
頭尾方向撮影	50
頭部MRA解剖	203
洞不全症候群	64
動脈硬化性眼底変化	326
動脈塞栓術	77, 80
戸塚法	8
ドックライン	44
ドップラー	305
ドプラモード	308
トランケーションアーチファクト	274, 275
ドレナージ	
――チューブ	110
経皮経肝胆道――	110
経皮経肝胆嚢――	110

な

内外斜位方向撮影	50
内視鏡的逆行性胆道膵管造影	108
内視鏡的静脈瘤結紮術	81
内視鏡的食道・胃静脈瘤硬化療法	81
内臓脂肪面積	283
――測定	177
軟性白斑	325

に

二重造影法	91, 92
ニボー	22
乳房撮影法のポイント	49
尿道狭窄	107
任意型検診撮影法	87

の

ノイズアーチファクト	276
脳血管支配領域	125
脳血流SPECT	336
脳血流シンチグラフィ	334
脳血流製剤	337
脳梗塞巣のMRI信号強度	208
脳脊髄液のMRI信号強度	217
脳脊髄液の循環	251
脳脊髄腔シンチグラフィ	340
脳内出血巣のMRI信号強度	209
脳内中枢性シンチグラフィ	339

嚢胞状動脈瘤 17

は

パーキンス線 39
パーシャルボリューム効果 193
バードケージコイル 279
ハーモニックイメージング 309
肺血流・肺換気シンチグラフィ 353
肺循環 143
肺紋理 16
バッキング材 318
発泡剤 97
パラレルイメージング 280
　——アーチファクト 277
バルーン下逆行性経静脈的塞栓術 80
パルスドプラ法 308
パルス波 308
ハロー 298
パワードプラ法 309
ハンスフィールドのダークバンド 193
半定量解析 384
反転回復 207
　——法 250
反転時間 250
ハンプ 297
　——サイン 297

ひ

ビームハードニング 192
　——アーチファクト像 192
ヒール効果 49
被検者(患者)によるアーチファクト 273
鼻骨撮影法のポイント 9
微小気泡 308
微小デンプン球 80
非選択的脂肪抑制法 250
ヒトパピローマウイルス 237
びまん性肝疾患 296
表面コイル 279, 280
豹紋状眼底 330
ヒルゲンライナー線 39
ピロリ菌 93

ふ

ファーター乳頭 108
風車状 194
フェーズドアレイコイル 277, 280
フェルドカンプ画像再構成法 195
副極 314
腹腔内遊離ガス 22, 176
副甲状腺シンチグラフィ 345, 346
副腎シンチグラフィ 348
　——に関する放射性医薬品 350
副腎髄質シンチグラフィ 349
副腎皮質シンチグラフィ 349
副鼻腔撮影法のポイント 6
腹部3次元画像 164
腹部ダイナミックCT 183
部分体積効果 193
プラーク 283
ブラーリング 250, 276
ブラインドエリア 50, 51
ブラウン
　——運動 207
　——変法 99
フリーエア 22
プリサチュレーションパルス 251
フリップ角 250
振り分け法 92
ブルズアイ
　——サイン 297
　——マップ 362
フレアアーチファクト 332
フローコンペンセーション法 273
プローブ 287, 316
　——の構造 317
プロスペクティブ 140

へ

米国心臓協会 61
ペナンブラ 207
ヘリカルアーチファクト 194

ほ

房室ブロック 64
放射状走査 287
放射性医薬品 352
紡錘状動脈瘤 17
ボーラストラッキング法 186
ボディコイル 280
骨のMRI信号強度 217
ボリュームコイル 279
ホルムラッド法 38

ま

マージナルストロングエコー 298
マイクロバブル 308
マイヤー法 7
マジックアングルアーチファクト 277
マルチショットEPI法 250
マルチチャンネル化 280
マンモグラフィ 49, 221

み

ミエログラフィ………………………………103
見かけの拡散係数……………………………207
三日月状アーチファクト……………………332
ミスレジストレーション……………………190
ミラー効果……………………………………315

む

無散瞳型眼底カメラ…………………………321
無症候性微小出血……………………………262
無水エタノール………………………………80

め

メインローブ…………………………………314
メタフィシス線………………………………39
メタボリックシンドローム診断基準………177
メタルアーチファクト………………………194
　——像………………………………………194
メッケル憩室シンチグラフィ………………369
綿花状白斑……………………………………325

も

網膜血管………………………………………322
網膜新生血管…………………………………326
網膜剥離………………………………………329
網膜浮腫………………………………………325
モーションアーチファクト………192, 273, 377
　——像………………………………………192
モザイクパターン………………………297, 298
モリブデン……………………………………49

や・ゆ

薬剤溶出性ステント…………………………78
ヤスリ状アーチファクト……………………191
　——像………………………………………192
有効腎血漿流量………………………………372

よ

腰椎撮影法のポイント………………………43
陽電子断層撮像診療用放射性同位元素……383
ヨード造影剤……………………………232, 233
横倉法…………………………………………36
横走査…………………………………………287

ら・り

ラウエンシュタイン…………………………38
リニア…………………………………………316
　——電子スキャン…………………………317
硫酸バリウム…………………………………99
　——製剤……………………………………96
リングアーチファクト………………………191
　——像………………………………………191

る・れ

ループコイル…………………………………279
レーゼ法………………………………………8
レトロスペクティブ…………………………140
レノグラムパターン…………………………374
レンズ効果……………………………………315
連続波…………………………………………308
　——ドプラ法………………………………308

ろ

ローゼンバーグ法……………………………38
ローテーション効果…………………………195
ロジウム………………………………………49
肋間走査…………………………………292, 293
肋骨弓下走査……………………………291, 292

A

AC-PCライン…………………………………202
American heart association(AHA)…………61
　——分類……………………………………138
anatomical standardization…………………338
Angiographic View(AGV)……………………154
artifact
　chemical shift…………………………274, 275
　cross talk………………………………274, 275
　flow……………………………………………273
　magic angle…………………………………277
　metal…………………………………………272
　N half ghost…………………………………276
　noise…………………………………………276
　parallel imaging……………………………277
　susceptibility………………………………272
　truncation……………………………274, 275
ascending venography………………………75
Aモード………………………………………308

B

b-factor	207
blurring	250, 276
Bull's eye map	297, 362
b値	207
Bモード	308

C

Caldwell法	6
Calvé線	39
Cantlie line	159
cardio thoracic ratio（CTR）	15
CC	50
——撮影	50
C/D比	327
chameleon sign	297, 298
chemical shift artifact	274, 275
cluster	297
—— sign	297
Cobb法	46, 47
comet sign	301
Couinaud分類	159
cross sectional image	154
cross talk artifact	274, 275

D

DeBakey分類	145
debris echo	302
dense breast	55, 285
disappearing sign	297
Dog's ear sign	22
dural tail sign	212

E

EPI法	250
シングルショット——	250
マルチショット——	250

F

Feldkamp画像再構成法	195
^{18}F-FDG	382
FLAIR法	207, 250
Flank stripe sign	22
flow artifact	273
free air	176

G

^{67}Ga-クエン酸ガリウムによる腫瘍シンチグラム	380
GD-DTPA造影剤	232, 233
Gd-EOB-DTPA	231
——造影剤	232, 233

H

heavy T2強調画像	243
Hepatic angle sign	22
high resolution CT（HRCT）	156
Hilgenreiner線	39
hump	297
—— sign	297

I・J・L

^{123}I-MIBGシンチグラム	365
in-phase像	235
J-カップリング効果	249
lactating breast	285

M

magic angle artifact	277
Marginal strong echo	298
masking sign	299
Mayer法	7
metal artifact	272
Metaphysis線	39
Midline shift	211
milk of calcium	52
MLO	50
——撮影	50
mosaic pattern	297
^{99}Mo-^{99m}Tcジェネレータ	370
MRA-MIP像	204
MRA-VR像	204
MRCP	241
MR hydrography	243
MRI検査用造影剤	231
MRI信号強度	
脂肪の——	217
心筋の——	216
靭帯の——	217
脳梗塞巣の——	208
脳脊髄液の——	217
脳内出血巣の——	209
骨の——	217
MR myelography	243
MR urography	243
MTC効果	249
Multislice法	243
Mモード	308

N

- N/2ゴーストアーチファクト ……… 276
- N half ghost artifact ……… 276
- noise artifact ……… 276
- null point ……… 207
- Nハーフゴーストアーチファクト ……… 276

O

- Ombredanne線 ……… 39
- OMライン ……… 3
- opposed-phase像 ……… 235

P

- Papilla Vater ……… 108
- parallel imaging artifact ……… 277
- part per million ……… 274
- Patlak Plot法 ……… 338
- PC法 ……… 203
- Perkins線 ……… 39
- phased array coil ……… 280

Q・R

- QDコイル ……… 280
- Random labeling ……… 381
- Ray Sum ……… 153
- ^{81}Rb-^{81m}Krジェネレータ ……… 357
- reduction factor ……… 277
- RF feed through ……… 276
- RFコイル ……… 279
- RF雑音アーチファクト ……… 276
- RFジッパーアーチファクト ……… 276
- RFパルスによるアーチファクト ……… 274
- RFフィードスルーアーチファクト ……… 276
- Rhese法 ……… 8

S

- Salonenの分類 ……… 283
- Schüller法 ……… 7
- Sellersの分類 ……… 65
- SE法 ……… 65
- Shenton線 ……… 65
- sign
  - bull's eye ……… 65
  - chameleon ……… 65
  - cluster ……… 65
  - comet ……… 65
  - disappearing ……… 65
  - Dog's ear ……… 65
  - dural tail ……… 65
- Flank stripe ……… 65
- Hepatic angle ……… 65
- hump ……… 65
- masking ……… 65
- wax and wane ……… 65
- Single-shot高速SE法 ……… 65
- sludge echo ……… 65
- S/N比 ……… 65
- Sonnenkalb法 ……… 65
- SPECT ……… 65
  - ──横断断層像 ……… 65
- SPIO造影剤 ……… 65
- Stanford分類 ……… 65
- Stenvers法 ……… 65
- STIR法 ……… 65
- streched CPR view ……… 65
- susceptibility artifact ……… 65

T

- T1値短縮効果 ……… 231
- T2 shine through現象 ……… 207
- T2値短縮効果 ……… 231
- ^{99m}Tc ガス ……… 358
  - ──換気シンチグラム ……… 358
- ^{201}Tl負荷心筋シンチグラフィ ……… 361
- TOF法 ……… 203
- Towne法 ……… 5
- truncation artifact ……… 274, 275

W

- Washout rate ……… 365
- Waters法 ……… 6
- wax and wane sign ……… 297
- Willis動脈輪 ……… 58
- Wollenberg線 ……… 39

X・Y

- ^{133}Xe-CT法 ……… 283
- ^{133}Xeガス ……… 358
  - ──換気検査法 ……… 358
- Y線 ……… 39

診療放射線技師　画像攻略　テク・ナビ・ガイド

2012年9月10日　第1版第1刷発行
2020年3月20日　　　　第3刷発行

- 監　修　福士政広　ふくし　まさひろ

- 編　集　高橋満弘　たかはし　みつひろ
　　　　　村松博之　むらまつ　ひろゆき
　　　　　小屋栄一　こや　えいいち
　　　　　長島宏幸　ながしま　ひろゆき

- 発行者　三澤　岳

- 発行所　株式会社メジカルビュー社
　　　　　〒162-0845 東京都新宿区市谷本村町2-30
　　　　　電話　03(5228)2050(代表)
　　　　　ホームページ　http://www.medicalview.co.jp/

　　　　　営業部　FAX　03(5228)2059
　　　　　　　　　E-mail　eigyo@medicalview.co.jp

　　　　　編集部　FAX　03(5228)2062
　　　　　　　　　E-mail　ed@medicalview.co.jp

- 印刷所　シナノ印刷　株式会社

ISBN 978-4-7583-1149-6　C3047

©MEDICAL VIEW, 2012. Printed in Japan

・本書に掲載された著作物の複写・複製・転載・翻訳・データベースへの取り込みおよび送信（送信可能化権を含む）・上映・譲渡に関する許諾権は，（株）メジカルビュー社が保有しています．

・JCOPY〈出版者著作権管理機構　委託出版物〉
本書の無断複製は著作権法上での例外を除き禁じられています．複製される場合は，そのつど事前に，出版者著作権管理機構（電話 03-5244-5088，FAX 03-5244-5089，e-mail：info@jcopy.or.jp）の許諾を得てください．

・本書をコピー，スキャン，デジタルデータ化するなどの複製を無許諾で行う行為は，著作権法上での限られた例外（「私的使用のための複製」など）を除き禁じられています．大学，病院，企業などにおいて，研究活動，診察を含み業務上使用する目的で上記の行為を行うことは私的使用には該当せず違法です．また私的使用のためであっても，代行業者等の第三者に依頼して上記の行為を行うことは違法となります．

国試突破の最強ノート，4th edition!!
「平成32年版国試出題基準」に準拠して改訂!!

2020年以降はもちろん，
2018，2019年実施の国試受験者にも対応!

編集　福士政広　首都大学東京 健康福祉学部 放射線学科 教授

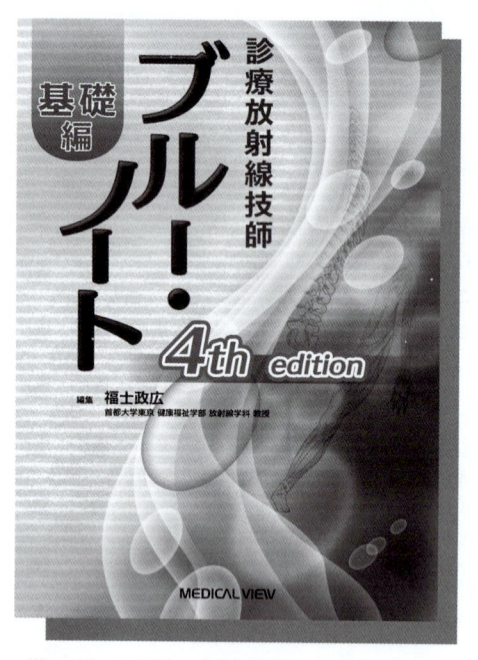

診療放射線技師 ブルー・ノート 基礎編 4th edition
■B5判・592頁・定価(本体6,800円+税)

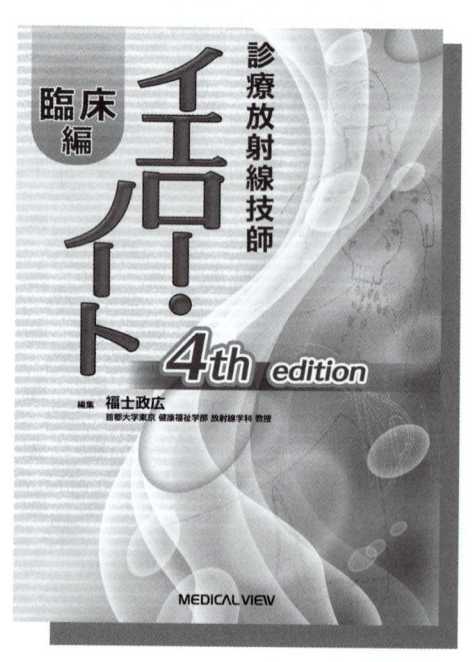

診療放射線技師 イエロー・ノート 臨床編 4th edition
■B5判・632頁・定価(本体6,800円+税)

☆2020年春の国家試験から適用される新ガイドライン「平成32年版　診療放射線技師 国家試験出題基準」に合わせ，今後の国家試験にも対応できる内容としました。
☆各項目ごとに平易にかつポイントのみを記述し，図表を多用しました。
☆用語解説や補足説明も拡充することで，よりわかりやすく学習しやすい内容となっています。

◎「学生さんが各自の学習に合わせて「＋α」の知識を書き込み，独自の講義ノートを作成できる」という基本コンセプトを初版から受け継いでおり，日々の学習を積み重ねながら自ずと国家試験に十分対応できる知識が身に付く書籍となっています。
◎講義用のサブテキストから，学内試験，国試まで対応する診療放射線技師養成校学生必携の一冊として，ぜひご活用ください!!

メジカルビュー社
〒162-0845　東京都新宿区市谷本村町 2-30
TEL 03-5228-2050(代)
URL：www.medicalview.co.jp/

待望の **3rd edition** 遂に登場!!

国試突破の重要ポイントを全科目完全網羅!!

コンパクトサイズ & 暗記用赤シート対応!!

編集　**福士政広**　首都大学東京 健康福祉学部 放射線学科 教授

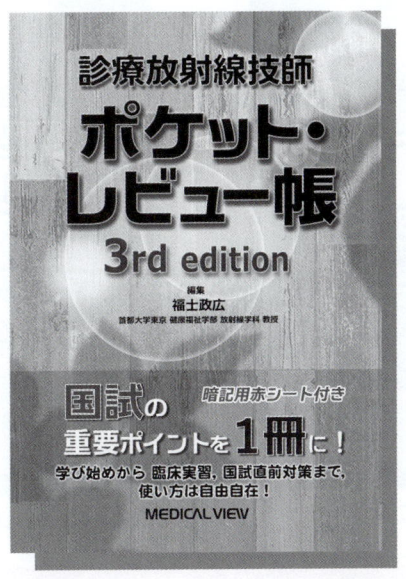

診療放射線技師
ポケット・レビュー帳
3rd edition

■A5判・440頁・定価(本体4,000円+税)

国試対策にも最大の威力を発揮!!

■**本書の特徴**

☆「平成32年版 診療放射線技師 国家試験出題基準」もふまえて改訂しました。
☆2nd edition刊行以降に行われた国家試験の出題傾向を綿密に分析し，新傾向の問題のエッセンスを追加しました。
☆文字や図表はなるべく大きく掲載し，画像を可能なかぎり刷新しました。
☆2nd edition同様，「基礎医学大要」の重要ポイントを巻末付録として収載し，全ての科目を網羅させました。
☆重要語句は赤字になっており，付属の暗記用赤シートで隠しながら勉強できます。

◎通学時や空いた時間に取り出して眺めるだけで，暗記やおさらいに役立つ1冊です。毎日の予習・復習や国試対策にご活用ください!!

メジカルビュー社

〒162-0845　東京都新宿区市谷本村町 2-30
TEL 03-5228-2050(代)
URL：www.medicalview.co.jp/

「第1種放射線取扱主任者試験」受験者のベストパートナー!!

編集　福士政広　首都大学東京 健康福祉学部 放射線学科 教授

3rd edition　テキスト

第1種放射線取扱主任者試験
マスター・ノート
3rd edition

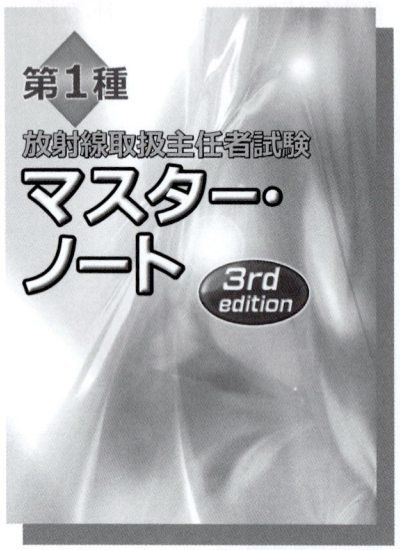

■B5判・444頁・定価(5,800円+税)

2nd edition　問題集

第1種放射線取扱主任者試験
重要問題集中トレーニング
2nd edition

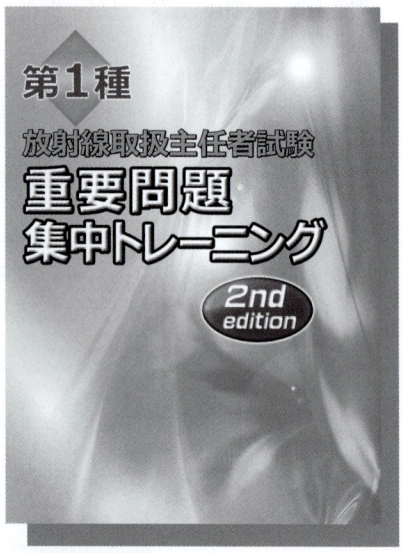

■B5判・448頁・定価(4,800円+税)

超難関といわれる「第1種放射線取扱主任者試験」合格に最適な
パーフェクト・テキストとパーフェクト・問題集!!

■本書の特徴

☆『マスター・ノート』は、国試合格に必要な高度な知識をわかりやすく丁寧に解説したテキストです。「3rd edition」では、例題を数多く追加し、さらに理解しやすくなりました。特に視覚的に理解できるよう工夫を施し、読んでいて飽きない工夫が随所にちりばめられています。一通り読破し、他書で得た知識を本書に書き込みながら自分独自のノートを作成してみてください。

☆『マスター・ノート』を読破した後は、『重要問題集中トレーニング』で自らの理解度を試してみてください。『重要問題集中トレーニング』は、国試突破に必要な既出問題を厳選して掲載してあります。「2nd edition」では、最新の既出問題も追加し、ますます充実しました。本書の中で解けない問題は選択肢解説や「レベルアップ」をよく読んで、どこが知識不足かを正確に把握し、必要に応じて『マスター・ノート』に立ち返ってみてください。基礎を押さえた後は、『重要問題集中トレーニング』の「レベルアップ・トレーニング」で応用力を身につけることもできます。

◎『マスター・ノート』と『重要問題集中トレーニング』を有機的に連動させながら、効率良く学習することで、国試合格を確実に勝ち取ることができます!!

メジカルビュー社

〒162-0845　東京都新宿区市谷本村町 2-30
TEL 03-5228-2050(代)
URL：www.medicalview.co.jp/

診療放射線技師・臨床実習に必携の一冊！

編集　橋本光康 国際医療福祉大学 保健医療学部 放射線・情報科学科 教授

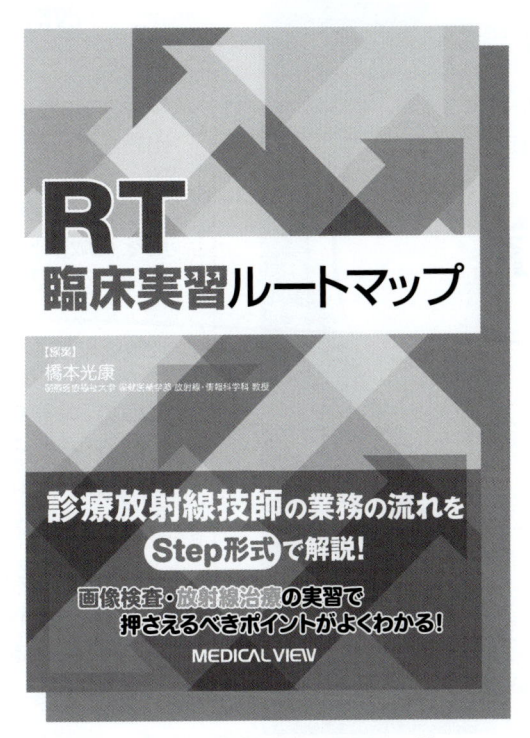

RT 臨床実習ルートマップ

診療放射線技師の業務の流れを **Step形式** で解説！
画像検査・放射線治療の実習で押さえるべきポイントがよくわかる！

MEDICAL VIEW

■A5判・352頁・定価(本体4,800円＋税)

■本書の特徴

☆診療放射線技師養成校の学生さんに向けた臨床実習の解説書です。

☆1章では，臨床実習時に必要なマナーや患者さんの接遇など，実習前に押さえておきたい基礎知識を掲載しています。

☆2〜4章では，画像検査（単純X線，CT，MRIなど），核医学検査，放射線治療を取り上げ，実際の診療放射線業務の流れに沿って，ステップごとに解説しました。

☆各検査・治療ごとに「臨床実習のルートマップ」というチャート図を設けており，業務全体の流れが一目でわかるようにしました。

☆実習中に学生さんが間違えやすい点，見落としがちな点，注意すべきことを記載した「Check！」，知っておくと臨床の場で役立つ知識をまとめた「＋α MEMO」といったお役立ち情報も多数掲載。困ったときにも役立つ臨床実習のお供として，是非ご活用ください。

メジカルビュー社

〒162-0845　東京都新宿区市谷本村町 2-30
TEL 03-5228-2050(代)
URL：www.medicalview.co.jp/

改訂第2版
パワーアップしてついに刊行!!

編集　**福士政広**　首都大学東京 健康福祉学部 放射線学科 教授

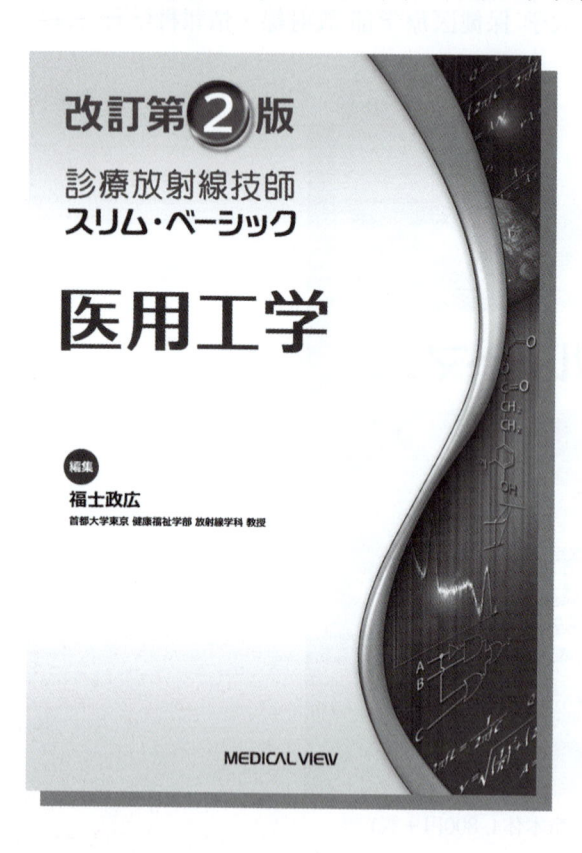

改訂第2版 診療放射線技師 スリム・ベーシック 医用工学

◆ **改訂のポイント** ◆

- ◆ 平成32年版 診療放射線技師国家試験出題基準に基づいて加筆修正！
- ◆ 初学者でも読み進めやすい記述・構成を初版から受け継ぎながら，必要に応じて原理の解説を強化！
- ◆ 理解を助ける「例題」を要所に配置！
- ◆ 巻頭の「学習到達目標」と項目の最後にある「おさらい」がより見やすくなり，講義や自己学習の状況把握が容易に！
- ◆ 視覚的・直感的な理解を助ける図表や，より深い知識や応用力を得るための囲み記事をさらに拡充！

全巻構成（全6巻）

- ● **放射線生物学**
  B5判・208頁・定価(本体4,500円+税)

- ● **放射線物理学** 改訂第2版
  B5判・368頁・定価(本体4,800円+税)

- ● **放射化学** 改訂第2版
  B5判・192頁・定価(本体4,400円+税)

- ● **医用工学** 改訂第2版
  B5判・344頁・定価(本体4,800円+税)

- ● **放射線計測学** 改訂第2版
  B5判・272頁・定価(本体4,700円+税)

- ● **核医学** 改訂第2版
  B5判・312頁・定価(本体4,700円+税)

メジカルビュー社　〒162-0845　東京都新宿区市谷本村町 2-30
TEL 03-5228-2050(代)
URL：www.medicalview.co.jp/